科学出版社"十四五"普通高等教育本科规划教材

中医各家学说

第2版

徐江雁　胡方林　主　编

科　学　出　版　社

北　京

内 容 简 介

本教材为第2版，是科学出版社“十四五”普通高等教育本科规划教材之一，以医家-学说-学术流派为主线，重点介绍对中医学术发展起到主要推动作用和产生重要影响的医家、学说和学术流派。共分五部分：绪论部分介绍课程性质、地位、研究内容、特点。历代名医学术思想与临床经验部分以历史发展为序，选取30位具有突出贡献和重要影响的医家，介绍其生平、学术成就及影响、主要学术思想、临证特色经验。中医主要学说部分对八种主要学说，介绍其形成背景、发展脉络、理论基础、学术特点及其对临床的指导价值或意义。中医主要学术流派部分介绍了五个大家公认的学派及其对中医学发展的影响。实训项目部分以医案分析讨论为主要形式，训练学生中医思维及实践能力。教材编排先点后面，激发学生学习兴趣；重视针灸学、中药学内容的增列，更符合中医药、针并用与并进的发展历程；重视实训项目的增列，强化学生实践能力培养和训练。

本教材适用于中医学、中西医临床医学、针灸推拿学等专业教学使用，也可供中医爱好者阅读参考。

图书在版编目（CIP）数据

中医各家学说 / 徐江雁，胡方林主编. —2版. —北京：科学出版社，2022.2
科学出版社“十四五”普通高等教育本科规划教材
ISBN 978-7-03-070801-4

Ⅰ. ①中… Ⅱ. ①徐… ②胡… Ⅲ. ①中医学-高等学校-教材 Ⅳ. ①R22

中国版本图书馆CIP数据核字（2021）第254915号

责任编辑：刘 亚 / 责任校对：申晓焕
责任印制：吴兆东 / 封面设计：陈 敬

科学出版社 出版
北京东黄城根北街16号
邮政编码：100717
http://www.sciencep.com

北京富资园科技发展有限公司印刷

科学出版社发行 各地新华书店经销

*

2018年1月第 一 版 开本：787×1092 1/16
2022年2月第 二 版 印张：18 1/4
2025年1月第九次印刷 字数：427 000

定价：75.00元

（如有印装质量问题，我社负责调换）

编　委　会

主　审　鲁兆麟　陈大舜

主　编　徐江雁　胡方林

副主编　李成年　谷建军　高希言　孙丽英　赵　艳　周小平

编　委（以姓氏笔画为序）

刘　渊（成都中医药大学）
刘文礼（河南中医药大学）
刘成丽（广州中医药大学）
刘淑彦（河北中医学院）
孙丽英（黑龙江中医药大学）
李　丽（河南中医药大学）
李成年（湖北中医药大学）
杨卫东（云南中医药大学）
杨艳红（湖南中医药大学）
吴小明（浙江中医药大学）
谷建军（北京中医药大学）
张丰聪（山东中医药大学）
张建伟（陕西中医药大学）
张俐敏（山西中医药大学）
林　怡（广西中医药大学）
周小平（宁夏医科大学）
庞　杰（南方医科大学）
赵　艳（北京中医药大学）
胡方林（湖南中医药大学）
徐江雁（河南中医药大学）
高希言（河南中医药大学）
郭凤鹏（河南中医药大学）
蔡　莹（湖南中医药大学）

目　录

绪　论

天下之事，循其故则其道立，浚其源则其流长。祖国医学源远流长，历代各大医家及各个学派的学说不断汇集，不断薪传，从而推动了整个中医学的发展和壮大。因此，中医学也可看作是由历代各家及各派学术思想的综合、提炼、升华而成。学习和研究历代各家及各派学说，既是本门学科的任务，也是发展和提高中医学的重要措施之一。

第一节　概　述

中医各家学说是阐明和研究中医学术发展过程中的中医学术流派，历代著名医家学术思想和临床经验，以及中医各种学说的一门学科。它充分反映了中医学这一伟大宝库的丰富多彩，是中医学的重要组成部分，也是中医理论体系不断发展和临床经验不断总结、不断提高的反映。

一、中医各家学说课程性质

中医各家学说是一门理论与实践相结合的学科，既有较系统的医学理论，又涉及广泛的医疗经验，是一门不可缺少的具有理论深化和临床提高作用的课程。从纵的方面看，似具有中医学术发展史的内容，但它又不是中医学术发展史，而只是把历代部分重要医家及其主要学说的传承随着历史发展形成的主要医学流派，清理出几条“脉络”，使学习者能够一览中医各家学说的概貌；从横的方面来看，本课程涉及中医基础理论、中医经典及临床各科的知识，面比较广，但它毕竟不是单纯的基础学科、经典或临床学科，它与基础类课程是共性与个性的关系，与经典类课程是源和流的关系，与临床类课程是横向与纵向的关系，具有综合性、提高性、研究性和应用性四个方面的性质。它为高年级学生学完基础理论学科或临床课程后，综合运用各科知识，强化传统中医思维模式，进一步提高中医理论水平和临床水平打下初步的基础。

二、中医各家学说课程地位

中医各家学说是中医药学的重要组成部分，是中医药理论和临证经验的重要源泉。它是中医院校重要的主干课，是理论走向临床，又从临床升华到理论的纽带，是中医学家成长的必由之路。因此，它对中医学的形成和发展至关重要。将理论完美结合于防治疾病的实践是中医学的一个显著的学术特征，中医各家学说实现了理论和实践的高度统一。

中医各家学说既具有较系统的医学理论，又涉及广泛的医疗经验，是理论与经验相结合，而又相当深化的一门课程。历代名家，有的以轻灵取胜，有的以绵密见长；有的善制新方，有的善守古剂；或尚温热，或宗寒凉；或重扶正，或重祛邪。各有心法，竞相发挥。

中医各家学说不仅能很好地担负起提高学生中医水平的任务，而且能为学生继承和发扬中医药学奠定坚实的基础，有利于他们从中医学的各个方面打开"伟大宝库"的大门，成为引导学生继续钻研中医学的途径。学习中医各家学说，有利于理论与临床的融会贯通；有利于活泼思想，扩展思路；也有利于了解中医学术的发展趋势和演变，为中医的继承发展提供有益的借鉴；还有利于拓宽知识面。它是贯穿中医基础理论、中医经典及临床各科的一门综合性提高课程，在中医学体系中占有重要的学科地位。

历史证明，成就名医，必须"勤求古训，博采众方"，对于当代中医学子来说，这一点尤其重要，所谓"海纳百川，有容乃大"。这也正是开设本门课程的价值和意义所在。

本课程涵盖了中医学的理法方药，内外妇儿各科及针灸、养生保健等，是成就名医的摇篮。本课程突出著名医家学术特色与临证思维方法，以点带面，纵横结合，注意历史传承，兼顾与相关教材的衔接和横向联系；侧重于治学方法、创新思想，减少空泛理论，以有利于培养创新能力，开阔学术视野，拓宽用药思路，提高辨治疾病的能力与水平，掌握整理挖掘继承中医学宝库的方法和门径。

三、中医各家学说课程研究内容

中医各家学说的研究内容，主要集中在对历代主要著名医学家独到的医学创新理论及其临床实践经验的挖掘与整理，揭示或阐明其在中医学术发展史上的学术思想、学术影响及其传承现象与特点等，从而为当代中医药学术的发展、临床诊疗水平的提高、名中医的培养，提供源泉不竭的历史经验和创新素材。

中医各家学说的研究主体是历代医家学说，兼及对中医学派或流派的考察。其中，医家学说研究着眼于对代表性医家的学术思想、临床经验进行理论层面的总结和阐扬，属于对个体学术创新活动的追踪；医家学派或流派活动的考察，注重从中医药学术发展纵轴上对学术思想、诊疗经验的传承进行脉络梳理，以彰显其群体学术创新活动的轨迹。

四、中医各家学说课程特点

1. 完善中医理论体系 《内经》构建中医学理论体系基本框架，但并不完善，历代名医或阐发前贤学术观点、或丰富基础理论、或自创新说，使中医学日臻成熟。

2. 丰富中医临床学科 历代名医的临证思路、辨病方法与用药经验，构建了中医临床各科。

3. 挖掘名医经验 中医书籍汗牛充栋，浩如烟海，如何从中医学宝库中总结、整理、继承、发扬历代名医学术思想、临证经验与用药特色，为当今临床服务，中医各家学说就成为开启宝库大门，挖掘宝藏的金钥匙。

4. 涉及多门学科 中医各家学说知识面较宽，涉及社会政治因素、地域环境、科学技术与文化、疾病流行与防治、中医基础理论与临床各科等。

5. 注重中医思维方法的培养 中医各家学说纵贯两千年，涉及众多中医学术流派，数十位医家，以及中医主要学说，学术创新与争鸣异彩纷呈。然而百川归海，无论哪一个学派，也无论哪一个医家，他们的成就都离不开中医传统思维。无论有多少学派，无论有多少医家，也无论有多少学说，各家的学术都有一个共同的根，即中医思维。因此，要更好地学习各家学说，更好地理解各家的思想，学习中医思维是最根本的途径，既是理论，也是方法。

6. 注重学派之间的学术传承 从孔子采取“述而不作”这一学术形式开始，中国历代学者都沿袭了这种方式，医学家们也不例外。每一个时代，每一个流派，每一位医家，他们的学说与前人都有着千丝万缕的联系。例如，从伤寒学派开始，诸家无人不研究《内经》，无人不研究《伤寒论》，使得这一派在医学流派中占据着一个特殊的位置。金元时期，河间学派是其后众多学派的基础，该派直接派生出了丹溪学派，又间接地影响了金元时期的其他流派。温补学派是在批判地继承丹溪学派的基础上形成的，温病学派也承传了刘完素的理论。又如易水学派，其“遣药制方论”应视为中医界的一大创举，后续不但李杲取得了辉煌的成就，一直到明清时期，其影响可以说是源远流长。

五、中医各家学说的学科内涵和外延

中医各家学说是一门理论与临床实际紧密结合的综合性学科。历代名医在继承前贤理论的基础上，结合个人的临床实践，深入系统地总结临证经验，纷纷提出新的学术见解与主张，促进并推动了中医学的发展。历代名医的学术观点与临证经验是中医学说与学术流派产生与形成的基础，中医学说又能反过来指导临床实践；而学术流派则是研究名医师承授受、学术源流、中医学说演变过程的重要依据。阐发和研究古今中外著名医家独特学术思想与临床经验及各种主要学说、中医主要学术流派的形成和发展是中医各家学说主要的研究内容。

本学科最能体现中医学的特色和多学科的渗透，是其他任何学科所不能替代的，起着承前启后、启迪思想、拓宽知识面的重要作用。本学科既有基础学科的特点，又有临床学科的属性，既是学习和研究临床学科的重要基础，又是基础学科和临床学科的桥梁。既有中医学的基本特色，又有各具特色的地方医学，以及反映各位医家学术思想和临床经验的名药、名方及名著。应重视医家的学术传承、人文因素、社会氛围、客观环境在学术流派形成中的重要作用，旨在融会贯通、掌握中医主要学说的真正内涵，为临床与科研服务。

第二节 中医学术流派的形成与划分

中医学悠久的发展历史，产生了众多著名医家，每位医家在继承前人的理论与经验的同时，多在某些方面有所创造、有所发明，形成了个人的独到见解与学说，形成了学术上百家争鸣的局面。更由于学术上的继承性，再加上师承授受的学术关系，又形成了不同的学术流派。研究中医学术，重视学术流派的划分及不同学术流派的学术成就，有利于把握中医学术的沿革、发展，有利于博采众长、兼收百家，提高中医理论水平和临床疗效。因此，学术流派的研究引起了历代学者的重视，但迄今尚没有统一的结论。

一、医学流派形成的年代

对于医学流派的形成年代，最早提出者莫过于清代纪晓岚，其在《四库全书总目提要·医家类》说：“儒之门户分于宋，医之门户分于金元”，认为医学不同学术见解的划分应从金元时代开始，才各成流派门户之见，《中医各家学说》二版全国统编教材在总论中所提及的河

间、易水、伤寒、温病四大学派，即是受这一学术观点所影响而提出的。更早进行学派研究的民国时期谢利恒先生，著有《中国医学源流论》一书，所提出的河间学派、东垣学派、张景岳学派、薛立斋学派、赵献可学派、李士材学派、伤寒学学派等，亦与纪氏之论的影响有关。

任应秋先生在《中医各家学说》四版全国教材中，提出：根据历史发展的史实，突出地叙述了远在战国时期百家争鸣的洪流中，医学流派的产生便已逐渐兴起，打破了“医之门户分于金元”之说，对医学流派产生时代的研究提出了新的见解。其理由有：其一，春秋战国之际，社会制度的变革，以宗族制度为基础的生产关系受到家族制度生产关系的冲击，封建制度代替了奴隶制，推动了社会的发展与生产的提高，推动了科学技术的进步。其二，春秋战国时期，出现了学术上的各种流派，形成了“百家争鸣”的学术发展局面。正如范文澜先生在《中国通史简编》中所说：“郑国子产创法家，齐国孙武创兵家，鲁国孔丘创儒家，重要学派除了道家，东周后半期都创始了。”汉初司马谈对这一阶段的学派进行概述，划分为阴阳、儒、道、墨、名、法六个学派，《汉书·艺文志》又把先秦之学分为儒、道、法、阴阳、名、墨、纵横、杂、农、小说十家，除了“小说”家之外的九家，可谓形成了不同的学派。其三，这一时期，科学文化方面都取得一定的成就，诸如天文历算学、地理学、农学、军事学、制器技术、艺术等，都有一定进步。在医学领域，不仅春秋战国时期出现了医和、扁鹊等著名医家，而且，《内经》问世，标志着中医学已发展到相当水平，形成了较为完整的理论体系，这一理论体系又是以古代的唯物论和辩证法思想为指导，有其科学合理的内涵，为学术发展提供了理论基础，鉴于其不完善之处，又为学术发展提供了可能，为后世众多学术流派的形成创造了条件。其四，汉代以前，已经有了师承授受关系的记载。《史记·扁鹊仓公列传》云：“长桑君亦知扁鹊非常人也，出入十余年……乃悉取其禁方书尽与扁鹊”；又云：“扁鹊乃使弟子子阳厉针砥石……乃使子豹为五分之熨”，说明扁鹊学医于长桑君，其弟子有子阳、子豹等，又据《说苑》记载，其弟子还有子容、子越、子游、阳仪等。《史记·扁鹊仓公列传》还记载：“太仓公者……姓淳于氏，名意……更受师同郡元里公乘阳庆”，说明淳于意学医于公乘阳庆，该篇中还记载淳于意的学生有宋邑、高期、王信、杜信、唐安诸人，由于师承授受关系的存在，为医学流派的产生创造了条件。其五，在这一历史时期，已出现学术上的争鸣，如对“命门”的认识，《难经·三十六难》云：“脏各有一耳，独肾有两者何也？然，肾两者，非皆肾也，其左者为肾，右者为命门。”这是以右肾为命门的观点。而在《内经》中则不然，《灵枢·根结》云：“太阳根于至阴，结于命门，命门者目也。”此处命门指太阳经之睛明穴而言；《灵枢·卫气》亦提出“命门者目也”；《素问·阴阳离合论》也云：“太阳根起于至阴，结于命门，命曰阴中之阳。”亦指两目睛明穴而言，与《难经》之说大相径庭。关于“三焦”的认识，《难经·二十五难》云：“心主与三焦为表里，俱有名而无形。”而《灵枢·本输》云：“三焦者，中渎之官，水道出焉。”《灵枢·本藏》云：“密理厚皮者，三焦膀胱厚；粗理薄皮者，三焦膀胱薄；疏腠理者，三焦膀胱缓；皮急而无毫毛者，三焦膀胱急；毫毛美而粗者，三焦膀胱直；稀毫毛者，三焦膀胱结也。”前者论三焦无形，后者言三焦有形，学术观点不一。鉴于以上五方面的理由，既有学术争鸣，又有师承授受，形成学术流派已具备基本条件，况《汉书·艺文志》又记载医经七家、经方十一家，前者在于研究中医理论，后者侧重中医方药，故尔，任氏认为此时已产生了医学流派。

《中医各家学说》五版教材又提出了学术流派形成于汉代以前，在教材中说：“这一时期，有不同的师承授受关系，又有不同的学术理论见解，出现学术上的争鸣，说明早在汉代以前，就有了产生医学流派的条件。”而《中医各家学说》五版教材中，首先介绍伤寒学派，其宗师为汉代张仲景，而后历代医家研究《伤寒杂病论》，使学派随之而自然形成，以此说明，学派之产生，最迟不应晚于汉代。

对于以上观点，亦有不同看法。有人认为，一种学术见解能否在学术上形成系统，成系统者即可称之为流派，不成系统者只能称之为一家之说；河间、易水、伤寒、温病四大学派的存在已无疑义，但古医经、古医方是源不是流，而东汉以后研究《内经》或《难经》诸家，不仅没有就某一新的见解发展为系统，而且在研究方法上各不相同，他们唯一的共同之处只不过都是以阐发经旨作为统一命题而已，医经学派不能成立。经方学派诸家，尽管含六朝至北宋之间历代诸时方诸家和金元以后的经方诸家，但两者无共同之处，只能算方剂学的两个小学派，因此，战国及以前的医学流派是中医学的源而不是流派，不同意学派产生在汉代以前。

由以上可以看出，对医学流派的产生时代，大致有三说，一为战国以前，二为汉代以前，三为金元时期，形成了学术上的争鸣。

二、学派的划分

对于学术流派的具体划分，看法也不尽一致。前已提及，民国时期谢利恒首先提出划分为七个学派，纪晓岚在《四库全书总目提要》中提出："医之门户分于金元"，倡金元四大家刘河间、李东垣、张从正、朱丹溪各成一派。而早在明代，王纶于《明医杂著·医论》中提出"外感法仲景，内伤法东垣，热病用河间，杂病用丹溪"之说，将张仲景、刘河间、李东垣、朱丹溪作为四大学派之代表人物，对后世学派的划分不无影响。《中医各家学说》二版教材提出了河间、易水、伤寒、温病四大学派；《中医各家学说》四版教材提出了医经、经方、河间、易水、伤寒、温热、汇通七大医学流派；而《中医各家学说》五版教材又将七大医学流派改为伤寒、河间、易水、攻邪、丹溪、温补、温病七个医学流派，众说不一，难以统一。对此，我们应当正确对待。学派的划分标准，不外乎两个方面：一者在学术上的继承性，或共同研究同一课题，或在学术上有继承与发展；二者有一定的学术联系，或属师承授受，或为私淑。但是具体到不同医家，由于研究者分析问题的角度不一，可以有不同看法。以朱震亨为例，其师承于刘完素的门人罗知悌，又受到刘完素火热论学术思想的影响，故将其归属于河间学派是有根据的。但是，其又提出"阳常有余，阴常不足"的观点，倡导滋阴泻火的治疗法则，于杂病治疗又提出以气、血、痰、郁辨治杂病，成为金元时期滋阴派的代表和杂病治疗大家，其门人甚众，将其别划为一个学派，也是有充足理由的。又如，李杲从学于张元素，受张氏脏腑病机学说的影响，注重脾胃内伤病的研究，创立了脾胃内伤论，将其归属于易水学派是合乎道理的。但是，李杲的脾胃学说对后世影响很大，其门人及私淑者亦甚多，故后人称李杲为"补土派"的代表，将其另立一个学派也未尝不可。可见后世研究者由于研究问题的角度不同，认识往往不一，在学派的划分上会有不同见解，这是不足为怪的。此外，对于学派的划分，亦有以地域为界者，如江南新安地区，历代名医辈出，被后人称为新安医学派；有以南北地域区分将医家分为南方派、北方派者，等等，这也是划分学派的一种方法。总之，对于学派的具体划分和医家在学派中的归属，根据研究者划分学派的具体原则，很难强求统一。只要立论有据，划分学派有原则可遵循，便不必过多论其是非。综合近年来研究成果，可以参考以下学派划分的标准：

1. 有系统而相对稳定的学术思想 即同一学派的不同医家具有大致相同的目标、观点和方法，有相同或相似的学术研究中心，形成系统完整的学术思想。

2. 有明确的传承体系或学术群体 学派必须有明确的师承传授体系或学术群体，以实现学术思想的传承。

3. 有可供研究的著作传世 著作是学派得以继承和发展之所本，是其学术影响后世的载体，也是后世研究其学术思想的必由之路。

三、划分之法

依据学派划分标准，结合具体情况，一般可以将学派分为：

1. 师承性学派 因师承传授导致门人弟子同治一门学问而可以形成“师承性学派”。如河间学派、易水学派等。世医流派亦归于此类。

2. 问题性学派 以某一问题为研究对象而形成具有鲜明学术特色的学术群体，称为“问题性学派”。如伤寒学派、温病学派、汇通学派等。

3. 地域性学派 以某一地域或特定文化氛围为基础形成的中医学术群体，称为“地域性学派”，或称为“某某医派”“某某医学”，如岭南医学、新安医学、孟河医派、吴中医派、钱塘医学、湖湘医学等。[刘桂荣，李成文. 中医学术流派概说. 中医药学报，2013，41（6）：1-4]

4. 特殊性学派 在上述学派之外，无法确切归类的学派，曰“特殊性学派”，如儒医、道医、佛医等。

四、学术流派研究的意义

中医学术发展历史悠久，产生了众多的著名医家，每一位著名医家在继承中医理论和前人宝贵经验的基础上，更有所创造，有所发明，有所前进，形成了个人的独到见解或学说，众多医家的共同努力形成了学术上的百家争鸣局面。但是，每一位医家的学术成就都以继承前人的成就为基础，独立地研究每一位医家，虽然可以从中发现或挖掘出其理论建树或临证经验，但往往难以形成较为完整的理论学说，并难以对其学术成就的价值有深刻的认识，也不能从中发现中医学术发展的清晰脉络，总结学术成就取得的历史经验。学术流派的研究，正可以弥补以上诸方面之不足。

例如，仲景《伤寒论》问世至今，注释研究者不下千余家，有从文字注释者，有从医学理论研究者，有对其方药进行研究者，还有从临床应用进行研究者。而采取的方法亦不相同，有从《内经》《难经》等经典理论角度分析者，有从病机角度分析者，有注重研究其辨证方法者，有对其遣药组方、治则治法研究者，还有从版本、条文编排进行研究者，诸般方法，不得统一。若将众多医家从伤寒学派角度加以研究，从历史的角度加以分析，就会发现，金元以前众多医家研究《伤寒论》，是从研究伤寒患者手，侧重于如何提高临床疗效，把仲景《伤寒论》仅作为研究伤寒病具有代表性而又取得成就的一本著作看待，因此，对其条文字义、内容编排、方药理论研究等均不侧重，故尔，或补充治疗新方药，或进行重新汇总编排，或提出个人己见，并未把《伤寒论》奉为经典；而金元以后研究《伤寒论》诸家，将《伤寒论》奉为经典，产生错简与非错简之争；仲景伤寒六经诸方，侧重于理论与应用研究，而少有补充与修订者，进而又有对三百九十七法研究者，有对一百一十三方研究者，有六经分经研究者，使对《伤寒论》原著的研究不断深入，但均受《伤寒论》为中医经典之影响，少有越雷池者，这对我们今后如何研究《伤寒论》，会有很多经验可以借鉴，从中得到启迪。

又如，探讨朱震亨的学术思想，若仅从其代表著作中研究，虽可看出朱氏于杂病证治的气、血、痰、郁辨证经验，亦可发现其阳常有余、阴常不足之论点，但欲进一步理解其学说，若不从学派师承角度分析，则难以深化。朱震亨从学于罗知悌，罗氏为刘完素的再传弟子，并授李东垣、张从正诸家之书给朱震亨，因此，朱震亨虽自成一派，然其学术渊源于刘完素、李东垣诸家，可谓是河间学派发展过程中的一个分支，又是易水学派之绪余。其宗刘完素之学，刘氏探讨外感火热病机，反对外感病证滥用温燥，朱氏则提出内热亦易生火热，大倡“阳常有余、阴常不足”之说，提出相火易动，内热易生，力主滋阴降火，亦强调了火热病机的重要性。两者学术上的师承，对其学术思想的理解更易深入。但朱氏所提出“相火为人身动气”，“相火妄动为贼邪”，又与东垣“火与元气不两立，一胜则一负”学术观点相一致，均从内生火热角度阐发内生杂病病机，只是东垣侧重气火失调病机，而震亨强调火伤阴精病机而已，东垣之学对震亨学说的形成颇有影响。此外，朱震亨提出治郁之法，强调郁证当分气、血、痰、火、湿、食六者，并强调以“阳明为多见”，而东垣则认为脾胃为人身气机升降之枢，脾胃内伤，百病由生，朱氏治郁从中焦入手则与东垣脾胃升降学说密切相关，既有继承又有发展。可以看出，注重学派研究，注重相互间的师承授受关系，对深入探讨医家学术思想，是十分重要的。

再如，论述温病学说的形成与发展，从学派角度研究可以发现，这一学说的形成，源远流长，经历了漫长的历史过程。《内经》《难经》提出温病、热病之后，仲景提出温病的治则治法，孙思邈提出五种温病，庞安时从伤寒中将温病提出专门讨论，至刘完素提出外感热病的“六气皆从火化”之说，证分表里，治当辛凉解表、表里双解、清热解毒、养阴退阳，奠定了温病学说的理论基础，而后，吴又可、余师愚、叶天士、薛生白、吴鞠通、王孟英诸家各加阐发，使温病学说日臻完善。以吴又可为例，其治疗温病提出可用先里后表之法，则是对刘完素表里双解法的发挥，而叶桂的卫气营血辨证，亦是刘完素表里辨证与气血辨证结合而形成的，吴鞠通的辛凉解表、养阴清热与余师愚的清热解毒药的应用，亦与刘完素治疗热病诸法有相近之处，说明他们之间是有学术继承与发展的，故从学派角度研究医家的学术思想与临床经验，会使之更易深入。

当然，学派的研究亦不是研究中医历代名家学术思想与临床经验的最佳方法，亦有其不足之处，仅从学派角度研究，往往会出现以偏概全之弊。叶天士、王孟英均为温病大家，现已公认两者为温病学派之中坚，但他们亦是杂病治疗大家，若仅从温病学派对其进行研究，则其杂病治疗经验被忽略，对其学术思想难以全面了解。又如，喻昌是伤寒学派代表医家之一，其三纲学说颇有影响，但仅从伤寒学派进行研究，则遗漏其对大气、燥气及杂病研究的成就，往往不能全面反映其学术思想。因此，学派的研究对中医学术思想的沿革、发展，对医家学术思想的深入研究，均有着积极意义，但不是唯一的研究方法，应恰当对待。

第三节　中医学说与学术流派的关系

中医学术流派是中医学发展到一定阶段和水平的产物，是在长期的学术传承过程中逐渐形成的。因医家的学术主张或学术观点不同，研究的角度、方法与手段不同，以及研究者的哲学观念、所处地域环境不同而有不同的学术见解和医疗方式，随着后世的不断深化发展，于是逐渐形成了各种学派。学派是学术发展中的一种现象。在中医学发展史上曾出现过众多的学术流派，有力地推动了中医学术的发展与进步，使中医理论体系得以不断补充和完善，临床疗效不断提高。

一、中医理论体系的形成

医学理论体系的形成，表明这一学科领域的形成。中医学是研究人类生命过程，以及同疾病作斗争的一门科学，属于自然科学范围。其之所以成为一门科学，理论体系的形成是一个重要标志。而任何一门科学理论的确立，无不经过反复的科学实践，再从反复认识中得出正确的理论。中医学理论的形成亦不例外，也是在历代医学家长期与疾病作斗争的医疗实践中，不断总结经验，逐步上升为理论知识而形成的。

中医学有着悠久的历史，在远古时期，《礼记·曲礼》中有“医不三世，不服其药”的“三世医学”之说。唐代孔颖达疏释云：“三世者，一曰《黄帝针灸》，二曰《神农本草》，三曰《素女脉诀》。”谢观在其《中国医学源流论·医学变迁》中，认为“此盖中国医学最古之派别也”；并认为此三个派别“其书之传于后世者，若《灵枢经》则黄帝针灸一派也；若《本经》则神农本草一派也；若《难经》则素女脉诀一派也。其笔之于书，盖亦在周秦之际，皆专门学者所为也。针灸之有黄帝，本草之有神农，脉诀之有素女，犹之仲尼祖述之尧舜，宪章之文武也。其笔之于书之人，则祖述宪章之仲尼也，其传承派别，可以推见者，华元化为黄帝针灸一派，张仲景为神农本草一派，秦越人为素女脉诀一派”。《内经》《难经》是目前中医理论保存最古老的典籍，孔氏之论说明在中医理论体系形成的同时，可能有不同学派的存在，鉴于《黄帝针灸》《神农本草经》《素女脉诀》之传说并无文字以保存，没有更多的资料以证实，只能作为臆测。但这种认识可以证明中医学渊源久远，这是不容置疑的。

中医学理论体系自其形成之后，虽经数千年的发展，但至今仍被临床所应用，仍具有指导临床的现实意义，表明中医理论体系所具有其科学性。也正因为这一理论体系从其建立就有科学的内涵，因此，随着不断实践与研究，才能不断发展、充实与完善，撰写出浩如烟海的中医著作，涌现出数以千百计的著名医家，产生不同的学说与流派。可以说中医理论体系的科学性是中医学术蓬勃发展的重要条件，也是产生丰富多彩中医各家学说的前提。

《内经》问世是众所公认的中医理论体系形成的标志，虽然，在《汉书·艺文志》中记载与《内经》并存的医经典籍还有《黄帝外经》《扁鹊内经》《扁鹊外经》《白氏内经》《白氏外经》《白氏旁篇》六种，但这六部书均已无存，因此，这部从战国至西汉而完成的中医理论著作成为中医理论的渊薮。在这部著作中，论述了人体脏腑、经络，产生疾病的病因、病机，以及诊法、辨证、治则、针灸、摄生等内容，形成了中医学的理论体系。

尤其难能可贵之处，《内经》借助古代哲学的研究成果，如精、气、阴阳、五行等，以阐发这一理论体系，使古代的唯物观和辩证法思想贯穿其中，使中医理论体系的奠立具有科学的内涵。

首先，《内经》承认世界是物质的，《素问·四气调神论》云：“天地俱生，万物以荣”“万物不失，生命不竭”“与万物浮沉于生长之门”。《素问·宝命全形论》也云：“天覆地载，万物悉备，莫贵于人”，提出了物的范畴。这是古代哲学的重要内容。《内经》强调了物为宇宙之本体，人是物之一，把生命科学建立在物质性的基础上，把中医学理论也建立在朴素唯物观的基础上，形成了中医学理论体系的科学内涵。在中医理论体系中，又借用古代哲学概念的“气”与“精气”作为物质的最基本单位，《素问·宝命全形论》云：“人以天地之气生，四时之法成。”《素问·天元纪大论》云：“在天为气，在地成形，形气交感，而化生万物矣”，强调了气是一切物质的基础，把万物当成连续的气与不连续形的统一。《灵枢·经脉》说：“人始生，先成精，精成而脑髓生，骨为干，脉为营，筋为刚，肉为墙，皮肤竖而毛发长。”

《素问·五藏别论》云："所谓五藏者，藏精气而不泻也。"至于人之死亡，也与精气有关，《素问·生气通天论》将其归结于"阴阳离决，精气乃绝"。更在《素问》之中，有"移精变气"一篇，这些内容充分说明《内经》之中的"精气"作为万物之本源的学术观点。精气说源于《管子》诸篇之中，在"内业篇"提出"凡人之生也，天出其精""精也者，气之精者也"，提出了精气是宇宙万物之物质基础，也是人体生命的基础。《内经》借助古代哲学家的气生万物、精气生万物观点，形成了人体的气化说、精气说，借以说明人体之生理、病理，并用于诊断与治疗，使中医理论体系建立在古代朴素唯物观思想基础上。

其次，中医学又借助阴阳五行学说以说明事物的对立统一规律和整体理念，以阐明人体与自然界事物的复杂变化，并且将两者有机地结合在一起，使中医理论中包含有丰富的辩证法思想。《内经》中明确指出阴阳的对立统一是天地万物运动变化的总规律，故《素问·阴阳应象大论》云："阴阳者，天地之道也，万物之纲纪，变化之父母，生杀之本始"，并且认为这一规律是广泛存在的。《素问·阴阳离合论》云："阴阳者，数之可十，推之可百，数之可千，推之可万，万之大不可胜数，然其要一也"，并以阴阳的相互对立、相互依存、相互消长、相互转化等对立统一关系来说明人体的生理、病理，用于诊断、治疗诸方面，以阐明中医学的理论。

同时，古代医家又运用五行学说来说明医学中的整体观念。五行学说自《尚书·洪范》提出后，最初是强调了五行生万物的观点。但随着五行学说的发展，出现了五行生克乘侮理论，使五行学说衍变成为认识自然与社会的思维模式，中医学运用五行学说，主要是运用五行的生克乘侮变化以说明自然界与人体中复杂关系的变化规律，以说明事物中的某一方面与其他方面的密切关系。不仅如此，《内经》还运用五行分类的方法把人体的生理组织和自然界的事物与现象分为五类，如五方、五气、五季、五畜、五谷、五脏、五腑、五官、五体、五志、五声等，均分别属于木、火、土、金、水五行中之某一行，将自然界与人体相关内容相互对应，以说明自然界对人体的影响，人体相关组织器官的相互联系，并借助五行生克乘侮理论，以解释人体生理、病理各种现象。这样，五行学说已由最初的简单五种物质功用的概念转为朴素系统论的思维方法，具有辩证法的观点。也正由于五行学说中含有符合自然界与人体中相互关系的整体观念的合理内容，使中医理论从其形成开始，就具有了科学思维的模式，为后世的学术发展奠定了基础。

总之，《内经》一书所奠定的中医理论基础，借助了哲学的气论、精气说、阴阳五行说等范畴，使中医理论的形成从开始就具有了古代的唯物观与辩证法思想，在此思维方法下形成的中医理论体系，丰富地反映了人与自然、人体生理、病理变化的客观实际，具有科学性与实用性。应当指出，这一理论体系的初步奠定，又有其不尽完善之处，为后世医家在学术发展上既提供了较科学的理论基础，又具备了可能性。因此，经过历代医家的不懈努力，形成了不同的学术流派和竞相发挥的各家学说，推动了中医学术的发展。

二、中医学说的形成

2009年出版的第6版《辞海》将"学说"定义为"学术上自成体系的主张、理论"。

学说有广义与狭义之分。对一门科学而言，赋予该学科以特定属性的学术理论可称之为学说，譬如中医学的阴阳、五行、运气、经络、藏象、病机、治则等重大学术理论，是其学术体系的基本学说，这些学说属于学科理论层面，具有广义性特征。

狭义的学说，是指研究某一具体的学术问题而形成的不同的学术观点或理论。如中医学对外感疾病发生、发展与转归上的不同认识，进而导致在疾病诊断、临床治疗处置技术方法上的巨大差异，形成了历史上伤寒与温病两大学说。

“医家学说”是指在中医各学科发展过程中，由某医家提出、自成体系的学术观点或理论。因此，医家学说除了具有狭义学说的属性之外，还具有个性化特征，即所谓的“一家之言”。

在中医学形成与发展的漫长历史过程中，面对着人体生理病理的高度复杂性，人们生活地域、文化习俗等的差异性，以及人们认知方式、认知角度的不同，造成了对人体生理、病理及对疾病处理上的差别，也就造成了医学界的不同认识、主张和处理方法，进而形成了不同的学说。

中医学说是中医学发展过程中，由医学家提出的自成体系的学术观点或理论。一般认为，中医理论体系在四大经典中已经建立，后世医家对其中的某些观点、理论从不同角度、侧面补充、修正、发明，形成了各种自成体系的学术思想和观点，即中医学说。主要有阴阳五行学说、运气学说、藏象学说、经络学说、气血学说、脾胃学说、命门学说、病因学说、痰饮学说、瘀血学说、形神学说、情志学说、体质学说、升降学说、气味学说、子午流注与灵龟八法等。

从历代中医各家学说创建者的治学经历来看，如果仅仅局限于师承授受一家的学验，而不去进一步研究《内经》《伤寒杂病论》等经典著作，不去涉猎或汲取历代医家学说及其理法的精髓，不善于质疑思考，不能在医疗实践过程中把临床所获得的新经验上升为理性的认识，要想成为领“学术新风”的一代宗师，几乎是不可能的。只有具备了勤于思考、敢于批判、勇于实践、善于突破的气质和能力，才有可能形成新学说、创立新技法。这是历代中医各家学说创建者的共同特征。

金元医学之所以能打破唐宋以来崇尚验方、喜温言补、执于局方的僵局，与诸医家奋起抨击时弊、勇于实践、创新学说的努力是分不开的。刘河间在运气学说已成官学、局方一统天下的背景下，提出“五运六气有所更，世态居民有所变”，批判了“发表不远热”之说，创立六气病机学说；张元素大声疾呼“运气不齐，古今异轨，古方新病，不相能也”，旗帜鲜明地反对医家因循守旧的陋习，在继承唐宋医家脏腑理论的基础上，构建脏腑寒热虚实补泻模式，成为脏腑病机学说的开山鼻祖。至于张从正对汗吐下三法祛邪理论的发明、李东垣创立“甘温除热”大法、朱丹溪创立养阴法则，都是在全面继承和质疑批判的“破、立”过程中结出的累累硕果。

金元医家促使“医学为之一变”功不可没，然而明初时医之不善学者，不察证候标本、寒热虚实，动辄寒凉攻伐，促成了滥用苦寒的医界新弊，甚至出现了“宁受寒凉而死，不愿温补而生”（《景岳全书·传忠录》）的极端倾向。在对寒凉时弊的批判中，以薛己、孙一奎、赵献可、张介宾等为代表的明代医家的抗辩群体中，又以张介宾之抨击最为激烈。

张介宾之所以特别重视温补，一方面与其生活背景、行医经历有关，即所见患者虚证多、实证少，寒证多、热证少，虚火多、实火少，因而对虚损病治疗积累诸多临床经验有关，另一方面则诚如其自述，“予之初年，尝读朱丹溪‘阳有余、阴不足论’，未尝不服其高见。自吾渐立以来，则疑、信相半矣；又自不惑以来，则始知其大谬”（《景岳全书·传忠录》），显见其对丹溪学说经历由信而疑、因知其谬而奋起质疑，乃至于大张鞭挞的思想转变过程。在张介宾所撰“辩河间”“辩丹溪”“大宝论”“真阴论”等专论中，指出滥用寒凉的危害在于“克伐真阳”，并针锋相对地创立了“阳非有余，阴亦不足”说，治疗上主张在补真阴的基础上温养阳气，以促使“阴阳互济”。各家对温补理论及其临床治验的发展，促成了后世所称的温补学派的崛起。

由此可知，各家学说都是在继承前贤精粹，批判时世流弊的基础上有所创新和建树而形成的。这些历代医家学说，不仅是中医学术创新和繁荣的弄潮儿，更是历经医学实践检验、各领风骚数百年的中医学术砥柱，是我们今天学习、继承、发展、创新中医药学术取之不竭的宝库。

三、中医学说是学术流派的缔结纽带

中医各家学说以学派、学说及医家学术思想为其理论架构的基本单元、基本思维形式，形成了学科本质意义上的范畴，因此，“学派”“学说”及“医家学术思想”构成了中医各家学说学科的主体体系。而学派的形成正是以医家学说作为缔结纽带。学术流派的形成与发展，一方面与人们对疾病认知方式、程度、知识背景等有密切关系；另一方面受到时代变迁等客观因素的影响，社会制度与生产力的变革也带来各种学术思想的争鸣，促进了各种不同的学术流派的形成；此外，还有一个重要原因就是中国历代医学教育的方式，是以个人习医者居多，但师承与私塾有时大有不同，这也是产生不同学术观点、学术流派的重要原因。

中医学术流派是中医学在长期发展过程中形成的具有系统的、独特的学术理论或学术主张，有清晰的学术传承脉络和一定历史影响与公认度的学术派别。中医学术流派是有关中医学说延伸和发展的结果，虽包含了相应学术问题倡导的基本学说，但不能囊括学术问题引发的所有学说。中医学说是酝酿和形成学术流派的基础，但未必演绎为学派。

仲景学说与伤寒学派：以《伤寒杂病论》为主线，王叔和、林亿整理校勘，孙思邈、朱肱、庞安时、成无己、许叔微、郭雍等研究伤寒蔚然成风，经方随之崛起。明清伤寒研究归纳为错简重订、维护旧论和辨证论治三种方法；而周扬俊、魏荔彤、陈修园、尤怡、黄元御、吴谦等的著作则反映了《金匮要略》的研究成果，使仲景学说日益光大，伤寒学派也寓其中了。

脾胃学说与易水学派：以脾胃为核心，李杲在师承张元素及继承前人脾胃学术思想基础上，总结出饮食不节、劳役过度及精神刺激影响脾胃升降，气火失调导致脾胃内伤疾病，提出益气泻火、升清降浊大法，创补中益气汤等方，标志着脾胃学说基本形成。此后，王好古、罗天益及薛己、王纶、缪希雍、李中梓、绮石、叶天士等论述内伤热中、脾阴说、脾为后天之本、胃阴说等，发展完善了脾胃学说，易水学派也在其中。

肾命（门）学说与温补学派：《内经》首言命门，《难经》认为右肾为命门。明清医家薛己、孙一奎、赵献可、虞抟、张介宾、李中梓、徐大椿、陈士铎、林珮琴、张璐、黄宫绣等在宋元陈无择、许叔微、李杲等论述命门的基础上，深入探究命门的位置、作用，以及肾与阴阳、精气与水火的关系，提出动气命门说、小心命门说、子宫命门说、太极命门说、两肾命门说等，为治疗虚损及养生提供了理论依据，用药偏重温补，成为温补一派。

温病学说与河间、攻邪、丹溪学派：以“热”为主线，阐述张仲景用柴胡汤、白虎与承气；庞安时重用膏；刘完素倡辛凉解表、表里双解、攻下里热、养阴退阳；李杲创益气泻火与升阳散火；朱震亨提出滋阴降火；缪希雍用白虎汤解表；吴有性提出瘟疫病因学新概念，用达原饮表里分消；戴天章总结汗、下、清、和、补五法治疗瘟疫；余霖用清瘟败毒饮清解淫热；薛雪论述湿热病发生发展规律；叶桂创立卫气营血辨证；吴瑭立三焦辨证；王士雄赋予清暑益气汤新内容。由此中医治疗热证大法俱备，伤寒、河间、攻邪、丹溪与温病学派的渊源交叉纵横关系，一览无余。

中医学渊源流长，从先秦到当代纵横两千多年，许多医家对不同学说或同一学说有着各自的看法与学术主张，但彼此之间又有联系。历代医家学术思想与成就、临证经验与用药特色及其对中医学说形成的影响，丰富了中医学说的深刻内涵。

思维导图

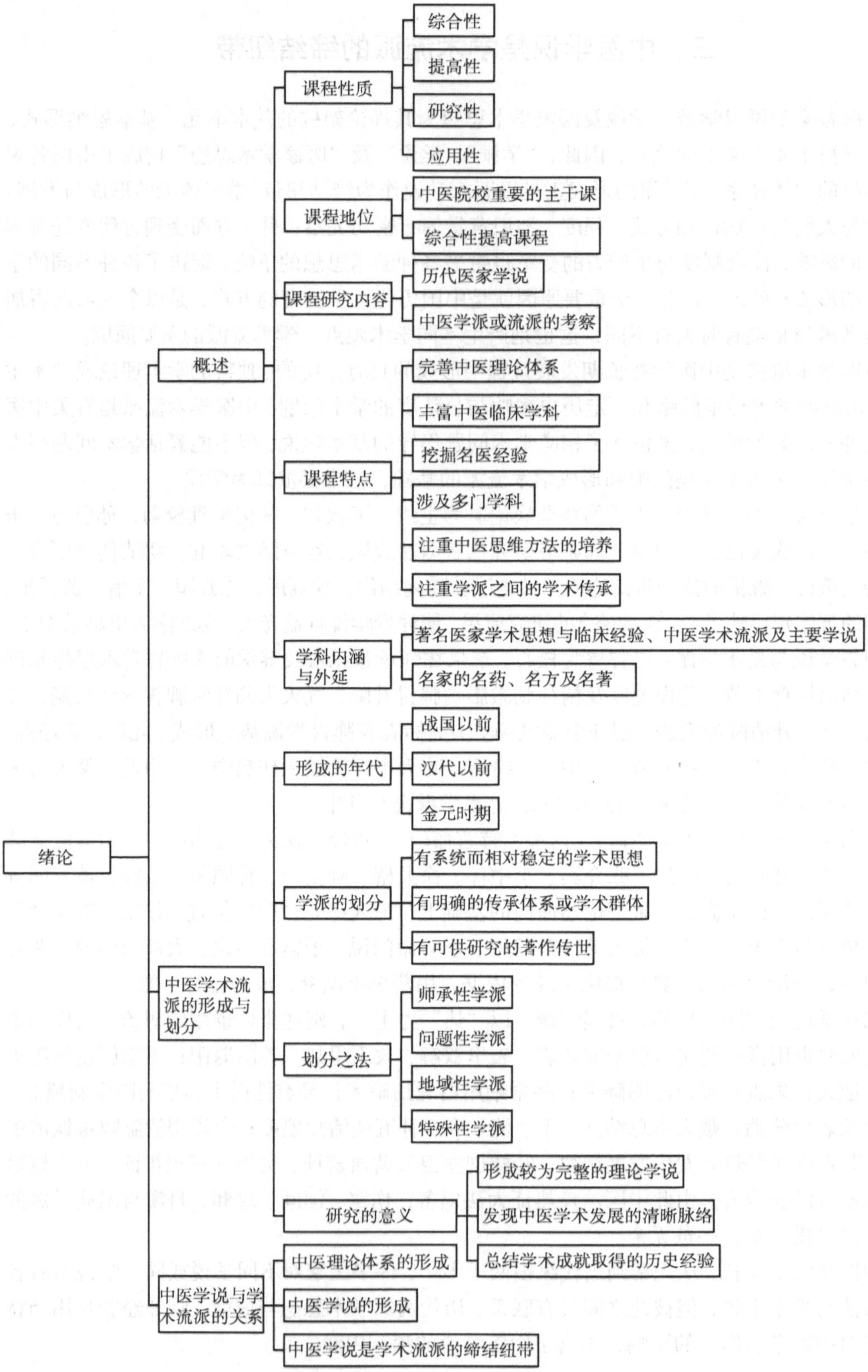
绪论
概述
课程性质
综合性
提高性
研究性
应用性
课程地位
中医院校重要的主干课
综合性提高课程
课程研究内容
历代医家学说
中医学派或流派的考察
课程特点
完善中医理论体系
丰富中医临床学科
挖掘名医经验
涉及多门学科
注重中医思维方法的培养
注重学派之间的学术传承
学科内涵与外延
著名医家学术思想与临床经验、中医学术流派及主要学说
名家的名药、名方及名著
中医学术流派的形成与划分
形成的年代
战国以前
汉代以前
金元时期
学派的划分
有系统而相对稳定的学术思想
有明确的传承体系或学术群体
有可供研究的著作传世
划分之法
师承性学派
问题性学派
地域性学派
特殊性学派
研究的意义
形成较为完整的理论学说
发现中医学术发展的清晰脉络
总结学术成就取得的历史经验
中医学说与学术流派的关系
中医理论体系的形成
中医学说的形成
中医学说是学术流派的缔结纽带

思考题

1. 试述学术流派研究的意义。
2. 简述学术流派划分的标准。
3. 简述学术流派划分之法。
4. 试述中医学说和学术流派之间的关系。
5. 试述中医各家学说课程特点。
5. 简述中医各家学说课程研究内容。
6. 试述中医各家学说的学科内涵和外延。
7. 请简述“医家学说”的概念，并试述医家学说是在怎样的背景下产生的。

第一章 历代名医学术思想与临床经验

中医学历经数千年的实践与积累，涌现了数量众多的著名医家，形成了丰富而广博的学术思想和临床经验，为中医学说和学术流派的产生和传承奠定了坚实的理论基础和学术支撑，是中医学术繁荣发展的生动体现和动力保障。为重点呈现中医学术发展的脉络和精华，本章选取 30 位具有鲜明学术特色、重要学术贡献的历代名医，介绍其代表性学术思想和临床经验，以期达到整体了解、有效掌握的目的。

第一节 孙 思 邈

孙思邈（581—682 年），自号孙真人，京兆华原（今陕西铜川耀州区）人。博学多闻，通晓经史佛老之学，《旧唐书》称其“善谈老庄及百家之说，兼好释典”。孙思邈自幼天资聪颖好学，七岁时便能每天读上千字，曾被称为“神童”。他从小经历战乱的苦难，目睹民不聊生，疫病流行的惨状，从而萌发学医的愿望，立志以医为业，为贫苦民众解除病痛，进而致力于医学的研究，勤奋诚笃，终生未辍，“青衿之岁，高尚兹典；白首之年，未尝释卷”[1]。他认为医学乃“至精至微之事”，不能以“至粗至浅之思”而草率从事，必须“精勤不倦”，方克有成。对医理的研探，强调博览群书，增加知识，提高修养，“凡欲为大医，必须谙素问、甲乙、黄帝针经、明堂流注、十二经脉、三部九候、表里孔穴、本草药对、张仲景、王叔和、阮河南、范东阳、张苗、靳邵等诸部经方”[2]。他不仅重视学习书本上的知识，还吸取他人的学术思想，注重搜集民间的医疗经验，对有效方药非常重视，往往为一方一药，不惜“弛百金而徇经方”，反对学医浅尝辄止、沾沾自喜的不良学风，总结出“读方三年，便谓天下无病可治，及治病三年，乃至天下无方可用”[3]的至理名言。

他不仅通晓妇、儿科，还擅长养生，善治杂病，临床各科均有所涉猎。从浩如烟海的中医典籍中删减冗繁，汇集了东汉以来许多医论和医方，加入自拟方剂和个人见解，将基础医学和临床医学囊括归纳，著成《备急千金要方》《千金翼方》，合称《千金方》，虽名为方书，实乃集唐以前医学之大成，各科兼备、理法俱全。《备急千金要方》辑录了《内经》和扁鹊、张仲景、华佗、王叔和、巢元方等名家论述，是研究魏晋隋唐医药的重要文献；在方药方面，广泛收集了前代医家的大量方剂及当时流传民间的许多有效方药，总结了用药经验，内容丰富翔实。《千金翼方》是孙氏补充《备急千金要方》的著作，内容虽有重复之处，但又新增了不少资料，如收集了《伤寒论》，对传承仲景的学术思想，有积极的作用；还增加了“药录纂要”和“本草”，是我们研究唐代药物学的珍贵资料。《千金方》是我国最早的医学百科全书，将药物学、诊断学、临床医学、急救学、食疗学、预防医学等分门别类，总结归纳，依次论述，实开中医学类书之先河，堪称中医学理论发展的奠基之作。孙思邈学识渊博、医德双馨，实为古今医者之楷模，受到历代医家的推崇。

一、重视养性

1. 养性　“养性”就是养成良好的习性，维护精气，增强体质，祛疾延年。孙氏认为“神仙之道难致，养性之术易崇”，如果不知其术，“纵服玉液金丹，未能延寿”。孙思邈推崇《素问》摄生之旨，反对恣情纵欲。他说：“纵情恣欲，心所欲得则便为之……皆为病本”[4]，提出善于养生者当知“十二少”，即少思、少念、少欲、少事、少语、少笑、少愁、少乐、少喜、少怒、少好、少恶，以免“荣卫失度，血气妄行”[4]。尤其重视要“抑情养性”“割嗜欲所以固血气”[5]，做到慎言语、节饮食、不浮思妄想，“百病却焉”[5]，以达养生的目的。

老年人的养性又称养老，人到了50岁以上，阳气日渐衰少。孙思邈认为应该慎重养护，冬季注意避寒保暖，夏季清热防暑，避免被六淫、七情所伤，“非其务勿行”，对一些超过承受范围的重体力劳动，不宜“强用气力”勉强而行；提出养老要不妄听、不妄言、不妄动、不妄念，“常念善无念恶，常念生无念杀，常念信无念欺”[6]；由于老年“兴居怠惰，计授皆不称心……惰性变异”，应谨记“常须慎护其事”[6]。

2. 养生　孙思邈提出养生应顺应四时的变化（即依时摄生），以达到防病益寿的目的。他认为人居天地之间，人体的虚实寒热等属性都与天地之气相通应，和天下的各种物质的属性相通；自然界的各种运动变化也与人息息相关，故应顺应自然。春季阳气始生，夏季阳气隆盛，秋季肃杀萧索，冬季万物闭藏，根据气候变化采取不同手段养生，他从精神、饮食、起居、运动等多个方面论述了养生的宜忌。

（1）精神怡养：孙思邈特别信奉孔子提出的“仁者寿”的道理。他说：“道德日全，不祈善而有福，不求寿而自延”，“德不足是以贫焉，心不足是以死焉”，“德行不克，纵服玉液金丹，未能延寿”[5]。可见德行和金丹玉液与养性的关系中，首重德行。养性要达到身体强健、益寿延年的目的，最重要的是先要具备养性者的精神素养。

这种精神素养首要的一条就是“去名利”。孙思邈在《备急千金要方·养性序》中批判了那些“驰骋六情，孜孜汲汲，追求名利，千诈万巧，以求虚誉”的人，告诫人们“于名于利，若存若亡；于非名非利，亦若存若亡。所以没身不殆也”。第二条就是“除喜怒”，孙思邈以为“多喜则志错昏乱，多怒则百脉不定”。第三条是“去声色”，孙思邈认为“昼则以醇酒淋其骨，夜则房室输其血气。耳听淫声，目乐邪色”[5]，这种人终究会有疾病，没有能够幸免的。第四条是“绝滋味”，这里是指少吃那些肥腻的“厚味”。因为五味各有所补，过当则各有所伤。孙思邈主张“如食五味，必不得暴”，“每食不用重肉。少食肉，多食饭”。第五条是勿“神虑精散”。“神虑”是过度思考，“精散”就是精神涣散而不专一。这里主要指养性者思虑太多，又不能专一坚持到底，以致失败无成。一个人如果没有高尚的道德情操，那是难以长寿的。

（2）调和饮食：孙思邈认为平淡的食品对人身体有“排邪而安脏腑”的保健作用，使精神舒爽，神志爽悦，气血得以充养。他在著作中介绍了按照四时更替选择不同的食材，使五味均衡摄入，从而调和阴阳，促进身体健康。“安身之本必资于食”[7]。他在临床实践中认识到“药势偏有所助，令人脏气不平”[7]，根据中医理论，通过食用谷米、菜蔬、果实、鸟兽虫鱼等食材，用其性味调养身体，治疗疾病。

孙思邈指出“食不欲杂”，各地区生活习俗不同，饮食口味自然也不同，偏嗜某种口味或食材，日久均会造成健康隐患；同时，反对暴饮暴食，“善养性者先饥而食，先渴而饮”[4]。

（3）谨慎起居：居处的环境对于养生很重要。孙氏在选择居住环境时，除了把自然风光考虑在内，还考虑到选址不要太过荒僻，要便利生活。居于山林野外，虽然清静雅致，远离俗尘，但远离人市，衣食补给上必然会有诸多不便。因此，居处应选择人野相近，依山傍水且气候适宜，良田肥沃，水质清美的地方，“如此得十亩平坦处，便可构居”[8]。居家或远行，要随身携带熟艾、药丸及解毒的药物防治蛇虫、蜂蝎叮咬，以备不时之需。

（4）提倡运动：孙思邈重视运动，锻炼身体，指出除了饮食、起居应注意调养外，还要适当活动，“常欲小劳”，“导引行气”；提出“流水不腐，户枢不蠹，以其运动故也”[4]；要求运动量应大小适度，若运动量大，超过了机体的耐受程度，则于健康无益反而有害，他说“常欲小劳，但莫大劳”，以免“及强所不能堪耳”[4]。

孙氏记载了华佗五禽戏、老子按摩法、天竺国按摩法十八式等，不仅可在平时操练，也可用于辅助治疗，通过“按摩按捺”，通利四肢百节，帮助驱邪外出。他提倡饭后适量活动，用手按摩腹部，帮助食物消化，若饭后不主动活动助消化，甚至“饱食即卧”则易生百病，可见孙思邈科学合理的运动观。

二、对伤寒的研究

孙思邈对《伤寒论》颇为推崇，对仲景学说大为赞赏，“伤寒热病……至于仲景，特有神功”[9]。孙氏认为《伤寒论》与《内经》《神农本草经》同等重要，都是医者必须学习的著作。他对《伤寒论》进行了归纳和整理，收于《千金翼方》之中，对仲景学说的传承起到了积极的作用。

1. 传承仲景学说 《伤寒论》堪称一部旷古经典，历代医家对其解读可谓见仁见智，如《小品方》对狭义伤寒与瘟疫异同的认识；华佗提出的以皮、肤、肌、胸、胃为伤寒传变浅深界线的学说；王叔和主张“辨治伤寒尤须分别表里寒热虚实阴阳”的思想等，孙思邈将这些颇有价值的论述收录在《备急千金要方》中，使这些论述得以传世。

孙思邈通过潜心研究《伤寒论》，提出桂枝汤、麻黄汤、小青龙汤三方通治伤寒的见解，可说是“三纲鼎立”学说的雏形，为后世“三纲鼎立”学说的提出奠定了基础。

孙思邈对《伤寒论》也有补充，如增加了《伤寒论》对妇人伤寒的记载，记载有 35 首幼儿伤寒方剂（幼儿伤寒在仲景原著中并未提及）。孙氏认为妇人伤寒的证候特点虽与男子伤寒类同，但应将妇人本身的生理特点考虑在内，治法必然与男子有别。若有妇人患伤寒，首先应看其是否有孕，若患者为孕妇则处方用药必应将其妊娠考虑在内，谨慎施治，稍有不慎则有损胎儿。孙氏强调孕妇若患太阳中风证，而见恶寒发热、腹部绞痛者，治疗不可以施针用灸；主张尽量用一些外用擦拭涂敷的药物治疗，少用内服的药物等；药用轻清之品，常选用一些无碍胎孕之品。

2. “以法类证”“以方类证” 孙思邈提出“以法类证”“以方类证”的归类方法，体现了仲景伤寒的辨证论治思想，如治伤寒，有数条桂枝汤证，其病机及适应证有所不同，孙思邈将其归纳到一处以便对各条文的异同进行比较。孙思邈这种整理归类的方法使《伤寒论》纲目分明，条理清楚，便于研习，对后世伤寒学派、经方学派的发展产生了深远的影响。

孙思邈主张组方用药应“临事制宜”“随病增减”[10]，根据病情加以增损，剂量也随病情的轻重而随之进退，这也是仲景辨证论治思想的具体体现。

三、以脏腑为纲论治杂病

孙思邈是继《脉经》后对脏腑辨证颇有建树的医家，他将多种病症分属五脏六腑、虚实寒热进行论治，如癥瘕积聚属肝、胸痹属心、痢疾属脾等，这种按脏腑系统归纳的病症分类法，基本上是合理的。孙氏对内科杂病分类以五脏六腑为纲，寒热虚实为目，并包括五劳六极、癥瘕积聚等。他以《内经》《金匮要略》《诸病源候论》有关理论为基础，结合自己的临床经验，对每个脏腑的生理、病理、病证立法、方药进行了系统的阐述，“卷卷皆备述五脏六腑等血脉根源、循环流注与九窍应会处所，并论五脏六腑等轻重、大小、长短、阔狭、受盛多少，仍列对治方法，丸、散、酒、煎、汤、膏、摩、熨及灸针孔穴，并穷于此矣”[11]，这种脏腑虚实寒热辨证法对后世脏腑辨证的发展有深远的影响。

脏腑虚实寒热的辨证纲领是每一脏、每一腑都有“实热”和“虚寒”证，而相为表里的脏腑又有“俱实热”“俱虚寒”的情况（实际上也包括了脏腑虚热和寒实的证治内容），孙氏在此辨证纲领下，记载了许多具体症状和治疗方药。

孙氏的脏腑虚实寒热辨证纲领论述精炼，罗列病症详细，治疗方药具体，如治肝实热，目痛胸满，气急塞，用泻肝前胡汤；治肝虚寒，胁下痛，胀满气急，目昏浊，视物不明，用槟榔汤；治胆腑实热，精神不守，用泻热半夏千里流水汤；治大病后虚烦不得眠、胆虚寒用温胆汤等，其中不少方剂仍为后人沿用。在脏腑辨证中所论的“肝虚寒”“胆虚寒”及“肺虚寒”“肾实热”等证治，有很多内容为后世医家所忽略。孙氏的脏腑辨证思想对易水学派创始人张元素的脏腑辨证学说产生了很大的影响，成为今天脏腑辨证理论的启蒙者之一。

四、对方剂学的贡献

孙氏搜集、保存了大量古方和当时流行的验方，《备急千金要方》记载方剂 4500 首，《千金翼方》有 2000 余首，可谓集唐以前方剂学之大成，对方剂学的发展做出了重大贡献。孙思邈立足实践，按照“方证同条，比类相附”的研究方法，证以方名，方随证附，条理清楚，不仅易于检索，而且便于学习。

1. 征集药方　《千金方》收集了华佗、陈延之、支法存等 20 余位著名医家的经验方，还搜集了当时流传在民间、兄弟民族、文人学士、宗教界和外国传入的很多医方，如齐州荣姥方、蛮夷酒方、巴郡太守三黄丸、苍梧道士陈元膏、匈奴的露宿丸等。其中有许多名方得以流传后世，如以瓜蒌为主的治疗消渴的制方；以海藻、昆布为主的治瘿诸方；以葶苈子为主的“治积年上气不瘥，垂死者方”；“治水气肿、臌胀、小便不利”方；治癫痫方；外科疮痈方面的漏芦汤；等等。

孙思邈长期身体力行，注重医疗实践，有些药剂，甚至亲口尝服；对于收集来的经方、验方，都很注重通过实践去验证。《千金方》中的许多方剂都注明了效果，如佳、验、瘥、良、大验等不同程度的效果，对某些药物的毒副作用或服用注意事项都有标示，这些都是孙氏的实践结晶。

2. 化裁古方　《千金方》又善于化裁古方以便实用，对仲景方尤多研究。根据临床需要灵活加减，扩展成许多类方，如仲景当归生姜羊肉汤，《千金翼方·卷六》则衍变为羊肉汤、羊肉当归汤等，都是根据妇女产后的不同病证，从仲景方化裁而成的方剂。

再如仲景小建中汤，《千金方》衍变的类方有前胡建中汤，“治大劳虚羸劣，寒热呕逆，下焦虚热，小便赤痛，客热上熏头目及骨肉疼痛口干”；黄芪汤，“治虚劳不足，四肢烦疼不欲食，食即胀，汗出”；乐令黄芪汤，“治虚劳少气，心胸淡冷，时惊惕，心中悸动，手足逆冷，体常自汗，五脏六腑虚损，肠鸣，风湿，荣卫不调百病，补诸不足，又治风里急”。

孙思邈将小建中汤化裁用于治妇女产后诸病，如内补黄芪建中汤，治“产后虚羸不足，腹中疞痛不止，吸吸少气，或若小腹拘急、挛痛引腰背，不能饮食”；内补芎䓖汤，治“妇人产后虚羸，及崩伤过多，虚竭，腹中绞痛”；大补中当归汤“治产后虚损不足，腹中拘急……”[12]等等，反映了孙氏重视实践的思想。

3. 创制新方 《千金方》所载方剂大多疗效显著，如温脾汤、犀角地黄汤、独活寄生汤、磁朱丸、苇茎汤、枕中丹等一直沿用至今，《千金方》中的方剂之所以行之有效，一是所载方剂均来自于实践，或为孙氏本人治验的方剂；二是其组方合理。孙思邈所载的许多方剂，又被后人应用化裁成为新方，如“治男子五劳六绝”的“内补散”[13]，后世发展为地黄饮子用于治疗喑痱；又如生地黄煎[14]，是清代温病学家甘寒养液诸方的基础。

4. 剂型特色 《千金方》中一方能治几种不同的病，而同一疾病因药味与配伍不同，又立有许多处方。如脚气病，他整理出 30 多个方子。有的用二三个经方合成一个复方以增强治疗效果，有的将一个经方分成几个单方，以分别治疗某种疾病。药味多的近百味，少的一二味。较多的是针对表里同病、虚实寒热错杂等复杂病症，将数方合成为复方，药多而不乱；药味较少的是针对病因，从众方中提选的单方，药少而精当。

五、妇女孕期、产后的护理

孙思邈指出由于妇人的月事、妊娠、生产等因素，使妇人之病虚实寒热变化多端，甚至比男子之病难治十倍，男女病症有别，妇科病症应当分治。

在临床诊察和治疗中，应将月经前后、是否胎孕等情况考虑在内，以免失治误治；另要注意妇人多七情所伤，伤则精血暗耗，气血郁结，治病多复杂难治。妇人的偏嗜喜好比男子多，尤其感性，七情容易太过，所以比男子多病，且病根深藏，难以治愈。孙氏对妇女胎前、产后诸病做了系统的论述，为中医妇科学发展留下了宝贵资料。

1. 对孕期调护的认识 妊娠早期，胎气尚未充实，孕妇应注意劳逸有节，尤其要注意不要劳累、不要做重体力劳动，否则会导致腰痛、腹部拘急，甚至滑胎，此乃劳倦太过，气血损耗，致使胎元失养。在妊娠六七个月时，应该适当活动，活动筋骨；适当的活动能使气血条达，防止分娩时气滞难产。妊娠第十个月时胎儿神形俱备，只待预产期至生产，在此时机，可服调畅气血的药物以利于分娩。

孕妇应调和饮食，“调五味”以“盛气血”，胎儿此时形体未充，全赖母体之气血滋养，孕妇的饮食规律调和至关重要，在孕早期多有妊娠恶阻，尽量不食用辛辣腥臊之品，以免影响食物的受纳和消化。

孕妇在妊娠期间要保持心情愉悦，令气血和畅，宜于养胎，尤其临产时应保持镇定、心情舒畅，不能匆忙行事，产妇身边的亲属家人也应该稳重镇定，切不可“预缓预急及忧悒”“忧悒则难产”[15]，气血乘逆，有碍胎元。

孕妇尤其应当注意适寒温，妊娠后气血汇聚母体供养胎用，卫气相对不足，易受外邪。外邪趁虚而入，寒则血结，热则血消，影响胎儿生长。孙氏提出孕妇要注意避寒保暖。

2. 产后护理 《千金方》中记载了胞胎不下、无乳、盗汗、中风、心悸、下痢等产后病的治法和验方。《千金翼方》第三卷“专论产后”，介绍产后七日，恶露未尽之时，尚未到补益时机，切不可早进补益，须等到恶血散尽，“乃进羊肉汤”。孙氏主张产后多虚，宜补不宜泄；主张应重在补虚祛瘀，而“不可转泄”，认为“五脏虚羸，惟得将补”[16]。

孙氏在“色脉篇”中对妇人产后的脉象及预后也有说明，如妇人产后，脉象实大弦急，则预后不良，为死脉；若脉象沉微附骨不绝，预后较好，为生脉；产后脉象沉虚而小，此为生脉；若见脉象实牢而坚，则为死脉。

六、对儿科病的诊断和护理

孙思邈《千金方》中记述了胚胎在母体中 10 个月的发育过程，孕妇腹中胎儿“日月未满，阴阳未备”，脏腑骨节均有待充实和发育，应始终关注和重视孕妇的饮食起居、精神调养及治疗。出生后的小儿脏腑娇嫩，形气未充，为稚阴稚阳之体，与成人病症有所不同。孙思邈对小儿的防病保健、辨证施治等的论述，对儿科学的发展产生了深远的影响。

1. 重视小儿望诊　对小儿疾病的诊察，孙氏提出观察小儿鱼际处的络脉，若色黑即可诊为痫候；若色赤则为热象；若见脉络发青且粗大为寒象，脉络青而细则为常脉。此开小儿指纹辨证的先河。孙思邈将小儿脉象概括为 10 种，“凡脉浮之与沉，以判其病在阴阳表里耳。其浮沉复有大小滑涩虚实迟快诸证，各依脉形为治”[17]，成为儿科脉法之纲领。

孙氏解释了小儿夏秋之季多病的原因，夏秋之季“小儿阳气在外，血脉嫩弱”，夏秋之时早晚温差大，有时突然转寒，小儿身体稚嫩，很容易被寒邪所伤，从而出现壮热、下痢等病症，“是故夏末秋初，小儿多壮热而下痢”[18]，而并不一定都是《备急千金要方·客忤第四》中提到的客忤病或魃病，应仔细鉴别。

2. 阐述初生儿的护理　孙思邈重视幼儿的养护，他说：“夫生民之道，莫不以养小为大”[19]。孙氏提出了新生儿许多养护法，如小儿刚出生时应先用柔软的织物缠绕到手指上，并伸入小儿的口中擦拭以清除异物，如若清理不及时，小儿一啼哭，口中的异物则可能吸入肺内引发疾病，这是对吸入性肺炎的预防；对新生儿的断脐处理，孙思邈主张“令人隔单衣物咬断”，而不用刀断，还指出应洗浴后断脐，可防止感染导致的新生儿破伤风，提出这些理念在当时是很先进的。

《备急千金要方》记载，小儿刚出生，肌肤的调节功能尚在发育，包裹新生儿宜用父母的旧衣，裹的衣物不可过厚，以免刺激婴儿娇嫩的肌肤而发生皮肤疾患。小儿衣着忌厚热，晴天应多晒太阳，使气血流通，筋骨健强。如天气和暖而又无风时，可以带小儿去户外玩耍、行走，有助于小儿机体调节功能的完善，使筋骨强健，肌肉致密，耐受风寒，不易患病。

3. 重视乳儿的喂养　孙思邈提倡母乳喂养，在《备急千金要方》卷五中提到了择乳母法，由于血气化生乳汁，乳母的情绪好坏、性情善恶均影响到血气所化生的乳汁，故凡此种种都能通过乳汁传给乳儿，乳母的选择非常重要，应选择那些性情温和善良，面相不凶恶，以及“相貌稍通者”；同时还强调乳母的身体、精神状态不好时不宜喂乳，以免对幼儿造成不良的影响。小儿需要服药时，可令乳母服药，由于乳汁为气血所化，药物被乳母服下后可通过乳汁影响小儿，使药从乳传，小儿取效。

孙氏强调节乳的重要性，提出了定时定量的要求，哺乳讲究适量，不可太饱，过饱则易致呕吐，强调喂养应仔细观察乳儿的食量，知晓一天中哺乳几次可使其不饥不饱。对于乳母乳少、乳母健康状况不佳等情况，孙思邈提出可以用其他动物的乳汁喂养。随着小儿不断地生长，母乳的营养渐渐不能满足小儿生长发育的需求，此时应随着小儿年岁的增长添加辅食，为小儿的生长发育提供必要的营养。

七、对针灸学的贡献

1. 厘定腧穴，提出阿是取穴法 孙思邈有感于当时医籍所载穴位“上下倒错，前后易处”，他根据《明堂图》规范了大量穴位的定位。孙氏提出体表皮肤的纹理、肌肉关节的隆起或凹陷处是腧穴定位的标志；创立了指寸取穴法：男左手、女右手的中指第一节为一寸，有长短不定者，取手拇指的第一节横度为一寸。

《备急千金要方》说人体的穴位都是脏腑精气汇聚，血脉流通之所在，每个穴位都有主治病症，取穴治疗时，应根据患者高矮胖瘦的不同准确定位，“无得一概，致有差失”[20]。他提出的阿是取穴法，是对《内经》“以手疾按之，快然及刺之”“以痛为腧”的发展。

2. 发挥奇穴 孙思邈整理的经外奇穴，有的穴位与前代文献记载相同，仅增加了名称，有的原无定名，是后世医家所增补。十三鬼穴是古人用于治疗精神、神志疾病的针灸经验，有较好的疗效。孙思邈勘定了“十三鬼穴”，“百邪所病者，针有十三穴也……止五六穴即可知矣”[21]。十三鬼穴的名称和定位见表 1-1。

表 1-1　十三鬼穴的名称和定位

名称		定位
第一针	名“鬼宫”	人中
第二针	名“鬼信”	少商
第三针	名“鬼垒”	隐白
第四针	名“鬼心”	太渊
第五针	名“鬼路”	申脉
第六针	名“鬼枕”	风府
第七针	名“鬼床”	颊车
第八针	名“鬼市”	承浆
第九针	名“鬼路”（与第五针重名）	劳宫
第十针	名“鬼堂”	上星
第十一针	名“鬼藏”	男为阴下缝，女为玉门头
第十二针	名“鬼臣”	曲池
第十三针	名“鬼封”	舌中下缝之海泉穴

3. 论述灸法 孙思邈提出保健灸法，“凡入吴蜀地游官，体上须三两处灸之，勿令疮暂瘥，则瘴疠、温疟、毒气不能着人也，故吴蜀多行灸法”[20]；提出灸百会、风池、大椎、肩井、曲池、间使、足三里等穴预防中风。

孙思邈提出灸分生熟，区分灸量的大小，在四肢末端、头面皮肤浅薄处应“炷小数少”；在肌肉丰厚处施灸则“炷大数多”。对于体质、病情不同的人，灸量也要因人制宜，如青壮、病情深笃者，灸量可以大，甚至倍于正常治疗量；若是老幼患者身体羸弱的人，则灸量可以视情况减小。灸量的大小临床须以患者情况为准，根据体质、病情灵活变通，不可拘泥古法。《千金翼方·针灸上》中记载了大量简便精妙的针灸法，如泻肩井穴治疗妇人难产；灸玉泉穴治疗妇人习惯性流产；火针刺人中穴治疗黄疸等。“针灸篇”中详录了各脏腑病的针灸取穴和操作方法。

结　语

孙思邈一生勤奋好学，知识广博，终身不仕，隐于山林。他搜集民间验方、秘方，总结临床经验及前代医学理论，为医学和药物学作出重要贡献。孙氏竭力主张医药普及，让人民群众掌握防病治病的本领，反对当时医生把方药知识密而不传的做法，他说：“凡不明医药者，拱手待毙，深可痛哉”“欲使家家悉解，人人自知”。同时，在《千金方》中，简、便、廉、验的单方、验方占了很大的比例，衣、食、住、行等方面的保健知识都有记载，急救、解毒等应急措施，针灸、按摩等方便疗法应有尽有，充分体现了孙思邈主张医药普及，志在推广应用的学术思想。《备急千金要方》及《千金翼方》在医学界的影响甚大，起到了上承汉魏，下接宋元的历史作用。两书问世后，备受世人瞩目，甚至飘洋过海，广为流传。孙思邈在日本也享有盛誉，日本在天宝、万治、天明、嘉永及宽政年间，都曾经出版过《备急千金要方》。

《备急千金要方》在养生、妇科、儿科、针灸、继承《伤寒》学说等方面做出了巨大贡献。孙氏能寿逾百岁，就是在积极倡导这些理论与其自身实践相结合的结果。隋唐两代都很器重他，知名人士亦多对他以礼事之。《历代名医图赞》称道：“唐孙真人，方药绝伦，扶危拯弱，应效如神。”孙思邈在生之年为医药事业做出了重大的贡献，临终时，却遗嘱“薄葬，不藏明器，祭去牲牢”，这种精神是很可贵的。

孙氏一生钻研医理，对中医学术有独到的见解，提出了很多独特的观点，为中医理论与临床发展做出了重要贡献，孙氏不仅医术精湛，更是医德高尚，强调医术乃仁术，提出“人命至重，贵于千金”[1]，他的“大医精诚”论是今天的医生学习的楷模。

[注]

[1]《备急千金要方·序》
[2]《备急千金要方·卷第一·大医习业第一》
[3]《备急千金要方·卷第一·大医精诚第二》
[4]《备急千金要方·卷第二十七·道林养性第二》
[5]《备急千金要方·卷第二十七·养性序第一》
[6]《千金翼方·卷第十二·养老大例第三》
[7]《备急千金要方·卷第二十六·序论第一》
[8]《千金翼方·卷第十四·择地第一》
[9]《千金翼方·卷第九·伤寒上》
[10]《备急千金要方·卷第一·处方五》
[11]《备急千金要方·卷十一·肝脏脉论第一》
[12]《备急千金要方·卷第三·心腹痛第四》
[13] 内补散：干地黄、巴戟天、甘草、麦冬、人参、肉苁蓉、石斛、五味子、桂心、茯苓、附子、菟丝子、山茱萸、远志、地麦
[14] 生地黄煎：生地黄汁、竹叶、生姜汁、石膏、瓜蒌、茯苓、葳蕤、知母
[15]《备急千金要方·卷第二·产难第五》
[16]《备急千金要方·卷第三·虚损第一》
[17]《备急千金要方·卷第五上·惊痫第三》
[18]《备急千金要方·卷第五上·客忤第四》
[19]《备急千金要方·卷第五上·序例第一》
[20]《备急千金要方·卷第二十九·灸例第六》
[21]《备急千金要方·卷第十四·治诸横邪癫狂针灸图诀》

思维导图

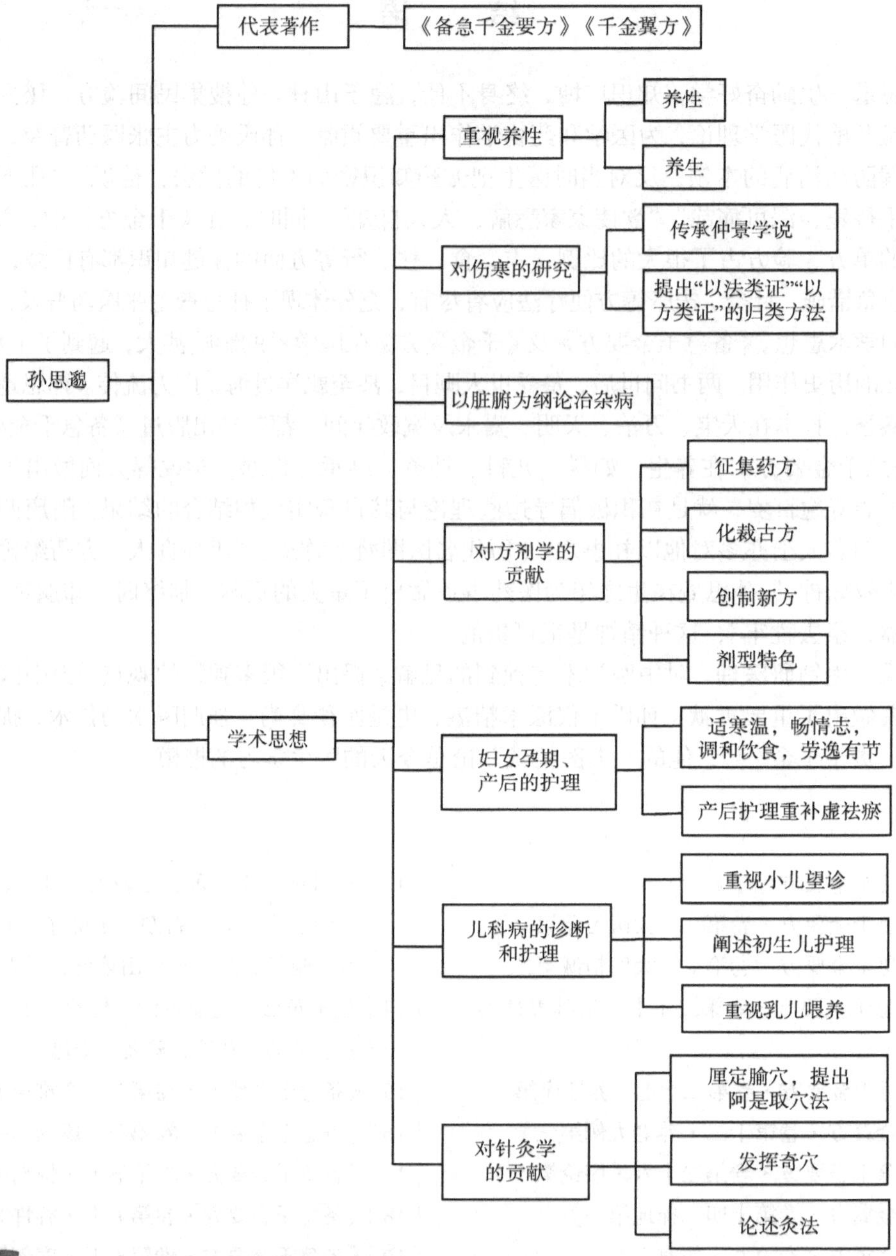

思考题

1. 孙思邈对养生学的贡献有哪些？
2. 孙思邈对方剂学的发展有哪些贡献？
3. 孙思邈对经外奇穴有哪些认识？
4. 孙思邈对妇科儿科病症有哪些治疗经验？
5. 浅述孙思邈论治杂病的思路。

第二节　钱　　乙

钱乙（约 1032—1113 年），字仲阳，宋东平郡（今山东郓城东平）人，约生活于北宋仁宗至徽宗年间，享年 81 岁。钱乙祖籍浙江钱塘，至曾祖钱赟，北迁郓州。父钱颢，善针医，然嗜酒喜游，浪游海上而不返，乙时年才 3 岁。嗣后母亲又病故，姑母哀其孤而收养为子。于是随姑丈吕氏学医，至吕将殁，乃告以家史，乙号泣请往，寻其父凡五六返，方得相见，又积数岁，迎父以归，是时乙年已 30 余岁。又历 7 年，父以寿终。元丰年中，长公主女有疾，召钱乙诊治而愈，乃授以翰林医学士。次年，皇子仪国公病瘈疭，乙以黄土汤治愈，因而提升为太医丞，从此，名声大噪。10 年后，乙患周痹，辞官退里。

钱乙精通儿科，亦通各科，平生注重研究方药，于本草尤邃，并多识物理，喜观气象，于诸书无不涉猎，结合数十年的临床经验，先后著成了《小儿药证直诀》《伤寒论指微》《婴孺论》《钱氏小儿方》，惜皆已亡佚。现仅存《小儿药证直诀》三卷，由其学生阎季忠搜集钱乙生前论述、方剂编辑而成。上卷论脉法治法，中卷为医案，下卷为方剂。它较全面地论述了小儿的生理病理特点、五脏辨证及小儿常见疾病的辨治方法，还记载了 120 多首方剂，是我国现存第一本以原本形式保存下来的儿科著作。

一、阐发儿科生理病理特点

钱乙在《灵枢・逆顺肥瘦》“婴儿者，其肉脆，血少气弱”及《诸病源候论・小儿杂病候》“小儿脏腑之气软弱，易虚易实”等说的启发下，结合自己丰富的临床经验，指出小儿从初生到成年，处于不断生长发育的过程中，无论生理、病理，都与成人有所不同，而且年龄越小，差别越大，因此不能简单地把小儿看成是大人的缩影。他说：“小儿在母腹中，乃生骨气，五脏六腑，成而未全，自生之后，即长骨脉，五脏六腑之神智也”[1]。小儿随着年龄的增长而不断变化，此时脏腑“始全”，但犹是“全而未壮”，因此，“脏腑柔弱”“血气未实”是小儿的生理特点。

由于小儿脏腑娇弱，形气未充，一旦调护失宜，则外易为六淫所侵，内易为饮食所伤，易于发病且传变迅速。在发病过程中，具有“易虚易实，易寒易热”[2]的病理特点。“易虚易实”，是指小儿一旦患病，则邪气易实而正气易虚。实证也往往可迅速转化为虚证，或者出现虚实并见错综复杂的证候。“易寒易热”是说在疾病过程中，由于“血气未实”即易呈阴伤阳亢，表现热的证候；又容易阳衰虚脱，而出现阴寒之证。

钱乙对于小儿病的治疗，时时以妄攻误下为禁约。他在分析小儿疳证病因时指出：“小儿疳病，皆愚医之所坏病”“小儿易虚易实，下之既过，胃中津液耗损，渐令疳瘦”。又说：“小儿之脏腑柔弱，不可痛击，大下必亡津液而成疳”[3]，认为小儿病虽有非下不可之证，亦必“量大小虚实而下之”，在使用下药之后，常用益黄散[4]等和胃之剂以善其后。钱氏还进一步强调：“小儿易为虚实，脾虚不受寒温，服寒则生冷，服温则生热，当识此勿误也”[5]。由于小儿形质脆弱，易虚易实，易寒易热，尤其是脾虚小儿，更应注意，若调治少乖，则毫厘之失，遂致千里之谬，这对临床诊治有极重要的指导意义。

总之，掌握小儿生理病理特点，作为临证治疗的关键之一，乃是钱乙学术思想中非常突出的一个方面。

二、确立儿科五脏辨证纲领

钱氏在《内经》《难经》《金匮要略》《中藏经》《千金方》脏腑分证的基础上，首先把五脏辨证的方法运用于儿科临床，并作出了一定的发挥。他先列“五脏所主”即五脏的主证，并辨别其虚实。《小儿药证直诀·卷上·五脏病》说：“心主惊。实则叫哭发热，饮水而摇（一作搐）；虚则卧而悸动不安”“肝主风。实则目直大叫，呵欠，项急，顿闷；虚则咬牙，多欠气”“脾主困，实则困睡，身热，饮水；虚则吐泻，生风”“肺主喘，实则闷乱，有饮水者，有不饮水者；虚则哽气，长出气”“肾主虚。无实也。惟疮疹，肾实则变黑陷”“肾病，目无精光，畏明，体骨重”。这是钱氏以五脏为基础，以证候为依据，以虚实寒热为论治准则确立的五脏辨证纲领，把风、惊、困、喘、虚主要证候与肝、心、脾、肺、肾五脏一一对应，用虚实寒热来判断脏腑的病理变化，用五行来阐述五脏之间及五脏与气候时令之间的相互关系，立五脏补泻诸方作为治疗的基本方剂，可谓切合儿科病特点的辨证方法，在临床具有执简驭繁的作用。

针对五脏虚实，钱氏立补泻主治诸方：心气热，导赤散[6]主之；心实热，泻心汤[7]主之；心虚热，生犀散[8]；若心虚肝热用安神丸[9]。肝实热，泻青丸[10]主之；若肝肾俱虚则用地黄丸滋水涵木。脾实热，泻黄散[11]主之；邪热伤脾用玉露散[12]；若脾气虚，则用益黄散。肺实证，泻白散[13]或甘桔汤[14]主之；肺有痰热，用葶苈丸，若肺气虚则用阿胶散。肾虚用地黄丸[15]补肾。

钱氏强调五脏证治，但不孤立对待，而是从整体观出发。他认为五脏之间可以相兼为病，四时气候对小儿五脏疾病有一定的影响，并运用五行生克乘侮理论，来辨别五脏相兼病证的虚实，判断其预后及采取相应的治法，这又是钱氏五脏辨证论治法的一大特点。如肺病又见肝虚证，咬牙，多呵欠，以肝虚不能胜肺，肺金尚能制肝木，故易治，如肺病又见肝实证，目直视、大叫哭、项急、顿闷，以肺久病渐成虚冷不能制木，肝木反实侮金，故难治。至于治疗，其又提出“视病之新久虚实，虚则补母，实则泻子”[16]大法。结合四时气候而论，如“肝病秋见（一作日晡）。肝强胜肺、肺怯不能胜肝，当补脾肺治肝，益脾者，母令子实故也。补脾益黄散；治肝泻青丸”[17]。又如“肺病春见（一作早晨），肺胜肝，当补肾肝治肺脏。肝怯者，受病也。补肝肾，地黄丸。治肺，泻白散主之”[18]。这些方法在治病中得到充分运用。

三、发展儿科诊断方法

古代中医曾把儿科称为“哑科”，认为小儿疾病比其他科的疾病都难以诊治，这主要是由于小儿多不能自己正确表达病情，同时小儿疾病变化多，转变快，因之，儿科病的诊断实有不少困难。钱氏对小儿疾病的诊断提出了简易有效的方法。

钱氏首先归纳出儿科病证六种常见脉象：“脉乱不治；气不和弦急；伤食沉缓；虚惊促急；风浮；冷沉细”[19]。这种扼要的分类，具有独创性，使繁杂的脉法更切合于儿科临床。

除了提出简要的脉法外，钱氏又提出了“面上证”和“目内证”：面上证，左腮为肝，右腮为肺，额上为心，鼻为脾，颏为肾。如上述某一部位出现赤色，赤者热象，则知为某脏热证，而随证治之。目内证，赤者心热，淡红者心虚热，青者肝热，浅淡者虚，黄者脾热，无精光者肾虚，即根据目色、光彩诊断五脏虚实寒热。

这两种特殊的诊断方法，是继承了《素问·刺热论》《素问·脉要精微论》《灵枢·大惑论》等理论，并结合五脏证治而提出的，实际可行，不仅可用于审证求因，还可用于预测疾病转归。如治辛氏女子，5 岁，虫痛，诸医以巴豆、干漆、硇砂之属，治之不效“至五日外，多哭而俯仰，睡卧不安，自按心腹，时大叫。面无正色，或青、或黄、或白、或黑，目无光而慢，唇白吐沫，至六日，胸高而卧转不安”[20]。请钱乙诊治，用芜荑散三服，药为对证，但服后而目不除青色，钱乙大惊曰：“此病大困，若更加泻，则为逆矣。”次日病家说，夜来三更果泻。“钱与泻盆中看，如药汁，以杖搅之，见有丸药。”于是不得不告诉病家，此子肌厚，本当气实，今证反虚，不可治也。病家惊问何凭？钱乙曰：“脾虚胃冷则虫动，而今反目青，此肝乘脾，又更加泻，知其气极虚也。而丸药随粪下，即脾胃已脱，兼形病不相应，故知死病”[20]。五日后患儿昏迷，七日而死。钱氏诊断之精细，于此可窥一斑。

《小儿药证直诀》还记述了其他诊断办法，包括注意观察小儿的皮肤、指甲、大小便等。例如，同一个“面㿠白”，却能区分出“胃气不和”“胃冷虚”和“虫痛”三种原因；又如“黄相似”，可因“黄病”“黄疸”“脾疳”“胎疸”与“胃不和”等不同疾病所引起，钱氏都一一详加鉴别。

钱氏诊察小儿之疾，主张四诊合参，尤重望诊，经验丰富，诊断准确。

四、调剂制方的特色

钱氏平生刻意方药，故《小儿药证宜诀》对儿科方剂学的贡献十分突出，其遣药制方，既宗轩岐仲景之旨，又处处照顾小儿的特点，立法精微，制方严谨，用药灵活，其特点可归纳为以下五个方面。

1. 用药务求柔润　小儿稚阴未充，体属纯阳，在疾病过程中，常呈阴虚阳亢，而表现阳热的证候。因此，治疗小儿疾病，应时时以顾护阴液为要。钱氏用药讲究柔润，轻清灵动，扶助脾胃生生之气，如著名的地黄丸，在金匮肾气丸的基础上减去桂枝、附子之温燥，而存六味之柔润，变温阳之剂，为养阴之方，适合小儿阴常不足之生理特点。其余如泻白散、导赤散等，皆以甘寒柔润之品组方，盖泻白散、导赤散二方，均为清热泻火之剂，其所以不用苦寒之黄芩、黄连者，是因为黄芩、黄连易于化燥伤阴故也。再如治小儿气血虚弱夜啼的当归汤[21]，治小儿肺阴虚损的阿胶散，则又以柔润而不滋腻呆胃为其特点。钱氏使用柔润药物之精纯手法，于此可见一斑。

2. 力戒呆补峻攻　小儿“脏腑柔弱，易虚易实”，不仅在感邪患病后，邪气易实，正气易虚，而且用药不慎，也易导致虚实之变，钱氏据此特点，在祛邪务尽的原则下，力求攻不伤正，补不滞邪，或消补兼施，以通为补，力戒蛮补妄攻。例如，小儿肺虚、唇色白，气粗喘促，理当补肺阴，然肺为娇脏，尤不宜呆补，故以阿胶养阴补肺，粳米、甘草培土生金，而用马兜铃、牛蒡子化痰宣肺，该方名阿胶散，是补中有泻、泻中寓补的典范。《小儿药证直诀笺正》评曰：“钱氏制阿胶散，专补肺阴，而用马兜铃、牛蒡子开宣肺气，俾不壅塞，是其立法之灵通活泼处，与呆笨蛮补者不同，又如上述地黄丸，更以三补三泻为制方之楷模。”

钱氏还明确指出：“小儿脏腑柔弱，不可痛击”[22]。观其所创的祛邪诸方，并非单纯攻邪，而常于祛邪方中佐以扶正之品，如败毒散，该方本为治疗外感风寒表证而制，方中以羌活、独活、柴胡、前胡等以散邪祛湿，尤妙在大队表散药中，加一味人参以扶正气，盖小儿易虚故也，此方补中兼发，邪气不至于滞留；发中带补，元气不致耗散，其药物配伍，颇有理法，用于小儿外感表证，甚为合拍，迄今仍为扶正解表的代表方。

3. 注重升降气机 钱氏以重视脾胃而闻名，处方用药处处顾及脾胃之升降功能，治脾病注重升举清阳，治胃病重视降其逆气。针对小儿胃有虚寒，津液亏耗，中气下陷等证，钱氏创制了著名的白术散[23]。盖脾胃虚弱，当健脾补中，但脾虚吐泻频发，乃中阳下陷之征，若仅以四君健脾，难以取效，故加葛根升举清阳，藿香、木香悦脾，振奋脾胃气机，从而使下陷之脾阳得升，中气得复，则诸证可愈。又如治疗胃虚有热，面赤呕吐等证，钱氏创制了藿香散[24]，方中以麦冬、甘草滋养胃阴而清热，半夏降逆而止呕，重用藿香芳香化浊以振中州之气滞。此与白术散，一升一降，前方重脾，后方重胃。

4. 善于化裁古方 钱氏采用药味加减；剂型、服法变更；药物修治变化等方法化裁古方，创制新方。上述地黄丸、白术散、藿香散，皆由古方加味而成。又如异功散[25]，亦以四君子汤加陈皮一味，成为调理脾胃、培土生金的常用方。再如唐代《兵部手集方》的香连丸用黄连苦降清热，木香芳烈行滞，本是治痢之方，钱氏广为加减，加豆蔻温涩止泻，名豆蔻香连丸[26]，加诃子肉苦温涩肠，名小香连丸[27]；加白附子祛寒，名白附子香连丸[28]；加豆蔻仁、诃子肉、没石子，名没石子丸[29]，上述五方虽皆治小儿腹痛泻利诸证，但寒热通涩之性已有变化。又如升麻葛根汤[30]，即是《千金方》芍药四物汤的化裁，去黄芩之苦寒，加甘草之甘缓，于小儿伤寒、瘟疫、风热、疮疹初起等证最为适宜。如此等等，反映了钱氏师古而不泥古，于继承之中又有创新的精神。

5. 创制简便成药 依据儿科发病急、小儿不易服药等特点，钱氏对药物的剂型、服法深有研究。《小儿药证直诀》载方 120 余首，除口服汤剂 23 首外，余皆为丸、散、膏方及少数外用药，其辨证准，用药精，味少量小，易为小儿所接受和脾胃吸收。其用药特色简述如下：

（1）简便救急：儿科多为急症，来势迅猛，若临时配方煎药，缓不济急，钱氏善用成药治疗急性病，取其随时应急、方便效捷等优势。如急惊风用利惊丸[31]以除痰热，泻青丸以泻肝火；慢惊风用温白丸[32]驱风豁痰；高热用泻心汤为末冲服等。

（2）寓猛于宽：钱氏遣药，继承了唐宋时期善用金石重坠、介类及香窜走泄药品之特点，如麝香、冰片等；有的为峻猛之品，如干姜、甘遂、巴豆霜等，这些药有的不宜入汤剂，他制为成药，既可发挥其力专的祛邪作用，又能减轻药物的不良反应，以尽峻药缓攻之妙。

（3）药饮多样：钱氏口服成药，讲究服法，有利于药达病所及进入胃肠吸收。有的仅为了便于吞服，就只用开水或米饮汤送服，有的药饮本身即是一味对症的药物，或是不宜入煎，或是作为药引，种种用意，因病而异。选用薄荷汤、温酒、蜜汤、蝉壳汤、天门冬汤、乳汁、金银花汤、紫苏汤、龙脑水、生姜水等调服散剂或送服丸剂，足见钱氏用药灵动活泼，不拘一格。

结 语

钱乙继承《内经》《伤寒论》《金匮要略》等典籍中的学术观点，并有所创新和发展。他不仅指出了小儿的生理病理待点，确立了五脏辨证纲领，而且还化裁和创制了众多的儿科方剂，奠定了中医儿科学基础。其遣药制方，主张轻灵柔润，力戒呆补峻攻，剂型多样，善用成药，其方量少易服，疗效卓著，至今仍为儿科所推崇。《四库全书总目提要》评价说："小儿经方，千古罕见，自乙始为专门，而其书亦为幼科之鼻祖。后人得其诸论，往往有回生之功。"

钱氏的五脏辨证为易水学派创始人张元素所推崇；注重调理小儿脾胃的论点对李杲有启发；创制的地黄丸为薛己、赵献可效法；治疗小儿外感热病神昏惊厥注重清凉解毒，芳香开窍等法，为清代温病学家采纳。他的学术思想和用药经验影响到中医各科。

[注]

[1]《小儿药证直诀·卷上·变蒸》
[2]《小儿药证直诀·阎季忠序》
[3]《小儿药证直诀·卷上·诸疳》
[4] 益黄散：陈皮（去白）、丁香（一方用木香）、诃子（炮去核）、青皮（去白）、甘草（炙）
[5]《小儿药证直诀·卷上·虚实腹胀》
[6] 导赤散：生地黄、生甘草、木通
[7] 泻心汤：大黄、黄芩、黄连（去须）
[8] 生犀散：生犀角（水牛角代）、地骨皮、赤芍、柴胡根、干葛、甘草（炙）
[9] 安神丸：马牙硝、白茯苓、麦冬、淮山药、龙脑、寒水石、朱砂、甘草
[10] 泻青丸：当归、龙脑、川芎、山栀子仁、川大黄（湿纸裹煨）、羌活、防风
[11] 泻黄散：藿香叶、山栀子仁、石膏、甘草、防风
[12] 玉露散（又名甘露散）：寒水石、石膏、甘草
[13] 泻白散（又名泻肺散）：地骨皮、桑白皮（炒）、甘草（炙）、粳米
[14] 甘桔汤：桔梗、甘草
[15] 地黄丸：熟地黄、山萸肉、干山药、泽泻、牡丹皮、白茯苓
[16]《小儿药证直诀·卷上·五脏所主》
[17]《小儿药证直诀·卷上·肝病胜肺》
[18]《小儿药证直诀·卷上·肺病胜肝》
[19]《小儿药证直诀·卷上·小儿脉法》
[20]《小儿药证直诀·卷中·记尝所治病二十三证》
[21] 当归汤：当归、白芍、人参、甘草（炙）、桔梗、陈皮（不去白）
[22]《小儿药证直诀·卷上·诸疳》
[23] 白术散：人参、白茯苓、白术（炒）、藿香叶、木香、甘草、葛根，热甚发渴，去木香
[24] 藿香散：麦冬（去心焙）、半夏曲、甘草（炙）、藿香叶
[25] 异功散：人参（切去顶）、茯苓（去皮）、白术、陈皮、甘草
[26] 豆蔻香连丸：黄连（炒）、肉豆蔻、南木香
[27] 小香连丸：木香、诃子肉、黄连
[28] 白附子香连丸：黄连、木香、白附子
[29] 没石子丸：木香、黄连、没石子、豆蔻仁、诃子肉
[30] 升麻葛根汤：干葛、升麻、芍药、甘草（炙）
[31] 利惊丸：青黛、轻粉、牵牛、天竺黄
[32] 温白丸：天麻、白僵蚕、白附子、干蝎、天南星

思维导图

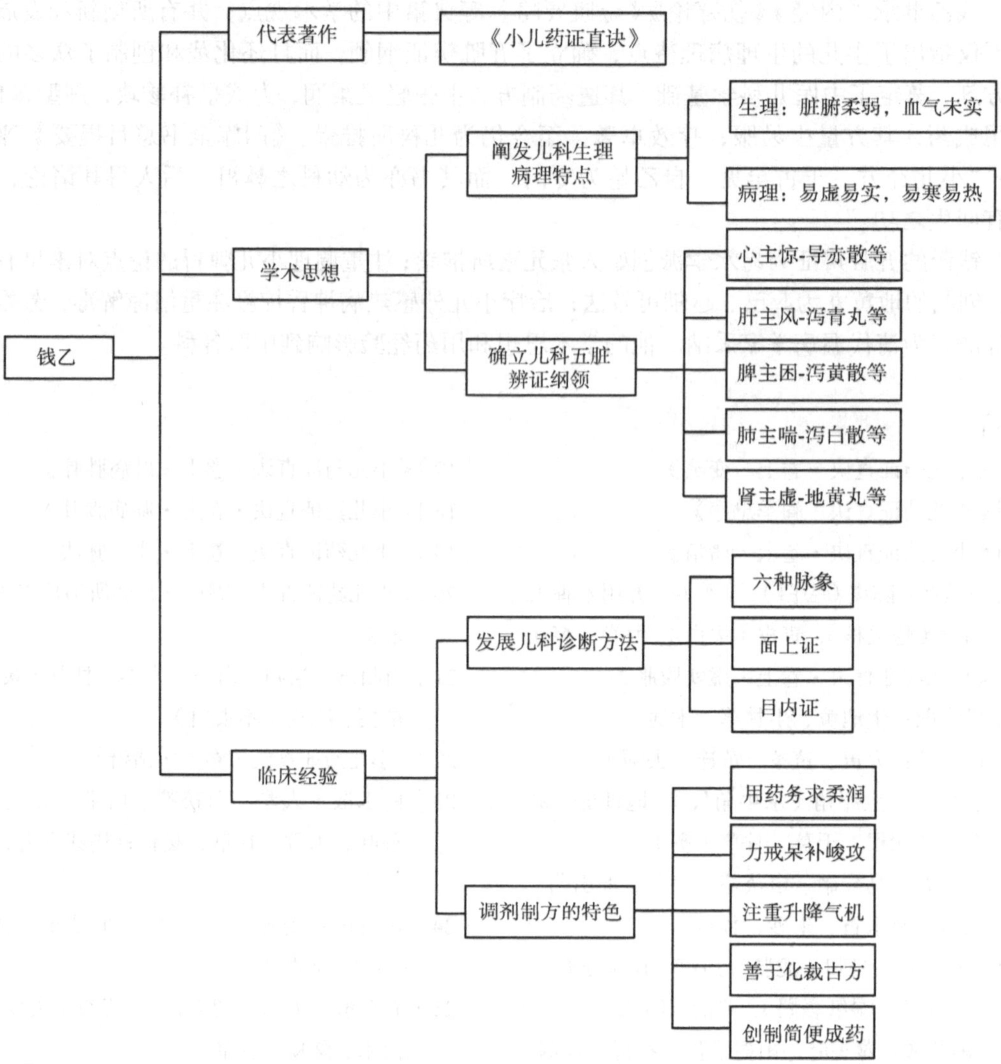

思考题

1. 钱乙认为小儿生理、病理有何特点？
2. 试述钱乙五脏证治纲领的主要内容。
3. 简述钱乙制方调剂的特点，并举例说明之。

第三节 陈自明

陈自明（约 1190—1270 年），字良甫（一作良父），晚年自号“药隐老人”，江西临川人（今江西省抚州），约生活于南宋绍熙元年至咸淳六年，曾任建康府明道书院医学教授、宝唐习医。他的祖父和父亲都是当地名医，故有家学渊源。陈氏幼年开始习医，勤奋好学，14 岁就通读《内经》《难经》《伤寒杂病论》《神农本草经》等经典医籍，医学成就远胜其父辈、祖辈。据《续名医类案》记载：“郑虎卿内人黄氏，妊娠四、五月，遇昼则惨戚悲伤，泪下数次，如有所凭，医治无益，良父时年十四，正在儒中习业，见说此症，名曰藏躁悲伤，非大枣汤不愈。虎卿借方书看甚喜，对症治药，一投而愈。”可见陈自明在少年时期就已经打下了深厚的医学基础，成年之后，又遍游东南各地，寻师访友，博采众长，因而进一步丰富了医药知识，其于内、外、妇、儿各科无所不攻，尤精于妇产科和外科。

陈氏主要著作有《妇人大全良方》24 卷，全书共分 8 门，下列 269 则，论后附方及治验，对宋以前的中医妇产科理论与临床进行了全面总结；《外科精要》（又名《外科宝鉴》）3 卷，共 54 篇，重点叙述痈疽发背的病因、病机、诊断、治疗及预后等，内容简明扼要；《管见大全良方》10 卷，原书已佚，但在《医方类聚》中可见其大致内容，记载了陈自明在内科方面的良方善法。

一、对妇科学的贡献

陈自明医理精深，临床经验丰富。他鉴于宋以前的妇产科专书“纲领散漫而无统，节目疏略而未备”，使学者无从深入研究、全面了解，故采集诸家妇产科学说，结合自己的经验及家传验方，对妇产科学进行较为全面系统的总结，为妇产学科的发展奠定了基础。

1. 重视气血理论　人体脏腑、经络、气血的活动，男女基本相同。但妇女在解剖上有胞宫，在生理上有月经、胎孕、产育和哺乳等不同于男子的特点，故妇女脏腑经络气血的活动有其特殊的规律。陈氏根据妇女生理病理特点，十分重视气血理论对妇产科的指导作用。

（1）突出“妇人以血为基本”：陈氏转引寇宗奭之言：“夫人之生，以气血为本，人之病，未有不先伤其气血者”[1]；又云：“气血者，人之神也……然妇人以血为基本，苟能谨于调护，则血气宣行，其神自清，月水如期，血凝成孕”[2]，明确地指出了气血为人身之本，而气血之中，妇人又以血为基本。这是因为，月经、胎孕、产育、哺乳都是以血为用，血气充沛则月经、胎孕、产育、哺乳正常。同时，在经、孕、产、乳期间，又易于耗损阴血，致机体处于血分不足的状态。正如《灵枢・五音五味》所云：“妇人之生，有余于气，不足于血，以其数脱血也。”鉴于此，陈氏提出了“男子调其气，女子调其血”[2]的观点，论治女子之病，注重治血为主，临证常用当归、白芍、熟地黄等养血之品，善用四物汤化裁调治妇产科疾病。例如，用加减四物汤[3]作通用方，治血虚月经不调，腰腹作痛，崩中漏下，半产产后，恶露内停，或去血过多而痛；用四物二连汤[4]治血热口舌生疮，或夜发寒热；用当归散[5]治月经不调及年老经水复行等。由此观之，陈氏论治妇产科疾病，在辨证论治的基础上，尤注重调血。

（2）重视补养气血：血为气之配，血病则气不能独化，气病则血不能畅行。血伤及气，气伤及血。气血在生理、病理上关系十分密切。因而，陈氏在调血的基础上，亦十分重视补气，气血双补，体现了扶正固本、扶正祛邪的思想。如陈氏指出：“妇人血风劳症，因气血素虚，或产后劳伤，外邪所乘，或内有宿冷，以致腹中疼痛，四肢酸倦，发热自汗，月水不调，面黄肌瘦，当调补肝脾气血为主”[6]。又如，治室女经闭成劳用劫劳散[7]；治产前产后通用方宜补中丸（八珍汤为丸）；治骨蒸劳症用十全大补汤等，皆属气血双补之剂。

（3）强调行气活血：陈氏认为，血脉流通是妇人生理的基本前提，血脉凝滞瘀阻则变生百病。至于血脉不通之因，陈氏指出："寒热邪气客于胞内，滞于血海"[8]及忧思气郁皆易致血瘀。故陈氏调治气血时，亦十分注重活血化瘀，行气活血并举。例如，治月经不行，或产后恶露，脐腹作痛，忧思气郁而血滞者，用桂枝桃仁汤[9]或地黄通经丸[10]；若血结成块者，用万病丸[11]；若寒气客于血室，致血气凝滞，脐腹作痛，其脉沉紧者，则用温经汤[12]治之。

综上，陈氏重视气血的思想对后世妇产科学的发展有较深远的影响，后世妇科名家无不以气血理论为主导并以此进行发挥。

2. 阐发冲任二脉在妇科之重要地位

（1）在生理方面的作用：陈氏认为："冲任之脉，皆起于胞内，为经络之海，与手太阳小肠、手少阴心经为表里，上为乳汁，下为月水"[13]；又曰："肾气全盛，冲任流通，经月即盈，应时而下，否则不通也"[14]；又言：冲为血海，任主胞胎。二脉流通，经血渐盈，应时而下，常以三旬一见，以象月盈则亏也"[15]，说明冲任二脉之功能与妇女的月经、胎孕、产育、哺乳等生理特点息息相关。

（2）在病理方面的作用：陈氏认为："妇人病有三十六种，皆由冲任劳损而致"[16]。这是因为，冲脉为总领诸经气血的要冲，能调节十二经之气血，而任脉具有妊育胎儿的作用。冲任二脉气血不足，就会出现月经不调、痛经、崩漏、带下、早产、不孕等症。导致冲任损伤的原因虽多，但总不离乎虚实二端。纵观陈氏所论之种种妇产科疾患，不外乎"风冷邪气客于胞内，伤损冲任之脉"[17]，"劳伤经脉、冲任"[8]，"醉而入房，亏损肾肝"[18]，"脾胃虚弱，不能饮食"[2]等。因此，冲任二脉损伤，为导致妇科疾病的重要内因之一。

（3）调摄冲任在妇产科临床的运用：对于妇人月水不利者，若因劳伤气血，体虚而风寒客于胞内，伤于冲任之脉而经来腹痛者，陈氏主张温通冲任，用温经汤、桂枝桃仁汤治之；若血结成块，则用万病丸治之。对于妇人月水不断，淋沥腹痛，或因劳损气血而伤冲任，或因行经而合阴阳，以致外邪客于胞内，滞于血海的病证，则主张调养元气为主；若暴怒气逆，经闭不行，则当用行气破血之剂。可见陈氏在论治月经病及多种妇科疾病时尤为注重调摄冲任，强调冲任二脉在妇科中的重要地位。陈氏这些论述，对武之望的"论经主冲任二脉"观点的提出有很大的启发。

3. 确立妇产科证治纲领 妇产科疾病以肝脾为纲，可以提纲挈领。妇女以血为本，血生化于脾胃，统属于心，藏之于肝，源源不断，灌溉全身。在女子则一部分下归血海而为月经。陈氏认为："妇人月水不通，或因醉饱入房，或因劳役过度，或因吐血失血，伤损肝脾。但滋其化源，其经自通"[19]，说明肝脾二脏是产生月经的源泉，若肝脾受伤，脾不生血，肝无所藏，化源断绝，月经自然不通。临证所见，月经不通之证，有因脾虚不生血者，有因郁结伤脾而血不行者，有因积怒伤肝而血闭者，亦有因肾水不生肝木而血少者。陈氏对月经不通病因病机的叙述虽尚欠详尽，但以肝脾为纲，确已抓住月经不通的关键环节。此外，陈氏对闭经发生的机理，亦以肝脾为纲，治疗上以调治肝脾为重点。如因脾虚而不行者，当补而行之；脾郁而不行者，当解而行之；怒伤肝而经闭者，当行气活血；水不涵木而经闭者，宜滋肾养肝。这些皆可归于"滋其化源"的范围。

4. 总结出妇科用药的特有规律 陈氏论治妇产科疾病，除注重"男子调其气，女子调其血""调摄冲任""调治肝脾"外，对妇产科疾病提出了许多独特的治则及用药规律。

（1）妊娠用药的原则：陈氏指出，伤寒之证，一般不分男女，皆可据情使用汗吐下之法。但"妊娠用药，宜清凉，不可轻用桂枝、半夏、桃仁、朴硝等。凡用药，病稍退则止，不可尽剂，此为大法”[20]。

（2）胎动不安的治则：陈氏指出：“妊娠胎动，或饮食起居，或冲任风寒，或跌仆击触，或怒伤肝火，或脾气虚弱，当各推其因而治之。若因母病而胎动，但治其母；若因胎动而母病，唯当安其胎”[21]。

（3）妊娠用药禁忌：陈氏在妊娠禁忌歌诀中，告诫牛膝、三棱、干漆、大戟、巴豆、芒硝、牵牛子、芫花、桃仁、藜芦等药，对胎儿都有不利影响，有可能引起流产或早产。以上论述为后学指出了明确的方向。

二、对外科学的贡献

陈自明对外科学亦颇有研究，在理论上和治疗上对外科学的发展具有一定的影响。在陈氏之前，虽然外科学方面已有相当成就，但理论尚未系统，因而他结合自己治疗外科诸病的方证论治，著《外科精要》一书，对外科学进行了深入的研究，其中对痈疽的论治尤为突出，并从病因、病机、诊断和治疗等方面作了全面而精要的论述。

1. 对痈疽病因病机的阐发

（1）痈疽的病因：陈氏明确指出痈疽的病因：“七情亏损，气血经络壅结而成者，属内因；若六淫外侵，气血受伤，寒化为痈者，属外因；若服丹石补药、膏粱酒面，房劳所致者，属不内外因也”[22]；又指出：“一天行，二瘦弱气滞，三怒气，四肾气虚，五饮冷酒，食炙煿，服丹药”[23]，说明痈疽发病与天时、饮食、情志、体质及脏腑气血盛衰有密切关系。

（2）痈疽的病机：陈氏认为，痈疽的病机，并非完全是局部病变，主要是“阴阳不调，脏腑不和”“五脏不和，则九窍不通；六气不和，则流结为痈，皆经络涩滞，气血不流畅，风毒乘之，而致然也”[24]。

2. 对痈疽的辨证分析

（1）辨内外：陈氏谓：“凡痈疽其脉浮数洪紧，肿焮作痛，身热烦渴，饮食如常，此六腑不和，毒发于外而为痈”“其脉沉细伏紧，初发甚微，或无疮头，身不热而内躁，体重烦疼，情绪不乐，胸膈痞闷，饮食无味，此五脏不和，毒蓄于内而为疽”[25]。

（2）辨阴阳：陈氏谓：“发于下者，阴中之毒；发于上者，阳中之毒”[26]；“阴滞于阳则发痈；阳滞于阴则发疽。脉浮洪滑数为阳；沉缓迟涩为阴”[22]；“若脉不数不热而痛者，发于阴也，尤为恶症”[27]。

（3）辨脏腑：陈氏谓：“发于喉舌者，心之毒；发于皮毛者，肺之毒；发于肌肉者，脾之毒；发于骨髓者，肾之毒”“发于外者，六腑之毒；发于内者，五脏之毒”[26]。

（4）辨善恶：陈氏辨痈疽分五善七恶。五善，即饮食如常；实热而大小便涩；内外病相应；肌肉好恶分明；用药如所料。七恶，即眼角向鼻；大小便反滑；气绵绵而脉濡，与病相反；目不了了，睛明内陷；未溃肉黑内陷，已溃青黑，腐筋骨黑；发痰；呕吐[28]。

（5）辨生死：陈氏认为，肝俞以上发背溃透内膜者死；痈疽未溃内陷，面青唇黑，便污者，此言脏坏便瘀血，死。“疽初发一粒如麻豆，发热肿高，热痛色赤，此为外发，热虽炽盛，治得其法，可保其生”[29]。

（6）辨预后：陈氏谓：“溃喉者不治，阴患入腹者不治，入囊者不治，鬓深数寸者不治，在颐后一寸三分，名锐毒，亦不治”[30]；又谓：“五善见三则瘥，七恶见四则危”[25]；“感于六腑则易治，感于五脏则难瘳”[26]；“腑气浮行于表，故痈肿浮高易治；脏血沉寒主里，故痈疽内陷为难治”[30]；“脉洪数者难治，脉微涩者易治”[31]等。

以上，陈氏对痈疽的辨证分析，为后世医家在外科辨证方面开辟了新的途径。

3. 对痈疽的治疗特点

（1）重视整体治疗：陈氏在临证中体会到，痈疽虽多生于体表某一部位，但局部病变与内脏并非无关，它往往是整体性病变在局部的反映。同时，局部病变若发于要害之处而不加早治，亦可迅速内传脏腑而致命。因此，陈氏论治外科疾病，非常重视整体治疗。

（2）首创内外合一的治疗原则：陈氏对痈疽的治疗，主张外施针灸“以泄毒气”，内服丸、散、汤液“把定脏腑”，强调针灸与药物并用，并提出应尽早使用针灸，待病势稍定，再详细辨证用药，而不失之次序。陈氏认为，外科用药应根据脏腑经络虚实，因证施治，绝不可泥于热毒内攻，专用寒凉克伐之剂；并告诫人们，痈疽之初，未溃之时，热毒初蕴，内外俱实，以大黄等苦寒之药亟转利之；一旦脓溃，即须内外合治，托里排脓，不能攻伐；尤为强调滋补脾胃气血；指出：“痈疽未溃，脏腑蓄毒，一毫热药断不可用；痈疽已溃，脏腑既亏，一毫冷药亦不可用”[32]。内外结合治疗，是陈氏治外科病的显著特点。

（3）突出外科重点证候的治疗：如痈疽发热大渴，是毒气炽盛，急用神仙追毒丸（玉枢丹），以驱下恶毒；疮口冷涩难合，其肉白而脓少者，此气血俱虚，不能潮运，而疮口冷涩也。每日用艾叶一把，煎汤避风热洗，以及烧松香烟熏之，更以神异膏[33]贴之。疮口紧小而硬，盖因风毒所胜，合蚣蝎散[34]掺疮口，以神异膏贴之。

结　语

在中医学的发展过程中，自汉至唐，许多医家均重视“大方脉”，故妇科、外科的发展缓慢。陈自明探求《内经》之微旨，继承家传良方，博览历代医家著述，吸取诸家之长，结合自己的临床经验，对妇科、外科进行了一次全面而又系统的总结，使这两门学科更加完整和丰富，逐渐形成完善的知识体系，对后世影响颇大。

[注]

[1]《妇人大全良方·室女经闭成劳方论第九》

[2]《校注妇人良方·产宝方序论第三》

[3] 加减四物汤：侧柏叶、荆芥、槐花、炙甘草、炒枳壳、生地黄、当归、川芎

[4] 四物二连汤：当归、熟地黄、白芍（炒）、川芎、黄连（炒）、胡黄连

[5] 当归散：当归（酒洗）、川芎、白芍、黄芩、白术（炒）、山茱萸

[6]《妇人大全良方·血风劳气方论第三》

[7] 劫劳散：白芍（炒）、黄芪（炒）、甘草（炒）、人参、五味子（炒）、当归、半夏（姜制）、茯苓、熟地黄、阿胶

[8]《妇人大全良方·月水不断方论第十三》

[9] 桂枝桃仁汤：桂枝、白芍、生地黄、桃仁（去皮尖）、甘草

[10] 地黄通经丸：熟地黄（自制）、虻虫（去头翅，炒）、水蛭（糯米同炒黄，去糯米）、桃仁（去皮尖）

[11] 万病丸：干漆（炒，烟出青白为度）、牛膝（酒浸焙）、生地黄汁

[12] 温经汤：当归、川芎、白芍、桂心、蓬术（醋炒）、牡丹皮、人参、牛膝、炙甘草

[13]《妇人大全良方·月水不调方论第六》

[14]《妇人大全良方·室女月水不通方论第八》

[15]《妇人大全良方·月经序论第一》

[16]《校注妇人良方·博济方论第二》

[17]《妇人大全良方·月水不通方论第六》

[18]《妇人大全良方·血枯方论第十》

[19]《校注妇人良方·月经不通方论第六》
[20]《妇人大全良方·伤寒伤风方论第九》
[21]《妇人大全良方·胎动不安方论第四》
[22]《外科精要·痈疽叙论第十三》
[23]《外科精要·论背疽其源有五第二十二》
[24]《外科精要·马益卿先生痈疽论第十二》
[25]《外科精要·辨痈疽阴阳浅深缓急治法第二十五》
[26]《外科精要·华佗论痈疽疮肿第二十一》
[27]《外科精要·痈疽脉症第十七》
[28]《外科精要·论善恶形症第二十六》
[29]《外科精要·察疽发有内外之别第二十四》
[30]《外科精要·论生死形证第二十七》
[31]《外科精要·痈疽分表里证论第二十三》
[32]《外科精要·疗发背痈疽灸法用药第一》
[33] 神异膏：露蜂房、玄参、蛇蜕、黄丹、麻油、杏仁、乱发熬膏用
[34] 蜈蝎散：赤足蜈蚣（去头足）、全蝎（去足生用）

思维导图

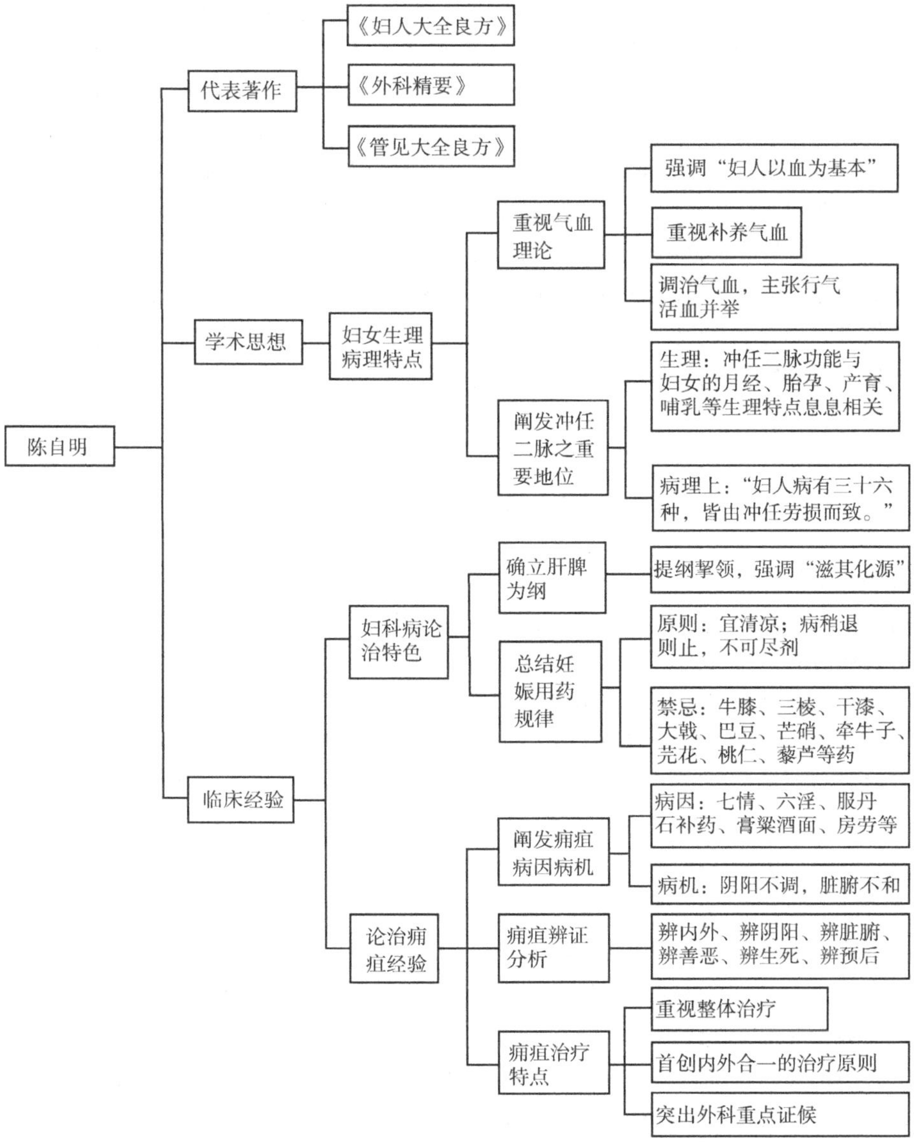

思考题

1. 简述陈自明妇产科证治纲领。
2. 简述陈自明的妊娠用药规律。
3. 陈自明为什么提出“妇女以血为基本”的观点?
4. 陈自明是如何阐发冲任二脉的生理与病理的?
5. 简述陈自明治疗痈疽的特点。
6. 试述陈自明对痈疽的病因病机的认识。

第四节 刘 完 素

刘完素（约 1120—1200 年），字守真，自号通玄处士，宋金时代河间（今河北省河间市）人，后人亦称其刘河间。他“夙有聪慧，自幼年耽嗜医书”，25 岁开始精研《内经》，金承安年间，章宗完颜璟曾三次征召，皆不就，赐号“高尚先生”。刘完素非常重视《内经》理论的研究，认为“法之与术，悉出《内经》之玄机”，故其“披阅《素问》一书，朝勤夕思，手不释卷，三十五年间，废寝忘食”。刘完素注重对五运六气和亢害承制理论的研究，在深入研究《内经》病机十九条的基础上，对火热病症详加阐发，形成了“火热论”的学术思想体系。

《素问玄机原病式》《黄帝素问宣明论方》《素问病机气宜保命集》《三消论》等为其代表著作。《素问玄机原病式》集中反映了其“火热论”的学术思想，刘氏将五运六气学说与《内经》病机十九条结合后，补充了“诸涩枯涸，干劲皴揭，皆属于燥”的燥气病机。《黄帝素问宣明论方》记载了《内经》62 病证及刘完素治杂病的经验。《素问病机气宜保命集》，虽然该书作者归属存有争议，但其内容上主要反映了刘完素的学术思想及治杂病经验。另有《伤寒直格》《伤寒医鉴》《伤寒标本心法类萃》等，为后人所著，但反映了刘完素及其传承的学术思想。

一、火 热 论

1. 火热为病的广泛性 刘完素深研《内经》，在《内经》病机十九条的启示下，于六气中重点阐发了火、热二气，并将火热病证的范围予以扩大，论证了火热是导致多种病症的原因，火热致病具有广泛性。

在《素问·至真要大论》所述的病机中，属于火的，仅有瞀冒、口噤、瘛疭、鼓栗、胕肿、酸疼、冲逆、惊骇、狂、躁 10 种；属于热的，仅有转戾、胀满、呕吐、吐酸、下迫、泄泻、水液混浊 7 种。而刘氏在其《素问玄机原病式》里则扩大为“诸病喘呕吐酸，暴注下迫，转筋，小便混浊，腹胀大鼓之如鼓，痈疽疡疹，瘤气结核，吐下霍乱，瞀郁肿胀，鼻窒鼽衄，血溢血泄，淋闷身热，恶寒战栗，惊惑悲笑，谵妄，衄衊血污，皆属于热”“诸热瞀瘛，暴喑冒昧，躁扰狂越，骂詈惊骇，胕肿疼痠，气逆冲上，禁栗如丧神守，嚏呕，疮疡，喉痹，耳鸣及聋，呕涌嗌食不下，目昧不明，暴注瞤瘛，暴病暴死，皆属于火”[1]，共 57 种病症。火热之外的其他病症，《素问》原文为 6 种，刘完素推演为 23 种，且亦多从火热推论。如气喘、气郁，在《素问》病机阐释上属于肺，肿满、呕吐则属于脾或上，而刘氏将其悉归于火热，并解释说：热火为阳，主乎急数……“热则息数气粗而为喘……胃膈热甚则为呕，火气炎上之象也……凡郁结甚者，转恶寒而喜暖，所谓亢则害，承乃制，而阳极反似阴者也”[2]。

刘完素通过临床实践，丰富和发展了《内经》病机十九条，在阐述火热疾病广泛存在的同时，还从理论上进一步揭示了火热致病的病变机理，为火热病的治疗提供了理论依据。

2.“六气皆能化火”说　刘完素在论述病机时，多从火热阐发，并认为六气之中，往往非一气独为其病，风、湿、燥、寒诸气在病理变化中皆能化火生热，或与火热之气相兼为病，而火热也往往是产生风、湿、燥、寒的原因之一。

（1）风与火热：刘氏认为风属木，而木能生火，“火本不燔，遇风冽乃焰”[3]，即风可化火、风可助火。反之，热也生风，诚如其所说“风本生于热，以热为本，以风为标，凡言风者，热也……热则风动”[4]。可见，风与火热可以互相转化，即风能助火，热极生风。风与火热在病变过程中，还多为兼化的关系。例如，他解释“诸风掉眩”的病机为“所谓风气甚而头目眩晕者，由风木旺，必是金衰不能制木，而木复生火，风火皆属阳，多为兼化阳主乎动，两动相搏，则为之旋转”[5]。因此，对这种由火生的风，刘氏主张治以清凉之剂，即《素问》所谓“风淫于内，治以辛凉”的法则。

（2）湿与火热：刘氏认为湿邪郁滞，不得宣化，在一定条件下，可以化生火热，即所谓“积湿成热”。反之，火热也能化生土湿，“湿病本不自生，因于大热怫郁，水液不能宣通，即停滞而生水湿也”[6]。湿热可以互生，两者亦可相兼为病。刘氏指出：“诸水肿者，湿热之相兼也”“湿热相搏，则怫郁痞隔，小便不利而水肿也”。因此，治疗这类水肿腹胀，当以辛苦寒药为君，以利其大小便，即“辛苦寒药，能除湿热怫郁痞隔故也”[2]。

（3）燥与火热：刘氏认为燥病的形成，或由寒凉收敛，气血不通所致，即“寒月甚而暑月衰”，或由“病寒吐利，亡液过极”[7]而成燥，但更为多见的是“风能胜湿，热能耗液而反燥”[3]。燥邪易伤津液而化热化火，反之热盛津伤亦可成燥。临床可见“水液衰少而燥涩，气行壅滞，不得滑泽通利”则皮肤燥裂，肢体麻木不仁，或“大便干涩，乃大肠受热，化成燥涩”等症。他还援引《易传·系辞》之“燥万物者，莫熯乎火”作为理论根据。燥则液亏而热炽，热则津伤反为燥，故燥热常互生并相兼为病。诚如刘氏所说：“金燥虽属秋阴，而其性异于寒湿，而反同于风火热也”[8]。秋凉成燥，常与火热同化。因此，在治疗上“宜开通道路，养阴退阳，凉药调之，慎毋服乌附之药”[9]。

（4）寒与火热：刘氏认为寒主凝滞收敛，除阴盛阳衰的“中寒”外，若感冒寒邪，或内伤生冷之“冷热相并”，均能使“阳气怫郁，不能宣散，怫热内作，以成热证者，不可亦言为冷，当以成证辨之”[10]。在六气之中，惟寒与火热之气性异而不融，两者不可相兼为病。至于热极生寒者，并非火热化生寒邪，而是“火极似水”的假寒之象，切不可误以为病寒也。

上述可见，风、湿、燥、寒为病，在病理过程中，大多能化热或与火热相兼同化。因此，后人把这一论点概括为“六气皆能化火”。

3.“五志过极皆为热甚”说　刘氏论“火热”，对内伤火热病机也有一定的认知，十分重视情志致病，提出了“五志过极皆为热甚”的观点。他说：“五脏之志者，怒、喜、悲、思、恐也，悲一作忧。若志过度则劳，劳则伤本脏，凡五志所伤皆热也”[2]，阐述了因情志活动过度，反损伤五脏功能，进而引起的病理变化。情志活动过度，躁扰阳气，化生火热，可致中风偏枯、惊惑、悲笑、谵妄、癫狂等证。反之，火热亢盛又可扰乱神明，出现神志异常。

刘氏认为“五志所发皆为热”的关键在于心。例如，中风偏枯，是因心火暴甚，而水衰不能制之；惊为心火热甚所致；心火主于热，喜痛，故悲痛苦恼者，为心神烦热、躁乱所致；

谵语者，心火热甚也；心火旺则肾水衰，故失志而狂越；心热甚则多喜为癫。因此，其在治疗上重视清心火。张从正说："今代刘河间治五志，独得言外之意。谓五志所发，皆从心造。故凡见喜、怒、悲、惊、思之证，皆以平心火为主"[11]。除此之外，肾水虚衰也是引致心火暴甚的重要原因。刘氏指出："将息失宜而心火暴甚，肾水虚衰不能治之，则阴虚阳实，而热气怫郁……由五志过极皆为热甚故也"[3]。可见，在情志过度所致的病理变化中，心肾关系极为密切。心属火，肾属水。"火上有水制之，则为既济；水在火下，不能制火，为未济。"[2]诸动乱劳伤皆可化火，以致火多水少，水不能制火。故心火易亢，肾水易衰。因此，治疗上刘氏针对性地提出益肾水、降心火的法则。

刘完素论述火热病机，特别提出了火热病发生发展过程中的一个中间环节"阳气怫郁"。刘氏引元阳子解《清静经》曰："大道无形，非气不足以长养万物，由是气化则物生，气变则物易，气甚即物壮，气弱即物衰，气正即物和，气乱即物病，气绝即物死"[3]，说明气机通畅在人体生命活动中的重要性。反之，阳气郁结，气机阻滞，则玄府闭塞，就会产生多种火热病变。六气、五志太过均可导致阳气怫郁而化生火热。火热怫郁亦可导致六气、五志之病。刘氏在《素问玄机原病式》中将二十多种病证归之于阳气怫郁所致，如"寒伤皮毛，则腠理闭密，阳气怫郁，不能通畅则为热也""汗偏不出者，由怫热郁结，气血壅滞故也""结滞壅塞而气不通畅，所谓热甚则腠理闭密而郁结也"。刘氏的阳气怫郁理论与六气皆能化火说及五志过极皆为热甚说，共同构成了他的火热病机学说，为火热病的论治提供了理论依据。

4. 火热病的治疗 刘完素对火热病机有较深刻的研究，治疗中遵循《素问·热论》治伤寒"未满三日者，可汗而已。其满三日者，可泄而已"的原则，从表里论治，治以寒凉。

（1）表证：刘氏认为表证固应汗解，但外感初起，多是怫热郁结，若用辛温，虽能发散，但汗出而热不去，反使热病转甚，甚至出现发黄、惊狂等变证。唯有用辛凉或甘寒以解表，才是正治。临证还应根据具体情况灵活运用。

邪热郁遏于表，虽然亦可出现恶寒战栗诸症，实为阳热郁极而产生的假象，必须从脉证上详细分辨，此时不能用辛热解表以助其热，当以石膏、滑石、甘草、葱、豉等开发其郁结，"以其本热，故得寒则散也"。

表证而兼有内热者，一般可用表里双解之法，"散风壅，开结滞，而使气血宣通，怫热除而愈矣"[3]。代表方剂如防风通圣散、双解散，或用天水一凉膈半散、天水凉膈各半散。

若表证依法治之不解，前证别无变异者，通用凉膈散以退其热。若解表之后其证不解，而下证又未全者，可用白虎汤清之。若解表之后尚未愈者，可用黄连解毒汤、凉膈散、天水散等"调顺阴阳，洗涤脏腑"余热。

另外，夏季暑热当令，"以甘草、滑石、葱、豉寒药发散甚妙"，一般不宜用麻黄、桂枝等辛热解表。若必须使用时，也应适当增入黄芩、石膏、知母、柴胡、地黄、芍药、栀子、茵陈等寒性药物加减用之，否则就会助长热邪而发生他变。

（2）里证：刘氏指出：不论风、寒、暑、湿、内外诸邪所伤，有汗无汗，只要有可下之证，就应使用下法。可下之证在临床上的表现多有腹满实痛、烦躁谵妄、目睛不了了、脉来沉实等症，这些都是热邪亢甚、郁结在里的实证，必须以大承气汤或三一承气汤下其里热。同时，还应根据具体情况灵活运用下法。

表证已解而里热郁结，汗出而热不退者，使用下法。热毒极深，以致遍身青冷疼痛、咽干或痛、腹满实痛、闷乱喘息、脉象沉细，此为热蓄极深、阳厥阴伤所致，病变已达血分，此时不能单纯以承气汤攻下，必须联用黄连解毒汤。若大下之后热势尚盛或下后湿热内甚而下利不止者，可用黄连解毒汤清其余热，必要时可兼用养阴药物。若下后热虽未尽，而热不盛若，则应用小剂黄连解毒汤，或凉膈散调之。若“失下热极，以至身冷脉微，而昏冒将死者，若急下之，则残阴暴绝，阳气后竭而立死，不下亦死”[12]，当以凉膈散，或黄连解毒汤，养阴退阳，蓄热渐以消散。

刘氏对阳气怫郁的治疗则提出了“随其浅深，察其微甚，适其所宜而治之”的原则。其主要使用宣、清、通三法和辛苦寒药，并告诫人们“慎不可悉如发表，但以辛甘热药而已”[2]。

另外，刘氏宗法《内经》，倡导以砭射刺血与灸法等治疗火热证。刘氏善用“五输穴”，并创制了“八关大刺”法以泄热，如指出：“论曰：诸经各有井、荥、输、经、合。井主心下满及疮色青；荥主身热及疮赤色……随经病而有此证者，或宜灸宜针，以泄邪气”[13]；“热无度，不可止，刺陷谷穴出血”“骨热不可治，前板齿干燥，当灸骨会、大椎”“大烦热，昼夜不息，刺十指间出血，谓之八关大刺。目疾睛痛欲出，亦大刺八关”[14]等。后世认为八关在两手五指八个缝隙处。刘氏同时强调：“凡疮疡可灸刺者，须分经络部分，血气多少，俞穴远近。若从背而出，当从太阳，五穴随证选用，或刺或灸，泄其邪气。凡太阳多血少气”[15]。可见，刘氏以刺络放血治疗实热证并非任用妄为，应以病邪、病位、经络气血多少辨证治疗。

刘完素对热性病的治疗，提倡辛凉甘寒解表，表里双解，攻下里热，或清热解毒，或养阴退阳诸法。若邪气在半表半里者，则宗仲景之法，以小柴胡汤和解之。他的这一套治疗经验，是从临证实践中不断总结而来，故说：“余自制双解、通圣辛凉之剂，不遵仲景法桂枝、麻黄发表之药，非余自炫，理在其中矣。故此一时，彼一时，奈五运六气有所更，世态居民有所变，天以常火，人以常动，动则属阳，静则属阴，内外皆扰，故不可峻用辛温大热之剂”[16]。

二、亢害承制论

亢害承制说源于《素问·六微旨大论》，谓：“亢则害，承乃制，制则生化，外列盛衰，害则败乱，生化大病”，说明了五运六气之间亢则害物、相互承制则生物的关系。刘完素则运用这一理论来认识和说明病理现象的本质与标象的内在联系。

刘氏认为运气的相互承制是维持自然界各种事物正常运动、生化不息的必要条件。所以他说：“夫五行之理，甚而无以制之，则造化息矣”。如“春木旺而多风，风大则反凉，是反兼金化制其木也；大凉之下，天气反温，乃火化承于金也；夏火热极而体反出液，是反兼水化制其火也”，指出正是由于运气间的相互承制，气候才不致太过或不及，万物才能生化不息。人体也是如此，五脏六腑的功能活动在盛衰消长的变化中，盛而不极，亢而有制，制则生化，生命不已。如心火过盛可以影响肺金，而作为肺金之子的肾水，又能制火的偏胜以资助肺金，互相依存，互相承制，进而维持脏腑间的协调统一，保持正常的生理功能。反之，一旦这种关系遭到破坏，出现一气偏亢，而他气不能制约时，就将发生病变。如火气过胜而克制肺金，金不能生水，水不能制火，火多水少，就形成热病。

由于五运之气的偏亢过度，往往出现“胜己之化”的假象，因此在疾病发生发展的过程中，就会出现本质与现象不一致的情况。如湿气过甚而见筋脉强直之症，即“湿极反兼风化制之”的现象；风气过甚而反燥，见筋脉劲急，即“风极反兼金化制之”的现象；热气过甚而见恶寒战栗，即“火极反兼水化制之”的现象；燥气过甚而见烦渴，即“燥极反兼火化制之”的现象；寒气过甚而见坚痞腹满，即“寒极反兼土化制之”的现象。凡此“兼化”，不同于相兼同病，均为假象，切不可以假为真，“其为治者，但当泻其过甚之气以为病本，不可反误治其兼化也”[17]。刘氏还特别谆谆告诫我们，“木极似金，金极似火，火极似水，水极似土，土极似木。故《经》曰：‘亢则害，承乃制’。谓已亢极，则反似胜己之化。流俗未知，故认似作是，以阳为阴，失其本意”[18]。

综上所述，刘完素对“亢害承制”的阐发，不仅对病理变化的论证和对病候疑似真假作了深刻的分析，而且给后世诊断及治疗疾病以很大的启发。

三、杂病治疗的经验

《黄帝素问宣明论方》《素问病机气宜保命集》从理论到实践，阐述了刘氏对临床内、外、妇、儿、五官等各科疾病的证治，积累了丰富的经验。其中，刘氏对内科杂病从病因病机到处方用药，多有独到之处，完善了杂病辨治，尤有特色。

1. 泄痢 刘氏指出：“痢者，五脏窘毒，结而不散，或感冷物，或冒寒暑失饥，不能开发，又伤冷热等食，更或服暖药过极，郁化成利”[19]。泄痢之证，虽有数种，但刘氏多从风湿热而论。伤于风者为飧泄，所谓“‘春伤于风，夏必飧泄’，此逆四时之气，人所自为也”。或云：“久风为飧泄”，其症见不饮水而完谷出。先以宣风散导之，后服苍术防风汤。伤于湿者为水泄，太阴脾经受湿，水泄注下，体微重微满、困弱无力、不欲饮食，宜服白术芍药汤。伤于热者，轻则飧泄、身热、脉洪，治以黄芩芍药汤；重则下痢脓血稠黏，宜用大黄汤，开除湿热痞闭积滞，而使气液宣行。凡下痢皆脾胃受湿，治宜调脾胃祛湿，常用白术、芍药、茯苓三味煎服，“以白术之甘能入胃，而除脾胃之湿；芍药之酸涩，除胃中之湿热、四肢困；茯苓之淡泄，能通水道走湿。此三味，泄痢须用此”[20]。刘氏认为本证属寒者少而属热者多，其甚者可见下痢脓血，里急后重，主以芍药汤下血调气，“行血则便自愈，调气则后重除”。至于加减用药，亦各有所主。如下痢见血，当以黄连为主，佐以官桂、当归。若先便白脓后血，或发热，或恶寒，此上部血也，非黄芩不能止；恶寒，脉沉，或腰痛，或血痢下痛，此中部血也，非黄连不能止；恶寒，脉沉，先血后便，此下部血也，非地榆不能止。里急后重闭者，为大肠经气不宣通，宜用槟榔、木香宣通其气。法云：“后重则宜下，腹痛则宜和，身重则除湿，脉弦则去风。”因此，还应根据不同的兼证，选用相宜的药物。如发热、恶寒、腹不痛，宜加黄芩；未见脓血而恶寒，以黄连为主，佐以桂枝；腹痛甚者，加当归，倍芍药；痢或泄而呕者，胃中气不和也，可分别选用生姜、橘皮、芍药、当归、肉桂、茯苓；泻痢久不止，或暴下者，皆太阴受病，故不可离于芍药；下痢而身困倦者，须用白术；下痢日久，通身自汗、逆冷、气息微者，当加桂枝、附子以温之。若四时下痢，当于芍药、白术内，春加防风，夏加黄芩，秋加厚朴，冬加桂枝、附子。若里急后重、脓血稠黏，虽在隆冬，于温药内必加大黄。另外，治疗泄痢，首重辨证，还应注意辨脉。如里急后重，脉大而洪实，为里热甚而有物结坠也，治宜下之。虽有里急后重，但脉浮大甚者，不宜下。脉沉细弱者，为寒邪在内而气散也，亦不宜下，可温养而自愈。若便脓血相杂，而脉浮大者，慎不可以大黄下之，下之则死，谓气下竭也，而阳无所收也。

泄痢治法，非一途可取。法曰：“宜补，宜泻，宜和，宜止。”若泻痢，脓血稠黏，里急后重，日夜无度，久不愈者，宜大黄汤泻之。痢止一服，如未止再服，以利为度，服芍药汤和之，痢止再服黄芩芍药汤和之，以彻其毒。服前药，痢虽已除，犹宜白术黄芪汤调之。这一治疗过程，即包含了泻、和、补三法的配合。若暴泄如水，周身汗出，一身尽冷，脉微而弱，气少而不能语，甚者呕吐，急以重药温之，用浆水散。对于和法，刘氏推崇芍药汤。所谓止法，即“大势已去，而宜止之”，当用诃子散，以白术芍药汤调下。“如止之不已，宜归而送之也”，方中加厚朴，以竭其邪气。

从刘氏对泄痢病因病机的论述，到辨证处方用药的发挥，无不具有重要的临床意义，其论治杂病，于此可见一斑。

2. 消渴 刘完素对消渴一病的认识尤有独到之处，曾专著《三消论》加以阐发。他认为消渴有三，“若饮水多而小便多者，名曰消渴；若饮食多而不甚饥，小便数而渐瘦者，名曰消中；若渴而饮水不绝，腿消瘦而小便有脂液者，名曰肾消”[20]，这些论述成为后世将消渴分为上消、中消、下消之宗本。刘氏指出消渴的病机，“如此三消者，其燥热一也，但有微甚耳”。因此，在治疗上，刘氏主张“补肾水阴寒之虚，而泻心火阳热之实，除肠胃燥热之甚，济一身津液之衰，使道路散而不结，津液生而不枯，气血利而不涩，则病日已矣”。刘氏谆谆告诫消渴治疗要忌“燥热毒药助其强阳，以伐衰阴”，此乃“实实虚虚之罪也”。

结　语

刘氏虽以善治火热著称，但其临证又不囿于寒凉，强调辨证施治，因病制宜。他说：“大凡治病必求所在，病在上者治其上，病在下者治其下，中外脏腑经络皆然。病气热则除其热，寒则退其寒，六气同法，泻实补虚，除邪养正，平则守常，医之道也”[3]。可见，病之变化无穷，寒热温凉攻补之法，贵在变通，因病调制，不可偏执。综观《黄帝素问宣明论方》及《素问病机气宜保命集》所载诸方，刘氏亦不愧温补大师，如双芝丸、内固丹、水中金丹、何首乌丸等，实乃“知标本者，万举万当”之剂。因此，刘氏自述所以用寒凉治火热，即“凡用大毒之药，必善药不能取效，不得已而用之可也”，完全是辨证论治的结果。

综上，刘完素全面继承和发展了祖国医学理论，在阐发《内经》理论的基础上，将运气学说与病机十九条相结合，阐发火热论。刘氏理论联系实际，强调辨证施治，发展完善了火热病证的理论与诊治。同时，刘氏对《内经》中的病证分别据证处方，成为发挥《内经》杂病证治的开山。其对杂病辨治不拘一格，寒热温凉攻补之法各选其宜，创制的如防风通圣丸、地黄饮子、芍药汤等名方亦多为后世取法。刘氏勇于创新，且实事求是，忠于科学，这不仅突破了魏晋之后墨守仲景成规的保守风气，而且引导了金元时期医家的学术争鸣，同时为明清时期研究与治疗温热病开辟了新的途径。

［注］

［1］《素问玄机原病式·六气为病》
［2］《素问玄机原病式·热类》
［3］《素问玄机原病式·火类》
［4］《素问病机气宜保命集·中风论》
［5］《素问玄机原病式·五运主病》
［6］《黄帝素问宣明论方·水湿门》
［7］《素问玄机原病式·燥类》
［8］《黄帝素问宣明论方·燥门》
［9］《素问病机气宜保命集·病机论》
［10］《黄帝素问宣明论方·论风热湿燥寒》
［11］《儒门事亲·九气感疾更相为治衍》
［12］《黄帝素问宣明论方·卷五·主疗说》
［13］《素问病机气宜保命集·卷下·疮疡论第二十六》

[14]《素问病机气宜保命集·卷下·药略第三十二针法附》
[15]《素问病机气宜保命集·卷下·疮疡论第二十六》
[16]《素问病机气宜保命集·伤寒论》
[17]《素问玄机原病式·寒类》
[18]《素问病机气宜保命集·自序》
[19]《黄帝素问宣明论方·卷十·泄痢门》
[20]《儒门事亲·刘河间先生三消论》

思维导图

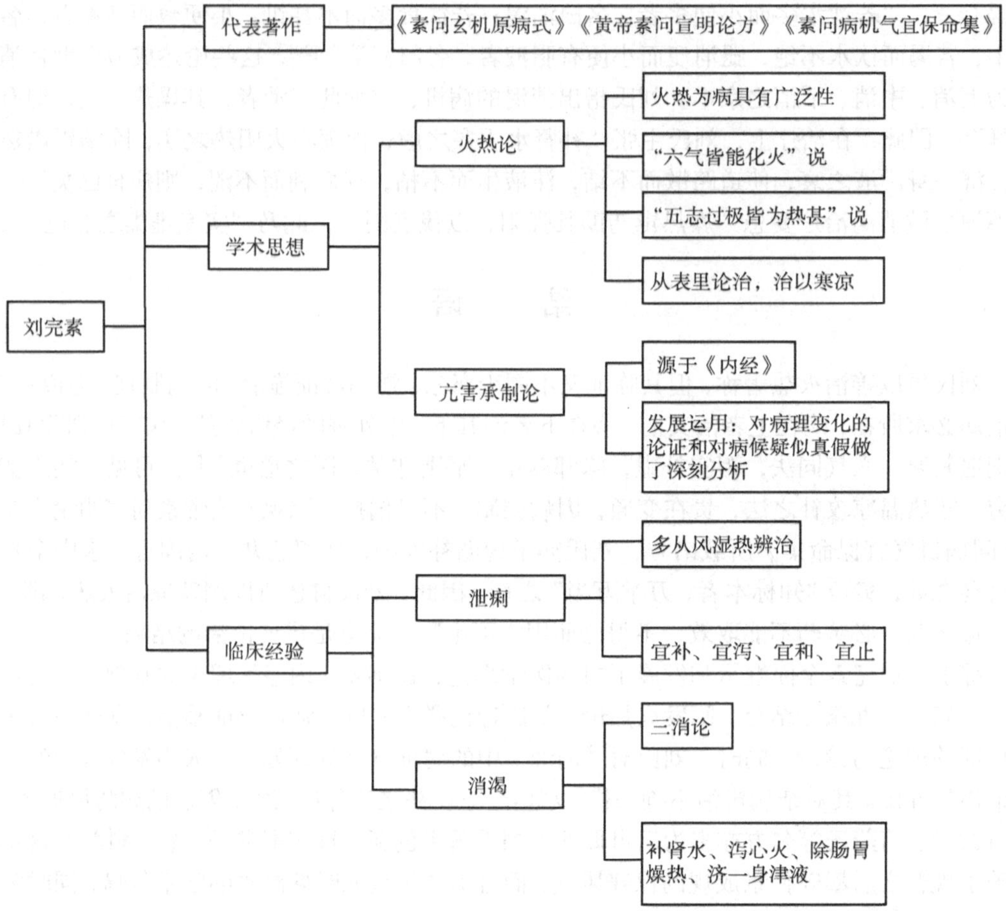

思考题

1. 简述刘完素六气皆能化火说的主要内容。
2. 简述刘完素五志化火说的主要内容。
3. 试述刘完素治疗火热病的方法和经验。
4. 简述刘完素论治中风的经验和应用价值。

第五节　张　元　素

张元素，生卒年不详，生活于 12～13 世纪，与刘完素同时代而稍晚，字洁古，金代易州人（今河北省易县）人。其自幼天资聪颖，8 岁应童子试，27 岁经义登科，因犯章庙讳落第，始探研医学，尤对《内经》探颐索隐，梦寐以求，历 20 余年。后因治愈刘完素的伤寒病，声名大噪，与刘完素齐名。张元素治病，多不循古方，尝谓："运气不齐，古今异轨，古方今病，不相能也。"《医学启源·张序》亦云："洁古治病，不用古方，但云：古方新病，甚不相宜，反以害人。每从病处方，刻期见效，药下如攫，当时目之曰神医。"其运用五运六气阐发遣药制方理论，全面研究脏腑病机辨治。继承其学者，有李杲、王好古、罗天益及其子张璧诸家，私淑者甚众，世称"易水学派"。河间刘完素病伤寒八日，头痛脉紧，呕逆不食，不和所为。元素往候，完素面壁不顾，元素曰："何见待之卑如此哉。"既为诊脉，谓之曰脉病云云，曰："然。""初服某药，用某味乎?"曰："然。"元素曰："子误矣。某味性寒，下降走太阴，阳亡汗不能出。今脉如此，当服某药则效矣。"完素大服，如其言遂愈，元素自此显名。平素治病不用古方，其说曰："运气不齐，古今异轨，古方新病不相能也。"自为家法云。由此可观张元素不计个人得失，实事求是，勇于创新，严谨认真的科学态度。

张元素著述颇丰，有《医学启源》《洁古家珍》《洁古老人珍珠囊》《脏腑标本寒热虚实用药式》等。《洁古家珍》和《洁古老人珍珠囊》今仅见于元代杜思敬辑《济生拔萃》中，惜已残缺不全。唯有《医学启源》和《脏腑标本寒热虚实用药式》比较完好地保存下来。此外，相传张氏尚有《医方》30 卷及《药注难经》《洁古注叔和脉诀》《洁古本草》等著作，惜均已早佚。《医学启源》凡 3 卷，是张氏教其门人而撰写的一部医学入门书，但足可反映其学术思想。上卷主要论述脏腑、经络、病因、病机及主治之法；中卷主要论述五运六气之为病及六气为病的主治之方；下卷主要讨论药物性能及其临床运用。《珍珠囊》1 卷，载有 113 味药物所属阴阳、性味、功效、主治、归经、宜忌、气味厚薄、引经报使、疮疡主治心法与制方之法等。《脏腑标本寒热虚实用药式》又称《脏腑虚实标本用药式》，共 1 卷，向无单行本，先后为李时珍的《本草纲目》、赵观澜的《医学指归》所录；清代周学海又收入《周氏医学丛书》并进行了校正。本书主要根据《灵枢·经脉》所述，对所使用的药物作了较系统的整理，以脏腑为纲，标本虚实为目，分列五脏六腑的虚实补泻、标本寒热用药，可供临床参考。

一、脏腑辨证说

脏腑辨证说滥觞于《内经》，其中《灵枢》的"邪气藏府病形""经脉""经筋""本藏"，《素问》的"阴阳应象大论""玉机真藏论""藏气法时论"等篇，各从不同的角度论述了脏腑病证，但其内容散在，尚未形成系统理论；张仲景《金匮要略方论》在继承《内经》脏腑理论的基础上，加以引伸和发展，将其运用于杂病辨证之中，首篇论"脏腑经络先后病脉证"，明确提出了脏腑经络学说是指导杂病辨证论治的核心，并使之成为贯穿全书的基本论点；华佗《中藏经》专列 11 篇，从虚实寒热生死顺逆等方面论述脏腑辨证，使之形成系统，然辨证方法粗略，有论无方，而失之于略；唐代孙思邈《备急千金要方》广泛收集先贤有关脏腑辨证之说，在疾病辨治中以脏腑为纲，诸病为目，列脏腑虚实病证数十篇，方论皆具，却失之于泛；宋代钱乙《小儿药证直诀》以寒热虚实分辨小儿五脏的病变，未涉及六腑。上述诸家所论虽各有不足，但为张元素阐发脏腑辨证理论奠定了坚实的基础，他结合自己数十年的临床经验，提出了较为系统的脏腑辨证理论。具体包括各脏腑的生理、病理、病证、演变预后及常用方药等内容，兹以《医学启源·五脏六腑除心包络十一经脉证法》中论肝为例归纳如下：

1. 天人相应论脏腑 张元素继刘完素之意，用“天人相应”、五运六气论述藏象，按传统思维方式将五脏的性质、功用、特征、正常脉象等都概括地反映出来。如肺为太虚，属金，金火合德，燥金主清，上焦象天，下络大肠；心为天面，属火，君火主热，心包络，下络小肠；肝为风云之路，属木，木火合德，风木主温，中焦象人，下络胆经；脾为地面，属土，湿土主凉，下焦象地，下络胃；肾为黄泉，属水，寒水主寒，肾，下络膀胱。又有“肝与胆为表里，足厥阴少阳也，其经王于春，乃万物之始生也，其气软而弱……其脉弦长曰平”[1]，以及“肝藏魂，属木，胆火寄于中，主血，主目，主筋，主呼，主怒”[2]。

2. 脉象经纬析病证 张元素以急、缓、大、小、滑、涩六大纲脉为经，以微甚为纬来阐明肝脏的病理。他说：“脉急甚，主恶言；微急，气在胸胁下（为积聚）。缓甚，则呕逆；微缓，水痹。大甚，内痈吐血；微大，筋痹。小甚，多饮；微小，（血）痹。滑甚，㿗疝；微滑，遗尿。涩甚，流饮；微涩，瘲挛”[1]。以脉急是邪实亢盛之象，肝火亢淫于上，故脉弦急而恶言（谵狂）；肝气结于胁下，则脉微急而为积聚。《难经·五十六难》云：“肝之积，名曰肥气，在胁下如覆杯”，故曰“气在胁下”。脉缓主脾，脾气虚则肝木乘之，土不制水，故脉弦缓而呕逆、水痹（肢体肿胀）。脉大是火热亢盛，热壅血腐，故脉弦大而内痈吐血；热伤筋膜，故筋痹（四肢拘挛）。脉小乃是肝血阴伤，血燥津少而渴，故多饮；血不养经脉，故血痹（肢体不仁）。肝经痰热，壅炽于筋，则为㿗疝；湿热下注，宗筋无主，故遗尿。脉涩主气血大伤，气伤则水湿不运，症见流饮（身肿）；血伤则血不养筋，症见瘲挛，而脉见弦涩。六脉以缓急言脉势，大小言脉形，滑涩言脉态；急、大、滑为阳，缓、小、涩为阴，阳脉多属实证热证，阴脉多属虚证寒证。张氏以此六脉为纲，以辨阴阳、寒热、虚实，并结合肝病列举弦急、弦缓、弦大、弦小、弦滑、弦涩六种常见肝脉的病证来阐明肝脏的病理，可谓是提纲挈领，庶可举一反三。

3. 寒热虚实辨病性 张元素将肝病错杂的症状，按病理归纳为寒、热、虚、实，以及是动、所生病等各类证候，作为辨证的准则。《医学启源·五脏六腑除心包络十一脉证法》云：“肝中寒，则两臂不举，舌燥，多太息，胸中痛，不能转侧，其脉左关上迟而涩者是也。肝中热，则喘满多嗔，目痛，腹胀不嗜食，所作不定，梦中惊悸，眼赤，视物不明，其脉左关阳实者是也。肝虚冷，则胁下坚痛，目盲臂痛，发寒热如疟状，不欲食，妇人则月水不来，气急，其脉左关上沉而弱者是也。”并根据《灵枢·经脉》提出是动、所生病。他说：“是动，则病腰痛，甚则不可俯仰，丈夫㿗疝，妇人少腹肿，甚则嗌干、面尘脱色。主肝所生病者，胸中呕逆，飧泄，狐疝，遗溺，闭癃病”[1]，以论足厥阴经脉之病。以上脉证有本于《灵枢》者，有取之《金匮要略》者，但脉证并举，则为张氏经验的总结。

4. 整体恒动判吉凶 肝病的演变和预后，张氏指出：“肝病旦慧、晚甚、夜静。肝病头痛目眩，胁满囊缩，小便不通，十日死。又身热恶寒，四肢不举，其脉当弦而急；反短涩者，死不治。”平旦阳气初升，得肝木春生之气，则病减神清；晚间金旺克木，则病重；夜半水旺而能生木，则病情多缓解安静。头痛目眩、胁满囊缩等症均为邪盛正衰，攻补两难，实属危殆之候。

5. 苦欲补泻用药式 张元素根据《素问·藏气法时论》的补泻用药法则，并结合自己的经验，提出了补虚、泻实、温寒、清热的治肝原则和方药。他说：“肝苦急，急食甘以缓之，甘草。肝欲散者，急食辛以散之，川芎。补以细辛之辛，泻以白芍药之酸。肝虚，以陈皮、生姜之类补之。经曰‘虚则补其母’，水能生木，水乃肝之母也；苦以补肾，熟地黄、黄柏是也。如无他证，惟不足，钱氏地黄丸补之。实则芍药泻之，如无他证，钱氏泻青丸主之；实则泻其子，心乃肝之子，以甘草泻之”[1]。由上述治法，可见其发挥了《内经》《难经》“虚实补泻”和“苦欲补泻”的理论，落实到具体方药；同时，揭示了药物的双重性，如辛药可散可补；苦药有润有燥，既能苦寒化燥，又能泻火坚阴；甘药有泻有补，能泻心火，又能补中缓急；酸药能收能泻，能敛肝气肝阴，又泻肝气肝火。这些颇有理论和临床价值。

总之，张元素从生理、病理、证候、演变预后和治疗五个方面，对肝脏辨证施治进行了系统的研究。其他各脏腑论述亦仿此，从而使脏腑辨证施治自成体系，为后世深入研究脏腑病机辨治奠定了基础。

二、遣药制方论

张元素对药物及方剂的发挥无不以《内经》理论及运气学说为指归，并紧密结合临床，对中药学、方剂学的发展作出了极其重要的贡献。

1. 药物升降浮沉　张元素依据《内经》所论，对药物气味厚薄、阴阳作了深入研究，创立了药物升降浮沉学说，提出：“凡同气之物，必有诸味；同味之物，必有诸气。互相气味，各有厚薄，性用不等”[3]。药物气味，各分阴阳；气为阳，味为阴；阳气主上升，阴味主下降，这是药物升降的基本理论。《素问・阴阳应象大论》曰：“味厚者为阴，薄为阴之阳；气厚者为阳，薄为阳之阴。”从气味中分厚薄，就是从阴阳中分阴阳，说明气薄者未必尽升，味薄者未必尽降，以药物气味厚薄阴阳来决定药物的升降浮沉作用，可以对药物在人体的作用趋势得出正确认识，这是张氏的创见。如“茯苓淡，为天之阳，阳也，阳当上行，何谓利水而泄下？经云：气之薄者，阳中之阴，所以茯苓利水而泄下，亦不离乎阳之体，故入手太阳也。麻黄苦，为地之阴，阴也，阴当下行，何谓发汗而升上，经曰：味之薄者，阴中之阳，所以麻黄发汗而升上，亦不离乎阴之体，故入手太阴也。附子，气之厚者，乃阳中之阳，故经云发热；大黄，味之厚者，乃阴中之阴，故经云泄下。竹淡，为阳中之阴，所以利小便也；茶苦，为阴中之阳，所以清头目也”[4]。

2. 药类法象　张元素对药物的分类，也是依据气味厚薄、升降浮沉、补泻主治之法及其与五行之间的关系，制订了药类法象，将常用 100 多味药物分为以下五类：

风升生：属味之薄者，为阴中之阳，味薄则通，酸苦咸平是也，包括防风、羌活、升麻、柴胡、葛根、威灵仙、细辛、独活、白芷、牛蒡子、桔梗、藁本、川芎、蔓荆子、秦艽、天麻、麻黄、荆芥、薄荷、前胡等药。

热浮长：属气之厚者，为阳中之阳，气厚则发热，辛甘温热是也，包括黑附子、干姜、生姜、川乌头、高良姜、肉桂、桂枝、草豆蔻、丁香、厚朴、益智仁、木香、白豆蔻、川椒、吴茱萸、茴香、延胡索、缩砂仁、红蓝花、神曲等药。

湿化成：戊土本气平，兼气温凉寒热，以胃应之。己土本味淡，兼味辛甘咸苦，以脾应之，包括黄芪、人参、甘草、当归、熟地黄、半夏、白术、苍术、橘皮、青皮、藿香、槟榔、莪术、京三棱、阿胶、诃子、桃仁、杏仁、麦芽、紫草、苏木等药。

燥降收：属气之薄者，为阳中之阴，气薄则发泄，辛甘淡平寒凉是也，包括茯苓、泽泻、猪苓、滑石、瞿麦、车前子、木通、灯心草、五味子、白芍、桑白皮、天冬、麦冬、犀角、乌梅、牡丹皮、地骨皮、枳壳、琥珀、连翘、枳实等药。

寒沉藏：属味之厚者，为阴中之阴，味厚则泄，酸苦咸寒是也，包括大黄、黄柏、黄芩、黄连、石膏、龙胆草、生地黄、知母、汉防己、茵陈蒿、朴硝、瓜蒌根、牡蛎、玄参、苦参、川楝子、香豉、地榆、栀子等药。

张元素将药物按照气味厚薄的升降浮沉分类，确系独创。虽然这种分类法有一定的局限性，很难准确地概括药物，但是在中药分类方法中却起到了承前启后的作用。

3. 药物归经 药物的归经是指药物对于机体某部分的选择性作用。归经思想源于《内经》，却未用来解释具体的药物，历代医籍中虽有类似记载，但未形成系统理论。由于张元素临床极为重视脏腑辨证，遣药时就特别关注药物对某个或某些脏腑经络的特殊效用，因此发明了药物归经之说。他认为药物的作用与其所归之经息息相关，若能直入所病之经，则力专用宏，疗效愈显。他在《珍珠囊》中，对每一药物都注明归经，且大多数沿用至今。《医学启源·用药备旨·药类法象》中多有葛根"通行足阳明之经"、羌活"手足太阳经风药"、香白芷"治手阳明头痛"、麻黄"发太阳、太阴经汗"、细辛"治少阴经头痛如神"等内容。另如同为泻脏腑之火药，"黄连泻心火，黄芩泻肺火，白芍药泻肝火，知母泻肾火，木通泻小肠火，黄芩泻大肠火，石膏泻胃火。柴胡泻三焦火，须用黄芩佐之；柴胡泻肝火，须用黄连佐之，胆经亦然。黄柏泻膀胱火"[5]。只有掌握药物的归经，才能有的放矢地选用药物，从而获取确切的疗效。

4. 引经报使 张元素在创立归经学说的基础上，于制方学中又提出"引经报使"说。他认为在组方时可通过某一药物的特殊作用，引导全方到达某一脏腑经络，才能更好地发挥作用。例如，升麻为"阳明胃、足太阴脾引经药。若补其脾胃，非此为引用不能补"；柴胡为"少阳、厥阴引经药"；独活为"足少阴肾引经药"；川芎为"少阳引经药"；川乌头为"疗风痹半身不遂，引经药也"[5]。凡此等等，皆具临床实用价值。此外，他还系统归纳了手足十二经的引经报使药。其谓："太阳经，羌活；在下者黄柏，小肠、膀胱也。少阳经，柴胡；在下者青皮，胆、三焦也。阳明经，升麻、白芷；在下者石膏，胃、大肠也。太阴经，白芍药，脾、肺也。少阴经，知母，心、肾也。厥阴经，青皮；在下者柴胡，肝、包络也。"[6]临证制方注意选择引经药以向导全方直达病所，必将大大提高临床疗效。

5. 制方大法 张元素根据《素问·至真要大论》"诸气在泉"的治法，以五行生克的原理，拟订了风、暑、湿、燥、寒五类制方大法。即"风制法：肝、木、酸，春生之道也，失常则病矣。风淫于内，治以辛凉，佐以苦辛，以甘缓之，以辛散之。暑制法：心、火、苦，夏长之道也，失常则病矣。热淫于内，治以咸寒，佐以甘苦，以酸收之，以苦发之。湿制法：脾、土、甘，中央化成之道也，失常则病矣。湿淫于内，治以苦热，佐以咸淡，以苦燥之，以淡泄之。燥制法：肺、金、辛，秋收之道也，失常则病矣。燥淫于内，治以苦温。佐以甘辛，以辛润之，以苦下之。寒制法：肾、水、咸，冬藏之道也，失常则病矣。寒淫于内，治以甘热，佐以苦辛，以苦坚之"[7]。张氏进而解释云："酸苦甘辛咸，即肝木、心火、脾土、肺金、肾水之本也。四时之变，五行化生各顺其道，违则病生。圣人设法以制其变，谓如风淫于内，即是肝木失常也，火随而炽，治以辛凉，是为辛金克其木，凉水沃其火，其治法例皆如此"[7]；并列举当归拈痛汤［羌活半两，防风三钱，升麻一钱，葛根二钱，白术一钱，苍术三钱，当归身三钱，人参二钱，甘草五钱，苦参（酒浸）二钱，黄芩一钱（炒），知母三钱（酒洗），茵陈五钱（酒炒），猪苓三钱，泽泻三钱］作为启示后学的方剂范例；亦创制不少新方，如九味羌活汤、枳术丸、加减白通汤、天麻丸等广泛流传于世。

张元素从遣药到制方，皆在阐发《内经》的理论，从而促进了本草学及方剂学的进一步发展，对临床遣药组方有一定的指导意义。

三、扶养胃气思想

张元素倡养正除积，其所谓养正当以扶养胃气为主，而在疾病的治疗过程中，亦应时时顾护脾胃，不可妄用苦寒及峻利之剂，元气旺盛，积邪自除。

1. 以胃气为本　张元素养正，强调扶养胃气，这与其对脾胃生理功能及内伤病变的认识有密切的关系。他认为脾“消磨五谷”“养于四旁”，而“胃者，脾之腑也，又名水谷之海，与脾为表里。胃者，人之根本。胃气壮，则五脏六腑皆壮也”[1]，突出了脾胃在五脏六腑中的重要地位；并说：“五脏更相平也，一脏不平，所胜平之，此之谓也。故云：‘水入于经，其血乃成；谷入于胃，脉道乃行。’故血不可不养，卫不可不温，血温卫和，荣卫乃行，常有天命”[1]，指出胃气的强弱盛衰，直接影响卫、气、荣、血的化生，只有扶养胃气才能“安补”“常有天命”。

对内伤病张元素继承《内经》“饮食自倍，肠胃乃伤”的观点，提出“外有风寒暑湿，天之四气，无形者也；内有饥饱劳逸，亦人之四气，有形者也”[8]；“水谷之寒热，感则害人六腑”[9]。如西瓜、冷水、牛乳寒湿之物或羊肉、面、马乳湿热之物，皆能伤人脾胃。除饥饱劳逸外，“悲恐喜怒，想慕忧结”七情因素，也是“病生于内”的重要病因。此外，张元素还列出内伤脾胃的诸多证候，如腹痛、心下痞、胃脘痛、肠鸣、腹胀、消渴、虚损、怠惰嗜卧、肢体沉重等。可见，内伤病的病因虽有内、外不同，但对脾胃的损伤却是一致的。而其治疗关键也就在于扶养胃气。正因如此，张元素在临床治疗用药中，十分注意保护脾胃，告诫慎用寒凉，即使需用苦寒药物也注重药物炮制。如大黄须煨；黄柏、知母须酒浸曝干，“恐寒伤胃也”；石膏“能伤胃气，令人不食……胃弱者不可服”[10]。对脾胃虚弱而有内伤饮食者，虽有食积“不可用峻利食药”，所谓峻利食药就是具有攻下性的药品。李杲解释说：“其峻利药必有情性，病去之后，脾胃安得不损乎？脾胃既损，是真气、元气败坏，促人之寿。”治当“先补脾胃之弱”“而后化其所伤”[11]。

2. 养正积自除　张元素对疾病的治疗，十分注重内因。特别是内伤病，他力主以扶正为主。曾说：“养正积自除，犹之满坐皆君子，纵有一小人，自无容地而出。今令真气实，胃气强，积自消矣”[12]。对内伤病，他首先考虑是扶养正气，祛邪只是辅助而已，认为正气强盛，脏腑阴阳恢复平衡，气血通泰，自能消除积滞，祛除病邪。如其创制枳术丸一方，即以补养胃气为主，从而达到化其食积的目的。据李杲在《内外伤辨惑论》中记载：“易水张先生枳术丸，治痞消食强胃。白术二两，枳实麸炒黄色去瓤一两。右同为极细末，荷叶裹炒饭为丸，如梧桐子大。每服五十丸，多用白汤下，无时。白术者，本意不取食速化，但令人胃气强实，不复伤也。”枳术丸化裁于《金匮要略》治水饮的枳术汤。张氏重点在“但令人胃气强实”，因此，用白术倍于枳实，并取荷叶“其色青，形乃空，清而象风木者”以使甲胆之气上升，“更以烧饭和药，与白术协力滋养胃气，而补令胃厚，再不至内伤”。枳术丸一方充分反映了张氏养正除积、扶养胃气的治疗思想。

（1）临证举隅：对便秘的治疗，张元素分辨虚实。便秘属实者，用牛黄散，七星丸或三一承气汤。若症见神疲倦息，腹中作胀、大便秘涩，排解困难、不能饮食、小便清利者，当属脾胃虚弱，兼气滞所致，谓之“胃虚秘”，用厚朴汤治之。《医学启源·六气方治》曰：“凡治脏腑之秘，不可一例治疗，有虚秘，有实秘。有胃实而秘者，能饮食，小便赤，当以麻仁丸、七宝丸之类主之。胃虚而秘者，不能饮食，小便清利，厚朴汤宜之。”厚朴汤[13]重用白术，佐以生姜、大枣以养胃健脾，这是立方主旨，再以半夏、厚朴、枳壳、陈皮调和气机。脾胃健运，气机调和，自能助大肠推荡之力。

（2）枳术丸化裁：张元素养正除积的代表方剂枳术丸，其组方原则，为历代医家所推崇，并广泛应用于临床。许多医家在此方基础上加以化裁创制新方。如李杲《脾胃论》中橘皮枳术丸（枳术丸加橘皮一两），主治老幼元气虚弱，饮食不消，心下痞闷；半夏枳术丸[14]，主治脾胃为冷食所伤；木香干姜枳术丸[15]，主治冷食积滞，脘腹痞胀；木香人参生姜枳术丸[16]，主治脾胃偏虚寒，饮食难消，不思食。《内外伤辨惑论》曲蘖枳术丸（枳术丸加大麦蘖、神曲各一两），主治食伤脾胃，心腹满闷，痞胀不快；木香枳术丸（枳术丸加木香一两），主治饮食积滞，胃纳不开。《医学入门》橘半枳术丸（枳术丸加橘皮、半夏各一两），主治饮食伤脾，停积痰饮，心胸痞闷。《景岳全书》香砂枳术丸（枳术丸加木香、砂仁各五钱），主治气滞停食，胃脘满闷，不思饮食等。

在张元素"养正积自除"治疗思想的启发下，后世医家秉承其说，扶正去积，多有成功经验。如清代名医王九峰阐其说曰："先贤言养正除积，盖为虚弱之辈，非经正治，乃权宜耳"，认为对积聚的治疗，养正除积虽非"坚者削之"的正治法，但正气恢复有益于荡邪除积，特别是对内伤而致积聚者。

结　语

张元素为易水学派的开山，他在继承前人脏腑辨证理论的基础上，结合自己的临床经验，对脏腑辨证及治疗作了系统的理论概括，初步完善了脏腑辨证理论，对中医学的发展做出了贡献。在遣药制方上，其运用《内经》有关药物的理论，结合临床，对常用的 300 多种药物，按脏腑寒热虚实进行了分类概括，制定了用药式，阐述了脏腑用药规律，并发明了药物归经和引经报使的理论。张元素学古不泥古，善于司古方之法而创制新方，拟订了五行生克制方大法，颇具特色。其注重扶养胃气，养正除积的思想，不仅对其弟子李杲的脾胃内伤论及王好古的阴证论的形成产生了重要影响，而且至今仍然具有指导临床的作用。

[注]

[1]《医学启源·五脏六腑除心包络十一脉证法》
[2]《本草纲目·脏腑标本寒热虚实用药式》
[3]《医学启源·用药备旨·制方法》
[4]《医学启源·用药备旨·气味厚薄寒热阴阳升降之图》
[5]《医学启源·用药备旨·去脏腑之火》
[6]《医学启源·用药备旨·各经引用》
[7]《医学启源·用药备旨·五行制方生克法》
[8]《医学启源·四因之病》
[9]《医学启源·三感之病》
[10]《医学启源·用药备旨·药类法象》
[11]《内外伤辨惑论·辨内伤饮食用药所宜禁》
[12]《卫生宝鉴·名方类集》
[13] 厚朴汤：厚朴（三钱锉）、白术（五两）、半夏（二两泡）、枳壳（二两炒）、陈皮（三两）
[14] 半夏枳术丸：半夏、枳实、白术（各二两）
[15] 木香干姜枳术丸：木香（三钱）、干姜（五钱）、枳实（一两）、白术（一两半）
[16] 木香人参生姜枳术丸：木香（三钱）、人参（三钱半）、干生姜（二钱半）、陈皮（四钱）、枳实（一两）、白术（一两半）

思维导图

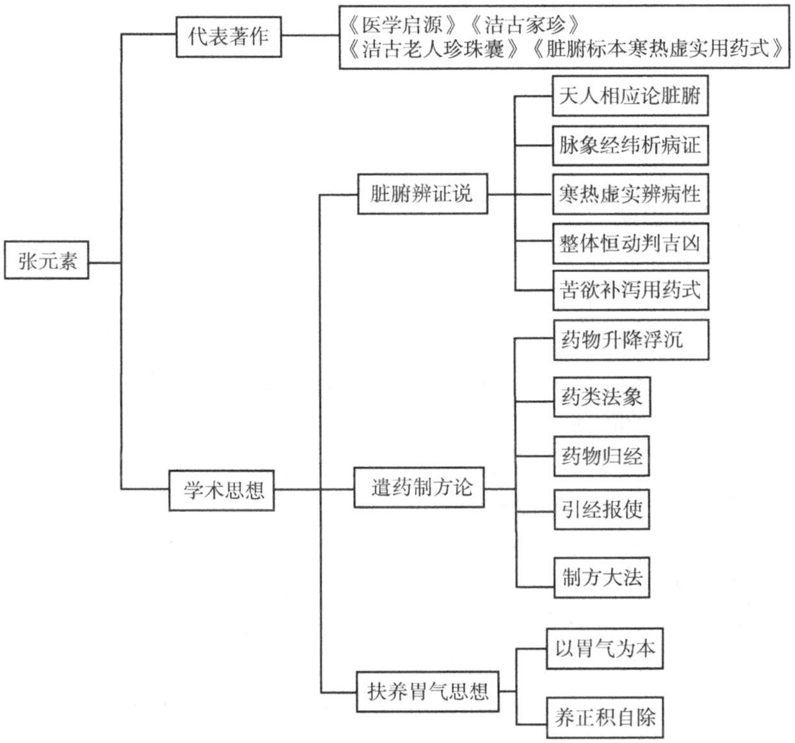

思考题

1. 简述张元素脏腑辨证说的主要内容。
2. 简述张元素遣药制方的主要内容。
3. 试述张元素养正积自除的治疗思想。
4. 简述张元素的枳术丸与仲景枳术汤的区别。

第六节 张 从 正

张从正（约 1156—1228 年），字子和，号戴人，金代睢州考城（今河南省兰考县）人，因久居宛丘（今河南省淮阳县东南）一带，故有“宛丘子和”之称，或径称“宛丘”。《金史·列传·方伎》谓：“张从正……精于医，贯穿《素》《难》之学，其法宗刘守真，用药多寒凉，然起疾救死多取效……古医书有汗下吐法……从正用之最精。”张氏业医 50 余载，鉴于当时医界滥用辛热温补之时弊，提出了“先论攻其邪，邪去而元气自复也”的新见解，善用汗、吐、下三法以攻邪，并积累了丰富的治疗经验，被后世誉为攻邪派的宗师。

张氏著作有《儒门事亲》一书，凡 15 卷。经历代诸贤考证，前 3 卷为张氏手笔，其余各卷多为其口述，再经门人麻知几、常仲明等记录整理补遗而成。《儒门事亲》取意于“非吾儒不能明辨而是正之”。其中，前 3 卷为张氏医论总集，集中反映了其学术思想，4～5 卷论说了 100 个病证的治疗方法，6～8 卷列十一形记载了张氏医案（其中附有个别门人治验），后 9～15 卷则分别收录了杂技九门、撮要图、治病杂论、常用方剂、刘河间三消论、治法心要及世传神效名方等。

一、攻 邪 论

隋唐之后，方士多以长生、房中之术惑众，时风盛行炼丹、服石。迨至金元，虽兵燹连年，热病较多，但医界喜投辛热温补之习未尝改易，以致邪气稽留，为害甚烈。张氏目睹时弊，历陈“病宿伤，服硫黄、姜、附数月，一日丧明”“病嗽，服钟乳粉数年，呕血而殒”[1]等医疗之过，痛斥庸工“纯补其虚，不敢治其实，举世皆曰平稳，误人而不见其迹”造成的危害。张氏攻邪理论之确立，源于《内经》，基于实践。攻邪已病是张氏学术思想的核心。

1. 病由邪生，攻邪已病 张氏论病，首重邪气，认为“夫病之一物，非人身素有之，或自外而入，或由内而生，皆邪气也”[2]，指出人体患病皆因非人身所素有的邪气所致，并将邪气分为三类：天邪（天之六气，风暑火湿燥寒）、地邪（地之六气，雾露雨雹冰泥）、人邪（人之六味，酸苦甘辛咸淡）。由于邪气的性质不同，因此所中人体的病位亦各相有别，“天邪发病，多在乎上；地邪发病，多在乎下；人邪发病，多在乎中。此为发病之三也”[2]。另外，尚有喜怒不节及药邪为病。尽管病邪有内外之分，但“邪之中人，轻则传久而自尽，颇甚则传久而难已，更甚则暴死”，因此治疗之首务当为攻邪，“速攻之可也，速去之可也”。

张氏指出由于天、地、人三邪侵犯的部位不同，攻邪之法亦当有别，即邪气“处之者三，出之者亦三也。诸风寒之邪，结搏皮肤之间，藏于经络之内，留而不去，或发疼痛走注，麻痹不仁及四肢肿痒拘挛，可汗而出之。风痰宿食，在膈或上脘，可涌而出之。寒湿固冷，热客下焦，在下之病，可泄而出之”[2]。如此，根据病变部位及具体症状的不同，因势利导，就近祛邪，采用汗、吐、下三法予以攻邪。

张氏极力反对社会上盛行的唯补为用的风气，指出医者不加辨证，一味“先固其元气，元气实，邪自去”的错误认识，告诫大家“若先论固其元气，以补剂补之，真气未胜而邪已交驰横骛不可制矣……有邪积之人而议补者，皆鲧湮洪水之徒也”[2]。

2. 攻邪三法 张从正运用汗、吐、下三法攻除病邪的理论依据源于《内经》《伤寒论》，如《素问·阴阳应象大论》说：“因其轻而扬之，因其重而减之……其高者因而越之，其下者引而竭之。中满者泻之于内，其有邪者渍形以为汗，其在皮者汗而发之……其实者散而泻之。”因此，张氏强调汗、吐、下三法的运用，曾说：“圣人只有三法，无第四法也”“世人欲论治大病，舍汗、下、吐三法，其余何足言哉”。张氏于临证中对三法的运用积累了丰富的经验，自述：“所论之法，识练日久，至精至熟，有得无失，所以敢为来者言”[2]；并以“三法兼众法”，综合运用多种手段攻邪。

（1）汗法：张氏指出：“凡解表者，皆汗法也。”除了辛散解表的内服药物外，如灸、蒸、熏、渫、洗、熨、烙、针刺、砭射、导引、按摩等，凡引病邪从表而解的方法，皆属汗法。

1）适用范围：凡风、寒、暑、湿等邪气在表的诸证；以及目暴赤肿痛、羞明隐涩、喉痹急症、头风疼痛、少年发白早落、腰脊牵强、阴囊燥痒、飧泄、狂病、酒病等病证。如张氏指出“风寒暑湿之气，入于皮肤之间而未深”“飧泄不止，日夜无度，完谷下出”“破伤风搐，牙关紧急，角弓反张”“小儿之病，惊风搐搦，涎潮热郁”“风寒湿痹，腰脚沉重浮肿，夜则痛甚”等皆宜用汗法，或与吐法、下法联合使用。

2）具体应用：张氏强调应用汗法当首重辨证，“辨阴阳，别表里，定虚实，然后汗之，随治随应”。其所用方药，范围很广。张氏指出发汗之品非囿于辛温之剂，“世俗只知惟温热者为汗药，岂知寒凉者亦能汗也”“外热内寒宜辛温，外寒内热宜辛凉”，并对辛温、辛凉之剂的运用，从地域、季节、体质、强弱、禀性、脉象等方面进行详细的鉴别。具体包括辛热解表的麻黄汤、桂枝汤等；辛温解表的败毒散、升麻汤、葛根汤、解肌汤等；苦寒解表的大柴胡汤、小柴胡汤、柴胡饮子等；辛凉解表的防风通圣散、双解散等。张氏同时将荆芥、白芷、薄荷、浮萍等 40 味药，按性味归入辛温、辛热、辛甘、辛凉等范围，审证运用，为后世医家处方用药开拓了思路。

张氏私淑于刘河间，故尤善用刘氏的辛凉之剂解表发汗，自谓："予用此药四十余年，解利伤寒、温热、中暑、伏热，莫知其数。"其在投辛凉之剂时，又常配以钗股于喉中探引，助其腠理开发，促使汗出。汗法不仅用在表证，若飧泄不止，日夜无度，或见脉浮大而长，身表热者，可用桂枝麻黄汤；惊风搐搦、涎潮热郁可用瓜蒂散先涌出风痰，再投以通经散解之；若风寒湿痹，腰脚沉重，可先服导水丸（大黄、黄芩、滑石、黑牵牛），继用发汗之剂。

基于血汗同源之理，张氏将刺法、灸法、烙法和砭射法等也归入汗法，并以砭射法最为常用。砭射法是以砭石或鲱针放血，使邪气向外发散的出血疗法。张氏认为："出血与发汗，名虽异而实同"，并指出出血疗法能治发汗所不能及的某些疾病，特别是血热壅盛于上部所致目暴赤肿、舌肿、咽肿喉痹、头风、头痛、年少发白早落等病。如其对目赤肿痛的治疗，除用咸寒药物行吐下治疗，可辅以刺血神庭、上星、囟会、前顶、百会、攒竹、丝竹空上兼眉际，也可用草茎弹鼻两孔内出血，"血之翳者，可使立退；痛者，可使立已；昧者，可使立明；肿者，可使立消"[3]；又有治背项部痤疖，他认为："太阳血有余也。先令涌泄之，次于委中以鲱针出紫血，病更不复作也"[4]。张氏解释说："《内经》云：'血实者宜决之'。决者，破气血也。"所谓血实，即血热壅盛为病。张氏说："大抵治喉痹，用针出血，最为上策……《内经》：'火郁发之'。发，谓发汗。然咽喉中岂能发汗？故出血者乃发汗之一端也"[5]。张氏临证使用出血疗法经验丰富，强调应针对经络气血的病理变化选取不同的治疗部位，重于辨证施治。张氏在操作中多选用鲱针，并具有针刺次数多、出血量大等特点。如《儒门事亲》记载了出血疗法治疗相关病案 19 例，选用鲱针放血疗病 10 例，且有"乱刺数十针""各刺数百针""日砭八九次，血出约一二盏，如此者三次""出血如泉，约二升许"等记载。这些治疗经验为后世运用出血疗法奠定了基础。

张氏使用汗法还包括熏、蒸、渫、洗等辅助理疗手段。熏，即熏渍局部使汗出。蒸，即以药物煎汤，"置于床下，气如烟雾"而蒸之。渫，同泄，即疏通发泄法。洗，即沐浴法，如张氏治小儿通身浮肿，小便不通，内服五苓散加灯心草，更于不透风处浴之，汗出则肿消。此外，尚有导引、按摩发汗法。"导引而汗者，华元化之虎、鹿、熊、猴、鸟五禽之戏，使汗出如傅粉，百疾皆愈"[6]。如解利伤寒，有导引一法，"先教病人盘脚而坐，次用两手交十指，攀脑后风池，风府，二穴乃是风门也；向前叩首，几至于地，如此连点一百二十数；急以葱醋粥、辛辣汤投之，汗出立解"。

3）注意事项：张氏指出在使用汗法时，汗出程度以"周身漐漐然，不欲如水淋漓，欲令手足俱周遍，汗出一、二时为佳。若汗暴出，邪气多不出，则当重发汗，则使人亡阳"。发汗疗法当"中病则止，不必尽剂"[6]。汗后要注意饮食调摄和生活护理，如"大汗之后，禁杂食嗜欲，忧思劳作"。针对出血疗法，张氏还强调当辨经络气血之多少，凡肝肾不足、气血不足者禁刺，如指出："刺太阳、阳明出血，则目愈明；刺少阳出血，则目愈昏""雀目不能夜视及内障，暴怒大忧之所致也。皆肝主目，血少，禁出血，止宜补肝养肾"。另外，后顶、强间、脑户、风府及小儿囟会不可轻刺。刺血之后应禁忌辛辣生冷之物及忧忿劳力之事。上述都是他集萃前人经验并获效于临床的总结概述。

（2）吐法：氏指出："凡上行者，皆吐法也。"诸如引涎、漉涎、嚏气、追泪等，凡使邪气上行涌而出之的方法，皆吐法也。

吐法源于《内经》，其后《伤寒论》的瓜蒂散、《本事方》的稀涎散、《万全方》的郁金散、《普济方》的吐风散、《总录方》的常山散等均为吐法而设。但由于吐法其势较剧，吐之不当则易变生他病，以至于“吐者，人之所畏，且顺而下之，尚犹不乐，况逆而上之，不悦者多矣”，吐法逐渐被世人“弃为闲物”。但张氏讲到：“曾见病之在上者，诸医尽其技而不效。余反思之，投以涌剂，少少用之，颇获征应。既久，乃广访多求，渐臻精妙。过则能止，少则能加。一吐之中，变态无穷。屡用屡验，以至不疑。”张氏强调：如病邪“自胸以上，大满大实，病如胶粥，微丸微散，皆儿戏也。非吐，病安能出”[7,8]，强调了吐法不可或缺的重要性。

1）适应范围：张氏指出：“凡在上者，皆宜吐之。”痰饮、宿食、酒积等在膈或上脘所致的大满大实之证宜吐；伤寒或杂病中的某些头痛，痰饮病胁肋刺痛、眩晕、恶心，风痰所致风痫、风搐、牙关紧闭、不省人事，或热在膈上所致头目不清、两目赤肿、口疮、牙痛，风寒湿三气所致手足麻痹、肌肉不仁等四十余症，皆宜吐之。

2）具体应用：张氏临证使用吐法有催吐、探吐、鼻饲、取嚏、催泪五种。催吐常用方剂有三圣散、独圣散、茶调散、郁金散等。如治“诸痰在膈上，头目不能清利，涕唾稠黏，或咳嗽喘满”，用独圣散吐其痰浊，使上焦之气得开，肺气得降，诸气行而不郁。若因沉积水气，胁肋刺痛，投郁金散可驱水湿之邪自上而出。吐后，上焦之气开，肺得宣降，水道通调，小便通利，水湿之邪又可从下而出。沙石淋“此乙木之病，非小肠与肾也。木为所抑，火来乘之，故热在脬中”，治疗上“木郁达之”，用瓜蒂散涌吐以达疏肝行气、清热之功，此实为疏肝理气的又一门径。若“伤寒三下不通，不可再攻，便当涌之”，用瓜蒂散吐之，上焦之气开，下焦自得通也，此为攻下之又一法也。常用催吐药物有栀子、黄连、苦参、大黄、黄芩、郁金、藜芦、远志等三十六味，“各对证擢而用之”。同时，张氏善于辅以撩痰法，即用钗股、鸡羽等物理方法压触、刺激咽部诱导呕吐，“以钗股、鸡羽探引不出，以齑投之；投之不吐，再投之；且投且探，无不出者”。

鼻饲法主要用于中风牙关紧闭、不省人事或风痫抽搐之时，常投三圣散使其痰化窍开，神志苏醒。取嚏及催泪主要用于眼目之疾，如两目红肿，用不卧散研末塞鼻取嚏；治眼外障，把锭子眼药纳入目中，待药化泪出为效。

此外，吐法常和下法相兼而用，一般为先吐后下。如治阳夏张主薄妻之肥气，先以瓜蒂散吐鱼腥胶涎一二缶，继用通经九、舟车丸下之。又如治失眠，心下闷硬，先涌胶痰一二升，又下脓血数升而愈；并指出吐法转归有四：顿快、轻快、反闭闷、反发热。前两者为病邪已解；反闭闷为邪未尽，可再吐；反发热者为上邪已去，下邪犹存，故当继之攻下。由此可见张氏吐法有行有止，有常有变，立法十分严谨。

3）注意事项：张氏用吐法甚为审慎，强调：“性行刚暴，好怒喜淫之人，不可吐；左右多嘈杂之言，不可吐；病患颇读医书，实非深解者，不可吐；主病者不能辨邪正之说，不可吐；病人无正性，妄言妄从，反复不定者，不可吐；病势巇危，老弱气衰者，不可吐；自吐不止，亡阳血虚者，不可吐；诸吐血、呕血、咯血、衄血、嗽血、崩血、失血者，皆不可吐。”使用吐法应先予小剂，不效则逐渐增量，或配合钗股、鸡羽、齑汁等撩痰催吐。体质壮实者，可一吐而安；体弱者可小量多次轻吐；吐不尽者，可隔数日再吐。“涌吐之药，或丸或散，中病则止，不必尽剂，过则伤人。”吐后应注意避免饱食、房事或情志刺激。若吐后口渴、眩晕者，可进凉水、瓜果等冷物，不必服药。若呕吐不止，则当根据药物和患者体质的不同，进行解救。如因于藜芦的，可用葱白汤解；因于瓜蒂或其他草木药者，可用麝香解；因于矿石类药物者，可用甘草、贯众解。体虚，用理中汤；气逆者，宜服大黄甘草汤，随证治之。

（3）下法：张氏指出："凡下行者，皆下法也。"其在前人药物泻下治疗的基础上更加发挥，认为："催生、下乳、磨积、逐水、破经、泄气，凡下行者皆下法也"[9]。即引邪气下行的治法统归于下法。

1）适用范围：张氏指出："夫下与吐一理也，但病有上下，故用药有逆顺耳。"即病邪在下者，可泄而出之。张氏认为攻下法尤其适用于脾胃积滞方面的病证，具体如"宿食在胃脘""积聚陈莝于中，留结寒热于内""寒湿痼冷，热客下焦""目黄、九疸、食劳，皆属脾土，可下之"。此外，腰胯沉痛、落马坠井、打扑闪肭损折、汤沃火烧、车碾大伤、肿发焮痛及杖疮等疾患也可用下法。

2）具体应用：张氏运用攻下法时，常辨邪气或热壅、寒凝、水聚、痰结、血瘀，再而针对病机分别投以寒下、温下、峻下、缓下之剂，其中尤以寒凉之剂为多。如治外感四时不正之气，邪入胃腑所致便秘、谵语、脉实则投以调胃承气及大、小承气汤；若肠中燥垢，则用导水丸；若三焦闭塞，水道不行，则以八正散、石苇散清利；若积热郁于内所致漱血，以调胃承气加当归服之，不效，可投以舟车丸。足痿，投舟车丸、浚川散大下，因"诸痿独取阳明"，阳明者，胃与大肠也，荡涤肠胃积热，则痿得愈。停饮肿满，轻则用五苓散分利水道，重则用三花神佑丸。寒湿痹痛，先以苦剂涌之，次以舟车丸、浚川散下之。妇人"月事沉滞，数月不行，急宜服桃仁承气汤加当归"。赤白带下，可服导水丸、禹功散。若疮疱外伤，毒邪入里，可服木香槟榔丸等。张氏还对三十味常用攻下药的性味、主治进行了辨析，指出牵牛、大戟、芫花、皂角、瓜蒂等有小毒，巴豆、甘遂等大毒，应当慎用。在药物使用上，他痛斥"庸人畏大黄而不畏巴豆，粗工喜巴豆而不喜大黄"之陋习，指出巴豆即使"去油匮之蜡，犹能下后使人津液涸竭，留毒不去，胸热口燥，他病转生"；而大黄虽然苦寒，却有"通利九窍，利大小便，除五脏六腑积滞之功"[9]。

3）注意事项：张氏运用下法，主张重视病情的轻重缓急。他指出："急则用汤，缓则用丸，或以汤送丸，量病之微甚，中病即止，不必尽剂，过而生愆"；沉积多年羸劣者、虚中积聚者，不可下之过急，同时应注意与他法配合使用。另外，他还指出下法应忌用于洞泄寒中、伤寒脉浮、表里俱虚、心下痞满、四肢厥冷、小儿慢惊、十二经败甚等阳衰阴盛、气血不足之人。

二、补　益　观

张从正因创立"攻邪论"，用药主"攻"，为人所共知，故不少人以其用药偏颇而妄加指斥。然而，张氏对补法的认识及运用亦有很多独到之处，诚如王孟英说："亘古以来，善治病者，莫如子和先生，不仅以汗、吐、下三法独擅千古也。"

1. 损有余即补不足　张氏认为"《经》云'虚则补其母，实则泻其子者'，此欲权衡之得平也"[1]。人身以气血流通为贵，若"积聚陈莝于中，留结寒热于内"，用其下法荡其邪积，虽曰攻邪实则为补，因"陈莝去而肠胃洁，癥瘕尽而荣卫昌，不补之中有真补存焉"。故治疗"取其气偏胜者，其不胜自平矣……损有余乃所以补其不足也"。张氏这种以泻为补，以通为补，寓补于攻的治疗原则，体现于其对人体发病的正、邪关系的辨证认识，也是对《内经》补泻理论的又一发展。

2. 反对滥用补法，提倡食疗养生 张氏针对当时人们对补法补药的迷信，指出："盖议者尝知补之为利，而不知为害也。"补药依其功效虽有黄芪、人参之平补；附子、硫黄之峻补；官桂、豆蔻之温补；天冬、五加皮之寒补；巴戟、肉苁蓉之筋力之补；海马、起石、丹砂之房室之补，但"施之治病，非徒功效疏阔，至其害不可胜言者"。若邪未去而言补，补则助邪留寇，如"停饮之人不可补，补则痞闷转增。脚重之人不可补，补则胫膝转重"。即使邪去以后，也不可轻易温补，如伤寒热病下之后，若以温辛之药补之，热当复作，甚或不救。又如泄血，血止之后，若温补之，血复热，小溲不利，或变水肿等。

张氏虽然反对滥用补法，但并非废补法不用，张氏直言："不虚者强补，不实者强攻，此自是庸工不识虚实之罪也。岂有虚者不可补，实者不可泻之理哉。五实证，汗下吐三法俱行更快。五虚证，一补足矣"[10]。在补益与攻邪的关系上，张氏仍然强调纵然有该补之证，也应以攻药居其先。如张氏治息城酒盐赵进道之腰痛，先以通经散下五、七行，次用无比山药丸补之；又如治妇人月事沉滞不行，首投桃仁承气汤加当归下之，次用四物汤调补等。此与明清医家张景岳、高鼓峰强调扶正以托邪外出是鲜明的对比。按疾病发展的常规，多见由实致虚，治多先攻后补，若早补误补易致闭门留寇，使邪气嚣张蔓延，病情加重，或邪气胶结，缠绵难愈。张氏认为唯有虚劳之人，且无邪无积方可议补。

至于养生，张氏认为药补不如食补，提出"养生当论食补，治病当论药攻"的观点。张氏指出："凡药有毒也，非止大毒、小毒谓之毒，虽甘草、苦参，不可不谓之毒，久服必有偏胜。气增而久，夭之由也。"莫若"以五谷养之，五果助之，五畜益之，五菜充之，相五脏所宜，毋使偏倾可也"。以药先攻，以食善后，善始善终，在《儒门事亲》收录的医案中数见不鲜。

三、情志疗法

张从正在《内经》情志为病相关理论的指导下，对情志病的治疗具有独特的见解与发挥。其对《内经》"惊者平之"的理解与运用，采用的以情胜情疗法等，丰富了情志疗法的理论与实践。

在病因病机方面，张氏提出："百病皆生于气，遂有九气不同之说""所谓九者，怒、喜、悲、恐、寒、暑、惊、思、劳也"。张氏指出："五志""七情"过极会导致脏腑功能紊乱，气机失调，进而发病，如煎厥、薄厥、躁扰狂越、痴痫、不眠、昏瞀、瞑视、暴盲、耳暴闭、筋挛、笑不休、嗜卧、不嗜食、僵仆、暴喑等。

在治疗上，张氏依据不同的心理病因、患者性格差异、体质强弱及症状等，不囿于汗、吐、下三法，而是在《内经》情志五行相胜理论的启示下，巧妙地运用以情胜情等情志相制理论，施用于临床。如他依据《素问·五运行大论》"怒伤肝，悲胜怒。喜伤心，恐胜喜。思伤脾，怒胜思。忧伤肺，喜胜忧。恐伤肾，思胜恐"的五行相制理论，指出："悲可以治怒，以怆恻苦楚之言感之。喜可以治悲，以谑浪亵狎之言娱之。恐可以胜喜，以恐惧死亡之言怖之。怒可以治思，以污辱欺罔之言触之。思可以治恐，以虑彼志此之言夺之。"[11]如治息城司侯因悲伤过度而致心痛，渐至心下结块，大如覆杯，且大痛不止，屡经用药不效，张氏以"喜胜悲"，假借巫者的惯技，杂以狂言以谑，引得患者大笑不止，一二日而心下结散。

张氏治疗情志病的方法亦灵活多变。其治因惊所致的恐惧症则采取了从治之法。有卫德新之妻因夜值盗劫人烧舍，惊坠床下，其后“每闻有声响，则惊倒不知人”。张从正思考再三，乃命两侍女将患者两手按在高椅上，在其面前置一竹几，用木棍反复敲击。病妇开始听到敲击声胆战心惊，连续敲击后，便习以为常。张氏语：“《内经》云：‘惊者平之。’平，谓平常也。夫惊以其忽然而遇之也，使习见习闻，则不惊矣”[11]。

结　语

张从正近宗河间之学，远绍《内经》及仲景学说，针对宋金时期滥用温补之风，独树一帜地以“攻邪”立论，具有革新精神。他的“病由邪生，攻邪已病”论、以攻为补论、养生食补论、重视气血流通观等，对丰富和发展祖国医学的病因学、治则理论等做出了卓越的贡献，对后世医学的发展产生了极其深远的影响。张氏对攻与补关系的认识，辨证地揭示了寓补于攻，“邪去而元气自复”的道理。其对汗、吐、下三法的独特应用，扩大了三法的治疗范围，完善了三法的治病理论，在临床上具有很高的实用价值。张氏强调综合治疗，娴熟于针刺疗法。在情志疾病治疗方面，张氏注重人与环境的整体关系，治疗上除了药物治疗，采用以情胜情疗法颇具特色，为中医心理学的临床治疗奠定了基础。

但是，我们也应看到，张氏对扶正与祛邪关系的认识失之全面。张氏不主张药补，只强调食补，并认为汗、吐、下三法可兼众法，未免以偏概全。祛邪固然重要，而扶正亦是重要的治疗手段。因此，除对“脉脱下虚，无邪无积之人”施补之外，对于正虚邪滞之证，亦应攻补兼施、辨证施治。

[注]

[1]《儒门事亲·推原补法利害非轻说》
[2]《儒门事亲·汗吐下三法该尽治病诠》
[3]《儒门事亲·目疾头风出血最急说》
[4]《儒门事亲·热形》
[5]《儒门事亲·喉舌缓急砭药不同解》
[6]《儒门事亲·凡在表者皆可汗式》
[7]《儒门事亲·解利伤寒》
[8]《儒门事亲·凡在上者皆可吐式》
[9]《儒门事亲·凡在下者皆可下式》
[10]《儒门事亲·五虚五实攻补悬绝法》
[11]《儒门事亲·九气感疾更相为治衍》

思维导图

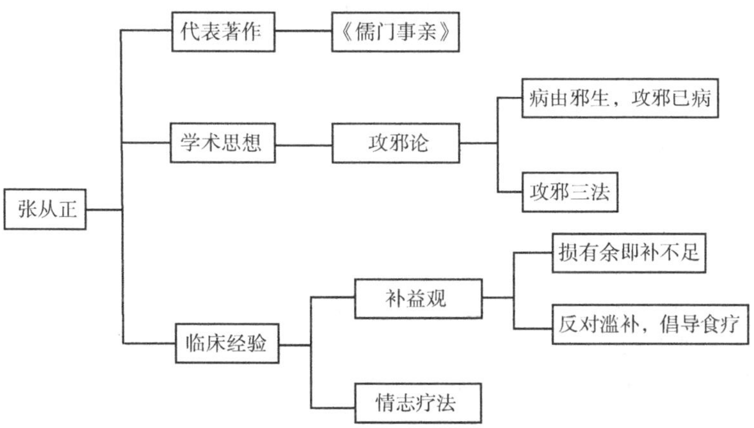

思考题

1. 简述张从正汗吐下三法的含义及适应范围。
2. 简述张从正汗吐下三法运用的注意事项。
3. 简述张从正情志相胜疗法的内容与应用价值。
4. 试述张从正的补益观。

第七节 李 杲

李杲（1180—1251年），字明之，晚号东垣老人，宋金时真定（今河北正定县）人。李氏出身富豪之家，幼学儒亦爱好医药，后因其母患病，遍延诸医，杂药乱投，至死竟不知何证。李氏痛悔不知医，于是以千金为贽，从学于易州人张元素，尽得其传而多发挥。李氏所处时代正值金元混战，1232年因避元兵围汴梁，辗转聊城、东平等地，于1244年回归故里。期间人民疲于奔命，恐惧忧伤，饥困劳役，致脾胃损伤。而时医执古不化，或滥用《局方》温燥，或不善师仲景、河间，妄用发表、寒凉，重损胃气。李氏依据环境，针对时弊，在张元素脏腑辨证思想的启示下，精研《内经》《难经》《伤寒论》经典医著，汲取仲景、钱乙等前辈医家经验，结合自己的临床实践，提出“内伤脾胃，百病由生”的著名论点，创立脾胃学说，誉为补土派的代表，故明代王纶《明医杂著》有“外感法仲景，内伤法东垣”之说。

李杲学验俱丰，既精于内伤，又长于伤寒、痈疽、眼目病。平生著作颇多，鼎足而立的代表作有《脾胃论》《内外伤辨惑论》和《兰室秘藏》。《内外伤辨惑论》刊于1247年，3卷，26论。书中主要论述内伤和外感两大类病的病因、症状、脉象等方面的辨识及内伤病的证治经验，析理精微，处方切用。《脾胃论》撰于1249年，3卷，36篇，列方63首。卷上博引《内经》论脾胃之文，作为立论依据，强调“人以胃气为本”，阐述了脾胃胜衰对其他脏腑的影响，指出内伤疾病的产生缘于脾胃虚衰，并创补脾胃泻阴火升阳汤等方；卷中列述脾胃病诸证方治，首先提出饮食劳倦所伤始为热中论，创甘温除热之名方补中益气汤，依次论述脾胃虚弱随时为病随病制方；卷下立有脾胃虚则九窍不通论，胃虚脏腑经络皆无所受而俱病论等，有论有方，有验案。《兰室秘藏》刊于1276年，3卷，分21门，是李杲逝世20年后，罗天益整理遗稿而成，包括内、外、妇、儿临证各科。每门之下，先设总论，然后辨证处方，所论皆穷其旨要，所附皆效验之方。书名“兰室”，取《素问·灵兰秘典论》“藏灵兰之室”一语，表示所论有珍藏的价值。

李杲生活严谨，行为敦厚，令人敬重。据《元史》记载，东垣“品性高謇，少所降屈”，当时士大夫之流非危机之病不敢求治，李杲却对劳苦百姓饥饱劳役过度所伤的疾病十分关注，且“恐山野间卒无医者，何以诊候？”继元素之学，加以阐扬发展，让居住“穷乡僻壤”的平民百姓得到救治。李杲《内外伤辨惑论》自序中说：“使天下之人不致夭折，……精力衰耗，书成而死，不愈于无益而生乎！”读其序如见其人，一位医德高尚的长者俨然就在眼前，令人肃然起敬，感慨不已，乃“卓然医家大宗”。

一、脾 胃 论

《内经》有关于脾胃主水谷精微运化，主肌肉，为血气化生之源等论述；《伤寒杂病论》有“实则阳明，虚则太阴”“保胃气，存津液”“四季脾旺不受邪”的记载；钱乙提出小儿脾胃柔弱忌用攻下，创益黄散、白术散、异功散等顾护脾胃；张元素阐发脏腑辨证，尤重脾胃，变仲景枳术汤为枳术丸以补养脾胃。李氏尊前贤宗旨，承诸家之说，深入探讨脾胃生理功能，阐发脾胃内伤病的病因病机、辨治方法及用药经验，使脾胃学说渐成体系。

1. 脾胃是元气之本　李杲认为，脾胃与元气有密切关系。他说："真气又名元气，乃先身生之精气也，非胃气不能滋之。胃气者，谷气也、营气也、运气也、生气也、清气也、卫气也、阳气也；又天气、人气、地气，乃三焦之气，分而言之则异，其实一也，不当作异名异论而观之"[1]。又说："夫元气、谷气、营气、卫气、生发诸阳之气，此数者，皆饮食入胃上行，胃气之异名，其实一也"[2]。这样，李氏发挥的元气就概括了真气、胃气、谷气、卫气、荣气、运气、生气、清气、阳气、三焦之气等十多个名称。即分之可以成为各自不同的诸气，发挥各种各样的生理功能，而归根到底，则都出于元气。元气之来，一是先于身生的精气，一是后天胃气的滋养。胃气即是水谷之气。水谷入胃，变化精微，行于经，入于脉，水精四布，五经并行，就表现为营气、卫气、清气、阳气等。所以李氏又说："元气之充足，皆由脾胃之气无所伤，而后能滋养元气。"反之，"脾胃之气既伤，而元气也不能充，而诸病之所由生也"[3]。

2. 脾胃为升降枢纽　李杲认为，自然界一切事物都是时刻运动着的，其运动形式主要表现为升降浮沉的变化，而这种变化决定了"天地阴阳生杀之理"。例如，一年四季，以春为首，春夏地气升浮而生长，万物由萌芽而繁茂，时至秋冬，则天气沉降而杀藏，万物斯凋落而收藏。这一年之气的升降，唯长夏土气居于中央，为四时变化升降的枢纽。以人体而言，《脾胃论·天地阴阳生杀之理在升降浮沉之间论》载："盖胃为水谷之海，饮食入胃，而精气先输脾归肺，上行春夏之令，以滋养周身，乃清气为天者也；升已而下输膀胱，行秋冬之令，为传化糟粕，转味而出，乃浊阴为地者也。"《脾胃论·阴阳寿夭论》又云："地气者，人之脾胃也，脾主五脏之气；肾主五脏之精，皆上奉于天，二者具主生化之奉升浮，是知春生夏长皆从胃中出也。"

假使脾胃受到损伤，将影响到精气的升降，出现两种不同的病变，即"或下泄而久不能升，是有秋冬而无春夏，乃生长之用，陷于殒杀之气，而百病皆起，或久升而不降，亦病焉"[4]。李氏在论述脾胃之气上升的同时，还特别重视胆气的升发作用，谓："岁以春为首""履端于始，序则不愆"。他说："胆者，少阳春升之气，春气升则万物化安，故胆气春升，则余脏从之"[5]。并认为"人之饮食入胃，营气上升，即少阳甲胆之气也"[6]。

人体精气升而复降，降而复升，是正常的生理现象。不过，李氏在升降问题上侧重于升发的一面，善用升麻、柴胡；但并非忽视潜降，在他看来，整个精气升降的过程中，脾气的升发是居于主导地位的，有升然后才有降。如果没有脾气上升，则水谷精气无从化生气血，更谈不上精气的正常升降运行。

二、内　伤　论

1. 脾胃内伤的病因　李杲重视脾胃，认为脾胃乃元气之本，为精气升降之枢纽，若脾胃损伤将引起元气不足、升降失常，而致诸种疾病发生。他明确指出"脾胃之气既伤，而元气亦不能充，而诸病之所由生也"[3]；进一步将内伤病的致病因素归纳为以下三个方面：

（1）饮食不节：《脾胃论·脾胃胜衰论》指出"饮食不节则胃病，胃病则气短、精神少而生大热，有时而显火上行，独燎其面。《黄帝针经》云：'面热者，足阳明病'。胃既病，则脾无所禀受……故亦从而病焉"。

（2）劳役过度：《脾胃论·脾胃胜衰论》记述“形体劳役则脾病，病脾则怠惰嗜卧，四肢不收，大便泄泻。脾既病，则其胃不能独行津液，故亦从而病焉”。

（3）七情所伤：《脾胃论·脾胃虚实传变论》强调“因喜怒忧恐，损耗元气，资助心火，火与元气不两立，火胜则乘其土位，此所以病也”。七情五志扰动心神，而致心火亢盛，火盛则耗伤元气。因此，长期的情志波动，即成为内伤病产生的重要原因。

李杲还特别指出，内伤病的形成常常是上述三方面因素综合作用的结果。其《脾胃论·阴病治阳阳病治阴》云：“皆先由喜怒悲忧恐，为五贼所伤，而后胃气不行，劳役饮食不节继之，则元气乃伤。”这不仅概括地说明了内伤病形成的整个原因，而且亦突出了精神因素在发病中的先导作用。

2. 脾胃内伤的病机 李杲论内伤病机也是围绕着脾胃立论，并提出“内伤脾胃，百病由生”的观点，认为其关键在于脾胃损伤而致元气不充，具体论述，可归纳为以下两个方面：

（1）气火失调：李氏认为内伤病的病理变化，在于气与火的对立统一关系失调。他曾指出“火之与气，势不两立，故《内经》曰：壮火食气，气食少火；少火生气，壮火散气”[7]。阴火愈炽，元气愈被伤耗。因此李氏称这种阴火是“元气之贼”。实际上就是阴火与元气是相互对立的，元气充沛，则阴火戢敛，而发挥正常的生理作用，这就是“气食少火，少火生气”的对立统一；元气不足则阴火上冲而发生热中证，这是“少火生气”的对立统一受到破坏，即所谓“壮火散气，壮火食气”的结果。故《脾胃论·饮食劳倦所伤始为热中论》云：“元气不足而心火独盛，心火者，阴火也，起于下焦，其系系于心。心不主令，相火代之。相火，下焦包络之火，元气之贼也。火与元气不两立，一胜则一负。”又云：“脾胃气虚，则下流于肾，阴火得以乘其土位。”或因“劳役动作，肾间阴火沸腾”，而阴火上冲，从而产生“气高而喘，身热而烦，脉洪大而头痛，或渴不止”[5]的内伤热中证。

（2）升降失常：脾胃居于中焦，是精气升降运动的枢纽，升则上输于心肺，降则下归于肝肾，因而只有脾胃健运，才能维持“清阳出上窍，浊阴出下窍；清阳发腠理，浊阴走五脏；清阳实四肢，浊阴归六腑”的正常升降运动。若脾胃气虚，升降失常，则内而五脏六腑，外而四肢九窍，都会发生种种病变。内伤病既然都有脾胃气虚，所以升降失常也就成为内伤病变的主要关键。脾胃不足，清气不能上升，则可见头痛耳鸣，九窍不利，耳目口鼻俱为之病。故《脾胃论·脾胃虚则九窍不通论》云：“脾胃既为阴火所乘，谷气闭塞而下流，即清气不升，九窍为之不利。”《兰室秘藏·内障眼论》载：“元气不行，胃气下流，胸中三焦之火及心火乘于肺，上入脑灼髓，火主散溢，瞳子开大。”如清浊升降失常，气机逆乱，噎塞迫逆于咽喉胸膈之间为痞膈，痞塞于脘腹之间为中满等；《脾胃论·长夏湿热胃困尤甚用清暑益气汤论》云：“脾胃既虚，不能升浮……是清气不升，浊气不降，清浊相干，乱于胸中，使周身血逆行而乱。”如中虚气陷，气化不行，则见或渴，或小便闭涩，赤黄而少等；或中气虚弱，不能升举，则见久泄久痢，脱肛不收等；或中气下陷，传于肝肾，发为痿厥等。

另外，尚有饮食自倍，肠胃乃伤，或者脾胃素弱，食不运化的，则又成为不能降浊之病，症见脘腹痞满，泛泛欲吐，恶食乏味，或为飧泄，或为肠澼等。至于饮食劳倦所伤，始为“热中”之病，所出现之恶寒发热证，也与升降失常有关。李氏认为“饮食入胃，其荣气上行以输于心肺，以滋养上焦之皮肤腠理之元气也”。如若荣气不升反而下降，就会导致“心肺无所禀受，皮肤间无阳，失其荣卫之外护，故阳分皮毛之间虚弱，但见风见寒，或居阴寒无日处，便恶之也”[8]，这就是造成内伤病恶寒的病机。至于内伤病的发热，乃由于“肾间受脾胃下流之湿气，闭塞其下，致阴火上冲，作蒸蒸而躁热，上彻头顶，旁彻皮毛，浑身躁热作，须待袒衣露居，近寒凉处即已”[8]。总之，脾胃气虚而升降失常可以发生许多病证，故李氏对此颇为重视。特从一上一下，一升一降两个方面，提出“肺之脾胃虚”及“肾之脾胃虚”两大问题来加以阐发，对后世有关脾胃的理论研究及临床实践均具有重要的参考价值。

3. 脾胃内伤的治疗　李杲论脾胃内伤的病机主要在于气火失调、升降失常，气火失调之根本在于脾胃元气之不足，升降失常的主要方面在于阳气之升发。内伤热中证系由中气不足，清阳不升，湿浊下流而致阴火上乘，在治疗上即重视补脾胃升清阳，阳气得升，阴火敛降，其热自退。重用升阳，同时亦兼顾苦寒泻火或解表散火，李氏认为泻火散火的目的也是为了保护元气，为升发脾胃阳气创造有利条件。因此，对脾胃内伤的治疗，李氏主张益气泻火，升清降浊。

（1）益气泻火：李氏认为，治疗脾胃内伤，气火失调，内伤热中证，“惟当以辛甘温之剂，补其中而升其阳，甘寒以泻其火则愈矣”[9]。具体治疗方法，依其著作所述大体归纳为以下三类：

1）益气泻火，两者并重：脾胃气虚，阴火内盛，壮火食气；脾胃愈虚，阴火愈旺，元气愈伤，两者一盛则一衰。此时不补脾胃元气，无以制约阴火；不泻阴火，阴火更耗元气，因此治疗时，应益气与泻火并用。其代表方剂如补脾胃泻阴火升阳汤。方中黄芪、人参、苍术、炙甘草益气健脾；柴胡、羌活、升麻升举清阳之气，共合以益气升阳，助脾胃元气。更用黄芩、黄连、石膏以泻火，保护脾胃元气。加减时提出“如见胃火旺及督、任、冲三脉盛，则用黄柏、知母”[10]。该方在《脾胃论》中是李氏创的第一方，特别写明“后之处方者，当从此法”。足以说明李氏认为气火失调是脾胃内伤的主要病机之一，因此益气泻火是治疗的根本法则之一。正如李氏《脾胃论·脾胃盛衰论》所说：“今所立方中，有辛甘温药者，非独用也；复有甘苦大寒之剂，亦非独用也。”

2）益气升阳，兼以泻火：若气火失调，以脾胃元气虚为主，阴火内盛始得之时，又当以益气升阳为主，兼以泻火。正如李氏《脾胃论·饮食劳倦所伤始为热中论》所云：“《经》曰：劳者温之，损者益之。盖温能除大热，大忌苦寒之药，损其脾胃。脾胃之证，始得则热中。今立治始得之证。”《内外伤辨惑论·饮食劳倦论》特别强调“脾胃虚者，因饮食劳倦，心火亢甚，而乘其土位，其次肺气受邪，须用黄芪最多，人参、甘草次之”；并认为“以上三味，除湿热、烦热之圣药也”。其所创补中益气汤最能体现这一思想，明确指出其立方本旨。“脾胃一虚，肺气先绝”。方中黄芪最多，以补脾肺之气，益皮毛而固腠理，不使自汗，损其元气，又可助人参以益脾胃之气；人参、甘草可补脾胃元气；用白术、当归除湿和阴；升麻、柴胡以升清阳之气，并引黄芪、甘草、人参等甘温之性上升，以补脾中元气而实肌表，共奏益气升阳之功。其后亦列举了兼有热中证的加减用药，如其烦热仍不退，可少加黄柏以救肾水，能泻阴中之伏火；若烦扰不止则少加生地黄补肾水，水旺则心火自降。但在配苦寒药时，均冠以“少加”二字。此方加减是“饮食劳倦，喜怒不节，始得热中，则可用之”[9]。即是以脾胃元气虚损为本，阴火内盛之初期，方可用此方，以益气升阳为主，略兼泻火。

3）泻火为主，以治其标：对于火盛为主之证，李氏亦不偏执甘温，而以泻火为主，先治其标，泻火热以保护元气。如其治疗饮食劳倦，损伤脾胃，心火乘脾时，“若气浮心乱，则以朱砂安神丸镇固之”[11]。此正是先镇心安神以泻心火之亢，急则治标之法，继认为朱砂安神丸服后“得烦减，止勿服”。

以上是李氏益气泻火治法之大略。上述处方用药，无不重视升举清阳之气，虽然间或佐以潜降，但是以升为主而潜降仅为权宜之用。泻阴火除燥热，选用苦寒之药，只能适可而止，不宜久服。盖阴火之产生，根本原因在于脾胃虚衰，苦寒过用，易伤脾胃，不仅不能保护脾胃元气，反有损伤元气之弊。

（2）升清降浊：脾胃为升降之枢，升降失常亦是内伤病机的重要方面，因此，李氏治疗脾胃内伤病证，升清降浊亦是其重要治法。

李氏在《脾胃论》中列有"天地阴阳生杀之理在升降浮沉之间论""阴阳升降论""治法用药若不明升降浮沉差互反损论"诸篇，专门阐述升降之理。《脾胃论·治法用药若不明升降浮沉差互反损论》指出"大法云：寒湿之胜，助风以平之。又曰：下者举之，得阳气升腾而去矣。又法云：客者除之，是因曲而为之直也。夫圣人之法，可以类推。举一而知百病者，若不达升降浮沉之理，而一概施治，其愈者幸也"。

在前益气泻火治法中，已蕴有升清降浊之意，李氏益脾气必佐以升，泻阴火必用苦味降药，上方补脾胃泻阴火升阳汤中，柴胡、升麻、羌活与黄连、黄芩同用，泻火升阳融于一方之中，足以为证。又如，李氏治疗"幽门不通，上冲，吸门不开，噎塞，气不得上下，治在幽门闭，大便难"[12]创通幽汤，方用桃仁、红花、生地黄、熟地黄、当归身、炙甘草、升麻。其中桃仁、当归、生地黄、熟地黄养血润肠通便，更佐以升麻以升清阳，降中有升，升降相因，寓意降浊必佐以升清。再如，李氏治疗"饮食劳倦，大便秘涩，或干燥，闭塞不通，全不思食，或风结，血秘，皆能闭塞"[12]之证，立润肠丸，方药组成有大黄、当归梢、羌活、桃仁、麻子仁。其中大黄、麻子仁、桃仁通下大便以降胃气，又伍以羌活升脾中清阳，佐升药于降药之中，亦是李氏升清降浊治法的体现。

此外，李氏对各科疾病的治疗，也贯穿了"补脾胃升清阳"的主导思想。如用圆明内障升麻汤，治疗因脾胃气虚、心火亢盛的内障眼病；以黄芪汤治疗小儿慢惊；以黄芪当归人参汤治疗妇女经水暴崩；外科则以圣愈汤治疗恶疮亡血；以黄芪肉桂柴胡酒煎汤治疗阴疽坚硬漫肿等，均体现了其重脾胃的治疗特点。

三、内外伤辨惑论

内伤热中证与外感病的区别，李氏论述亦甚为详尽，条理清楚。关于内伤热中证的临床表现，李氏在《脾胃论·饮食劳倦所伤始为热中论》中云："……脾证始得，则气高而喘，身热而烦，其脉洪大而头痛，或渴不止，其皮肤不任风寒，而生寒热。"以上内伤热中证所表现的发热、烦渴、头痛、恶风寒等和外感六淫之邪的发热、烦渴、头痛、恶风寒等症状，在表面上有些相似，而实质上是不相同的，若不加以鉴别，治疗时就容易犯"虚虚实实"的原则错误。因此，李氏"撰《内外伤辨惑论》一篇，以证世人用药之误"（《内外伤辨惑论·李杲序》）。在明确"外感八风之邪，乃有余证也。内伤饮食不节，劳役所伤，皆不足之病"[13]的基础上，列举内伤及外感病种种脉证的鉴别方法，冀望后世医家"触类而长之，免后人之横夭耳"[2]。兹分别介绍其鉴别要点如下：

1. 辨阴证阳证 辨阴证阳证是鉴别外感与内伤的总纲。外感风寒，是感受六淫之邪，李氏根据《内经》的理论，加以阐明说："天之邪气，感则害人五脏，是八益之邪，乃风邪伤人筋骨……盖有形质之物受病也。"并指出"乃有余之证也"。至于内伤病证，是因饮食劳役所伤，亦引用《内经》的理论，加以阐明说："水谷之寒热，感则害人六腑，是七损之病，乃内伤饮食也。适饮食不节，劳役所伤，湿从下受之，谓脾胃之气不足……是无形质之元气受病也。"同时指出"乃不足之证也"[2]。

2. 辨脉　外感者，人迎脉大于气口，多表现于左手。外感寒邪则左寸人迎脉浮紧，按之洪大紧急。外感风邪则人迎脉缓而大于气口一倍或二三倍。内伤者，气口脉大于人迎脉，多表现于右手。内伤饮食则右寸气口脉大于人迎脉一倍。若饮食不节，劳役过度，则心脉变见于气口，气口脉急大而涩数，时一代而涩。

3. 辨寒热　外感者，发热恶寒，寒热并作。面色赤，鼻息壅塞，呼吸不畅，心中烦闷。其恶寒得温不止，必待表解或传里，其寒始罢，语声重浊，高厉有力。内伤者，见风见寒或居阴寒处，便感到恶寒，而得温则止，其热是蒸蒸躁热，得凉则止，鼻中气短，少气不足以息，言语声音怯弱。

4. 辨手心手背　外感者，手背热，手心不热。内伤者，手心热，手背不热。

5. 辨口鼻　外感者，口中和，不恶食，鼻塞流清涕。内伤者，口不知谷味，恶食，清涕或有或无，无鼻塞症状。

6. 辨头痛　外感者，头痛不止，必待表解或传里，头痛方罢。内伤者，头痛时作时止。

7. 辨筋骨四肢　外感者，筋骨疼痛，不能动摇，甚则非扶不起。内伤者，怠惰嗜卧，四肢沉重不收。

8. 辨渴与不渴　外感者，感受风寒三日以后，谷消水去，邪气传里，始有渴证。内伤者，劳役所伤或饮食失节，伤之重者必有渴证，但久病则不渴。

李杲总结的临床内外伤鉴别诊断方法极具实用价值。正如他《内外伤辨惑论·辨阴证阳证》所说："以饮食失节，劳役所伤，中气不足，当补之证，认作外感风寒，有余客邪之病，重泻其表，使荣卫之气外绝，其死只在旬日之间。所谓差之毫厘，谬以千里。可不详辨乎？"

结　语

综上所述，李杲在《内经》《难经》《伤寒论》脾胃理论的指导下，在其师张元素脏腑辨证说的影响下，系统而深入地阐述了中医学的脾胃说，提出"内伤脾胃，百病由生"的论点，探讨脾胃的生理，使内伤脾胃的病因、病机、诊断、治疗形成体系，对内外伤病证的鉴别独具新义。他所创立的甘温除热、升阳散火等方法，丰富和充实了中医学治疗方法的内容；在制方遣药中精究配伍，君臣佐使，相制相用，条理井然，既能药多量轻以轻取胜，又善药少量重精专获愈，创制了许多良效名方，至今仍广泛应用于临床各科病证，影响极为深远，也为后世脾胃病、内伤病的治疗树立了典范。

[注]

[1]《脾胃论·脾胃虚则九窍不通论》
[2]《内外伤辨惑论·辨阴证阳证》
[3]《脾胃论·脾胃虚实传变论》
[4]《脾胃论·天地阴阳生杀之理在升降浮沉之间论》
[5]《内外伤辨惑论·辨劳役受病表虚不作表实治之》
[6]《脾胃论·脾胃虚损论》
[7]《兰室秘藏·内障眼论》
[8]《内外伤辨惑论·辨寒热》
[9]《脾胃论·饮食劳倦所伤始为热中论》
[10]《脾胃论·脾胃盛衰论》
[11]《脾胃论·长夏湿热胃困尤甚用清暑益气汤论》
[12]《脾胃论·脾胃损在调饮食适寒温》
[13]《内外伤辨惑论·辨外感八风之邪》

思维导图

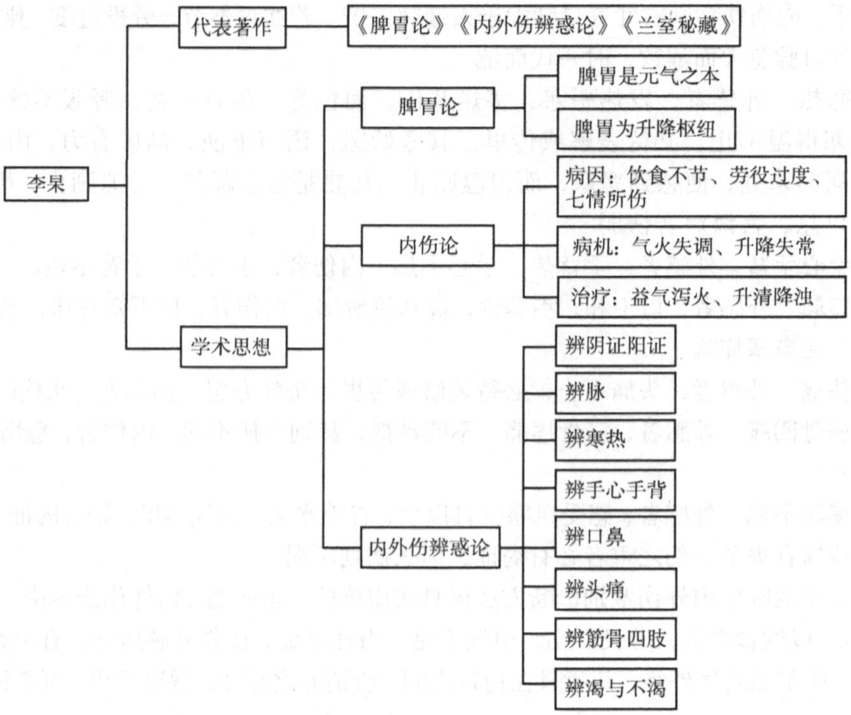

思考题

1. 试述李杲脾胃论学说的主要内容。
2. 简述李杲对脾胃内伤病因的认识。
3. 简述李杲对脾胃内伤病机的认识。
4. 试述李杲脾胃内伤的治疗思想。
5. 简述李杲内外伤辨惑论的主要内容。

第八节 朱 震 亨

朱震亨（1281—1358年），字彦修，婺州义乌（今浙江义乌）人，因世居丹溪，故学者尊称为丹溪翁。丹溪自幼好学，30岁始读《素问》，后从学许谦研究理学，复受业于名医罗知悌。罗氏为刘完素再传弟子，旁通张从正、李杲之学，因而，丹溪治医能发挥经旨，参合哲理，融会诸家，并结合临床实践而创立新说。著名的“相火论”“阳有余阴不足论”是朱丹溪主要的学术思想。江南师从及私淑其学者甚众，对后世影响深远。

朱丹溪的著作主要有《格致余论》《局方发挥》《金匮钩玄》《本草衍义补遗》《脉因证治》，《丹溪心法》《丹溪心法附余》系其门人将他的临床经验整理而成，其中，又以《局方发挥》《格致余论》为代表作。《格致余论》一卷，着意阐发相火与人身的关系，提出保护阴精为摄生之本。《局方发挥》一卷，着重指出《太平惠民和剂局方》常以温补、辛香燥热之剂治病的流弊，主张戒用温补燥热之法，在纠正时弊方面发挥了重要作用。

一、阳有余阴不足论

“阳有余阴不足”是丹溪阐述人体阴阳属性的基本观点，是丹溪通过对天地日月阴阳状况的观察，结合人生命发生、发展的自然过程，又以《素问》“阳者，天气也，主外；阴者，地气也，主内。故阳道实，阴道虚”等理论为立论依据，推理分析而得出的结论，指出“天大也为阳，而运于地之外；地居天之中为阴，天之大气主之。日实也，亦属阳，而运于月之外；月缺也，属阴，禀日之光以为明者也”[1]。以天地而论，天大属阳，地小属阴；以日月而言，日恒圆属阳，月常缺属阴，说明自然界普遍存在着“阳有余阴不足”的现象。人与自然相应，与天地相参，人身也同样是阳有余阴不足，进而“人受天地之气以生，天之阳气为气，地之阴气为血，故气常有余，血常不足”[1]。

1. 人之阴阳动静，动多静少　丹溪认为人的生命过程离不开动与静两个方面，十分强调人之阴阳动静对维持生命的重要意义。他说：“太极动而生阳，静而生阴”，两者缺一不可。如果动而无静，是为妄动，妄动则为害。如“天主生物，故恒于动；人有此生，亦恒于动”[2]，“人之疾病亦生于动，其动之极也，病而死矣”[3]。加之人心易受物欲所诱，心动则引起相火妄动，所谓“动而失节”。朱氏针对人心动多静少的状态，强调养性要动静得宜，要做到心静，必须收心养心，使心不乱，通过道德修养来克服和制约各种私欲妄念，也就是所谓“人心听命乎道心”。俾心火凝然不动，相火守位禀命，阴精内奉而健康长寿。因此，正确处理动与静之间的关系，是人体健康长寿的重要保障。

2. 人之生长衰老，阴精难成易亏　丹溪认识到在人体的生命过程中，体内的阴气只有在壮年时期相对充盛，而其他大部分时期都处于不足之中：“人之生也，男子十六岁而精通，女子十四岁而经行，是有形之后犹有待于乳哺、水谷以养，阴气始成，而可与阳气为配，以能成人而为人之父母”(《格致余论·阳有余阴不足论》)，说明稚幼与垂老之年阴气俱亏，前者未充，后者易乏，只有到了青壮年时期才相对充盛。此难成易亏的阴精是人视、听、言、动等生理功能的物质基础，旺盛的生机活力以此为根本。《内经》曰：“年四十，阴气自半，起居衰矣”，说明人体阴精来迟而早逝，故“阴气难成而易亏”，人生大多处于阳有余阴不足的状态。然而，人又容易受到外界因素的影响，“温柔之盛于体，声音之盛于耳，颜色之盛于目，馨香之盛于鼻。谁是铁汉，心不为之动也”[1]；“心动则相火亦动，动则精自走，相火翕然而起，虽不交会，亦暗流而疏泄矣”[1]。若不能正心主静，此阴精就会随时耗伤。

3. 人之情欲无涯，相火易夺阴精　在生理状况下，人体已有阳有余阴不足的情况存在，又在外界物质环境的影响下，人心易动而致“情欲无涯”，丹溪进一步指出“人之情欲无涯，此难成易亏之阴气，若之何而可以供给也”[1]。《格致余论》首列“饮食箴”“色欲箴”两篇，示人要节制饮食与色欲，不使相火妄动；强调“主之以静”“动而中节”，以保持阴平阳秘。由此可见，“阳有余阴不足论”的主旨为强调抑制妄动相火，保护易亏的阴精。

二、相　火　论

相火之谓，早见诸《内经》，但属运气概念，指时令节序的六气变化。如《素问·天元纪大论》有“君火以明，相火以位”之说，即指在正常的情况下相火必须顺随君火之后发挥作用。此后，医家逐渐把相火理论从自然的运气概念引申到人体脏腑之中来。如刘河间称肾为相火，李东垣称相火为三焦包络之火，元气之贼，张从正称胆为相火等。朱丹溪在总结前人论述相火的基础上，撰“相火论”一篇，从其常与变两个方面对相火加以全面阐发。

1. 相火之常，为人身之动气　丹溪认为动是自然界一切生物的生命象征，而任何运动都是相火作用的结果。他说：“天主生物，故恒于动，人有此生，亦恒于动，其所以恒于动皆相火之为也”[2]。离开了相火，一切生机就停息，“天非此火，不能生物，人非此火，不能有生”[2]。对人体而言，生命的延续，脏腑经络的正常功能活动，都体现着相火的作用。所以丹溪又说：“彼五火之动皆中节，相火惟有裨补造化，以为生生不息之运用耳”[2]，说明丹溪对相火的作用是非常重视的。

火之属性“内阴而外阳”，在外之阳动源于内在之阴质。丹溪以自然界中的龙、雷、海水的活动作比喻：“天之火虽出于木，而皆本乎地，故雷非伏、龙非蛰、海非附于地，则不能鸣、不能飞、不能波也，动而为火者也”[2]，说明雷鸣、龙飞、海波皆离不开地，这就是根柢于阴之理。同理，人体的相火也以精血阴液为基础，“寄于肝肾二部”，肾藏精属水，肾中相火为“水中之火”，肝藏血属木，肝中相火为“木中之火”，所谓“肝肾之阴，悉具相火”。

此外，丹溪还认为相火分属于胆、膀胱、心包络、三焦等脏腑，这是因为“胆者，肝之腑；膀胱者，肾之腑；心包络者，肾之配，而下焦司肝肾之分，皆阴而下者也”。丹溪论相火为人身之动气说，对后世薛己、赵献可、张介宾等论“命门之火”深有影响。

2. 相火妄动，为元气之贼 正常的相火是生命之动力，而过度的相火便成了妄动，妄动则为元气之贼。在这点上丹溪与李东垣的观点是一致的。“相火，下焦包络之火，元气之贼也。火与元气不两立，一胜则一负”[4]。李氏只言其害，丹溪则提出了相火的常与变，利与害的两重性，是对东垣学说的补充和发展。

丹溪还十分重视相火妄动这个致病因素，丹溪认为“大劳则火起于筋，醉饱则火起于胃，房劳则火起于肾，大怒则火起于肝”[5]，说明饮食劳倦、阴阳喜怒乃病症结所在，其中以房劳、情志之伤尤最。故丹溪把许多疾病的产生，都归咎于相火之妄动。相火妄动所致的具体病证，丹溪认为《内经》病机十九条中所属火证，皆出自脏腑的相火病变，即《局方发挥》“诸火病自内作”。以《内经》病机属火的五条内容为纲，对相火妄动的病证进行了总结，明确指出相火妄动必然耗伤阴精，其症无时不有，变化莫测，以致“煎熬真阴，阴虚则病，阴绝则死”，可见相火妄动所造成的病变其害甚大，其死甚暴，给人体带来严重危害。

三、阴升阳降论

丹溪认为，在生理情况下，人身之气“阳往而阴来，阴往而阳来，一升一降，无有穷也”。可见，其论述阴阳升降，不仅宗李东垣之阳升阴降之论，而且创造性地提出了阴升阳降的观点。丹溪从五脏、水火、气血三个方面论述其阴升阳降之观点：以五脏言，“心肺之阳降，肝肾之阴升”，而脾居其中；以水火言，“心为火居上，肾为水居下，水能升火能降，一升一降无有穷也”[6]；以气血言，“气为阳宜降，血为阴宜升，一升一降，无有偏胜，是谓平人”[5]。阴升与阳降是彼此相关的，而在五脏之中，脾“具坤静之德，而有乾健之运”[7]，促成了心肺之阳和肝肾之阴的升降。

凡六淫外侵、七情内伤、饮食失节、房劳致虚等因素都可以导致升降失常而产生各种病证。如心火宜降，如果受以上因素的影响，心火上动则相火亦升，所谓“心火引动相火”，使阴精下流而不能上承，出现阴虚火旺之证；肺气宜降，如肺受火邪，其气炎上，有升无降，则致气滞、气逆、气上，甚至出现呕吐、噎膈、痰饮、反胃、吞酸等。

丹溪的阴升阳降观点，不仅与“相火论”“阳有余而阴不足论”有密切关系，也是其升补阴血及补阴抑阳治法和摄生养老的理论依据。

四、摄生养老论

人体阴精难成易亏，加之情欲无涯，相火妄动、耗伤阴精，是早衰的重要原因。因此，丹溪把养阴抑阳的理念贯穿于人生从少壮到衰老的全过程中，并以之为摄生养老的主要原则。他认为幼年时不宜过于饱暖，以护阴气；青年当晚婚以待阴气成长；婚后当节制房事，摄护阴精。他说："古人必近三十、二十而后嫁娶，可见阴气之难于成，而古人之善于摄养也"[1]。朱丹溪从保护阴精目的出发，突出强调三十、二十而后嫁娶，此时男女精血充旺，防止未成年而阴精早泄。人心易受物欲所诱，心动则引起相火妄动，强调正确处理动和静的关系，主张在动的基础上主之以静，动而中节。

丹溪摄生思想的主旨是怡养寡欲以聚存阴精，不使相火妄动；提倡茹淡节食，反对饕餮厚味，指出"因纵口味，五味之过，疾病蜂起"[8]，认为"谷菽果菜自然冲和之味，有食人补阴之功"[9]；主张通过脾胃以养阴气，从而达到阴升阳降的目的。尤其在老年养生的问题上既反对服食乌附金石丹，也反对饮食厚味滋补，而主张食养茹淡。在《格致余论·养老论》中说："人生至六十、七十以后，精血俱耗，平居无事已有热症。何者？头昏目眵，肌痒溺数，鼻涕牙落，涎多寐少，足弱耳聩，健忘眩运，肠燥面垢，发脱目花，久坐兀睡，未风先寒，食则易饥，笑则有泪。但有老境，无不有此"，详尽地分析了由于阴气不足、精血俱耗而致衰老的原因和各种表现。丹溪重视精血的保护，通过养阴抑阳实践却老延年的理论和方法，对今天研究生命科学和老年医学具有重要的启示作用。

五、杂病论治经验

朱丹溪不仅在医学理论方面卓有建树，在临床杂病治疗方面亦多贡献，尤其是对气、血、痰、火、郁等病证的论治发挥甚多。明代王纶《明医杂著·医论》说："丹溪先生治病，不出乎气血痰郁，故用药之要有三：气用四君子汤，血用四物汤，痰用二陈汤，久病属郁，主治郁之方曰越鞠丸。"故有"杂病用丹溪"之说。

1. 气病论治　丹溪十分重视元气，曾指出"人以气为主，一息不运则机缄穷，一毫不续则穹壤判。阴阳之所以升降者，气也。血脉之所以流行者，亦气也。荣卫之所以运转者，此气也。五脏六腑之所以相养相生者，亦此气也。盛则盈，衰则虚，顺则平，逆则病。气也者，独非人身之根本乎？"[10]对气病的治疗，朱氏积累了丰富的临床经验。

《格致余论》广泛讨论了内、外、妇、儿各科的疾病，而以重视气血，保护元气为特色，凡气虚脾胃虚弱，不欲饮食，丹溪主以四君子汤、六君子汤；脾胃气虚，饮食不进，呕吐泄泻或病后胃气虚怯者，主用参苓白术散；气血两虚者，主用八珍汤；七情相干，气结为病，其证或梅核，"或中艰食，或上气喘急，曰气膈，曰气滞，曰气秘，曰气中，以致五积六聚，疝癖癥瘕"[10]，总属气机阻滞为病，治须调气化痰，用七气汤；如气机不降，三焦气壅，心腹闷痞，腹胁膨胀者，逆者抑之，予木香流气饮；痰涎壅盛，气逆于上，上盛下虚，肢体浮肿者，用苏子降气汤。呃逆是木邪挟相火上冲之气逆实证，其本在于土败木贼，泻火当兼扶土，用大补丸、益元散等，而以人参白术汤下，或用参芦取吐，亦可见其意之所在。膨胀由于气不化浊，瘀而为热，湿热熏蒸成胀满，根本原因却在脾土受伤，宜补脾为先，在妇科诸疾亦重气血。如胎堕多由气血虚损兼内火扰动，所谓白术、黄芩乃安胎圣药，正由此着眼。产难责气虚不运，"补其母之气则健而易产"，立大达生散，以人参、白术、当归、白芍、甘草补虚治本，紫苏、陈皮、大腹皮行滞为佐；“难产之后，血气尤虚”，其症见胞损淋沥者，即以峻补成功。

2. 血证论治 丹溪对血证论治，多从阴虚火旺立论，善用四物汤加清热药，乃其治疗特点，明代医家深受其影响。

（1）吐血：丹溪认为其病机为阳盛阴虚，火性炎上，血不得随火势溢出，治以“补阴抑火，使复其位”，用四物汤加清火之剂。吐血觉胸中气塞，上吐紫血者，以桃仁承气汤下之。先吐红，后见痰嗽，多是阴虚火动，痰不下降，四物汤为主，加痰药、火药。先痰嗽后见红，多是痰积热，降痰火为急。

（2）呕血：丹溪认为其病主属“火载血上，错经妄行”。若脉大发热喉痛为气虚，用黄芪、蜜炙黄柏、荆芥、当归、生地黄服之。阴虚火旺者，“用四物汤加炒山栀、童便、姜汁服”。怒气致呕血者势暴，须“抑怒以全阴者”，用柴胡、黄连、黄芩、黄芪、地骨皮、生地黄、熟地黄、白芍，虚者以保命生地黄散加味治之。

（3）咯血：丹溪亦认为咯血多属阴虚火动，“痰带血丝出者，用姜汁、青黛、童便、竹沥入血药中用，如四物汤加地黄膏、牛膝膏之类”[11]。又咯唾血出于肾，以天冬、贝母、知母、百部、黄柏、远志、熟地黄、牡蛎、干姜、肉桂之类。痰涎血出于脾，以葛根、黄芪、黄连、芍药、当归、甘草、沉香之类治之。

（4）衄血：丹溪认为衄血多属阳热怫郁，血热妄行，治疗以凉血行血为原则，可用山茶花为末，童便、姜汁、酒调下，或犀角地黄汤加郁金、黄芩、升麻。经血逆行，或血腥或吐血，或唾血，用韭汁服之。衄血由肺热引起者，用犀角、升麻、栀子、黄芩、芍药、生地黄、紫菀、丹参、阿胶等。

（5）溺血、下血：丹溪认为小便之血证，属热者，用炒山栀或小蓟、琥珀之类；属实者，用当归承气汤下之，后以四物汤加山栀调治；血虚者，用四物汤加牛膝膏；肾虚者，宜五苓散和胶艾汤，吞鹿茸丸。丹溪认为，大便下血，“其法不可纯用寒凉药，必于寒凉药中加辛味为佐”[12]。属热者，四物汤加炒山栀、升麻、秦艽、阿胶珠；属寒者，“当温散，四物汤加炮干姜、升麻”“久不愈者，后用温剂，必兼升举药中加酒浸炒凉药，和酒煮黄连丸之类，寒因热用故也”[12]。

3. 火证论治 丹溪所论火证主要是内火，所谓“诸火病自内作”，实多指相火为病。丹溪还提出“气有余便是火”的著名论点，精辟地说明了气机阻逆产生邪火的病机。证分实火、虚火与郁火。其治火证“轻者可降，重者则从其性而升之。实火可泻，虚火可补”“火郁当发”。此补河间纯用清热泻火的片面性，又对东垣气虚发热增添了阴虚发热的内容，对后世影响甚大。

（1）实火可泻：丹溪对火邪炽盛，劫烁阴血者，主张欲护真阴，当先除火，用黄连解毒汤之类，苦寒直折，夺其炎威，为正治之法。如“人壮气实，火盛癫狂者，可用正治，或硝黄冰水之类”[13]。即使对虚火盛狂者亦可先用苦寒直折，泻火以护阴，即以泻为补之法。所用大补丸，由一味黄柏立方；三补丸由黄芩、黄连、黄柏组成，就是通过苦寒泻火，达到护阴目的，故方名称之为补。丹溪用反佐法尤有经验：若火热之势轻者，径投苦寒直折，火势炽盛则须“从其性而升之，采用反佐法，所谓“凡火盛者不可骤用凉药，必兼温散”。即在苦寒药中加入姜汁之类，或清热药用姜汁拌炒，如谓“热势甚盛，宜黄连用姜汁炒”，对临床用药影响很大。

（2）虚火可补：丹溪对阴虚火旺证深有研究，在病机方面指出“阴虚则发热，夫阳在外，为阴之卫；阴在内，为阳之守。精神外驰，嗜欲无节，阴气耗散，阳无所附，遂致浮散于肌表之间而恶热也，当作阴虚治之，而用补养之法可也”[14]。对阴虚火动之治，以大补阴丸为代表方，该方为后世医家治疗阴虚火旺之主方，广泛运用于临床。阴血虚而火动者，以四物汤加黄柏为主治之，此方乃“补阴降火”之妙剂。如阴虚之极，患者自觉有火从脚下而起，上冲入腹，此乃“火起于九泉之下”的危重证，治疗用四物汤加降火药内服，用附子研末，口津调敷涌泉穴外治，效果更好。丹溪所论“虚火可补”，除阴虚发热外，还包括气虚发热，如谓“中气不足，味用甘寒，阳虚发热，补中益气汤”。

（3）郁火当发：丹溪以东垣的补脾胃泻阴火升阳汤、升阳散火汤、火郁汤治凡火邪内郁不能泄越之证。如用补脾胃泻阴火升阳汤治疗外感风热及邪火内郁，肌热烦热、面赤食少、喘咳痰盛证；用升阳散火汤治疗血虚或胃虚过食冷物，阳气阻塞所致的内外郁热证；火郁汤治“手足心热，属热郁”者。

（4）三焦湿热证：治三焦湿热证，丹溪的经验是去上焦湿热，须用黄芩泻肺火；去中焦湿热用黄连泻心火；去下焦湿热用防己、黄柏、知母、龙胆草。对能泻三焦之火的山栀的应用，尤有特色。其认为山栀仁性能屈曲下降，大能降火，从小便泄去，可治溺血、胎肿、水肿等属湿热者。

4. 痰证论治　丹溪对痰证深有研究，对后世论治痰证影响较大。

（1）痰证病因病机：痰证因多种原因产生，“或因忧郁，或因厚味，或因无汗，或因补剂，气腾血沸，清化为浊，老痰宿饮，胶固杂揉”[15]。丹溪认为病机与脾虚和气郁密切相关，脾虚则运化无权，水谷之气悉化为痰；气郁则火逆上，熬炼津液成痰。“东南之人，多是湿土生痰”“七情郁而生痰动火”。前者主脾虚，后者属气郁，皆生痰之由也。

（2）痰证临床表现；痰成之后，随气机之升降流注全身，产生多种病证，“为咳为嗽，为吐为利，为眩为晕，为嘈杂惊悸，为寒热痛肿，为痞膈，为壅塞，或胸胁间漉漉有声，或背心一片常为冰冷，或四肢麻痹不仁，皆痰饮所致”。可见痰之为病，变化多端，症状不一，如“凡人身中有结核不痛不仁，不作脓者，皆痰注也”“痰在膈间使人癫狂或健忘”，故有“百病多有兼痰者”[16]。痰之临床见症十分普遍，变化则至为复杂。

（3）痰证治疗：丹溪认为治痰当分标本。“治痰者，实脾土，燥脾湿是治其本”[16]。脾得健运则痰湿自化。气顺则痰饮亦随之蠲化，“善治痰者，不治痰而治气，气顺则一身之津液随气而顺矣。古方治痰饮用汗、吐、下、温之法，愚见不若以顺气为主，分导次之”[16]。丹溪治痰反对过用峻利药，指出“治痰用利药过多，致脾气虚，则痰易生而多”[16]。

丹溪以二陈汤为治痰基本方，认为“一身之痰都管治，如要下行，加引下药，在上加引上药”[16]。在具体用药上，又根据痰的不同性质与部位而有区别：属“湿痰用苍术、白术；热痰用青黛、黄连、黄芩；食积痰用神曲、麦芽、山楂；风痰用南星；老痰用海石、半夏、瓜蒌、香附、五倍子作丸服……痰因火盛逆上者，以治火为先，白术、黄芩、石膏之类；内伤挟痰，必用参、芪、白术之属，多用姜片传送，或加半夏，虚甚加竹沥”[16]。丹溪根据不同部位的痰证，选用不同药物，如“痰在胁下，非白芥子不能达；痰在皮里膜外，非用竹沥、姜汁不可导达；在四肢，非竹沥不开”“痰在膈上，必用吐法，泻而不能去”“痰在肠胃间者，可下而愈”[16]。

5. 郁证论治　丹溪在前人论治郁证的基础上，结合自己的临床实践，颇有独到论治经验。

（1）郁证病因病机：郁，有滞而不通之义。郁证由情志内伤、六淫外感、饮食失节等因素导使人体气血怫郁而产生。丹溪认为“气血冲和，万病不生，一有怫郁，诸病生焉，故人生诸病多生于郁”[17]，可知以气血郁滞为郁证之病机。

（2）郁证病位：丹溪接受李东垣脾胃为升降之枢的观点，认为脾胃之气不得升降，五脏之气血及周身上下之气血均不得通达，从而形成郁证。《丹溪心法·六郁》指出“凡郁皆在中焦”。

（3）郁证辨证：丹溪认为郁有六种，包括气郁、湿郁、痰郁、热郁、血郁、食郁。气郁者，胸胁痛、脉沉涩；湿郁者，周身走痛或关节痛，遇阴寒则发，脉沉细；痰郁者，动则喘，寸口脉沉滑；热郁者，瞀闷，小便赤，脉沉数；血郁者，四肢无力，能食便红，脉沉；食郁者，嗳酸，腹饱不能食，人迎脉平和，气口脉繁盛。六者可单独为病，也往往相因致病。但总以气郁为关键，久郁则能化热生火。

（4）郁证治疗：丹溪治郁重在调气，郁久则兼以清火；同时认为火郁也可产生气郁等其他郁证，故制越鞠丸统治诸郁证，主用香附、苍术、抚芎等药，认为苍术、抚芎总解诸郁，随证加入诸药而治之。丹溪据六郁之因，另制又一治郁名方六郁汤，其用药特点是气郁用香附、苍术、抚芎；湿郁用白芷、苍术、川芎、茯苓；痰郁用海石、香附、南星、瓜蒌；热郁用山栀、青黛、香附、抚芎；血郁用桃仁、红花、青黛、川芎、香附；食郁用苍术、香附、山楂、神曲、针砂。从该方组成可以看出：苍术、香附、抚芎等几乎诸郁皆用，反映丹溪治郁重在调气的特色。

朱丹溪以气、血、痰、火、郁为纲论治杂病，对于其他病证的论治积累了丰富经验。如论中风，认为外中风邪极少，而对刘河间将息失宜，水不制火之论甚为赞许，并提出了痰热生风的观点，如说："东南之人多是湿土生痰，痰生热，热生风也。"治法主张分血虚、气虚、挟火、挟湿，有痰则"治痰为先，次养血行血"[18]。对痛风的机理，认为主要由于内有血热而外受风寒湿邪，致气凝血滞，经络不通，治疗主张辨痰、风热、风湿、血虚等分别施治，创制方剂二妙散用于治疗湿热凝阻经络，上中下通用痛风方治湿热痰瘀之患。对于噎膈的成因，认为主要是气火郁结，煎熬津液，阴血枯燥，痰瘀凝结所致；主张禁用燥热，采取养血润燥、化瘀和胃之法，常用韭汁牛乳饮治疗；疝气一证，前人多以寒论，丹溪则认为是湿热内郁，寒气外束所致，着重于散寒邪，疏气滞，兼以泄火通瘀，创制疝气方。吞酸、吐酸证，朱氏认为是湿热郁积于肝，伏于肺胃之间，必以炒黄连为君，用吴茱萸反佐，更以二陈汤和胃化痰湿。对于痿证，朱丹溪认为断不可作风治，大抵只宜补养，虎潜丸为其名方。

结　语

金元四大家之一的朱丹溪，是一位富于创新精神的医学家，敢于纠正时弊，发扬刘河间、张从正、李东垣诸家之说，融理学于医学之中，结合自己的临床实践，提出相火论、阳有余阴不足论、阴升阳降等学术思想，创立滋阴降火法。在杂病论治方面，以气血痰火郁为纲，其治法"不出乎气血痰，故用药之要有三：气用四君子汤，血用四物汤，痰用二陈汤。又云久病属郁，立治郁之方，曰越鞠丸……故四法者，治病用药之大要也"[19]。调理气血、祛痰解郁为丹溪调治杂病之常法，丰富了杂病的论治经验，深受后世医家的推崇，有"杂病用丹溪"之说。丹溪学说流传至国外，如日本医家成立"丹溪学社"专门研究其学说，可见其学说流传之广，影响之大。

[注]

[1]《格致余论·阳有余阴不足论》
[2]《格致余论·相火论》
[3]《格致余论·房中补益论》
[4]《脾胃论·饮食劳倦所伤始为热中论》
[5]《局方发挥》
[6]《格致余论·补益论》
[7]《格致余论·臌胀论》
[8]《格致余论·饮食箴》
[9]《格致余论·茹淡论》
[10]《丹溪心法·破滞气》
[11]《丹溪心法·咯血》
[12]《丹溪心法·下血》
[13]《丹溪心法·火》
[14]《丹溪心法·恶寒非寒论》
[15]《丹溪心法·涩脉论》
[16]《丹溪心法·痰》
[17]《丹溪心法·六郁》
[18]《丹溪心法·中风》
[19]《明医杂著·丹溪治病不出乎气血痰郁》

思维导图

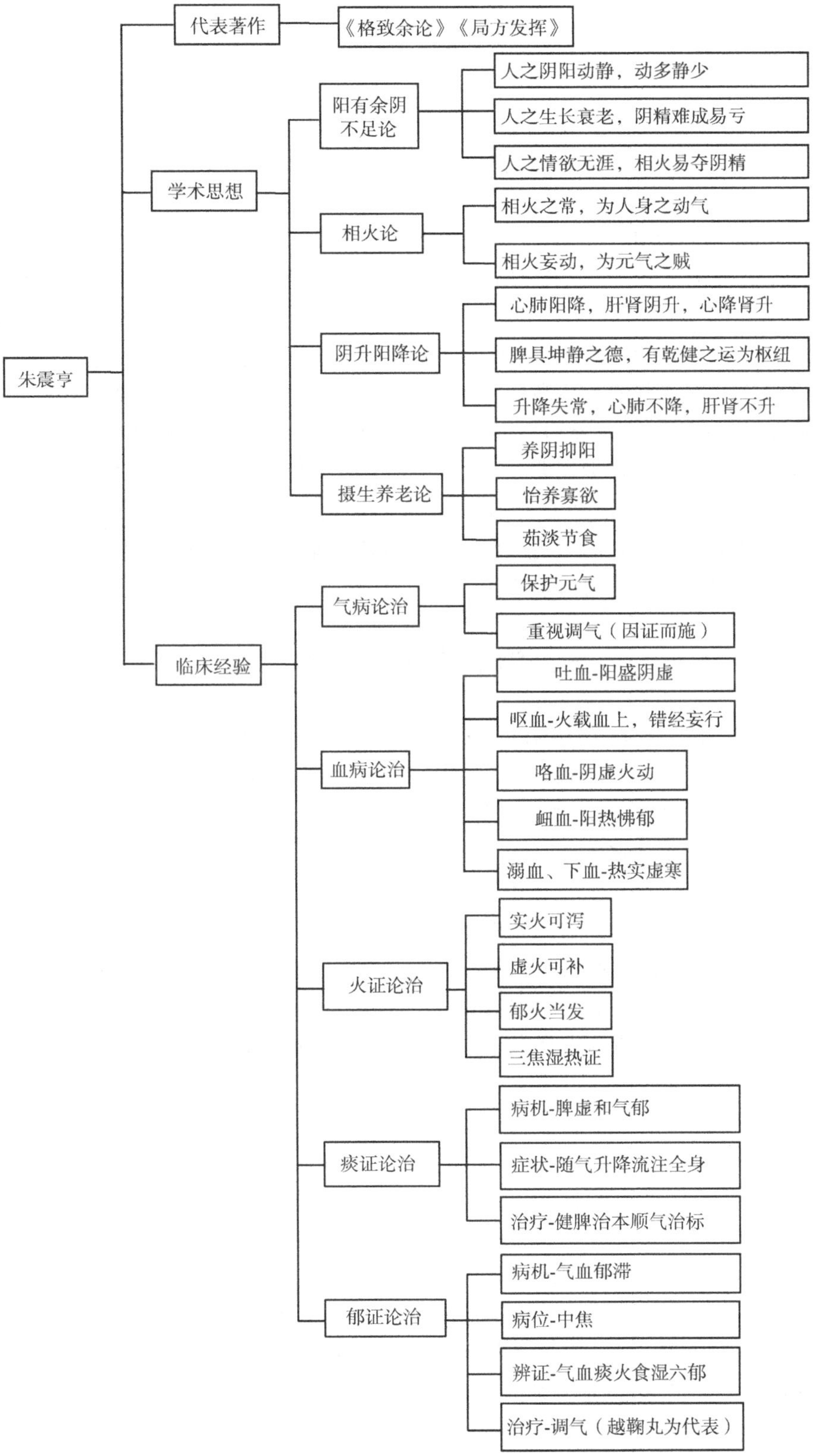
朱震亨
代表著作
《格致余论》《局方发挥》
学术思想
阳有余阴不足论
人之阴阳动静，动多静少
人之生长衰老，阴精难成易亏
人之情欲无涯，相火易夺阴精
相火论
相火之常，为人身之动气
相火妄动，为元气之贼
阴升阳降论
心肺阳降，肝肾阴升，心降肾升
脾具坤静之德，有乾健之运为枢纽
升降失常，心肺不降，肝肾不升
摄生养老论
养阴抑阳
怡养寡欲
茹淡节食
临床经验
气病论治
保护元气
重视调气（因证而施）
血病论治
吐血-阳盛阴虚
呕血-火载血上，错经妄行
咯血-阴虚火动
衄血-阳热怫郁
溺血、下血-热实虚寒
火证论治
实火可泻
虚火可补
郁火当发
三焦湿热证
痰证论治
病机-脾虚和气郁
症状-随气升降流注全身
治疗-健脾治本顺气治标
郁证论治
病机-气血郁滞
病位-中焦
辨证-气血痰火食湿六郁
治疗-调气（越鞠丸为代表）

思考题

1. 试述朱丹溪相火论的主要内容。
2. 朱丹溪如何论述阳有余阴不足？其临床意义如何？
3. 朱丹溪对养生方面的贡献是什么？
4. 朱丹溪阴升阳降论的主要内容是什么？
5. 试述朱丹溪治疗气、血、火、痰、郁证学验之主要内容。

第九节　薛　己

薛己（1487—1558年），字新甫，号立斋，明代吴县（江苏苏州）人，为人“性颖异，过目辄成诵，尤殚精方书，于医术无所不通。正德时先为御医，擢南京院判，嘉靖间进院使”，不久辞官还乡。

薛氏于医，幼承家学，得父薛铠之传，成年私淑于张元素、李东垣之术而尽其妙用，遂成温补学派大家。其著作有《本草约言》《内科摘要》《外科发挥》《外科枢要》《外科心法》《外科经验方》《疠疡机要》《女科撮要》《保婴粹要》《口齿类要》《正体类要》《过秦新录》等，评注有其父薛铠的《保婴撮要》、陈自明的《妇人大全良方》《外科精要》、钱乙的《小儿药证直诀》、王纶的《明医杂著》、陈文中的《小儿痘疹方论》、朱丹溪的《平治荟萃》及倪维德的《原机启微》等，后人将其汇编成《薛氏医案》。薛氏的学术思想及其主张集中表现在他的《内科摘要》及《明医杂著注》中。

一、治病求本，滋其化源

1. 治病求本　沈启源在《疠疡机要·序》中赞赏薛氏治病“不问大小，必以治本为第一要义”。《四库提要》说：“己治病务求本原，用八味丸、六味丸直补真阴真阳，以滋化源，实由己发之”，说明薛氏治病求本的主导思想。

（1）辨证施治，求病之本：是指在辨证施治过程中，要抓住疾病的本质，他说：“凡医生治病，治标不治本，是不明正理也”[1]。“洁古张先生云：五脏子母虚实，鬼邪微正，若不达其旨意，不易得而入焉。徐用诚先生云：凡心脏得病必先调其肝肾二脏，肾者心之鬼，肝气通则心气和，肝气滞则心气乏，此心病先求于肝，清其源也。五脏受病必传其所胜，水能胜火，则肾之受邪必传于心，故先治其肾，逐其邪也”[2]，如腹痛而见面色黄中带青，左关弦长，右关弦紧之症，辨为土衰木旺，用益气汤加半夏、木香而愈，乃此意也。此并非前人所言“痛无补法”之说。

（2）人以胃气为本：“经曰：治病必求其本，本于四时五脏之根也”[2]。所谓五脏之根，也是人身之本源，薛氏认为“《内经》千言万语，只在人有胃气则生，又曰：四时皆以胃气为本”[3]，不仅继承而且发挥了《内经》与《脾胃论》的观点，对脾胃在人体生命活动中的作用尤其重视。脾为中州之脏，浇灌四旁，为胃行其津液。人体之所以有生机和活力，全赖脾胃的滋养与健运。故说：“人以胃气为本，纳五谷化精液，其清者入营，浊者入卫，阴阳得此是谓橐籥，故阳则发于四肢，阴则行五脏，土旺四时，善载乎万物，人得土以养百骸，身失土以枯四肢”[2]；指出“胃为五脏本源，人身之根蒂”“脾胃气实，则肺得其所养，肺气既盛，水自生焉，水升则火降，水火既济而天地交泰，若脾胃一虚则其他四脏俱无生气”[2]。

2. 滋其化源　薛氏辨证论治求其本，生命活动求其本，他的治疗大法必然是针对其本而设，脾胃为人身之本，为生化之源，薛氏强调滋其化源，正是指脾胃的生化之源，实为补脾土。如他对论治脾胃亏损咳嗽、痰喘等症时指出“当补脾土，滋化源，使金水自能相生”[4]。黄履素在解释薛氏滋化源时曾说：“化源者何？盖补脾土以滋肺金，使金能生水，水足木自平而心火自降”[5]。可见，薛氏认为脾为其他四脏之化源，指出凡病属虚损之症皆可用滋其化源之法。如“症属形气病气俱不足，脾胃虚弱，津血枯涸而大便难耳，法当滋化源”[6]。

另外，他将六味丸、八味丸治疗机制，依五行生克之理，采取虚则补母的治法，也视为可以达到滋化源的目的。这在他论述肾与命火关系及治法上充分体现了出来。

二、温补脾肾

1. 温补脾胃　薛己认为脾胃之盛衰与人体健康是休戚相关的，所以在论述疾病时常强调脾胃之虚，故说：“人之胃气受伤，则虚证蜂起”[2]；同时又说：“设或六淫外侵而见诸症，亦因其气内虚而外邪乘袭”[7]。可见薛氏不仅突出了脾胃盛衰在生理与病理上的重要性，而且说明了不论内伤或外感都存有补法。

如“脾胃为气血之本，若阳气虚弱而不能生阴血者，宜用六君子汤；阳气虚寒而不能生阴血者，亦用前汤加炮姜；若胃燥热不能生阴血者，宜四物汤；若脾胃虚寒不能生阴血者，宜八味丸”[8]，“内伤发热者，因饮食过时，劳伤过度而损耗元气，阴火得以乘其土位，故翕翕然而发热，宜用补中益气汤以升其阳。若因劳力辛苦，入房不节，亏损精血，虚火妄动而发热者，宜用六味地黄丸以补其阴，不可以认作有余之火而用黄柏、知母之类也”“阳虚发热者，宜补中益气汤以升补阳气；阴虚发热者，宜用六味地黄丸以培补阴血。总论二症，虽有阴阳气血之分，实则皆因脾胃阳气不足所致，其发热属形病俱虚，余故禁服黄柏、知母，恐复伤阳气耳”[9]。可见，薛氏不仅宗东垣脾胃病阴火上乘的内伤热中论，还对脾胃虚弱而致的寒中证作了颇多阐发，对火衰土弱之虚寒证不仅强调生发脾胃之阳，还进而指出了补火生土，强调了肾命对脾胃的温煦作用，使治疗脾胃虚损之法渐趋完备。

2. 滋补肾命　薛氏对肾命的重视，也是一个突出的特点。薛己论及命火，是在《内经》《难经》的理论基础上进行阐发，他说：“故无火者当用八味丸，益火之源以消阴翳；无水者用六味丸，壮水之主以镇阳光。然其所以治病者，皆由气血方长，而劳心亏损，或精血未满，而纵情恣欲，根本不固，火不归经，以致见症难名，虽宜常补其阴以制其火，然而二尺各有阴阳，水火互相生化，当于二脏中各分阴阳虚实，求其属而平之。若左尺脉虚弱而细数者，是左肾之真阴不足也，用六味丸；右尺脉迟，或沉细而数欲绝者，是命门之相火不足也，用八味丸。至于两尺微弱，是阴阳俱虚，用十补丸，此皆滋其化源也。设使概服黄柏、知母沉阴泻火之药，反戕脾胃，多致不起”[10]。可见，薛氏治肾命亦谓滋化源，同时，也看出其与丹溪迥然有别。

3. 脾肾同治　薛氏温补脾胃，滋补肾命虽为特点，但是，他认为临床脾肾兼亏病证更为多见。或因脾土久虚而导致肾亏，或因肾亏而不能生土，两者之间存在着互为因果的关系。若土虚为主，补其脾而兼顾其肾，若肾亏为主，补其肾而兼顾其脾，若脾肾虚寒，宜用四神丸；若脾肾虚脱，用六君子汤加姜、桂，如不应，急补命门之火，以生脾土，常以八味丸治之。更有很多医案，在治疗气虚兼阴虚时，朝服补中益气汤、十全大补汤以培补元气，夕进六味丸、八味丸或四神丸以调治肾中水火。如他论劳瘵时说："大抵此证属足三阴亏损，虚热无火之症，故昼发夜止，夜发昼止，不时而作，当用六味地黄丸为主，以补中益气汤调补脾胃。若脾胃先损者，当以补中益气汤为主，以六味地黄丸温存肝肾，多有得生者"[10]。这种补脾及脾肾同治之法，对李中梓的先后天之论有很大影响。

三、其他治疗经验

1. 妇科治疗经验 病因上，薛己强调情志对妇科疾病的影响，尤其是对暴怒、忧郁及恐惧与多种妇科疾病的发生之间的密切关系有着相当充分的重视，同时认为正常的生活环境、和谐适度的性生活对于保持妇女健康是十分重要的。病机上，薛己不仅重视气血病机的特点，而且将之与脏腑病机结合起来。治疗上，重视辨证论治的原则，重点在于肝脾肾，用药偏于温补。如李东垣的补中益气汤就是经薛己的提倡而用于妇科疾病，经、带、胎、产四大类病证无一例外，如属对证，都可用补中益气汤。

2. 伤科治疗特点 薛氏创伤科治疗大法，强调整体观念，八纲辨证，而独成一派——整体派（外科正体派），主要代表著作是《正体类要》。

所谓整体观，就是治疗局部外伤往往多从整体辨证，他创立伤科内治法，以气血立论。他认为"肢体损于外，则气血伤于内，营卫有所不贯，脏腑由之不和"[11]。因此，气血是内伤的总纲，补气养血活血即是主要指导思想。而在辨证过程中主要强调"求之脉理，审其虚实，以施补泻""极变析微""贯而通之"。因此，在他的治验中，不拘一方一法，随病情变化而施治。

3. 温养补虚三法 薛己论治虚证，必言阴虚，此阴并非津液、精血之谓，是概括三阴肝、脾、肾之虚，认为"阴虚乃脾虚也，脾为至阴"。足三阴即足太阴脾、足少阴肾、足厥阴肝，而脾为至阴之脏，故阴虚即脾虚。他指出"大凡足三阴虚，多因饮食劳役，以致胃不能生肝，肝不能生火，而害脾土不能滋化，但补胃土则金旺水生，木得平而自相生矣"。可见其对于虚损之证十分强调肝、脾、肾三脏的调治，而三者间尤以脾土为关键。故其治疗，常以调理脾胃、滋养肝血、温补肾命为主，而药尚甘温。即使是养阴之法，亦以温化为要，强调阳旺而生阴之理，这对明代以后诸家治杂病虚证多用温补的方法有一定影响。

薛己温养补虚之法综合起来有以下三种：

（1）朝夕互补法：根据人体一天之中阳气消长进退，以及自然界昼夜晨昏阳气的变化规律，来决定补法的应用。他认为"若朝宽暮急，属阴虚；暮宽朝急，属阳虚；朝暮皆急，阴阳俱虚也"[12]。不同的病理情况朝暮阴阳偏虚不同，因而对于阴阳虚证的治疗，应当采用不同的朝夕用药配合，以图达到阴阳平衡的目的。"阳虚者，朝用六君子汤，夕用加减肾气丸；阴虚者，朝用四物汤加参、术，夕用加减肾气丸；真阴虚者，朝用八味地黄丸，夕用补中益气汤"[13]。气阴两虚者，朝用补中益气汤和十全大补汤以培补脾胃元气，夕用六味丸或八味丸以调补肾命水火。气血俱虚者，朝用补中益气汤，夕用六君子汤加当归以图气血双补。可见其朝夕补法，有着各种不同的方剂配合及使用方法，其目的大多以调补脾肾为主。

（2）急证骤补法：治疗危急虚证，必须立即采用作用强、见效快的方药进行急救治疗。薛己用于急补的常用方有八味丸、独参汤及参附汤。八味丸用于肾元不固之危证。若因无根虚火上炎而见发热夜重，热从脚起，口干舌燥，小便频数，淋漓作痛，用八味丸引火归原，以固根本。或因火衰寒盛而见胸腹虚痞，小便不利，脘腹膨胀，手足逆冷，急用八味丸以回阳救逆；或因火不生土而五更泄泻，急用八味丸以补肾纳气。独参汤用于气血津液脱失之危重证。如疮疡病久，气虚不摄，汗出不止，急用之以补气止汗。如失血过多，不论其脉证如何，均可急用独参汤以补气固脱。参附汤用于阳虚气脱之危重证。如疮疡病过用寒凉之剂，或犯房事，或因吐泻，损伤阳气，出现发热头痛，恶寒憎寒，扬手掷足，汗出如水，腰背反张，郑声不绝等虚阳外越之假热证，须急以参附汤温阳救脱。又如见到畏寒头痛，耳聩目蒙，玉茎短缩，冷汗时出，或厥冷身痛，或咬舌啮齿，舌根强硬等阳气虚脱之真寒证，则不论其脉其症，均当急以参附汤回阳救逆。

（3）偏虚纯补法：临床上出现比较单纯的阴虚、阳虚、气虚或血虚时，薛氏主张区别论治，根据所虚不同，纯补阴、阳、气、血。如发热昼夜俱重之重阳无阴证，用四物汤或六味丸纯补其阴；如见疮疡微肿，色黯不痛，脉大无力之纯阴无阳证，用回阳汤纯补阳气；如发热面赤而脉大虚弱之阴血不足证，用当归补血汤纯补其血；如疮疡脓多而清，或瘀肉不腐，溃而不敛，脉大无力之气血两虚证，用八珍汤双补气血。

结　语

薛己为明代著名医家，医承家传，私淑张元素、李杲，重脾胃之学，又遥承王冰、钱乙之说而重肾命。所以，薛己的学术思想特点，一是注意调理脾胃，以培后天之本；二是重在滋补肾命，以滋先天之源，这是他治病求本、务滋化源思想的基础。这一学术观点对明代后期医家李中梓、赵献可均有较深影响。当然，对薛氏之学术观点也有人反对，如徐大椿《医贯砭》就说薛己是“庸医之首，邪说之宗”。总的来说，薛己在当时元末明初，世医浪学丹溪之法，恣用知、柏，流弊日深的情况下，敢于提出新的观点，在理论上重视脾胃，注重脾胃与肾命的关系，在治疗上善于温补，对明代以后诸医家逐步对肾命的探索引向深化有着直接的关系，薛氏本人不失为一位对明代医学发展有较大影响的医家。

［注］

[1]《明医杂著注·续医论》
[2]《明医杂著注·医论》
[3]《明医杂著注·拟治诸方》
[4]《内科摘要·肺脾亏损咳嗽痰喘等症》
[5]《折肱漫录·医药篇一》
[6]《明医杂著注·枳实丸论》
[7]《妇人良方注·精血篇第五》
[8]《明医杂著注·丹溪治病不出乎气血痰郁》
[9]《明医杂著注·内伤发热》
[10]《明医杂著注·劳瘵》
[11]《正体类要》
[12]《疠疡机要·变证治法》
[13]《明医杂著注·或问东垣丹溪治病之法》

思维导图

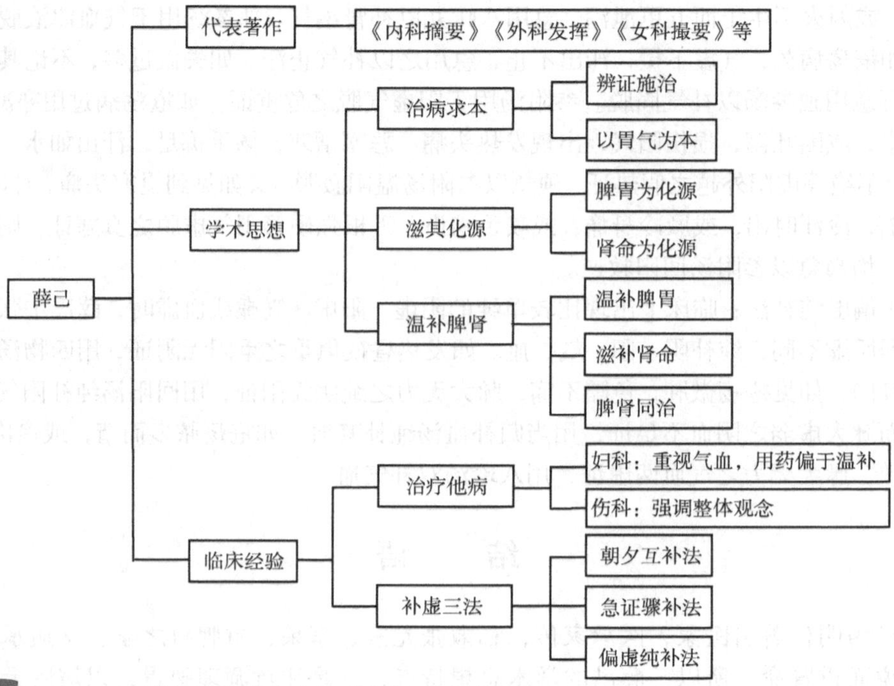

思考题

1. 薛己治病求本中的“本”，是指什么？
2. 薛己是否支持前人所言“痈无补法”？
3. 薛己滋化源有哪两方面的内容？
4. 薛己所创外科正体派，有什么特点？
5. 朝夕互补法的特点是什么？

第十节 万 全

万全（约 1495—1580 年），号密斋，祖籍豫章（今江西南昌），明成化年间迁居湖北罗田（今湖北省罗田县大河岸）。祖传三世名医，祖父万杏坡，父亲万菊轩皆精儿科，远近闻名。万全幼聪颖，习举子业，邑廪生，后因不得志于八股，弃而就青囊之业。

万全潜心《灵枢》《素问》，师承家学，荟萃众长，从事祖传岐黄之业 50 余年，学验俱丰。他通晓各科，尤精于儿科及养生学，对小儿生理、病理特点及诊断、治疗提出了许多独到的见解，所处之方多简便实用，效验价廉，对儿科学的发展作出了贡献。他对养生学也深有研究，他的养生理论完整、质朴、切实可行。

万全一生著述鸿富，约 20 多种，已刻版收入《四库全书》的书目有 10 种，共 108 卷，辑成《万密斋医学全书》，包括《保命歌括》35 卷、《伤寒摘锦》2 卷、《养生四要》5 卷、《万氏女科》3 卷、《幼科发挥》2 卷、《片玉新书》5 卷、《育婴秘诀》4 卷、《痘疹心法》23 卷、《片玉痘疹》13 卷、《广嗣纪要》16 卷。

一、优生优育观

优生是优育的基础，而父母精血充沛又是优生的重要前提，因而万全撰写《广嗣纪要》

总结种嗣注意事项，分析不孕无子的常见原因、保胎与胎教、妊娠疾病治疗、育儿方法等，对后世优生优育颇有启发。

1. 优生准备

（1）婚配要求：万全引《褚氏遗书》云："合男女必当年，男虽十六而精通，必三十而娶，女虽十四而天癸至，必二十而嫁。皆欲阴阳气血完实而后交合，则交而孕，孕而育，育而为子，坚壮强寿。今未笄之女，天癸始至，已近男色，阴气早泄，未完而伤，未实而动，是以交而不孕，孕而不育，育而子厄不寿"[1]；并补充说老夫配少女或老妇配少男虽也可生子，但不是最佳选择；反对同族结婚；还指出女有螺、纹、鼓、角、脉五不宜，男有生、犍、变、半、妒五种病，均难结胎而有子。

（2）保精养血：万全认为种子之前，男子注重保精，女子贵在养血。保精应房事有节，不可纵欲，调神全形，使精盈而溢，而慎神荡形乐，勿令未满即泻，否则精竭阳痿；养血当交接有度，心情舒畅，豁达开朗，月事才能时下。因此惜精爱身，寡欲养神，忍性戒怒，"应期交接，妙合而凝，未有不成孕育者矣"[2]。

（3）择时交会：男女交合种子不但要心情舒畅，情投意合，而且还应选择最佳受孕时间与交合地点，则"男女情动，彼此神交，然后行之，则阴阳和畅，精血合凝，有子之道也"[3]。否则"交而不孕，孕而不育，疾病且生"[4]，或"不惟令人无子，且致夭也"[4]。

（4）调治疾病：月事不调，精血不旺，举而不坚，甚或阳痿，遗精早泄，均可影响种嗣，"虽交不孕，虽孕不成"[5]。万氏主张男当益精节欲，女宜养血调经。

2. 注重胎养 万氏在《育婴家秘》和《万氏女科》详述了孕期胎养与胎教方法，主张妊娠期间应戒房事，调喜怒，淡滋味，适起居，慎医药。其谓："自妊娠之后，则须行坐端严，性情和悦，常处静室，多听美言，令人讲读诗书，陈说礼乐，耳不闻非言，目不观恶事"[6]；"孕妇有疾，必择其专门平日无失者用之。若未试之，医有毒之药，不可轻用，以贻后悔。又不可轻用针灸，以致堕胎"[7]。

3. 细心护养

（1）生活调养：提倡母乳喂养，强调节乳食，勿使过饥过饱，做到"乳贵有时，食贵有节"。穿衣应随气候变化而增减，衣服宜薄而不宜厚。反对过分饱暖和溺爱，"要受三分饥与寒"，不能"深其居，简其出，过于周密"[8]，多到户外活动。

（2）早期教育：万全强调应对幼儿进行早期品德与礼貌教育，"遇物则教之，使其知之也"[6]，培养好学精神。他说："小儿能言，必教以正言，如鄙俚之言勿语也。能食则教以恭敬，如亵慢之习勿作也……言语问答，教以诚实，勿使欺妄也。宾客往来，教以拜揖迎送，勿使退避也"[6]。

（3）精神调摄：万氏不拘于前人"小儿无七情之伤"观点，明确提出"儿性执拗，平日亲怒之人，玩弄之物，不可失也，失则心思，思则伤脾，昏睡不食，求人不得则怒，怒则伤肝，啼哭不止"[9]。因此应注重精神调摄，防止大惊卒恐伤及神志。

（4）勿妄用药：小儿若无病，切忌服药；即使患病，亦忌乱投，否则危害甚大。因而告诫说："小儿周岁有病者，勿妄用药，调其乳母可也。不得已而用，必中病之药。病衰则已，勿过其则也"[6]。更不能"信巫""求鬼"。另外，万全主张以剪刀放火上烧后断脐，且脐带未落时，不可频浴，否则易患脐风。

二、儿科学说

1. 小儿生理特点 万全遥承钱乙，又探求发展，在钱乙儿科学说的基础上，对小儿的生理特点进行了更深入细致的探讨，指出小儿生理特点是：

（1）气血未定，易寒易热，肠胃软脆，易饥易饱：他说：“儿之初生，语其皮肉，则未实也。语其筋骨，则未坚也。语其肠胃，则谷气未充也。语其神智，则未发开也，只是一块血肉耳”[9]。此时的小儿“有如水面之泡，草头之露。气血未定，易寒易热，肠胃软脆，易饥易饱”[10]。意即是说，小儿肌肤未实，气血未充，寒热不知自调，易受风寒侵袭。肠胃全而未壮，谷气未充，乳食不知自节，易为饥饱所伤。父母爱子心切，往往调摄不得其意，“看承太重，重绵厚褥，反助阳以耗阴。流歠放饭，总败脾而损胃”[10]。故叮嘱“若要小儿安，常受三分饥与寒”[11]，饥，谓节其饮食也，寒，谓适其寒温也，勿令太饱太暖之意。这样就可避免外感内伤之疾。

（2）小儿五脏有余不足论：万全“五脏有余不足论”的观点是对钱乙提出的小儿“五脏六腑，成而未全，全而未壮”理论的进一步发展。万全提出小儿肝常有余，脾常不足，心常有余，肺常不足，肾常不足。此所谓“有余”“不足”者，非经云虚实之谓，而是指小儿的“本脏之气”。

“肝属木，旺于春，春乃少阳之气，万物之所资以发生者也。儿之初生曰芽儿者，谓如草木之芽，受气初生，其气方盛，亦少阳之气，方长而未已，故曰肝有余。乃阳自然有余也”[6]。故肝常有余。“脾司土气，儿之初生，所饮食者乳耳。水谷未入，脾未用事，其气尚弱，故曰不足。不足者，乃谷气之自然不足也”[6]。故脾常不足。心常有余是因“心属火，旺于夏，所谓壮火之气也”[6]。肺常不足乃缘“肺为娇脏，难调而易伤也气”[6]。肾常不足，是由于“肾主虚者，此父母有生之后，禀气不足之谓也”[6]。万全这一学说意在说明小儿既有生机蓬勃，发育迅速的一面，又有脏腑娇嫩、形体未充的一面，这对小儿的护理和疾病防治有重要的意义。

2. 小儿病因病理特点

（1）三因致病论：万全将小儿致病因素归纳为三个方面。

一为外感六淫之外因。“有因外感风寒暑湿之气得之者，谓之外因”[11]。

二为饮食不节之内因。“有因饮食寒热之伤得之者，谓之内因”[11]；“乳多则饱，乳少则饥，饥饱之伤，此内因也”[9]。

三为客忤、跌仆及水火烫伤等不内外因。“有客忤倾跌汤火得之者，谓之不内外因”。

（2）小儿五脏有余不足论：由于心、肝有余，在病理上，常心肝风火同化，实热动风之证多见。小儿乃“纯阳”之体，感邪后易从热化。同时神气怯弱，邪易内陷心包，导致心火上炎，肝风心火交相煽动，耗伤真阴，使筋脉失养而动风。万全说：“肝主风，小儿病则有热，热则生风”[9]。意即风证多由火热所致。临证多见壮热、惊悸、抽搐、昏迷，甚至角弓反张等“有余”之症。同时肝病每能影响其他脏腑，发生乘土、刑金、冲心、耗肾之病变，出现吐泻、夜啼等病症。由此可见“心常有余”“肝常有余”是儿科疾病向“易实”衍化的病理基础之一。

小儿脾常不足，易被饥饱寒热所伤，万全云：“饱则伤胃，饥则伤脾，热则伤胃，寒则伤脾”[12]。同时“幼小无知，口腹是贪，父母娇爱，纵其所欲，是以脾胃之病视大人犹多也”[13]。小儿肺常不足，全而未壮，易为邪气痰浊和异物所伤。肌肤娇嫩，藩蓠疏薄，则邪气易从肌表而入，使娇脏受伤。小儿脾常不足，痰湿内生亦可伤肺。故万全云：“天地之寒热伤人也，感则肺先受之”[6]。肾之精气是人体生命活动的根基，小儿处于生长发育的时期，肾之精气相对不足，而无有余。发生病变也多以禀赋不足之病为特征。万全曰：肾主虚无实。“肾者，元气之主。肾虚则为禀赋不足之病”[12]。有鉴于此，故万全告诫医生说：“小儿脾常不足，肝常有余，肾主虚，亦不足也。故小儿之病，惊风属肝，疳痨属脾，胎气不足属肾。上医治病，必先所属而预防之。故曰：‘不治已病治未病’”[6]。

（3）脾胃虚弱，百病蜂起：钱乙强调“脾胃虚弱，百病蜂起”[10]。五脏以胃气为本，所以“脾胃壮实，四肢安宁”[10]。例如，“胃气逆而为上，则为呕吐。脾气逆而为下，则为泄泻。吐泻之病，脾胃为之总司也”[12]。脾胃受伤日久则为疳积，万全曰：疳证“虽有五脏之不同，其实皆脾胃之病也”[12]。因病后或吐泻，脾胃虚损，可发为慢惊。可见诸如疳、惊、吐、泻等小儿常见病、多发病，无一不与脾胃有关。

3. 儿科治疗特点　万氏遥承钱乙的五脏辨证纲领，并娴熟地运用于临床，在治疗上提出了以顾护正气、调理脾胃为主的独具特色的治疗原则。

（1）调理但取其平，补泻无过其剂：万全首先告诫人们“医药者，儿之所以保命者也，无病之时，不可服药”[12]。若一旦有病，“小儿用药贵用和平，偏寒偏热之剂不可多服”[12]。因“初生小儿，内外脆薄，药石针灸，必不能耐也”[6]。用药平正中和，才无犯小儿生生之气。

治疗虚实之证，应以“虚则补之，实则泻之”为原则，补泻之法不可偏废。“病有攻者急攻之，不可喜补恶攻”[12]，也不可滥用补法，补之不当，其患无穷。万全说：“今之调脾胃者，不知中和之道，偏之为害，喜补而恶攻，害于攻者大，害于补者，岂小小哉”[12]。

治疗寒热之证应避免治热生寒、治寒生热之弊。偏寒偏热之气固不可以专用，但还应注意积温可成热，积凉可成寒，所以即使“温平凉平之药，亦不可以群聚久服也”[12]。万全认为用药应遵《内经》所云：治热以寒，温而行之。治寒以热，凉而行之。方为上策。

万全尤其强调“药必对证中病，勿过剂也”[12]；并提出具体施治方法：“大毒治病，十去其三，小毒治病，十去其五，无毒治病，十去其七。病衰其半，即止其药，以待其真气之发生，又以乳食之养，助其发生之气”[6]；主张以药攻邪，以食养病。万全在治疗中总以“调理但取其平，补泻无过其剂”[8]作为儿科用药原则。

（2）反对滥用攻伐，告诫勿多金石：小儿脏腑娇嫩，形气未充，易为虚实。万全主张小儿用药不可峻攻。因攻伐之品多为苦寒药，可败阳而损胃。金石之品辛热走气以耗阴，使小儿伤阴化热而滋生病端，亦当少用。他向医生提出忠告：小儿用药“尤忌巴牛，勿多金石”[8]；“慎勿用轻粉、巴豆之类，恐伤元气，损脾胃、误杀小儿”[9]。如“轻粉之去痰，硇砂之消积，硫黄之回阳，有毒之药，皆宜远之”[12]。

（3）重视调理脾胃：万全认为通过调理脾胃，“则脾胃强实，外邪不能侵，内邪无由起，何病之有哉?”[13]他强调“调理脾胃者，医中之王道也”[13]，而“调理之法，不专在医，唯调乳母，节饮食，慎医药。使脾胃无伤，则根本常固矣”[12]；并论述了具体的调理方法。

（4）遣方用药，精练灵活：万全根据小儿特点，处方以药味少、药量小，喜用丸、散、膏、丹为特色，他根据祖传经验和自己的临床实践心得，总结出了100多个家传验方，其中许多方剂如安虫丸[14]、白玉丹[15]、牛黄清心丸[16]等一直沿用至今。尤其可贵的是，他善于灵活变通，寓神效于平凡中。如白术散[17]，为钱乙用治小儿泄泻烦渴的主方，万全守其方，变其法，一则倍用葛根，以升胃中之津液；二则以大剂煎汤，代饮常服，使胃气上升，津液自生，渴泻自止。临床运用屡试屡验。

三、养 生 四 要

万全养生，注重四法，他说：“养生之法有四，曰寡欲，曰慎动，曰法时，曰却疾。夫寡欲者，谓坚忍其性也；慎动者，谓保定其气也；法时者，谓和于阴阳也；却疾者，谓慎于医药也”[18]，详细阐述了养生四法的要妙。

1. 寡欲 万全将寡欲列于养生学之冠首，认为“寡欲者，延龄广嗣之第一紧要也”“寡之者，节之也”[18]。欲包括食、色两个方面。寡欲指节性欲、节饮食，他说：“夫食、色，性也，故饮食、男女，人之大欲存焉，口腹之养，躯命所关”，他反对佛老方士那种“绝谷食柏”[18]，“休妻鳏居”，以绝欲来养生延寿的做法，而主张顺应人性，节制食色，“竖忍其性，不坏其根”以尽终天年”[18]。

万全继承丹溪“阴常不足”的观点，认为人身的阴精难成易亏，“男子十六而精溢，女子十四而血乃泻，成之何其难也”“男子八八而精竭，女子七七而血尽，败之何其易耶”[18]，应当十分爱惜，如果早婚或纵欲过度则耗伤肾精，“肾之精不足，取给于脏腑，脏腑之精不足，取给于骨髓”[18]，天长日久，使人“精涸而成病矣”。故万全大力提倡晚婚，认为男子“未及二八而御女，以通其精，则精未满而先泻，五脏有不满之处，他日有难形状之疾”[18]，主张已婚男女要节制房事，“欲不可纵，纵欲成灾。乐不可极，乐极生哀”[18]。

万全还十分重视脾胃在养生中的重要作用。他说：“脾胃强则谷气全，脾胃弱则谷气绝，全谷则昌，绝谷则亡，人于脾胃可不知其所养乎”[18]，而“养脾胃之法，节其饮食而已”[18]。万全所谓的节饮食，包括节食量、广食源和不偏嗜。谷、肉、果、菜，皆天地所生以食人者也，各有五气五味，人食之，先入本脏，而后养其血脉筋骨，故人以“五谷为养，五畜为助，五菜为充，五果为益”[19]；“五味稍薄，则能养人，令人神爽”[18]，但都“不可过也，过则成病矣”“饮食自倍，脾胃乃伤”[18]。自倍者，过于常度也。万全认为饮食多少，当有分度，过多则成蓄水宿食而变生诸病，故应以古人所云“爽口物多终作疾，快心事过必为殃”[18]作为警句。其次他反对偏嗜，他说：“嗜有所偏，必生有所偏之疾”[18]，五味可随其脏腑所属而各有所伤。“多食酸则伤肝，多食苦则伤心，多食甘则伤脾，多食辛则伤肺，多食咸则伤肾”[7]“初伤不觉，久则成患也”[18]。所以万全谆谆告诫人们：“凡有喜食之物，不可纵口，常念病从口入，惕然自省”“纵一时之欲，贻终身害，善养生者，固如是乎”[18]。

2. 慎动 是指形神活动应适度，不可过极。万全将慎动作为养生的一个重要内容，他提出人“必清必静，无劳汝形，无摇汝精，乃可长生”[19]。人生活于天地气交之中，五性、五志、五劳皆可妄动而造成危害。万全曰：“夫失性有五，一曰五色乱目，使目不明。二曰五声乱耳，使耳不聪。三曰五臭熏鼻，困惱中颡。四曰五味浊口，使口厉爽。五曰趣心滑心，使心飞扬，此五者皆性之害也”“久视伤血，久卧伤气，久坐伤肉，久立伤骨，久行伤筋，谓之五劳所伤”“暴喜伤心，暴怒伤肝，暴恐伤肾，过哀伤肺，过思伤脾”[19]，为五志所伤。治疗以上诸疾，除药物外，万全十分重视心理疗法的作用，他说：“此神思之病，非自己乐天知命者，成败利钝，置之度外，不可治也”[19]。

万全提倡日常生活中可采用打坐、调息的方法达到慎动的境界。打坐、调息首先要心静，因为“人身之中，只有此心，便是一身之主，所谓视听言动者，此心也，故心常清静则神安，神安则七神皆安。以此养生则寿，殁世不殆”[19]。打坐要摒弃一切杂念，定心静志，才有效果，初习者如一时难以收心，可闭目后“或解悟经义，或思索诗文”[19]，以排除外界因素纷扰心神。调息也要求做到“俭其视听，节其饮食，避其风寒”[19]。养性收心，心安则气顺。调息要调真息，人之真气，伏藏于命门之中，即火也，听命于心，以行君火之令，故主安则呼吸与天同运，不失其常，这才是调息的目的所在。

3. 法时 是指调摄人体阴阳之气，以顺应天地四时之气的变化，从而达到却病延年的目的。

万全从饮食、起居、发病、治疗等多方面阐述了法时的养生保健措施。在饮食方面，他提出“春夏养阳也，济之以阴”[20]，宜春食凉夏食寒，使阳气不至于偏胜。“秋冬养阴也，济之以阳”[20]，宜秋食温冬食热，使阴气不至于偏胜。但无论寒热之食均宜适度，以“热无灼灼，寒无沧沧”[20]为宜。

对于人的起居生活，春季万物复苏，生机勃勃，宜“夜卧早起，广步于庭，披发缓形，以顺其发陈之气”[20]；夏季万物茂盛，宜“夜卧早起，无厌于日，使气得泄，以顺其蕃秀之气”[20]；秋天气温凉爽，物景萧条，宜“早起，与鸡俱兴，收敛神气，以顺其容平之气”[20]；冬天天寒地冻，是万物闭藏的季节，宜“早卧晏起，必待日光，无泄皮肤以顺其闭藏之气”[20]。同时日常活动也可体现春夏养阳秋冬养阴之法，如“春生夏长，乃阳气发泄之时，教以礼乐者，歌咏以拎养其性情，舞蹈以养其血脉，亦养阳之道也。秋冬收藏，乃阴气收敛之时，教以《诗》《书》者，优游以求之、涵咏以体之，亦养阴之道也”[20]。对于气候的急剧变化，万全嘱咐人们“凡大寒大热，大风大雾，皆宜避之，不可恃其强健而不畏也”[20]，否则也会造成疾病。

张仲景提出四时治病大法，万氏宗其说，也认为“春宜吐，夏宜发汗，秋冬宜下”[20]，不过如遇可吐、可汗、可下之症，虽犯时禁，万全也主张酌情使用。对于无病之人，他对当时流行的“春月喜服过药利数行，谓之春宣”的习俗力持异议，提出“若无寒折之变，则宜剂亦不必服也。岂可下之，以犯养生之禁，以逆上升之气也耶”[20]。

4. 却疾　指防治疾病的方法，对于疾病，万全持积极的防治态度，主张善养生者应以谷肉果菜调五脏、补精血，并做到内外交养、动静适宜，使神与形俱，精神不散，就可益寿而以百数。他反对无病服药及滥进补养之品以求养生防病的做法。他说：“无病服药，如壁里安柱，为害甚大”[21]。谷肉果菜“徜用之不时，食之不节，犹或生疾，况药乃攻邪之物，无病岂可服哉？”[21]药物气味皆有偏性，服之可使脏气不平而生疾，更有甚者，服食金石酷烈有毒之品以求长生，更非人体之所宜。故万全说：“百病交起，由无病而补元所得也”[21]。

万全说：“善养生者，当知五失，不知保身一失也，病不早治二失也，治不择医三失也，喜峻药攻四失也，信巫不信医五失也”[21]。万全提出人有病切忌“不即求医，隐忍冀瘥，至于病深，犹且自讳，不以告人”[21]，更不能信神弄鬼，弃医从巫，以免贻害自身，延误性命。

对于疾病的治疗，应以“虚则补之，实则泄之”为法则，“凡养生祛邪之剂，必热无偏热，寒无偏寒”“得其中和，此制方之大旨也”[21]；并强调“中病即止，勿过其剂”[21]，免生治寒生热、治热生寒之弊端。在疾病的治疗中，万全重视先后天之本的调补，认为“肾为元气之根，脾胃为谷气之主”[22]，两者当相交养也，在方剂选择上他认为“古人制参苓白术散谓补助脾胃，此药最妙，今作丸剂，与前滋阴大补相间，服之尤佳”[21]。可见他重视脾肾双补。

结　　语

万全是我国医学史上著名的儿科学家，他对优生优育、中医养生之道也颇有见地。他遥承钱乙，兼采各家，在总结祖传和个人医疗实践经验的基础上，对小儿的生理、病理、诊断、治疗提出了独到的见解。他提出小儿的生理特点是“气血未定，易寒易热”“肠胃软脆，易饥易饱”，并提出了著名的“小儿五脏有余不足论”，为小儿的护理、诊断、治疗提供了有价值的理论基础。他的处方用药，具有简便验廉的特点，尤其是百多首家传经验方更为后世医家所效法。在治疗儿科疾病时，万全十分重视脾胃调理，用药中反对滥用攻伐，勿多金石，创制整理了许多有效方剂。结合《内经》理论，万全提出寡欲、慎动、法时、却疾四大养生法则，也将调脾胃置于重要地位，主张节食以护脾胃，用药免伤脾胃，巩固人体的根基，以达到延年益寿的目的。

[注]

[1]《广嗣纪要·择配篇第三》
[2]《广嗣纪要·寡欲篇第二》
[3]《广嗣纪要·协期篇第五》
[4]《万氏女科·卷之一》
[5]《广嗣纪要·卷之四》
[6]《育婴家秘·卷之一》
[7]《万氏女科·卷之二》
[8]《片玉心书·卷之一》
[9]《幼科发挥·卷之上》
[10]《幼科发挥·附录》
[11]《育婴家秘·卷之二》
[12]《幼科发挥·卷之下》
[13]《育婴家秘·卷之三》
[14]安虫丸：木香、鸡心槟榔、使君子肉、白芜荑仁、绿色贯众、苦楝根白皮、虾蟆（烧存性）、夜明砂
[15]白玉丹：寒水石（炼研，水飞）、枯白矾
[16]牛黄清心丸：黄连（生）、黄芩、山栀仁、郁金、辰砂、牛黄
[17]白术散：人参、白术、白茯苓、炙甘草、藿香、木香、葛根
[18]《养生四要·卷之一》
[19]《养生四要·卷之二》
[20]《养生四要·卷之三》
[21]《养生四要·卷之四》
[22]《保命歌括·卷之三十四》

思维导图

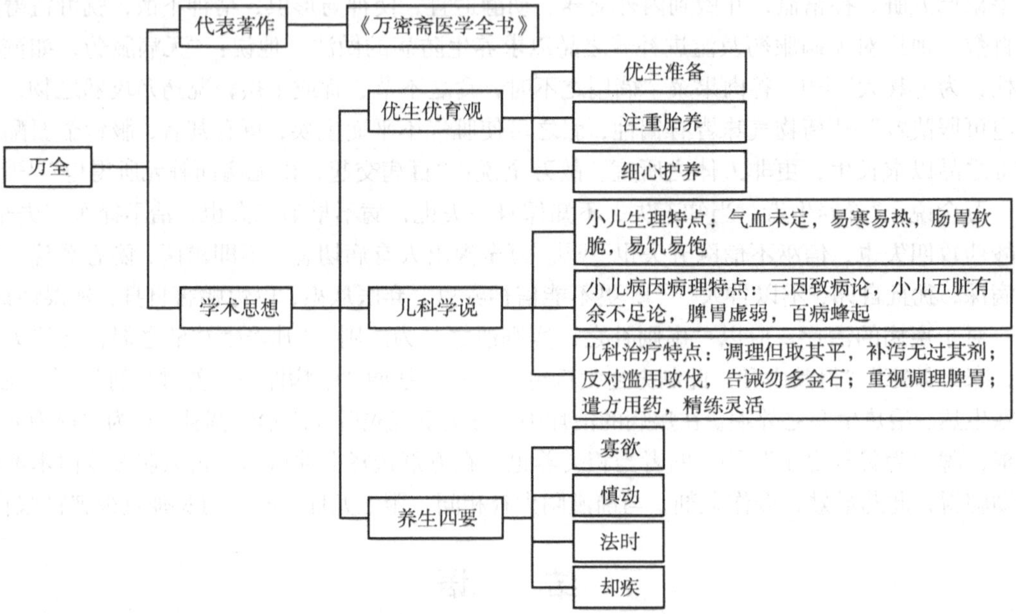

思考题

1. 万全对小儿的生理、病因病理特点有何独到见解？
2. 如何理解万全治疗小儿病的特点？
3. 简述万全的养生观。
4. 如何理解万全的优生优育观？

第十一节 龚廷贤

龚廷贤（约1522—1619年），字子才，号云林山人，江西金溪人。龚氏出身于世医家庭，父龚信，字瑞之，号西园，精医术，曾供职太医院。龚氏早年习举子业，屡试不第，乃转而继承家学，随父学医，曾隐居于金溪县云林山中，因号“云林山人”，在隐居期间潜心研究

医学，从事著述，还经常寻师访贤，与名家研究医术，博采众长。龚氏行医 60 多年，踪迹踏遍河南、黄河流域，由于他医术超群，很快就“声名烨烨播京师”，曾任太医院吏目。后因治愈鲁王妃的臌胀危症，鲁王大喜，称之为“国手”，赐匾额一方，题曰“医林状元”，成为我国医学史上第一位获得“状元”荣誉称号的医学家。

龚氏一生，著述颇丰，有《寿世保元》《万病回春》《种杏仙方》《云林神彀》《济世全书》《小儿推拿秘旨》《鲁府禁方》《本草炮制药性赋定衡》《医学准绳》《秘授眼科百效全书》《复明眼方外科神验全书》《痘疹辨疑全录》等。此外，他还续编了父亲龚信所著的《古今医鉴》。龚氏著作中，尤能代表其学术思想的著作是《寿世保元》10 卷，是他晚年的著作，卷一叙述有关诊断治疗的基本学识，卷二至卷十分别列述各种病证的辨证论治方法及其应用方药，包括内、外、妇、儿各科，凡单方、杂治、急救、灸疗等均有采入，取材广泛，又切实用。另外还有《万病回春》8 卷，卷一论述基础理论性问题及药物、形体、脏腑、经络等，卷二至卷八分述各科病证 190 余种，内容丰富，论述精辟，辨证详明，治法切用。龚氏著作，不仅流行于国内，而且还传播日本、美国等，足见其影响之深远。

一、调理气血

龚氏曰：“所以得全性命者，气与血也；血气者，乃人身之根本乎。”可见龚氏十分重视气血在生命活动中的重要地位。在生理方面，他认为“血为荣，荣行脉中，滋荣之义也；气为卫，卫行脉外，护卫之义也。”又说：“五脏六腑皆取其气，故清者为荣，浊者为卫，荣卫二气，周流不息……阴阳相贯，血荣气卫，常相流通，何病之有？”说明气血营卫的阴阳相贯、周流不息是维持人体生命及健康的重要保证。

在病理方面，他认为气血一有窒碍，则百病由此而生，指出“气之为病，发为寒热，喜怒忧思，积痞疝瘕癥癖，上为头旋，中为胸膈，下为脐间动气；或喘促，或咳噫，聚则中满，逆则足寒”，而“血之为病，妄行则吐衄；衰涸则虚劳；蓄之在上，其人亡；蓄之在下，其人狂；逢寒则筋不荣而挛急；挟热则毒内瘀而发黄；在小便为淋痛；在大便为肠风；妇人月事进退，漏下崩中”，充分反映了气血为病的广泛性。

龚氏调治气血，首先强调“人之一身，调气为上，调血次之”。因为“气者血之帅也，气行则血行，气止则血止；气温则血滑，气寒则血凝；气有一息之不运，则血有一息之不行”。故气血为病，首重调理气机。龚氏用药主张用木香、官桂、细辛、厚朴、乌药、香附、三棱、莪术之类，认为调气药不仅可以治气，亦可治血。

调理气血时，龚氏还认为“若以当归、地黄辈，治血亦可也；然其性缠滞，有亏胃气，胃气亏则五脏六腑之气亦馁矣”，故又强调“善用药者，必以胃药助之”，如“呕吐痰涎，胃虚不食，以致发热者……宜先助胃止吐为本，其热自退”。又如“伤寒大热，屡用寒凉疏转，其热不退，若与调和胃气，自然安愈”。

此外，龚氏调治气血，还重视气血与脏腑之间的密切关系。他说：“心为血之主，肝为血之藏；肺为气之主，肾为气之藏，止知血之出于心，而不知血之纳于肝，知气之出于肺，不知气之纳于肾，往往用药南辕北辙矣。”如“血痢之证，以五苓、门冬及巴豆、大黄等行其心，逐其积，而病犹存者，是血之所藏无以养之故，必佐以芎、归则病自止。喘嗽之证，以枳壳、桔梗、紫苏、桂、姜及胆星、半夏、细辛调气豁痰，而终不升降者，是气之所藏无以收之故，必佐以补骨脂辈，则气归原矣”[1]。

总之，以调气为上，调血次之，以胃药助之，注重气血与五脏的关系，抓住病机的本质是龚氏调治气血的特色，他谓之“传心至妙之法”。

二、调 理 脾 胃

1. 脾胃生理 龚氏曰：“夫脾胃者，仓廪之官也。属土，以滋众脏；安谷，以济百骸……至哉坤元，万物滋生，人之一元，三焦之气，五脏六腑之脉，统宗于胃，故人以胃气为本。”又曰：“人之一身，以脾胃为主。脾胃气实，则肺得其所养，肺气即盛，水气生焉，水升则火降，水火即济，而全天地交泰之令矣。脾胃即虚，四脏俱无生气”，说明脾胃在五脏六腑中具有十分重要的地位。故龚氏指出“凡善调脾胃者，当惜其气，气健则升降不失其度，气弱则稽滞矣”。临床上脉无胃气之神，可见独弦、独浮、独洪、独沉之脉；元气先竭，胃气不相接济，则可见屋漏、雀啄等危象之脉。由此可见，调理脾胃之重要性。

2. 病因治法 龚氏接受东垣之学，认为脾胃损伤是内伤病的关键。但又有所发挥，他指出“内伤之要，有三致焉。一曰，饮食劳倦即伤脾，此常人之患也。因而气血不足，胃脘之阳不举，宜补中益气汤主之；二曰，嗜欲而伤脾，此富贵之患也，资以厚味，则生痰而泥膈，纵其情欲则耗精而气散……故吞酸即艰难，胸膈渐不觉舒爽，宜加味六君子汤[2]加红花三分、知母盐炒一钱主之；三曰，饮食自倍，肠胃乃伤者，藜藿人之患也，宜保和丸、三因和中丸权之”。

龚氏调理脾胃，以养心健脾疏肝之法，作为求本之治。因为“心气和则脾土荣昌，心火脾土之母；肝木脾土之贼，木曰曲直作酸，故疏肝则胃气畅矣；肺乃传送之官，肺主气属金，肺金有力，则能平肝木，不能作膈闷矣”[3]。他非常推崇家传三因和中健脾丸（方缺）作为脾胃家通用之剂，因其即以养心健脾疏肝所立法。

此外，对脾胃用药，龚氏亦不主张执于香燥耗气之药，亦反对世俗以枳术丸为脾胃之要药，认为不可以久服，久服不仅无效，而且剥削真气。

三、治疗泄泻、呕吐的经验

1. 泄泻 龚氏指出，泄泻有“属湿、属气虚、有火、有痰、有食积、有寒、有脾泄、有肾泄”之不同；而泄泻因食伤其脾居多，以胃苓汤[4]加减主之，并指出泄泻脉象特征是“泻脉自沉，沉迟寒侵，沉数火热，沉虚滑脱，暑湿缓弱，多在暑月”。其辨治方法大体如下：

（1）湿泻：认为“中暑伤湿，停饮夹食，脾胃不和，腹痛泄泻作渴，小便不利，水谷不化，阴阳不分者，湿也”。以胃苓汤为主方治之。

（2）气虚泻：认为“饮食入胃不住，完谷不化者，气虚也”，以益气健脾汤[5]治之。

（3）火泻：认为“泄泻腹痛，泻水如热汤，痛一阵泄一阵者，火也”。宜加味四苓散[6]治之。

（4）痰泻：认为“泄泻或多或少，或泻或不泻者，痰也”。宜加味二陈汤[7]治之。

（5）食积泻：认为“腹痛甚而泄泻，泻后痛减者，食积也”。用香砂平胃散[8]治之。若泻而痛不止，责之土败木贼，当痛泻要方治之。

（6）寒泻：认为“泄泻肚痛疼，四肢厥冷者，寒也”。宜附子理中汤[9]治之。

（7）脾泄：认为“气弱易饱，常便稀溏者，此脾泄也”。用扶脾散[10]治之。

（8）肾泄：认为“脾肾虚弱，清晨五更作泻，或全不思食，或食而不化，大便不实者，此肾泄也”[11]。治用二神丸[12]主之。若经年久泄不止者，加吴茱萸、五味子。脾肾虚寒者，可用八味丸。脾肾气血俱虚，用十全大补汤送下四神丸。若元气下陷，脾胃虚甚，宜补中益气汤减当归，加酒炒白芍、茯苓、泽泻、山药、莲肉、木香、干姜炒黑。

此外，龚氏还收载了许多治疗泄泻秘方、验方。如治食之即泻用鸡子一个，将小头破开，入胡椒七粒，纸糊顶，煨熟，好酒送下，烧酒更好，将胡椒完吞下；用红柿核，纸包水湿，灰火烧熟食之，不三四个即止；治暴泄不止，小便不通，用车前子炒为末，每服二钱米饮调下，其根叶亦可捣汁服，此药利水道而不动元气。

2. 呕吐　龚氏认为“呕吐者，饮食入胃而复逆出也。有声无物谓之哕，有物无声谓之吐，呕吐谓有声有物。胃气所伤，中气不足所致也”。他认为呕吐病位在胃，与脾胃之气伤有关，故临证时应针对呕吐之因，重在调理脾胃；并将呕吐分为外感寒邪、内伤饮食、胃气上逆、胃热、胃寒、痰涎内聚、水饮停胃、胃气虚弱八种类型，各设主治方药。

若外感寒邪而呕吐者，以藿香正气散治之；内伤饮食呕吐者，藿香正气散加砂仁、山楂、神曲；气逆呕吐者，藿香正气散加木香、砂仁、白豆蔻；胃虚有热呕吐者，宜清胃保中汤[13]；胃寒者，宜附子理中汤；呕吐痰涎者，加减二陈汤[14]；水饮停胃作呕吐，宜茯苓半夏汤[15]；久病胃气虚弱，呕吐日久，不纳水谷，闻食即呕，闻药亦呕，用比和饮[16]。

龚氏临证施治，还善于识机观变，巧施手眼。他指出“人身之气，上下周流，下不通必宣其上……上不安必撤其下”[17]，故老人虚人，大肠结燥，呕吐不止，幽门不通，上冲窍门，呕吐泛满之症，先以蜜导煎通其幽门，然后服藿香、厚朴、陈皮、白术、白茯苓、砂仁、枇杷叶、甘草、生姜等通便止呕。若阴虚于下，诸阳气浮，无所依从而呕咳气喘者，宜以六味地黄丸盐汤送下；若热证呕吐，或憎寒发热、口苦，则用小柴胡汤加生姜、人参或加乌梅治之；若冷涎呕吐，阴症干呕者，又用吴茱萸汤治之。

四、老年养生

1. 阐发衰老机理　龚氏认为衰老的主要原因与脾肾关系密切，因此老年养生重点在顾护脾肾。

（1）肾中元阴元阳损伤：龚氏曰：“夫二五之精，妙合而凝。两肾之间，白膜之内，一点动气，大如筋头，鼓舞变化，开阖遍身，薰蒸三焦，腐化水谷，外御六淫，内当万应。”其论与稍晚于他的张介宾、赵献可所强调的肾阳与命火同出一辙。龚氏指出“所虑昼夜无停，八面受敌，由是神随物化，气逐神消，荣卫告衰”。人体由壮而衰，出现一系列老化症状：“七窍反常，啼号无泪，笑如雨流，鼻不嚏而涕，耳无声蝉鸣，吃食口干，寐则涎溢，溲不利而自遗，便不通而或泄”。元阳亏损，阳损及阴，随之出现“真阴妄行，脉络疏涩，昼则对人瞌睡，夜则独卧惺惺”[18]，说明肾之真阴真阳不足是构成老年疾病的主要原因。

鉴于此，龚氏提出“年高之人，气血即弱，阳事辄盛，必慎而抑之”[19]的“节欲保精”养生原则；同时，提示早婚给人体健康和寿命带来的危害性，指出“男子破阳太早则伤其精气，女子破阴太早则伤其血脉”。

（2）内伤脾胃：龚氏曰：“夫脾者，阴气也。静则神藏，燥则消亡，饮食自倍，肠胃乃伤”[20]。又曰：“凡年老之人，当以养元气、健脾胃为主。”脾胃为后天之本，脾强健则生化有源，但脾胃的强健又与饮食调摄有直接的关系。因此，龚氏还将养护脾胃及饮食调养作为预防衰老的重要措施。他指出不重视调摄脾胃，不讲究饮食卫生，则可能造成“筋脉横解，气乃暴逆，荣卫不行，气血凝滞”“气血失常，卒然不救”而不能“以臻遐龄”[20]。

2. 强调摄生养性　衰老是人类生命的自然规律，也是人类生理过程的必然归宿。因而探索衰老的规律，寻找健康长寿的途径，很早以来就是人类梦寐以求的理想，龚氏在研究人体衰老机理的基础上，特别强调平时摄生养性以延缓衰老。

养性方面，他主张清心寡欲以养神气；诗书悦心，山林逸兴，济困扶危，戏言取笑以怡情悦志；摄养方面，他主张戒饥饱、食后便卧，不欲夜食，提倡“食后常以手摩腹数百遍，仰面呵气数百口，趑趄缓行数百步”[20]；等等。龚氏总结了呼吸静功和六字诀，其论述之详尽，方法之切用，足以反映龚氏在调摄养性方面的丰富经验。

3. 老年病的证治 衰老之因与脾肾关系尤为紧切。故龚氏论老年证治，辨证多从脾肾入手，所列方剂如八仙长寿丸[21]、五仁斑龙胶[22]、阳春白雪糕[23]、延寿丹[24]等，多为温补之剂。龚氏尤喜用阳春白雪糕，认为该方最益老人，具有益元气、健脾胃之功效，不仅可以治虚劳瘦怯、泄泻、腹胀、肿满、喘嗽等症，而且还是饮食之上品，历来受到广泛重视。

此外对老年杂病的证治，龚氏注重辨证施治与专方专药相结合，反映其论治老年病的特点，亦体现了中医治疗学的精华。例如，老人耳聋耳鸣之证，首先重视辨证施治，久聋者多责之于肾，暴病者多阴火上冲。临证时当随证施治，若饮食厚味，夹怒气以动肝胃之火，宜清聪化痰丸[25]以清窍；若虚火升上，痰气郁于耳中，宜通明利气汤[26]以清痰火；若肾虚耳聋，用六味丸加黄柏、知母、远志肉、石菖蒲。此外，龚氏还提倡专方专药论治耳聋耳鸣之证。如以石菖蒲一寸，巴豆一粒去壳，全蝎一个去足尾，研末，葱叶为丸，如枣核大，绵裹塞耳，治耳聋殊效；以蚯蚓去土，阴干为末七分，麝香三分，用葱切寸许，塞药于内，左聋塞右耳，右聋塞左耳，左右俱聋，两耳俱塞，治年老耳聋即效。又如，以藜芦根为末，脂油调擦治老年性皮肤瘙痒症等。

结 语

龚廷贤是我国明代著名医学家，其调理气血、调理脾胃的学术思想，论理严密，紧切临床，且畅发自己独得之道，给后学者以启发，其对衰老机理的阐发，老年人的调护摄养及老年证治的论述，不仅理论精湛，通俗易懂，便于操作，在今天仍有现实意义，对老年医学作出了较突出的贡献。

龚氏临床经验丰富，精通内、外、妇、儿各科，对各科临床病证的论治，详尽周到，理精方博，且审时度势，巧施手眼，具有很高的临床参考价值。

[注]

[1]《寿世保元·血气论》

[2] 加味六君子汤：人参、白术、陈皮、白茯苓、半夏、干葛、山楂肉、甘草（炙）、砂仁

[3]《寿世保元·脾胃论》

[4] 胃苓汤：苍术、厚朴、陈皮、猪苓、泽泻、白术、白茯苓、白芍、肉桂、甘草（炙）

[5] 益气健脾汤：人参、白术、白茯苓、陈皮、白芍、苍术、干姜、诃子、肉蔻、升麻、甘草（炙）

[6] 加味四苓散：白术、白茯苓、猪苓、泽泻、木通、栀子、黄芩、白芍、甘草、灯心草

[7] 加味二陈汤：陈皮、半夏、白茯苓、苍术、厚朴、砂仁、山药、车前子、生姜、乌梅、灯心草

[8] 香砂平胃散：苍术、陈皮、厚朴、白术、白茯苓、半夏、砂仁、香附、生姜

[9] 附子理中汤：白术、干姜、人参、白茯苓、砂仁、厚朴、苍术、熟附子、甘草（炙）、生姜

[10] 扶脾散：莲肉、陈皮、白茯苓、白术、麦芽（炒）

[11]《寿世保元·泄泻》

[12] 二神丸：补骨脂（炒）、肉豆蔻（生用）

[13] 清胃保中汤：藿香、白术、陈皮、半夏、砂仁、黄连、白茯苓、黄芩、栀子、甘草、枇杷叶（去毛）、生姜

[14] 加减二陈汤：陈皮、半夏、白茯苓、甘草、人参、白术、竹茹、砂仁、山栀、麦冬、生姜、大枣

[15] 茯苓半夏汤：白茯苓、半夏、陈皮、苍术、厚朴、砂仁、藿香、干姜、乌梅、甘草、生姜

[16] 比和饮：人参、白术、白茯苓、藿香、陈皮、砂仁、神曲、炙甘草、伏龙肝、生姜、大枣

[17]《寿世保元·呕吐》

[18]《寿世保元·衰老论》

[19]《寿世保元·保生杂忌》

[20]《万病回春·饮食》

[21] 八仙长寿丸：大怀生地黄、山茱萸、白茯神、牡丹皮、辽五味子、麦冬、干山药、益智仁

[22] 五仁斑龙胶：鹿角（连脑盖骨者佳，自解者不用）、人参、天冬（去心皮）、麦冬（去心）、甘枸杞子（去蒂）、川牛膝（去芦）

[23] 阳春白雪糕：白茯苓（去皮）、怀山药、芡实仁、莲肉（去心皮）、陈仓米、糯米、白砂糖

[24] 延寿丹：白茯苓、蜂蜜

[25] 清聪化痰丸：橘红、赤茯苓、蔓荆子、枯芩、黄连、白芍、生地黄、柴胡、半夏、人参、青皮、生甘草

[26] 通明利气汤：苍术、白术、香附、生地黄、槟榔、抚芎、陈皮、贝母、黄连、黄芩、黄柏、栀子仁、玄参、木香、甘草（炙）

思维导图

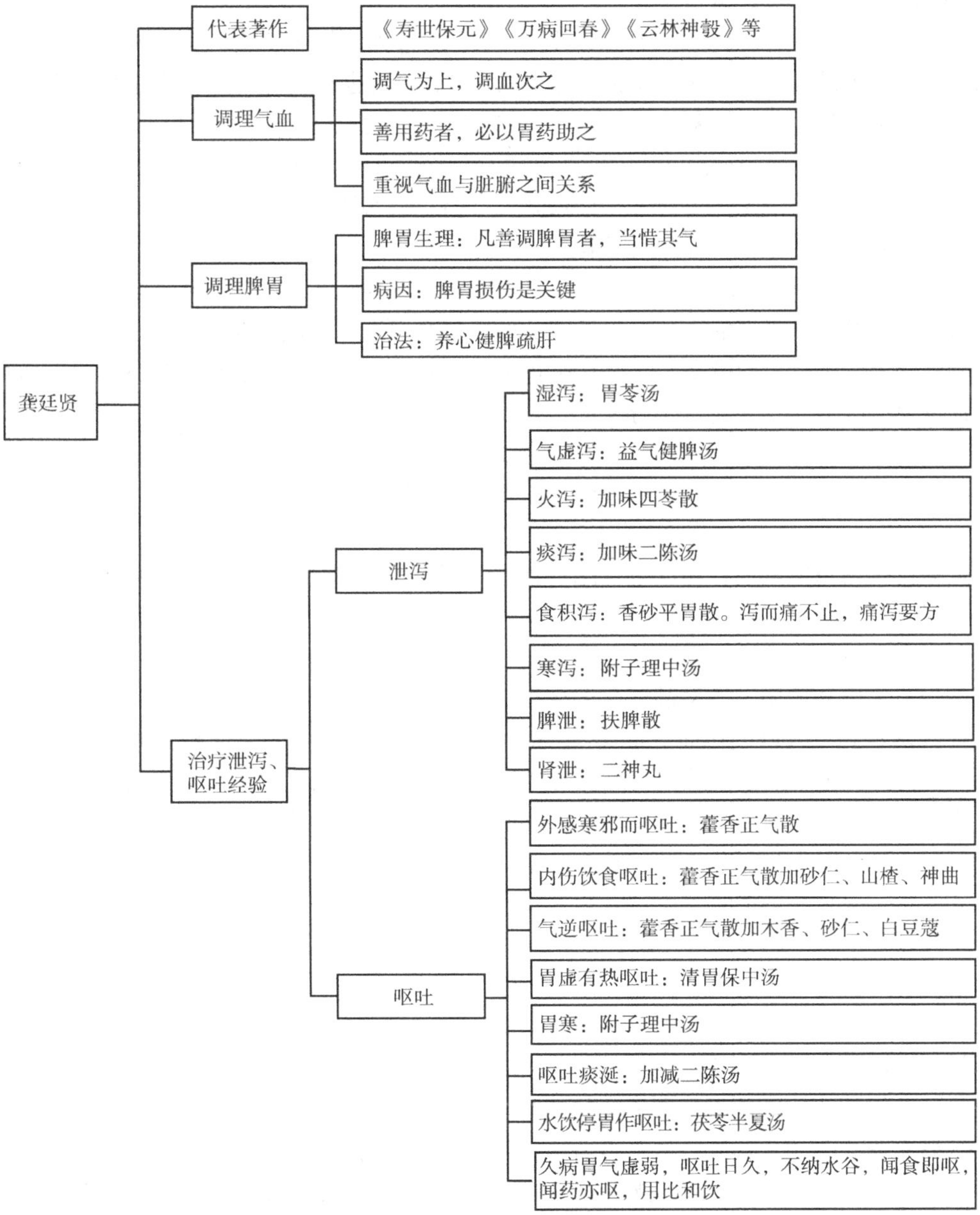

思考题

1. 龚廷贤调理气血的主要观点是什么？
2. 龚廷贤认为脾胃损伤的病因有哪些？
3. 龚廷贤对泄泻证治分为哪些类型？

第十二节 孙 一 奎

孙一奎（1522—1619年），字文垣，号东宿，别号生生子，明代安徽休宁人，为汪石山再传弟子。孙氏好学勤求，为寻师访友，曾远历湘赣江浙等地，广询博采，经30年，不但为人治病多验，而且在医学理论上颇有建树，尤其对命门、三焦等理论研究，颇有个人见地，学验俱富，名噪一时。著述有《赤水玄珠》《医旨绪余》《孙文垣医案》。

《赤水玄珠》30卷，分77门，论述内、外、妇、儿各科病证，每门又条分缕析，分述因、证、处方，并附诸家治验。该书以明证为主，结合孙氏临床经验，于寒热、虚实、表里、气血八端，辨析最详。另对古今病证名称相混之处，论辨也较细密。因而后世多所推重。《医旨绪余》2卷，为《赤水玄珠》的续编，主要以脏腑、气血、经络、腧穴推明阴阳五行之理，并对前代诸家学说，作了较公正的评述。《孙文垣医案》5卷（又名《孙氏医案》），不少病例，疗效卓著，且叙述色脉病形，历历如绘。清代魏之琇《续名医类案》中采录孙氏医案100多例。可见该书对后世有深刻影响。

孙氏治学，反对"徒以方书"而重视理论研究。他不仅沉酣《内经》《难经》，精究本草，参阅方书，并结合仲景以后历代各家医著，加以融会贯通。孙氏主张读古人书，必须深入研究其立言之意，进行全面分析，学习名医各家之说必须博采众长。这种治学方法是非常可取的。此就其主要的学术理论和治疗经验，简述如下：

一、论命门动气

1. 命门为两肾间动气，属坎中之阳 孙氏命门学说，胎息于《难经》的有关论述，且受到《易经》哲学思想的影响。《难经》提出"肾有两者，非皆肾也，其左者为肾，右者为命门。命门者，诸精神之所舍，原气之所系也，故男子以藏精，女子以系胞"。《易经》中论述万物产生是太极和阴阳二气动静变化的结果。

孙氏认识到"人以气化而成形"[1]。他在论命门时说："夫二五之精，妙合而凝，男女未判，而先生二肾，如豆子果实，出土时两瓣分开，而中间所生之根蒂，内含一点真气，以为生生不息之机。命曰动气，又曰原气。禀于有生之初，从无而有。此原气者，即太极之本体也"[1]。可见孙氏以为人身的太极是两肾间的命门原气，即动气，并指出：原气为太极之体，动气为太极之用，两肾又是"太极之体所以立"的基础，实质上是指元气由元精所化。由于原气属阳，阳动则生；两肾属阴，阴静则化，从而生化成其他脏腑。故曰："命门乃两肾中动气……乃造化之枢纽，阴阳之根蒂，即先天之太极，五行由此而生，脏腑以继而成"[1]。孙氏的命门为肾间动气之说，似乎与《难经》左肾、右命说不同，但他说："越人不以原气言命门，而曰右者为命"，这是因为"左血右气""言右肾则原气在其中矣"[1]。

关于命门的部位，是历来有争议的问题。《太素·知针石》篇"七节之傍，中有志心"句下，杨上善注称"背有三七二十一节。肾在下七节之旁，肾神曰志。"故后人认为此"志心"当为命门。对于此说，孙氏持不同意见，认为七节当自上而下数，故"志心"即心包络而非命门。并且，《素问·阴阳类论》有“伏鼓不桴，上控志心”之说，王冰解释为“心气不足”，足资证明，而他认为《铜人腧穴针灸图经》绘命门穴在两肾俞中间是合理的。

至于命门的属性，历来有命门属相火的说法。孙氏则认为《难经》仅言藏精系胞，舍精神，系原气，而未尝说命门属火。他强调，命门如“坎”卦（☵）中的一阳陷二阴之中，属“坎中之阳”，为生命之本。其著说“坎中之阳，即两肾中间动气，五脏六腑之本，十二经脉之根，谓元阳则可，谓之火则不可，故谓坎中之阳，亦非火也。二阴即二肾也，肾既皆阴，则作一水一火并看者，亦非矣”[2]。总之，他认为两肾藏精而皆属于阴，命门为发于两肾的阳气，肾与命门的关系是不可分割的。

2. 命门动气为生生不息之根 命门原气对于人身至关重要，孙氏对《难经·八难》肾间动气是“五脏六腑之本，十二经脉之根，呼吸之门，三焦之原”等说进行阐发，认为人之所以生存，乃“赖此动气为生生不息之根，有是动则生，无是动则呼吸绝而物化矣”[3]。足见他强调呼吸根于肾间动气，而呼吸之气对生命来说，又是须臾不可离的。所以，他在论述营气、卫气的同时，还重点阐述了原气、宗气与呼吸的关系问题。

对于营气、卫气和宗气，《灵枢·邪客》原有论述，谓五谷入胃，其糟粕、津液分为宗气、营气、卫气三隧。“宗气积于胸中，出于喉咙，以贯心脉而行呼吸”。孙氏广其意而认为营气、卫气之所以能循经隧、温分肉以发挥正常生理作用，人之所以能呼吸，都有赖于宗气的推动，他指出：宗气出于上焦，搏于胸中，其运行“肺得之而为呼，肾得之而为吸，营得之而营于中，卫得之而卫于外”[4]。也就是说，宗气是“气之宗主”，上、中、下三焦之气皆由其统宗。

孙氏又进而指出，《灵枢》之所谓宗气由水谷精微化生而行呼吸，是指“后天谷气”对呼吸的作用而言。若从根本来说，则呼吸的原动力实为肾间动气，即“先天之气”。为了说明此理，孙氏曾论述了胎儿的真息和新生儿的呼吸问题，“胎藏母腹，系于命门”，胎儿虽无口鼻呼吸，但有所谓“真息”。当其一离母腹，虽未进食，却即有呼吸，这都说明呼吸之原根于命门原气。所以，孙氏说：“呼吸者，即先天太极之动静，人之一身之原气也。有生之初，就有此气，默运于中，流运不息，然后脏腑得所司而行焉”[5]。因此，肺之能出气而呼，肾之能纳气而吸，无不由于原气之功。

可见原气必须由宗气“积而养之”，才能维持呼吸持续不断。若水谷绝则宗气衰，宗气衰则原气馁，最终以致呼吸停息。所以，孙氏说：“呼吸者根于原气。”又说：“呼吸资宗气以行”[6]。也就是原气言体，宗气言用的意思。

由上述，说明孙氏所谓命门动气为生生不息之根，虽有其广泛的生理意义，但对于呼吸功能来说是特别重要的。

二、论三焦相火

1. 三焦外有经而内无形 三焦为六腑之一，有布散阳气、通调水道的生理功能。《灵枢·五癃津液别论》说：“三焦出气以温分肉。”《素问·灵兰秘典论》说：“三焦者，决渎之官，水道出焉。”但《难经·三十八难》又称三焦“有原气之别焉，主持诸气，有名而无形。其经属于少阳，此外府也”。由此引起后世医家对三焦形质的论争。

孙氏宗《难经》三焦无形之说，对三焦有形论及其有关问题详加辨析。首先，他反对马莳三焦为有形之体的说法。马莳在《难经正义》中认为《难经》中所说的上、中、下三焦是无形之气，故原文作“燋”字；所说的手少阳三焦是有形之体，故原文作“膲”字；并把《三因极一病证方论》所载的右肾下如手掌大的脂膜，指为三焦之体。孙氏虽对马氏之学甚为推崇，但对他的三焦有俩之说则持异议，孙氏指出古时“膲”“燋”通用，故不足为三焦有形之证。至于《三因极一病证方论》所载脂膜之说，则为标新立异，因人之脏腑有厚薄。两肾脂膜或有偏长而下垂者，本属情理中事，何况《内经》《难经》诸经及前代医家均无此说，故右肾下脂膜为三焦说不足为信。其次，孙氏还对《内经》有关三焦的论述进行分析，他认为《内经》虽有少阳之络、三焦、少阳之脉等称，似涉三焦有形，但这只是经脉而言，不可认为是三焦本腑；《灵枢·本藏》又有“三焦膀胱”的厚、薄、缓、急、直、结、横等状的记载，也似有形体之谓，但这是由于三焦为中渎之府，膀胱为津液之府，渎与津液两者皆为水，而三焦为决渎之官，膀胱之用，以其无形，故附膀胱而合称，并非指三焦亦有厚、薄等状。又如《灵枢·本藏》中“肾合三焦、膀胱，三焦、膀胱者，腠理毫毛其应”等说法，均属此理，并非指三焦有形而外应腠理皮毛。

总之，孙氏认为三焦是上、中、下三焦之地位的合称，“外有经而内无形”[6]，因称“外府”；同时，三焦原非五行正腑，不同于其他五脏、五腑的合应，故又称“孤府”。

2. 三焦为相火，是原气之别使 自《脉诀》有命门和三焦属相火之说以后，后世多以命门相火合称。孙氏则一反其说，认为“命门不得为相火，三焦不与命门配”，指出当以“三焦、包络为相火”[7]为是。包络为血母，为里；三焦为气父，为表，两者相为表里。然而，它们又不同于其他五脏与五腑的相配，正如前贤所说：心包非脏也，三焦非腑也。其相配只是由于俱属手经，均为相火而“以类相从”之故。三焦相火和包络相火主持气血，协同作用，维持着人体的正常生理功能。虽然，三焦不与命门相配，但命门却是“三焦之原”，三焦相火始于原气，出于上焦，为“原气之别使”。孙氏曾引《难经本旨》之说以论三焦的作用：“所谓三焦者，于膈膜脂膏之内，五脏六腑之隙，水谷流行之关，其气融洽于其间，熏蒸膈膜，发达皮肤、分肉，运行四旁，曰上、中、下，各随部分所属而得名。虽无其实，合内外之实而为位者也”[6]。总之，《难经本旨》所说足以代表孙氏观点，说明三焦相火为原气之别使，有“裨助生生不息之功”[7]。

另外，孙氏反对丹溪所谓君火为人火、相火为天火或龙雷之火之说，他认为人身君相之火均为人火，为内火，不能以君相来分属天人，而心为君火，包络、三焦为相火，乃是亘古不易之论。孙氏论述命门非相火，而三焦、包络为相火，其目的是纠正滥用寒凉而损伤命门阳气的偏弊。

三、临床运用

孙氏治病“首重明证”，认为“凡证不拘大小轻重，俱有寒、热、虚、实、表、里、气、血”[8]之分，且病变多有始同而终异的情况，故治法不能执一而无权变。由于上述思想指导，他指出了时医对于内伤发热、虚损、血证等滥用苦寒、畏投甘温的谬误。

至于孙氏临证施治特点，则与其命门、三焦理论相印证。他十分重视三焦元气的保护和治疗，既反对滥用寒凉，又指出过用辛热、疏导及渗利之剂的危害。孙氏认为不唯纯阴苦寒之剂可致脾胃虚热，元气损耗，而且“若用辛香散气，燥热伤气，真气耗散”[9]，又如疏导过剂，也可耗损元气；若淡渗过剂，则每致肾气夺伤。

由于三焦为原气之别使，又为相火之用，故凡命门原气不足或相火衰弱，可出现三焦元气不足之证，其病变可见气上不纳、水谷不化、清浊不分等情况。根据《难经》理论，孙氏认为三焦元气之病变当分三部分治，即“上焦主纳而不出，其治在膻中；中焦主腐熟水谷，其治在脐旁；下焦分清泌浊，其治在脐下”[6]。至于三焦脉诊则分属寸、关、尺三部。

在三焦中，孙氏对下元虚寒尤为重视。如论气虚中满、肾泄等证，认为都属于下焦元气虚寒；又如癃闭、遗溺、小便失禁诸证，亦或与之有关。同时，如对于肾消和肾不纳气等证，则又注意精气同治。以下临证治疗，反映了孙氏的学术观点。

1. 气虚中满 孙氏认为下焦元气虚寒，不能转运，清气不升，浊气不降，临证上可见“中满肿胀，小水不利，上气喘急，阴囊两腿皆肿，或面有浮气”[10]等证。孙氏制“壮元汤”[11]以温补下元使阳气上腾，浊阴自降，谷食化，小便利而肿胀可消，实为脾肾同治之法。至于脾虚所致的“三焦湿胀”则治以通气生姜丸[12]；中气虚心中痞，又用补中益气汤治疗。

2. 癃闭、遗尿 孙氏亦从三焦论治，因三焦为膀胱之用，“膀胱藏水，三焦出水”“水渎在下，非气莫导”[13]。故除湿热等因所致者外，或以壮元汤温补下焦元气，或以补中益气汤“提补上中二焦元气”[14]。用刺灸之法，取三焦穴而不取膀胱穴，壮元汤和补中益气汤两方，是孙氏治疗三焦元气不足的主方，每在临证时“体察病源”而用于诸证。

3. 肾消 即三消之下消。孙氏认为因下元不足，元气升腾于上，故渴而多饮多尿，治法忌用滋阴降火，而主用肾气丸加鹿角胶、五味子、益智仁等，大补下元。其论治遥宗仲景、《外台秘要》及许叔微之学，所不同者在肾气丸中加入鹿角胶、五味子等，在温补之中重视精以化气，使精气充盛，蒸腾于上。其治法又与命门原气根于两肾阴精，精不足则气失资化的理论相合。

4. 肾虚气不归元证 气喘、眩晕，每由肾虚气不归元所致。孙氏诊治其病，认为必须分辨真阴、真阳的虚实。用药也有所谓气、血之分，气虚用补骨脂、杜仲、菟丝子之类，如安肾丸[15]等方即是；血虚用山药、山茱萸、熟地黄之类，如六味地黄丸之类即是。凡此皆为“纳气归元”的治法，其最重者则全在于补益真阴，如孙氏所论“肺出气，肾纳气，今气不归元，是肾之真阴不足，当益肾阴以全其职可也”[16]。

此外，孙氏尚有不少议论可供我们参考，如论虚损治法，认为“治虚损之证，吃紧处工夫，只在保护脾胃为上，如和解、攻里二法，义之所当用者，虽老弱久病亦所不避，乃拨乱反正之意。惟要用舍得宜，有先攻而后补者；有先补而后攻者；有攻补并行者。当攻则攻，当补则补。如病邪未除，而只知用补法，则反致疾病的加剧，故不可“设务姑息而一惟调补是务”[16]。这些都是他临床实践的经验体会。

结 语

孙一奎重视医学理论的研究，擅于博采众家之长，加以融会贯通。他对命门、三焦的论述颇有见地，认为命门为两肾间动气，三焦为元气之别使，动气为生生不息之根，相火有裨助生生不息之功，其论述不仅阐发了《难经》有关理论，且能自出机杼。临证注重命门、三焦元气的保护和治疗。对气虚中满、癃闭、遗尿等病的治疗，重在温补三焦元气；对肾消、肾不纳气等证的治疗，又重在精气同调，这些医学理论和实践经验对后世很有影响。

[注]

[1]《医旨绪余·命门图说》
[2]《医旨绪余·右肾水火辨》

[3]《赤水玄珠·肾无痘辨》
[4]《医旨绪余·宗气营气卫气说》
[5]《医旨绪余·原呼吸》
[6]《赤水玄珠·难经正文三焦评》
[7]《医旨绪余·丹溪相火篇议》
[8]《赤水玄珠·凡例》
[9]《赤水玄珠·气门》
[10]《赤水玄珠·胀满门》
[11] 壮元汤：人参、白术、茯苓、补骨脂、桂心、大附子、干姜、砂仁、陈皮
[12] 通气生姜丸：人参、茯苓、神曲（炒）、麦芽（炒）、官桂、当归尾、陈皮（炒）、半夏（洗）、生姜（去皮切）、厚朴
[13]《赤水玄珠·闭癃遗尿不禁辨》
[14]《三吴医案·卷二》
[15] 安肾丸：桃仁、肉桂、巴戟肉、白蒺藜、肉苁蓉、山药、补骨脂、茯苓、石斛、萆薢、白术、川乌、炒茴香、酒盐
[16]《赤水玄珠·眩晕门》

思维导图

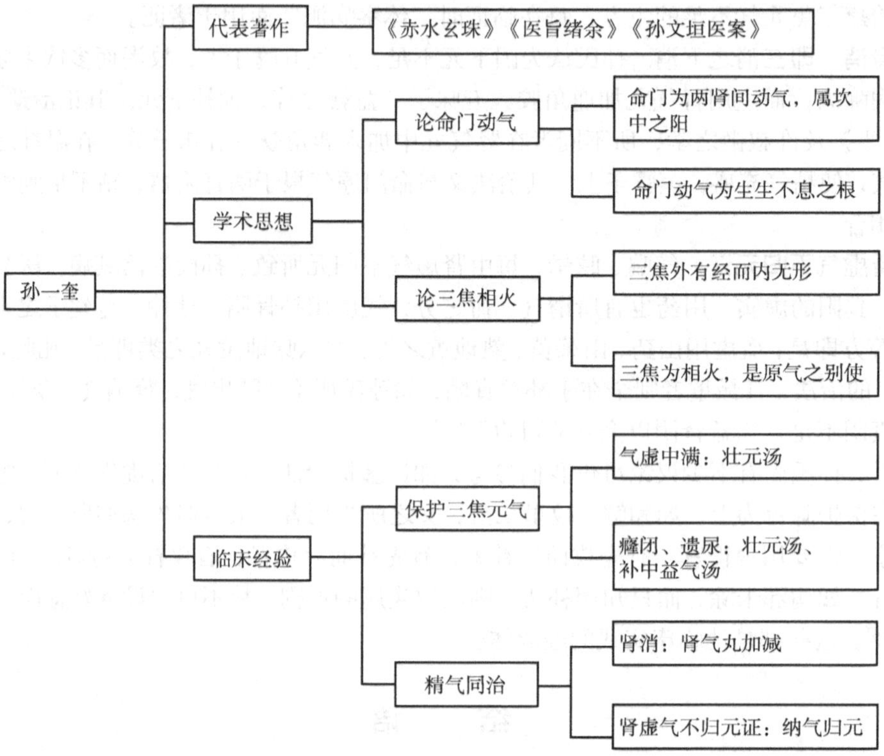

思考题

1. 孙一奎是如何认识命门的？
2. 孙一奎是如何认识三焦相火的？
3. 请论述孙一奎的“命门动气说”。
4. 请论述孙一奎的“三焦相火论”。

第十三节 杨 继 洲

杨继洲（1522—1620 年），名济时（继洲，可能是他的字或号），浙江衢州人。杨氏学医

有其家世渊源，“祖父官太医，授有真秘”（王国光序），祖传医籍甚多。杨氏在考举失利后，改习医药，博览群书，“凡针药调摄之法，分图析类”，编成《卫生针灸玄机秘要》3卷。1601年，山西监察御史赵文炳患痿痹，多方治疗，“日试丸剂，莫能奏功”之后，请杨氏治疗，“三针而愈”。杨氏出示所编的《玄机秘要》，赵知他“术之有所本”，原准备付刻，又感“诸家未备”，就再“广求群书”，委交靳贤选集校正，编辑成为《针灸大成》10卷，说明《针灸大成》是以《玄机秘要》为基础经扩充而成。

《针灸大成》卷一为针道源流，摘录《内经》《难经》中有关针灸的内容；卷二、卷三为针灸歌赋及杨继洲的考卷（策）四则；卷四论针法，记载有各家补泻手法，还有杨氏问答30余则；卷五记载子午流注和灵龟八法；卷六、卷七为经络腧穴和经外奇穴，多为杨氏所集；卷八为诸症治法，主要集用《神应经》；卷九介绍名医治法和灸法，有杨氏的151条治症总要及东垣针法，附30则杨氏医案，有论有法，脉症俱备；卷十为《小儿按摩经》。

杨氏经历了嘉靖、隆庆、万历三朝，其间曾任明世宗侍医、楚王府良医、太医院医官等，他行医到过江苏、河南、河北、山西、山东、福建等地。杨氏不仅擅长针灸，而且针药兼精，对内、外、妇、儿各科病证，医术高明，其书中的论述，大多见解客观，主张正确，理论精辟。对针灸药并重、针法、灸法、穴法的认识至今仍为学者推崇，对针刺得气、透针法、晕针等问题也有不少独特发挥，这些都是他声名赫赫、历数百年而不衰的原因所在。

一、杨氏家传针刺手法

1. 杨氏十二字分次第手法 杨氏根据自己的经验，结合《内经》《难经》有关内容，在窦汉卿《针经指南》十四法的基础上，将针刺的步骤归结为“十二字分次第手法”，即爪切、持针、口温、进针、指循、爪摄、退针、搓针、捻针、留针、摇针及拔针。①爪切：用左手大指爪甲重切欲针之穴，宣散气血，免伤荣卫。②持针：右手持针于穴上着力旋插直至腠理，持针要有力，如握虎擒龙之势。③口温：用口内温针提高针体温度以便得气，现已废用。④进针：医患均应神气定，息数匀，将针刺入穴位。⑤指循：下针后如气不至，以示指、中指、环指头沿经向心叩击，激发经气。⑥爪摄：如经气不行时，以示指、中指、环指爪甲沿经向心循按，激发经气。⑦退针：分天地人三部，向外退针。⑧搓针：一个方向单向捻针，如搓线之状，勿转太紧以免肌肉缠针。⑨捻针：得气后，大指向前或向后捻针，使气上下运行。⑩留针：出针至天部时，在距皮肤豆许处，少许留针，再出针。⑪摇针：出针时，摇大针孔，泻除邪气。⑫拔针：在留针之后，待针下气散，针已轻滑，即可拔针。十二法中，除“口温”法外，其余诸法迄今仍有实用价值（表1-2）。

表1-2 杨氏十二手法

手法	操作	作用
爪切	左手大指爪甲重切其针之穴	令气血宣散，然后下针不伤于营卫
持针	右手持针于穴上	（准备进针）
口温	入口中温热	（此法今已不用）
进针	神定、息匀，审穴在何部分，重切经络，少待方可下手	（将针刺入）
指循	用指于所属部分经络之路上下左右循之	使气血往来，上下均匀，针下自然气至沉紧

续表

手法	操作	作用
爪摄	随经络上下用大指爪甲切之	针下邪气滞涩不行者，其气自通行也
退针	分明三部，一部一部缓缓而退	（由深出浅）
搓针	转针如搓线之状，勿转太紧	泄气
捻针	治上大指向外捻，治下大指向内捻……如出至人部，内捻者为之补，转针头向病所，令取真气以至病所……外捻者为之泻，转针头向病所，令挟邪气退至针下出也	行气，内外移行上下
留针	出针至于天部之际，在皮肤之间留一豆许，少时方出针（出针前稍作一停留）	令营卫纵横散
摇针	以指捻针如扶人头摇之状	泄法：使孔穴开大，邪气出如飞
拔针	待针下气缓不沉紧，用指捻针如拔虎尾	（起针）

在十二法中有八法，与窦氏十四法中有关内容大致相同，这八法是爪切、进针、指循、爪摄、退针、搓针、捻针、摇针。内容也有补充，如爪切法，将爪、切二法合为一法。进针法，补充了须审穴在何部分，在阳部必取筋骨之间，陷下为真；在阴部，郄腘之内，动脉相应，以爪重切经络，少待方可下手等内容。退针法，增添了分三部，一部一部将针缓缓而退等内容。摇针法，补充了分三部，每部摇两次，如摇人头之状等内容。

窦氏十四法中的动、盘、弹、扪、按五法未收录，增加了指持、口温、指留、针拔四法。“十二字分次第手法”是针刺的基本流程，经过杨继洲的整理，具有较强的可操作性，既符合《内经》《难经》经旨，又切合临床实际。清代的政府教科书《医宗金鉴·刺灸心法要诀》中的“行针次第手法歌”基本上是参考杨继洲的“十二法”。

2. 杨氏下手八法 杨继洲总结的“下手八法”是揣、爪、搓、弹、摇、扪、循、捻八种手法，主要是为了更好、更便于调节经气，现称为“辅助手法”。“下手八法”体现了“知为针者信其左”[1]的学术思想，其中左手的有四种，其中揣法为杨氏所增补，是对窦氏十四法中切法的深化，其他七法是窦氏十四法中的重点内容（表 1-3）。

表 1-3 下手八法表

手法	作用	方法
揣	取准孔穴	凡点穴，以手揣摸其处，以法取之，按而正之，以大指爪切掐其穴，于中庶得，进退方有准
	免伤荣卫	刺荣掐按其穴，以针而刺；刺卫撮起其穴，卧针而刺
爪	宣散气血，欲使不痛	爪而下之，左手重而切按，右手轻而徐入
搓	补泻	搓而转者，如搓线之貌，勿转太紧，左补右泻
弹	补	先弹针头，待气至，却进一豆许，先浅后深，自外推内
摇	泻	先摇动针头，待气至，却退一豆许，乃先深后浅
扪	补	欲补时，出针扪闭其穴
循	令气血宣散，邪气散泄	凡泻针，必以手指于穴上四旁循之
捻	（行气）	治上，大指向外捻；治下，大指向内捻。如出针，内捻令气行至病所，外捻令邪气至针下而出

揣、爪、循、摄结合应用，是连续激发经气的有效方法，用于通经过关，效果甚好，“必以循摄爪切，无不应矣，此通仙之妙”[2]。临床操作时，先用揣法找准欲刺的穴位，然后用爪甲掐穴，宣散气血，标定穴位；再迅速进针，继之在欲使经气传导的经上循（指头）摄（指甲）叩击，激发经气向所引导的方向传导。但要注意每部手法的强度要适宜，间隔的时间要恰当。揣法是激发的关键，一定要把穴定准。

“下手八法”中的揣法“揣而寻之”“其肉厚薄，或伸或屈，或平或直，以法取之，按而正之，以大指爪切掐其穴，于中庶得进退，方有准也”。揣穴时还须注意“刺荣无伤卫”“乃掐按其穴，令气散，以针而刺”；“刺卫无伤荣”“乃撮起其穴，以针卧而刺之”。爪法包括了窦氏十四法中爪法和切法的动作。循法增添了“以手指于穴上四傍循之”的操作内容。捻法补充了“治上大指向外捻，治下大指向内捻，外捻者令气向上而治病，内捻者令气向下而治病”“如出针，内捻者令气行至病所，外捻者令邪气至针下而出”等操作内容。搓法、弹法、摇法和扪法与窦氏的操作基本相同。

杨氏认为“用针之法，候气为先”，他进一步把得气理论与手法操作紧密结合，论述激发针感、控制针感传导方向，对提高疗效有重要意义，指出“病远道者，必先使气直到病所”。再如循法是在“凡下针，若气不至”的情况下，“用指于所属部分经络之路上下左右循之”，以促使气至。他说：“气之未至，或进或退，或按或提，导之引之，候气至穴而方行补泻”[3]。“爪摄”的作用是“用大指甲切之，其气自通行也”。又如“转针头向病所，令取真气以至病所”。此外，《针灸大成》中的“留气法”“提气法”“中气法”“五脏交经”“通关交经”“膈角交经”“关节交经”等莫不涉及激发针感与控制针感问题，对前人的论述均有补充和阐发。

3. 杨氏“补针之要法”与“泻针之要法”　杨氏阐述了补泻手法要点，其要领归纳为：①进退针法：无论补泻，均随咳进针；补法按天、人、地三部徐进，泻法按地、人、天三部徐退。②呼吸法：补法呼进吸出，泻法吸进呼出。③捻撅法：左捻为补、右捻为泻；撅为提插，补法紧按慢提，泻法紧提慢按。补法捻九撅九，泻法捻六撅六。④担截法：截乃推进一豆之按法为补；担乃退针一豆之提法为泻。⑤开阖法：补法出针后急扪其穴，泻法不闭其穴。⑥针向法：无论补泻，均在人部转针头向病所。⑦九六数和生成数：补用九阳数或生数，泻用六阴数或成数。⑧冷热感：补者针下热，泻者针下冷。

《针灸大成·经络迎随设为问答》曰：“补针之法，左手重切十字缝纹，右手持针于穴上，次令病人咳嗽一声，随咳进针，长呼气一口，刺入皮三分。针手经络者，效春夏停二十四息；针足经络者，效秋冬停三十六息。催气针沉，行九阳之数，捻九撅九，号曰天才。少停呼气三口，徐徐又插至筋骨之间三分，又如前息数足，复觉针下沉涩，再以生数行之，号曰地才。再推进一豆，谓之按，为截，为随之。此为极处，静以久留，却须退针至人部，又待气沉紧时，转针头向病所，自觉针下热，虚羸痒麻，病势各散。针下微沉后，转针头向上，插进针一豆许，动而停之，吸之乃去，徐入徐出，其穴急扪之。岐伯曰：下针贵迟，太急伤血；出针贵缓，太急伤气，正谓针之不伤于荣卫也。是则进退往来，飞经走气，尽于斯矣。

凡泻针之法，左手重切十字纵纹三次，右手持针于穴上，次令病人咳嗽一声，随咳进针，插入三分，刺入天部，少停直入地部，提退一豆，得气沉紧，搓拈不动，如前息数尽，行六阴之数，捻六撅六，吸气三口，回针提出至人部，号曰地才。又待气至针沉，如前息数足，以成数行之，吸气二口，回针提出至天部，号曰天才。又待气至针沉，如前息数足，以成数行之，吸气回针，提出至皮间，号曰天才，退针一豆，谓之提，为担，为迎也。此为极处，静以久留，仍推进人部，待针沉紧气至，转针头向病所，自觉针下冷，寒热痛痒，病势各退，针下微松，提针一豆许，摇而停之，呼之乃去，疾入徐出，其穴不闭也。”

二、杨氏选穴特点

1. **“以奇辅正”说**　杨氏的“以奇辅正”用穴思想，是指在临床治疗中，重视奇穴对十二经穴主治症的配合与补充作用，“奇穴者则又旁通于正穴之外，以随时疗症者也”“奇也者，所以翊夫正以旁通于不测者也”[4]。他的奇穴辅翊经穴说，是临床上不可缺少的内容。他认为“……自正穴之外，又益之以奇穴焉。非故为此纷纷也，民之受疾不同，故所施术或异。而要之非得已也，势也”[4]!这是临床的实际需要，并不是随意地为了标新立异而设立奇穴，是适应学术发展的规律的。杨氏在《针灸大成·胜玉歌》中提到膝眼，在他的医案中用到“块中”（局部穴）、“食仓”（中脘旁 1.5 寸），还有用印堂治惊风，在“治症总要”中用太阳、印堂，其他如大小骨空用于治疗目疾、金津玉液用于舌咽病证、中魁用于呕吐均为临床所常用。杨氏在《针灸大成·穴有奇正策》中列举了一些常用奇穴，并说：“苟能即此以审慎之，而临证定穴之余，有不各得其当者乎?”这种审慎地选取奇穴以配合经穴，使“各得其当”的做法，是值得临床取法的。

2. **变通随症说**　在治病选穴定位时，还要随证变通。杨氏提出“变通随乎症，不随乎法；定穴主乎心，不主乎奇正之陈迹”，说明选用经穴或奇穴不能拘泥于固定的方法，要像兵法一样，运用之妙，在于一心。随证候的不同而定合适的方法，可说是对《灵枢》“随变而调气”的发挥。如治疗腹痛，《针灸大成·治症总要》载：“腹内疼痛：内关、三里、中脘。”这是一组很常用的针灸配穴。内关主心胸而及胃，能宽胸、止呕而和胃；三里主理胃肠而运中焦，二穴一上一下，调和胸腹之气；近取中院，用以和中。三穴先后应用有序，组合得当，为历来临床所取法。这是以治胃为主。对于肠腹痛，杨氏另立“关元、水分、天枢”一组穴。关元、水分主理小肠以利水湿，天枢运大肠以和腑气。这是以治肠为主。对小腹胀满证，杨氏又立“内庭、三里、三阴交”一组穴。内庭、三里主清理胃肠，配三阴交以利下焦湿热。其小腹冷痛、小便不利、大便虚结者，则可另取照海、大敦、气海等穴。可见杨氏对腹痛用穴，随证而有所变通。

3. **选穴特点**　《针灸大成》临床选穴配穴有以下特点：①内容丰富，全书对辨证用穴、按时用穴、历代各家用穴、杨氏家传用穴，几乎应有尽有，搜罗无遗，包括了各科 300 多种病证的 1000 多个处方。②不少病症，有两组处方，即一个主方，一个备用方，《针灸大成·治症总要》以问答形式论述了 151 条各种病证的“前穴未效，复刺后穴”，是其他著作所未见的。③对井穴运用别具见地，如《针灸大成·卷五·十二经井穴图》，不仅有 12 幅井穴图，还叙述了井穴主治的许多病证，并指出用缪刺法、行六阴之数等。④充实了八脉八穴理论，如《针灸大成·卷五·八脉图并治症穴》图文并茂，不仅有窦汉卿、高武的治症，还增加了配穴及“杨氏治症”36 项。

4. **透穴的应用**　杨氏对透穴也有发展，元代王国瑞《扁鹊神应针灸玉龙经》有“偏正头风痛难医，丝竹金针亦可施，沿皮向后透率谷，一针两穴世间稀”的记载，杨氏作了较多发挥。例如，治偏正头风有痰者，“风池刺一寸半，透风府穴，此必横刺方透也”；偏正头风无痰者，“合谷穴针至劳宫”；口眼㖞斜，地仓“针向颊车，颊车之针，向透地仓”；两眼红肿者，“鱼尾针透鱼腰（瞳子髎）”；两腿疼，膝红肿，“膝关……横针透膝眼”；腿足红肿，“外昆（仑）针透内吕（细）”；脾家之证有寒热，“间使透针支沟”；手臂红肿连腕疼，“液门沿皮针向后，透阳池”；寒痰咳嗽，“列缺刺透太渊”；还有横斜刺法，如头维透额角，睛明向鼻中，少泽沿皮向后，风门沿皮向外，复溜沿皮向骨下，百劳、身柱、至阳针俱沿皮等。此法在万历间问世的《循经考穴编》中又有补充，如增补了 13 个一针二穴法和 113 个穴的横斜刺法，对完善透穴针法理论作出了较大的贡献。

三、杨氏对针灸理论的见解

1.“刺有大小”说　杨氏创造性地将补泻手法分为大补大泻和平补平泻两个层次，《针灸大成·经络迎随设为问答》说：“有平补平泻，谓阴阳不平而后平也。阳下之曰补，阴上之曰泻，但得内外之气调则已。有大补大泻，惟其阴阳俱有盛衰，内针于天、地部内，俱补俱泻，必使经气内外相通，上下相接，盛气乃衰。”“平补平泻”意即小补、小泻。补就是要引阳气深入，泻则是引阴外出，以期达到内外之气调和的目的。“大补大泻”，则须分天、地两部，或天、人、地三部，对每部分别进行“紧按慢提”的补法或“紧提慢按”的泻法，以使内外之气相通。平补平泻与大补大泻的区分主要在于是否分层操作，分层次进行的补泻法（如烧山火、透天凉等）属于大补、大泻，不分层进行的补泻法则属于平补、平泻。

这一分法说明补法不单纯是轻刺激，泻法也不单纯是重刺激，而是补法有属于轻的“平补”，又有属于重的“大补”；泻法也有轻的“平泻”，又有重的“大泻”。此外，还有不补不泻的中间方法，杨氏说：“若夫不虚不实，出针入针之法则亦不疾不徐，配乎其中可也。”这一方法近人多把它称作“平补平泻”，与杨氏所称的平补平泻意义有别。

2.徐疾“两解”说　《灵枢·九针十二原》提出“徐而疾则实，疾而徐则虚”。《灵枢·小针解》解释“徐而疾则实者，徐内针而疾出针；疾而徐则虚者，谓疾内针而徐出针”，指徐进针而疾出针为补，疾进针而徐出针为泻。杨氏认为这是“持针出入之法”。但《素问·针解》却说“徐出针而疾按之”为补，“疾出针而徐按之”为泻，杨氏认为“此经有两解“所谓徐而疾者，一作徐内而疾出；一作徐出针而疾按之。所谓疾而徐者，一作疾内而徐出；一作疾出针而徐按之。盖徐疾二字，一解作缓急之义，一解作久速之义。”即一指进出针的快慢，一指针在体内存留时间的长短，将两说并存，解释两种说法的侧重点不同。

补泻手法进出针的过程以徐缓为主，徐进针引气深入为补，徐出针引气外出为泻。近人运用的热补、泻凉法，通过反复、徐缓进针能出现皮肤热感；反复、徐缓退针则能出现皮肤凉感。疾徐作为补泻的要领，在《灵枢·九针十二原》中说：“刺之微，在速迟。”速迟就是疾徐。在后世补泻法中演变为分层次进行补泻：补法的行针采用先浅层，再中层，最后深层，分别施行补法操作，为徐进；随后一次退到浅部，为疾出。泻法的操作是一次进针到深层，为疾进；先在深层，再中层，最后在浅层，分别施行泻法操作，为徐出。

这是“持针出入之法”在分层补泻中的应用，这里的徐疾与“紧按慢提”“紧提慢按”的提插（按）补泻属不同的概念，提插或称“出纳”是指行针时的上下动作，在分层补泻法中将分层的徐疾和提插的紧慢组合在一起应用，是说理和应用上的统一。

3.迎随“乃针下予夺之机”　“迎而夺之”“随而济之”是《灵枢》提出的补泻总则，杨氏认为迎随“乃针下予夺之机”，予是给予，指的是补；夺是夺取，指的是泻。其中有两方面的含义“第一要知荣卫之流行”“第二要知经脉之往来”。“知荣卫之流行”，是以浅深行针，提插分补泻的方法，“经络迎随设为问答”曰：“立针以一分为荣，二分为卫，交互停针，以候其气。见气方至，速便退针引之，即是迎，见气已过，然后进针追之，即是随。”具体的操作是“泻者，先深而后浅，从内引持而出之；补者，先浅而后深，从外推纳而入之”。这就是“因其阴阳内外而进退针”。“知经脉之往来”是按气血流注方向行针分补泻的方法，“经络迎随设为问答”曰：“得气以针头逆其经脉之所来，动而伸之即是迎；以针头顺其经脉之所往，推而纳之即是随。”操作是以“手三阳泻者，针芒望外，逆而迎之；补者，针芒望内，顺而追之”。这是“因气血往来而顺逆行针”的方法。

4. 荣卫为中外之主 “荣卫为中外之主”，是指营气、卫气的分布有浅有深，卫气浅至皮肤，营气行于血脉，“经络迎随设为问答”曰：“卫气者，浮气也，专主于表，营气者，精气也，专主于里”“逆其气则病，从其气则愈”。荣卫失常而出现的疾病有：①中外之病与荣卫相关，“经络迎随设为问答”曰：“凡中外之病，始自皮肤，血脉相传，内连脏腑，则四肢九窍，壅塞不通，内因之病，令气盛衰，外连经络，则荣卫倾移，上下左右，虚实生矣。”②阴阳失调所造成的疾病，也与荣卫有关：“以其阳入阴分，阴出阳分，相易而居，成其病也。推原所由，或荣气衰少，而卫分内伐；或因卫气衰少，而荣气外溢。故令气血不守其位，一方气聚，则为一方实，一方气散，则为一方虚。”③顺逆失常导致的疾病：“卫气独不得循于常道也，其名曰厥”。所以说“荣卫为中外之主，不亦大乎，安得不求其补泻焉”。从而提出荣卫阴阳分层补泻的具体刺法：“刺阳部者，从其浅也，系属心肺之分。刺阴部者，从其深也，系属肾肝之分”。

根据《难经》补泻理论，补法“从卫取气”，操作要“推而内之”；泻法“从荣置气”，操作要“动而伸之”。杨氏继承了《灵枢》浅刺血气，深刺阴邪，极深取谷气的理论，以及丁德用“皮肤之上为心肺之部，阳气所行，肌肉之下为肝肾之部，阴气所行”的分层观点，提出皮肤、肌肉、筋骨，浅、中、深三部分层主病学说，刺法举营卫可以概括皮、肉、筋、骨的浅深，通过调理荣卫阴阳，达到治疗的目的，并列举孙思邈等历代医家有关分部的不同论述，说明这些分部名称虽有不同，而划分浅、中、深层次的意义是相同的，认为“其理无异，互相发明”。“但举荣卫”而“治在其中矣”。杨氏对针刺浅深的掌握很注重感应，他说：“凡刺浅深，惊针则止，欲行补泻，谷气而已。”

5. 欲调荣卫须假呼吸 杨氏说：“欲治经脉，须调荣卫，欲调荣卫，须假呼吸。”因为卫属阳，营属阴，故称呼吸“乃调和阴阳法也”。还说：“呼吸出入乃造化之枢纽，人身之关键，针家所必用也。”分析其与补泻的关系：“呼则出其气，吸则入其气。欲补之时，气出针入，气入针出，欲泻之时，气入入针，气出出针”。这是对呼吸补泻的最好概括。人体当吸气时，生理机能处于充实状态，呼气时则呈虚软状态。补法当呼气时进针或转针，当吸气时退针，这是顺其气，为随；泻法则当吸气时进针或转针，当呼气时退针，这是逆其气，为迎。因而呼吸补泻也是以迎随为准则。呼吸作为“造化之枢纽”，是指人类与自然界之间直接通过呼吸相交通；“人身之关键”，则指人的一身由于呼吸的升降活动，使膈肌上下起伏，推进脏腑气机的运行，并能伸展腰脊，健运机关。故针刺补泻之配合呼吸，不仅在于调局部之气，而是着眼于调整整体的机能。特别是躯体、脏腑的气机失调，行针时使患者配合呼吸具有重要的协调作用。临床上对腰脊扭伤和三焦痞塞诸症，均宜配合呼吸以施针法，因而说是“针家所必用也”。

6. 杨氏对善灸者的要求 杨氏认为施灸必须要掌握周身腧穴，熟悉所交会贯通的经脉，取穴不在多，贵在精，提出“不得其要，虽取穴之多，亦无以济人；苟得其要，则虽会通之简，亦足以成功。惟在善灸者加之意焉耳”[5]。他根据前人文献记载，结合其本人的临床经验，总结出井穴、面部穴肉少应少灸，督脉经穴不宜多灸；腹、背、四肢部肉多，腧穴则宜多灸，“盖人之肌肤有厚薄，有浅深，而火不可以概施，则随时变化而不泥于成数者，固圣人望人之心也。今以灸法言之，有手太阴少商焉，灸不可过多，多则不免有肌肉单薄之忌。有足厥阴之章门焉，灸不可不及，不及则不免有气血壅滞之嫌。至于任之承浆也，督之脊中也，手之少冲，足之涌泉也，是皆犹之少商焉，而灸之过多则致伤矣。脊背之膏肓也，腹中之中脘也，足之三里、手之曲池也，是皆犹之章门焉，而灸之愈多愈善意矣"[5]。还总结了不同病证的治疗选穴："灸风而取诸风池、百会；灸劳而取诸膏肓、百劳；灸气而取诸气海，灸水而取诸水分。欲去腹中之病而灸三里；欲治头目之疾而灸合谷；欲愈腰腿则取环跳、风市；欲拯手臂则取肩髃、曲池"[5]。这种以肌肉厚薄和不同病证定艾灸壮数多少是合理的，是对孙思邈灸之生熟原则的具体运用和发展。

艾灸虽有常规的量，但杨氏认为也有权变，在他的医案中记载了重灸气海治疗痢疾的案例，《针灸大成·医案》曰："甲戌夏，员外熊可山公，患痢兼吐血不止，身热咳嗽，绕脐一块痛至死，脉气将危绝。众医云：不可治矣。工部正郎隗月潭公素善，迎予视其脉虽危绝，面胸尚暖，脐中一块高起如拳大，是日不宜针刺，不得已，急针气海，更灸至五十壮而苏，其块即散，痛即止。后治痢，痢愈，治嗽血，以次调理得痊。次年升职方公问其故，予曰：病有标本，治有缓急，若拘于日忌而不针气海，则块何由而散，块既消散，则气得以疏通，而痛止脉复矣，正所谓急则治标之意也。公体虽安，饮食后不可多怒气，以保和其本；否则正气乖而肝气盛，致脾土受克，可计日而复矣。"这也是杨氏认为善灸者要勤于思考，准确把握病情，灵活施治的亲身体会。

7. 对针灸药作用的认识　杨氏在《针灸大成·诸家得失策》中指出针灸药各有所长，"其致病也，既有不同，而其治之，亦不容一律"；并指出"疾在肠胃，非药饵不能以济；在血脉，非针刺不能以及；在腠理，非熨焫不能以达"[6]。他认为针刺长于行气，灸焫长于散郁，针刺长于治外，汤药长于治内。所以将当时医术不高、难以"寿民"的原因归结为医生不能很好地认识掌握针灸、药物的作用，合理使用这些治疗技术，"诸家之术惟以药，而于针灸则并而弃之"[7]。同时他还说明针灸的优点可以随身携带，使用方便，又避免了药物真伪、短缺等不利临床使用的因素，强调要重视针灸在临床的作用，"夫治病之法，有针灸，有药饵，然药饵或出于幽远之方，时有缺少，而又有新陈之不等，真伪之不同，其何以奏肤功，起沉疴也？惟精于针，可以随身带用，以备缓急"[8]。

杨氏针灸药并重的思想，还可从他的案例中体现出来，有的专用药治，有的专用针灸，有的针药并施。如李邃麓公胃旁痞块、蔡都尉长子碧川公患痰火之证、王西翁乃爱患颈项核肿痛、虞绍东翁患膈气之疾、李义河翁患腿痛等，均是药未奏效而改用针灸治愈的，说明针灸是提高临床疗效的重要手段。

结　语

杨氏是一位理论与实践并重的针灸大师，对刺法、灸法、用穴、用药均有深刻、独到的认识。他全面阐述了针灸补泻的原则，创造性地阐发了《内经》"迎而夺之""随而济之"的内涵，认为迎随是"针下予夺之机"，它包含了徐疾、提插、捻转、呼吸等手法的内容，发展了《难经》关于"所谓迎随者，知荣卫之流行，经脉之往来也，随其逆顺而取之，故曰迎随"的论述，使之有理论原则可依，有具体操作可凭。从而将手法的理论与临床有机结合，对今天理解迎随有指导意义。

针灸理论与文献研究大家李鼎教授认为《针灸大成》的主要内容来自杨氏，"此书的特点是内容丰富，对于明代的针灸文献，真可说是‘集其大成’，四明陈氏的《小儿按摩》得以保留”“如果说，明代是我国历史上针灸学术最昌盛的时期，那么《针灸大成》就是这一时期的总结性著作，而杨氏以其家学渊源、长期从事针灸并任职太医院多年，自然是这方面的代表人物”。

[注]

[1]《难经·七十八难》

[2]《金针赋》

[3]《标幽赋》注

[4]《针灸大成·穴有奇正策》

[5]《针灸大成·头不可多灸策》

[6]《针灸大成·经络迎随设为问答》

[7]《针灸大成·诸家得失策》

[8]《针灸大成·通玄指要赋注释》

思维导图

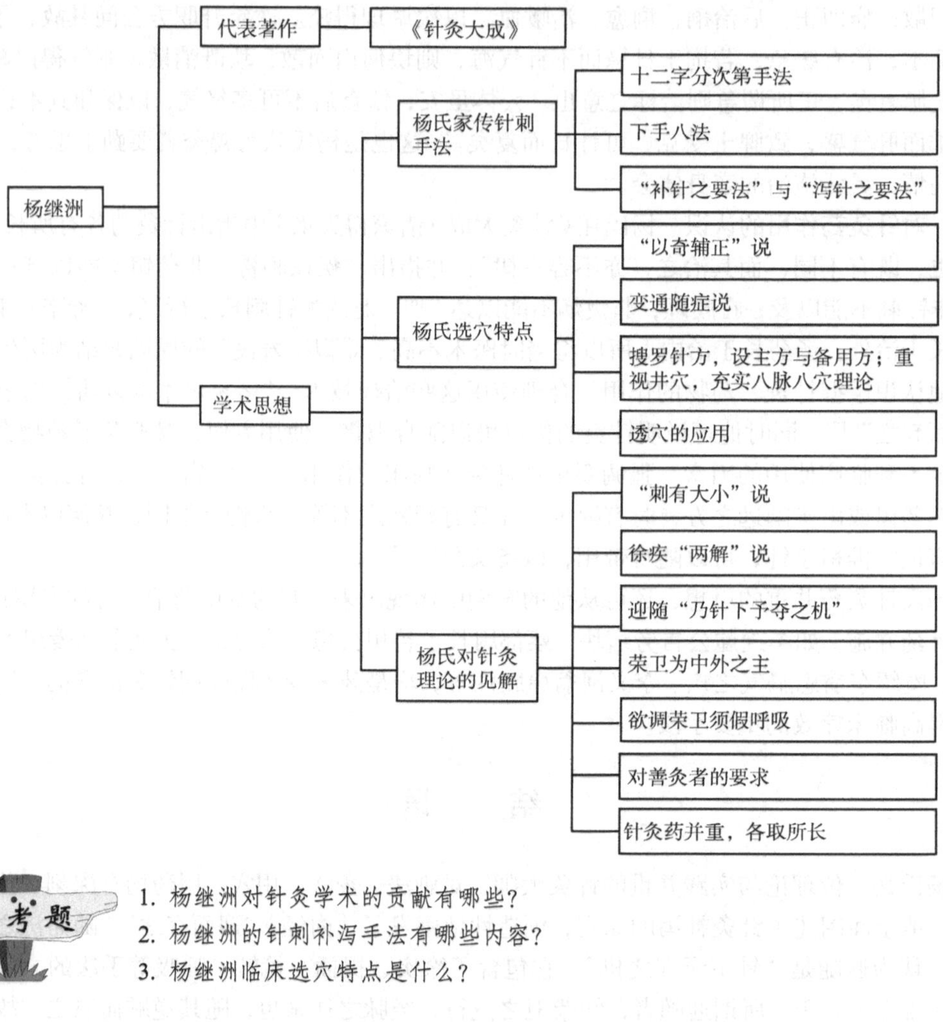

思考题

1. 杨继洲对针灸学术的贡献有哪些？
2. 杨继洲的针刺补泻手法有哪些内容？
3. 杨继洲临床选穴特点是什么？

第十四节　缪　希　雍

缪希雍（1546—1627年），字仲淳，号慕台，明代海虞（今江苏常熟）人。幼年多病，

17 岁患疟疾，久治不愈，乃遍检方书，自治而愈。遂嗜方技，苦心研究医道，博览群书，尤精本草之学。“游辙不持药囊，为人手疏方，辄奇中”“往往生死人，攘臂自快，不索谢”。缪氏游历四方，寻师访友，广集效方，用存利济，自称寓公，声名著于当时。其好友东林党人丁长儒（字元荐）于《先醒斋医学广笔记》序中评曰：“缁流羽客，樵叟村竖，相与垂盼睐，披肝胆，以故搜罗秘方甚富。”缪氏游历时至白下（今南京），曾拜访王肯堂，其对血证的精辟学术见解令王氏十分钦佩，王氏将此事记录于《灵兰要览》一书中，并于“呕血篇”收录了缪氏治血证三要法。缪氏晚年因与东林党人交往甚密，而受到东厂阉党威胁，流寓金坛。

缪氏著有《先醒斋医学广笔记》《神农本草经疏》等。《先醒斋医学广笔记》初名《先醒斋笔记》，成书于明万历四十一年（1613 年），是由丁长儒辑录缪氏之方案刊行于世，“类而梓之，以广其传”。后经缪氏补充伤寒、温病、时疫治法要旨，增益群方，兼采本草中常用之药，增至 400 余种，为“炮炙大法”，故曰“广笔记”。《神农本草经疏》30 卷，是从《证类本草》中选出 490 种药物，以注疏形式加以发挥，系统论述了药性理论，并结合临床提出用药原则，“删繁举要，补涵拾遗，句字之出入必严，点画之几微必审”，是研究药物理论的重要参考书。

一、辨治外感热病

缪氏十分重视外感热病，他认为此病是“关于死生之大病”，提出“伤寒时地议”。虽张仲景《伤寒论》为后世医家所宗，然汉末之人“形多壮伟，气尚敦庞，其药大都为感邪即病而设”“循至今时，千有余年”，不仅时气变异，方土有殊，且古今之人禀赋有别，“故其药则有时而可改，非违仲景也，师其意变而通之，以从时也，如是则法不终穷矣”[1]。在这一思想指导下，缪氏对外感热病的论治提出了新的见解。

1. 邪气侵入途径　外感病邪侵入人体的途径，历代医家大都遵循《内经》“风雨寒暑循毫毛而入腠理”的训律。缪氏认为口鼻为肺胃之门户，伤寒瘟疫之邪必经口鼻而入，其发病多在阳明。他说：“伤寒温疫，三阳证中往往多带阳明者，以手阳明经属大肠，与肺为表里，同开窍于鼻。足阳明经属胃，与脾为表里，同开窍于口。凡邪气之入，必从口鼻，故兼阳明证者独多”[1]。

2. 外感伤寒的性质　在外感伤寒的性质上，缪氏认为外感伤寒六经中以热证居多，不只三阳多为热证，而且由三阳传入三阴者，“虽云阴分，病属于热”。由于六经热证易于伤津耗液，继而伤阳致变，故缪氏又指出“治热病先防亡阴，继防亡阳”，若寒邪直入阴经者，“此必元气素虚之人，或在极北高寒之地，始有是证”[1]。缪氏的见解既宗河间“六经传受皆是热证”之说，但又不弃仲景病入三阴有寒有热之律。

3. 外感病治法

（1）伤寒六经病治法：缪氏的伤寒六经治法，既守仲景之法，又有变通，用药亦因时因地而制宜。其所见之外感病，“凡外感必头疼，其疼也不间昼夜，探其舌本，必从喉咙内干出于外，多兼烦躁”[1]。

对太阳之治，症见发热、恶寒恶风、头痛项强、腰脊强、遍身骨痛，脉虽浮洪而不数多不传经，烦躁脉数急者是欲传经，皆宜先发汗以解表邪。不用麻桂之剂而易之以羌活汤[2]，用羌活祛风散寒除湿为君，以适应江南从无刚劲之风、多有湿热之患的特点。

唯秋深冬月可量加紫苏、葱白，如冬月天气严寒，感邪即病，服此药不得汗者，方可加麻黄、生姜。

治阳明重视经证，并提出治阳明宜急解其表。症见不大便、自汗、潮热、口渴、咽干鼻干、呕或干呕，目眴眴不得眠，畏人声，畏木声，畏火，不恶寒反恶热，或先恶寒不久旋发热，甚则谵语狂乱、循衣摸床、脉洪大而长等，用竹叶石膏汤大剂与之。但因半夏辛燥，为渴家、汗家、血家之所禁，故主张在用竹叶石膏汤时去半夏。

少阳之治则一本仲景之法。

对三阳合病，脉大上关上，但欲睡眠，目合则有汗，药用百合、麦冬、炙甘草、知母、竹叶、瓜蒌根、鳖甲、白芍，其用药重视养阴生津，别于白虎汤之外发展了仲景之说。三阴之病，传经属热，清热通下和里，但不能误下；直中属寒，宜温补。法虽宜温补以接其阳，可予附子、人参、干姜、肉桂，大剂与之，但俟“阳回寒退，即以平补之剂调之。勿过用桂附，以防其毒”[1]。

（2）春温夏热病治法：缪氏认为，冬伤于寒，至春变为春温，大都头疼发热，或渴或不渴，三阳证俱然，治以辛温，佐以辛寒，以解表邪。太阳宜羌活汤，阳明宜白虎汤，无汗不呕者间用葛根汤，少阳往来寒热等证出现，不可用汗、吐、下三法，只宜和解，用小柴胡汤。渴者去半夏，加瓜蒌根；耳聋热盛者去人参，加麦冬、知母、瓜蒌根，渴亦加之。至夏变为热病，其表证大约与春温同，但热比于温则邪气更烈。解表用白虎汤、竹叶石膏汤，有太阳证则加羌活，有少阳证则加柴胡、黄芩，如发斑，则加玄参、栀子、鼠粘、连翘、大青、小青、青黛，大剂与之。二证若有大便秘，宜下之。邪结中焦便硬，用小承气汤或调胃承气汤下之。邪结下焦，少腹坚痛，始用大承气汤下之。

4. 外感热病辨治特点

（1）重视阳明，善用清法：缪氏认为，外感热病以阳明或兼阳明证者独多，故应重视阳明辨治，阳明又有经、腑之殊，缪氏尤重阳明经证。

如太阳病，患者自觉烦躁，喜就清凉，不喜就热，兼口渴，是即欲传入阳明。若症见头疼，遍身骨疼不解，或带口渴、鼻干、目疼、不得卧，即系太阳阳明证。羌活汤中加石膏、知母、麦冬，大剂与之。如自汗、烦躁、头疼、遍身骨疼不解者，予羌活、桂枝、石膏、麦冬、知母、竹叶、白芍、甘草。

身热、口渴、咽干、鼻干，呕或干呕，舌干、脉洪实，更属阳明之证。缪氏善用辛凉、甘寒清气之法，常取仲景白虎汤、竹叶石膏汤方治之，并提出阳明解表用白虎汤的观点。由于石膏辛能走外而解肌热，寒能沉降而清肺胃之火，有清里解表之功，故擅用石膏。缪氏认为此药“禀金水之正，得大地至清全寒之气，故其味辛甘，其气大寒而无毒”。可除时气头痛身热、三焦大热、皮肤热、肠胃中膈气，解肌发汗，止消渴烦逆、腹胀暴气、喘息咽热，“以诸病皆由足阳明胃经邪热炽盛所致”。又可止阳明经头痛、发热恶寒，日晡潮热、大渴引饮、中暑、牙痛，“无非邪在阳明经所生病也”。然须大剂，“若用鲜少，则难责其功”[3]。

缪氏每以石膏为君，常佐以麦冬、竹叶、知母等甘寒之品，助石膏清热，兼生津润燥除烦；又和粳米、甘草、人参等顾护胃气，颇有见地。如发斑阳毒盛者，白虎汤加竹叶、麦冬，以石膏为君，自一两至四两，甚则更加黄连、黄柏、黄芩，即三黄石膏汤。

在伤寒太阳、少阳证热重而兼口渴、脉实等时，缪氏必合以清法治之。如太阳证见口渴、鼻干，即以辛平发散之剂加石膏、知母、麦冬大剂与之。热病、瘟疫等病，因邪气更烈，故“解表用白虎汤、竹叶石膏汤，有太阳证加羌活，有少阳证加柴胡、黄芩”。治疗暑病，“白虎汤是其本方”[1]。疟疾见阳明热重者，亦在白虎汤、竹叶石膏汤之中加减。白虎汤原为阳明经清热的著名方剂，在缪氏以前，一般多用于表证解除之后，而缪氏认为石膏兼有解表作用，虽表证未解亦在所不忌，且还用于其他病证，这就为后世医家应用石膏开了法门。

（2）固护津液，慎于汗下：缪氏根据《内经》和《伤寒论》之旨，提出“阳明多气多血，津液所聚而荫养百脉，故阳明以津液为本”“仲景治阳明以固津液为本，是以过汗不当，津液内竭立死，学者当留心”[4]，主张热病以固护津液为要，是缪氏的又一特长。尤其对阳明病的治疗，在清热的同时注重保津。故运用竹叶石膏汤，却不用其中温燥劫阴的半夏，谓“其所大忌者，乃在阴虚血少，津液不足诸病”[5]。对于苦寒之品，既恐苦燥伤阳，又虑损伤胃气，使津液亏耗而难复，亦慎用。

同时，缪氏慎用汗、下二法，恐汗则津泄，下致津脱，若非见适应之证，不可轻投。缪氏指出“近代医师卤莽，既不明伤寒治法，又不识杂证类伤寒，往往妄投汗下之药，以致虚人元气，变证丛生，元气本虚之人，未有不因之而毙者矣，戒之哉！汗下之药，焉可尝试也？”[1]对伤寒太阳证的治疗，不用麻黄汤，而用自制辛平解表之轻剂羌活汤，正是为避免过汗伤津之虞。对于下法则更为慎用，如阳明发狂，弃衣而走、登高而歌者，缪氏认为便不结者当清不当下，主以大剂石膏、知母、麦冬、大青叶、甘草等药治之。即使是阳明腑实可下之证，缪氏亦采取前人探试之法，用小承气汤不解，换大承气汤，勿大其剂，并认为“若大便不硬者，慎勿轻下”。对于热病后津液未回，大便不通者，缪氏则处以甘蔗汁、梨汁，兼多饮麦冬汤等生津通便，这对后世医家所设增水行舟之法不无启示。

二、杂病治疗经验

1. 重视调理脾胃 缪氏认为，胃气即“后天元气也，以谷气为本”“谷气者，譬国家之饷道也。饷道一绝则万众立散，胃气一败则百药难施”，故阴阳诸虚病皆当“以保护胃气、补养脾气为先务”[6]。因此，重视调理脾胃是缪氏杂病治疗的主要特点。即如中风、中暑、泻利、滞下，乃至胎前、产后、疔肿、痈疽、痘疮、痧疹，无不重视脾胃的调理。益阴则远苦寒，益阳则防泄气，祛风勿过于燥散，消暑毋轻易下通，泻利则务避消导。用药上，滞下则忌芒硝、巴豆、牵牛，胎前泄泻则忌当归，产后寒热忌黄芩、黄连、栀子，凡与胃气相违者概勿使用。

缪氏调理脾胃之气，常用人参、白扁豆、山药、莲子、橘红、茯苓、炙甘草、大枣，或枣仁、石斛、沙参、麦冬、白芍、砂仁、麦芽等，随宜配伍，法重甘润清灵，创制了著名的资生丸[7]一方，王肯堂谓其可“健脾开胃，消食止泻，调和脏腑，滋养荣卫”[8]，为年高脾虚痰多者摄生妙方。其中人参、白术、茯苓、甘草、莲肉、芡实、山药、扁豆、薏苡仁甘平以补脾元，陈皮、豆蔻、藿香、桔梗香辛以调胃气，有湿热以黄连清之燥之，“既无参苓白术散之补滞，又无香砂枳术丸之消燥，能补能运，臻于至和”[9]。

缪氏调理脾胃尤重脾阴，提出养脾阴法：“世人徒知香燥温补为治脾之法，而不知甘寒滋润益阴之有益于脾也”。因此，对脾阴不足之证立补脾阴法，用人参、扁豆、山药等平和之品以补益脾胃的同时，多配伍石斛、沙参、麦冬、白芍、砂仁、麦芽等甘润清灵之品，使其补不温不燥不滞，或佐以生地、枸杞、茯苓、黄柏等品，以酸甘柔剂补脾阴，对后世叶天士柔润清灵之养胃阴法颇有影响。

缪氏调理脾胃亦极为重视他脏的影响，往往脾肾兼顾、肝脾同治。如云："脾胃受纳水谷，必籍肾间真阳之气熏蒸鼓动，然后能腐熟而消化之。"对脾胃虚而肾气亦虚者，制脾肾双补丸[10]调理中焦，兼以温肾。另如风邪所致之泄泻，"宜先以风药发散升举之，次用参、芪、白术、茯苓、大枣、甘草、肉桂等药以制肝实脾，芍药、甘草乃始终必用之剂"[11]。

2. 虚证善于养阴 缪氏继承朱丹溪"阳常有余，阴常不足"思想，认为所生疾病，"靡不由于真阴不足者""阴虚真水不足之病十人而九，阳虚真火不足之病百不得一"。真阴不足者失于所养，"或纵恣房室，或肆情喜怒，或轻犯阴阳，或嗜好辛热，以致肾水真阴不足，不能匹配阳火，遂使阳气有余，气有余即是火，故火愈盛而水愈涸，于是发为吐血、咳嗽、吐痰、内热、骨蒸、盗汗，种种阴虚等病"。有感于当时医者不分阴阳，概施温补，"参、芪、二术，视同食物，佐以姜、桂，若啖五辛，倘遇惫剧，辄投附子，于是轻者重，重者毙，累累相踵，死而不悟，良可悯也。"故强调人身之阴难成易亏，益阴之药亦必无旦夕之效。助阳之药虽能使胃气一时暂壮，"饮食加增，或阳道兴举，有似神王""补助阳火者往往概施，滋益阴精者未尝少见，宜乎服药者之多毙，无药者之反存也"[6]。

除养脾阴法以外，对于血证、中风等虚损之证，亦立足于益血养阴，治以甘寒、甘平、酸寒、酸温之品，"经曰：精不足，补之以味。人乳、鳖甲、地黄、黄柏、枸杞、牛膝、天门冬之属是已。补阴精也，乃可以除伏热"[6]。又善用血肉有情之品滋补阴精，如鹿角胶、霞天膏、阿胶、黄明胶等，配合诸补气温阳、清热泻火、化瘀祛痰等品。

霞天膏为缪氏治中风所常用，用于阴虚内热生痰之证。"阴虚内热生痰，则为偏废、口眼歪斜。留滞肠胃，则为宿饮癖块。随气上涌，则为喘急迷闷。流注肌肉，则为结核。"用霞天膏以治诸痰证，"盖牛，土畜也。黄，土色也。肉者，胃之味也。熬而为液，虽有形而无浊质也。以脾胃所主之物，治脾胃所生之病，故能由肠胃而渗透肌肤毛窍，搜剔一切留结也"。阴虚内热之人往往多痰，此则由于水涸火炽，煎熬津液，凝结为痰，胶固难散，常配以竹沥、贝母、橘红、苏子、瓜蒌根、枸骨叶之类消之。又如黄明胶，即牛皮胶，其色黄明，气味与阿胶相同，故其所主亦与阿胶相似，可活血止痛，但不能疏利下行，"以其性味皆平补，亦宜于血虚有热者"[12]，用于诸血证、痈疽与跌打损伤等。

3. 治吐血三要法 血证为临床一大证，缪氏积累了丰富的辨治经验。其按病机将血证分为血虚、血热、血瘀三类，"病既不同，药亦各异，治之之法，要在合宜"[6]。

血虚宜补，宜甘寒、甘平、酸寒、酸温以益荣血。常用药为熟地黄、白芍、牛膝、炙甘草、酸枣仁、龙眼肉、鹿角胶、肉苁蓉、枸杞子、菊花、人乳等。血热宜清凉，宜酸寒、苦寒、咸寒、辛凉以除实热，药用童便、牡丹皮、赤芍、生地黄、黄芩、犀角（水牛角代）、地榆、大小蓟、茜草、黄连、山栀、大黄、青黛、天冬、玄参、荆芥之属。血瘀宜通，宜辛温、辛热、辛平、辛寒、甘温以入血通行，并佐以咸寒软坚之品，药有当归、红花、桃仁、苏木、桂枝、五灵脂、蒲黄、姜黄、郁金、三棱、延胡索、花蕊石、没药、䗪虫、干漆、自然铜、韭汁、童便、牡蛎、芒硝之类。

尤其对吐血一证，缪氏总结了较为系统的治疗原则，提出著名的"吐血三要法"：宜降气，不宜降火；宜行血，不宜止血；宜补肝，不宜伐肝。这是"见血休治血"的发挥和应用，对后世颇有影响。

（1）宜降气，不宜降火：由于气有余便是火，气降火即降，火降则气不上升，血随气行，则无溢出上窍之患。

缪氏指出“今之疗吐血者，大患有二”：一是专用寒凉之剂降火，如黄芩、黄连、山栀、青黛、柿饼灰、四物汤、黄柏、知母之类。苦寒最易伤中，胃气伤则化源告竭，脾气伤则统血无权，血不归经，后患无穷，“往往伤脾作泄，以致不救”[13]。二是专用人参，肺热还伤肺，则咳逆愈甚。或有用参而愈者，是气虚喘嗽，不为阴虚火炽所致，然而气虚吐血者极为少见，“亦百不一二也”。

用药主张用白芍、炙甘草制肝，枇杷叶、麦冬、薄荷、橘红、贝母清肺，薏苡仁、山药养脾，韭菜、降香、苏子下气，用青蒿、鳖甲、银柴胡、牡丹皮、地骨皮补阴清热，酸枣仁、茯神养心，山茱萸、枸杞子补肾，将制肝清肺、养脾补肾、下气、补阴清热诸法合于一处，标本兼顾，累试辄验。“然阴无骤补之法，非多服药不效”，亦是经验之谈。

（2）宜行血，不宜止血：缪氏认为，血不循经络者，气逆上壅也。壅者宜行，逆者宜降，故降气行血，则血循经络，而无溢出、上壅之患，不用止血药而血自止，故以郁金为治吐血圣药。若见出血即止血，或有见效者，但不良反应亦可能每随而至，非仅气上壅者未除，而更加寒凝止遏，则血必凝滞，脉道不利。若瘀郁化热，使胃气逆则反复吐血，发热恶食，病日痼矣。

（3）宜补肝，不宜伐肝：肝为将军之官，主藏血，吐血者，肝失其职也。养肝则肝气平而血有所归，伐之则肝虚不能藏血，血愈不止矣。药如生地黄、牛膝、枸杞、芍药、鳖甲、山茱萸、炙甘草等，方如加味地黄丸[14]，服之立起。

4. 论治中风特色　缪氏认为，中风有真假内外之别，在刘河间将息失宜、水不制火和朱丹溪湿热相火、中痰中气等观点的基础上，提出“内虚暗风”之说。内虚暗风即王履所云之类中风，也即今之中风。

（1）强调地域：天地之风气有异，人之所禀不同，如西北之地多真中风，“西北土地高寒，风气刚猛，真气空虚之人猝为所中”，为“真中外来风邪之候”[15]，可分为中脏、中腑、中经络，其治则以解散风邪为急，次补养气血。可用小续命汤，以桂枝、麻黄、生熟附子、羌活、独活、防风、白芷、南星、甘草之属为本。

若东南之处，“其地绝无刚猛之风，而多湿热之气”，故真中风者较少。虽然也常有猝然僵仆等症发生，但并非真中于风。盖由东南之人“质多柔脆，往往多热多痰，真阴既亏，内热弥甚，煎熬津液，凝结为痰，壅塞气道，不得通利，热极生风，亦致猝然僵仆类中风证。或不省人事，或言语謇涩，或口眼歪斜，或半身不遂……确系阴阳两虚，而阴虚者为多，与外来风邪迥别”，故称之为“内虚暗风”[15]。

（2）中风先兆：缪氏指出中风先兆之候，“其将发也，外必先显内热之候，或口干舌苦，或大便闭涩，小便短赤，此其验也”[15]。

（3）治则治法：对于“内虚暗风”的治疗，法当清热、顺气、开痰以救其标，次当治本，阴虚益血，阳虚益气，气血两虚则气血兼补，久以持之。缪氏还指出“治痰先清火，清火先养阴，最忌燥剂，尤不可误用治真中风之风燥药，否则祸福反掌”[15]。

在中风的用药上，缪氏主张清热用天冬、麦冬、菊花、白芍、茯苓、瓜蒌根、童便；顺气则用紫苏、枇杷叶、橘红、郁金；开痰用贝母、白芥子、竹沥、荆沥、瓜蒌仁、霞天膏等。养阴则用天冬、菊花、生地黄、当归身、白芍、枸杞、麦冬、五味子、牛膝、人乳、鹿角胶等；补阳则用人参、黄芪、鹿茸、大枣、巴戟天等。

5. 其他杂病治验　在《先醒斋医学广笔记》中，除上述病证的治验外，还收载有缪氏治疗疟、痢、泄泻、虚弱、消渴、白带、赤淋、痧疹、肿毒、脑漏等的验案和效方。如治痢，创滞下如金丸，着重用黄连，随证加减，立意清新；治臂痛用六味地黄丸加味；治嗳气不止，用生脉散加味；治白带，主张开提肝气，补助脾气，以补中益气与六味先后加减运用，亦是别有法门；治疔疽，自拟疔疽一切肿毒神方，屡试神验。又如重用酸枣仁治产后多汗失眠，五积散加当归身治产后头痛便秘，单味肉苁蓉煎服治疗老年便秘，反映了缪氏遣方用药之精。另外，书中还收集不少他人所传或自己的验方、单方，许多都具有良效。

结 语

缪氏之学发展了外感热病的理论，善用清法，常用石膏之剂，兼以甘柔养阴，固护津液，有时又很轻灵，对温病学说的形成影响较大。在调理脾胃上善用甘润益阴，注重滋养脾胃之阴，给脾胃学说以补充，给后世诸家以深刻启示。缪氏辄奇中的临床遣方用药经验和收录的效方，多为后世推崇和效法。《四库全书总目提要》谓："其大旨以刘完素、朱震亨为宗，与张介宾同时而门径迥异"，其医术捷变而多巧思。评价缪、张云："介宾守法度而希雍颇能变化，介宾尚温补而希雍颇用寒凉，亦若易水、河间各为门径，然实各有所得力。"

缪氏父早殁，自幼多病，十七岁罹患疟疾，遍求方药，"凡汤液丸饮巫祝，靡不备尝"，然病仍不治，遂自阅医书，得方而愈，于是立志学医。其人侠肝义胆，游历四方，寻师访友，搜方问道，行医之余亦勤于笔耕，撰成多本著作，丰富了祖国医学的知识宝库。缪氏不仅医术精湛，高尚的医德亦为人称道，行医"往往生死人，攘臂自快，不索谢"，言治病"勿责厚报，等心施治，勿轻贫贱。"[16]一代大医，令人景仰！

［注］

［1］《先醒斋医学广笔记·寒》

［2］羌活汤：羌活、前胡、甘草、葛根、生姜、大枣、杏仁

［3］《神农本草经疏·卷四》

［4］《医学传心·卷二》

［5］《神农本草经疏·卷六》

［6］《神农本草经疏·卷一》

［7］资生丸：人参、白术、茯苓、陈皮、山楂、甘草、山药、黄连、薏苡仁、扁豆、豆蔻、藿香、莲子、泽泻、桔梗、芡实、麦芽

［8］《证治准绳·卷五》

［9］《医宗金鉴·删补名医方论·卷二》

［10］双补丸：人参、莲肉、菟丝子、五味子、山茱萸、山药、车前子、肉豆蔻、橘红、砂仁、巴戟天、补骨脂

［11］《先醒斋医学广笔记·泄泻》

［12］《神农本草经疏·卷三十》

［13］《先醒斋医学广笔记·吐血三要法》

［14］加味地黄丸：地黄、天冬、麦冬、牛膝、鳖甲、黄柏、青蒿、五味子、橘红、枇杷叶、山药、山茱萸、泽泻、牡丹皮、茯苓

［15］《先醒斋医学广笔记·中风》

［16］《祝医五则》

思维导图

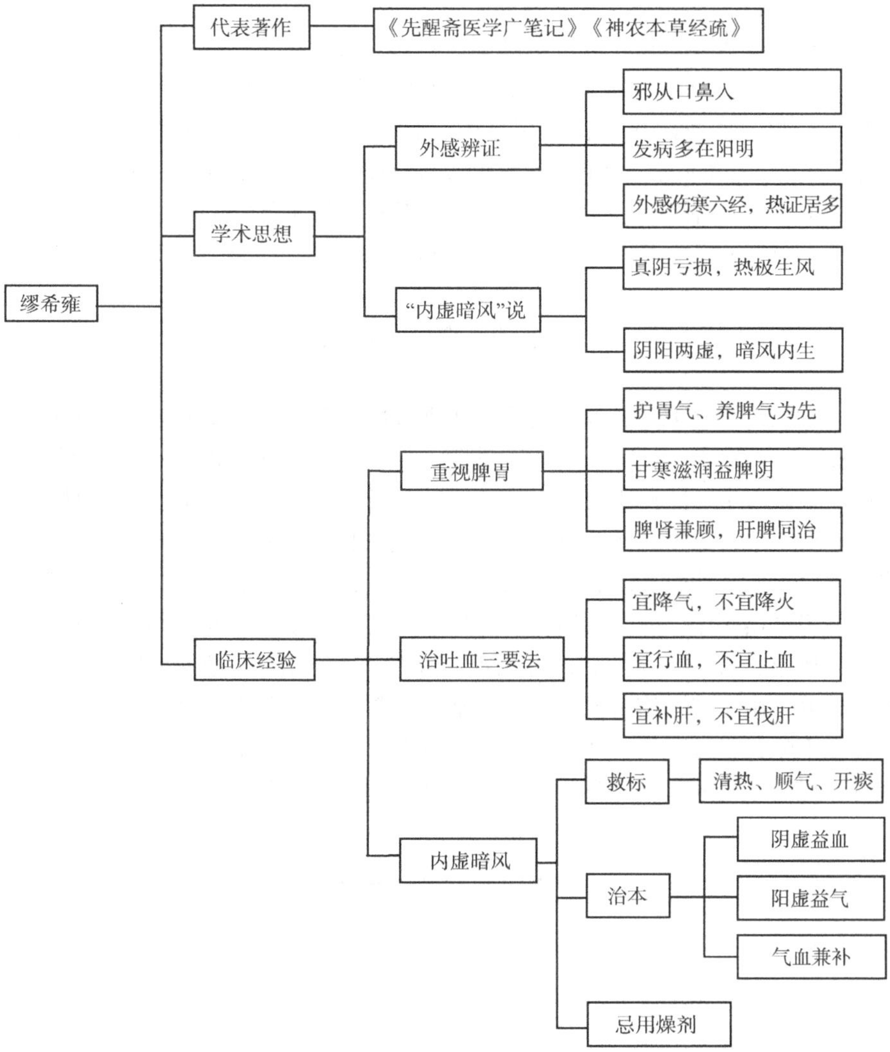

思考题

1. 简述缪希雍治疗吐血的三要法。
2. 缪希雍在外感病治疗上有何特色？
3. 缪希雍的中风治疗思想是什么？

第十五节 陈 实 功

陈实功（1555—1636年），字毓仁，号若虚，明代崇川（今江苏南通）人。少年颖悟，研习儒家经典，崇尚医学，随后又遇异人传授刀针之术，不久名震大江南北。临证善治外科疾病。正如他在《外科正宗》自序中所说："余少日即研精此业，内主以活人心，而外悉诸刀圭之法，历四十余年，心习方，目习症，或常或异，辄应手而愈。"

在治学方面，陈氏认为，既要有一定的文化修养，努力学习专业知识，不断吸取前人经验，以提高自己的知识和技术水平，在临证时才不致出错，他告诫后人："一要先知儒理，然后方知医业，或内或外，勤读先古明医确论之书，须旦夕手不释卷，一一参明融化，机变印之在心，慧之于目，凡临证时自无差谬矣"；又要具有高尚的医德，制订"医家五戒与十要"，作为外科医生医疗道德行为规范准则，对当今具有重要指导意义。

陈氏代表著作为《外科正宗》，全书4卷，计157类，卷一总论痈疽的病原、诊断与治疗；卷二至卷四论各种外科疾病100余种，从病因、症状、预后、治法及具体方药和手术等方面加以论述，层次井然，有条不紊。清代徐大椿曾逐条评述，并在自序中说："此书所载诸方，大要已具，又能细载病名，各附治法，条理清晰，所以凡有外科问余当读何书，则要令其先读此书，以为入门之地。"故后世有"列症详，论治精"之语。该书是一部内容丰富的中医外科专著。

一、疮疡病因

1. 内因 七情内蕴又兼恣食厚味膏粱，房欲劳伤亏损元气，多于富贵人及肥胖者。其见症，疮多坚硬，根蒂深固，二便不调，饮食少进，外软内坚，平陷无脓，表实里虚，毒多难出。

2. 外因 "皆起于六淫体虚之人，夏秋露卧，当风取凉，坐眠湿地，以致风寒湿气袭于经络；又房事后得之，其寒毒乘虚深入骨髓，与气血相凝者尤重；或外感风邪，发散未尽，遂成肿痛，此肌肉血脉筋骨受之，其病由此外来者，发之多在不善调摄，浇薄劳碌人，十有八、九。见症多寒热交作，筋骨疼痛，步履艰辛，湿疾流毒以及诸风瘫痪，口眼歪斜，半身不遂，风湿，风温，天行时毒等症，得此者，即疾病之外感也，故曰外因"[1]。

3. 不内外因 由于"饥饱劳役，喜怒不常，饮食者冷热不调，动作者勤劳不惜，以致脏腑不和，荣卫不顺，脾胃受伤，经络凝滞。故为疾者，外无六经形症，内无便溺阻隔，其病多生于膜外肉里肌肤之间，似瘰疬、痰注、气痞、瘿瘤之属"[1]。

二、疮疡论治

陈氏主张内外并治，针对当时中医外科部分医家依赖家传一技之长，摒弃内治，而"常治法多针刀、砒、硇、线坠等法，使患者受之苦楚，因循都不医治"[2]的流弊，结合自己多年丰富经验，大胆纠偏，提出"内外并重""泄毒外出为第一要"的新主张。

陈氏认为，"疮疡之为病，毒邪由表入里，流窜经隧，深伏脏腑之故""务使毒气内外疏通，务从门出，庶不内攻"[3]，必须内外同治，方可相得益彰。内治，即内服药，是"先断根本"使毒内通之法。根据"外之症，必根于其内"，指出治本即在于调理脏腑气血，因为"凡发痈疽者，未有不先伤五脏而后发之""五脏不和则六腑不通，六腑不通则九窍疲癃，九窍疲癃则留结为痈"[4]，"诸疮原因气血凝滞而成"[3]。因此，从内治，使脏腑得安，气血流畅，关窍宣通，则毒气有内通之路。同时陈氏又指出"医之别内外也，治外较难于治内"[5]的道理，在于外病具有"易肿，易脓，易腐"[3]，亦即起发、酿脓、脱腐、生肌、敛合等局部复杂多变的转化过程，有时局部症状还占据突出地位。因此，非单纯内治所能全部解决，尤其在疮疡初中期，更需要配合清洗、外敷、刀针、腐蚀等法，以"治标病""令脓毒外发"，方能使病情获得向善转归。反之，失于及时的外治，则有毒邪内攻之虑。尝谓"消疮先断根本，次泄毒气，无得内攻之妙"[3]，概括了内外并重，标本同治，诸疮肿疡自可痊愈之临床意义。

1. 内治

（1）善用消、托、补三法：初期用消法（包括汗、下、温、清、行气、和营）为主；后期及早期，以托法（包括扶正托毒、透脓托毒、排脓托毒）为主；后期以补法（包括补气血、调脾胃、益肝肾等）为主。

消法：疮初起七日之内，或已灸之而未用他药邪毒在表者，宜用蟾酥丸[6]或保安万灵丹[7]使毒气随汗而散；焮痛势甚，烦躁饮冷，舌干口燥者，火在上宜清之，可用黄连解毒汤或神授卫生汤[8]治之；肿硬痛深，口干便秘，身热脉实者，邪在里也，宜内疏黄连汤[9]下之；湿热下注所致的腿脚生疮，赤肿作痛或下部顽麻作痒或成血风者可用当归拈痛汤利之。

托法：用于疮疡脓成而不消，邪实正虚，常用托里消毒散、透脓散[10]、神功内托散[11]等。"盖托里则气血壮而脾胃盛，使脓秽自排，毒气自解，死肉自溃，新肉自生，饮食自进，疮口自敛"[12]。

补法：用于疮疡溃后邪正俱虚，可根据具体情况选用十全大补汤、黄芪人参汤、补中益气汤、托里温中汤、加减八味丸等。

（2）重视调理脾胃：陈氏认为，在外科治疗中，患者气血的盛衰与疮疡预后的善恶有着紧密的关系。如肿疡时若无正气冲托，则疮顶不能高肿焮痛；溃脓时若无阴血滋润，则疮包不能红活，疮口亦难以收敛，预后多不良。脾胃是人体气血资生之源，故脾胃强者气血壮，脾胃弱者气血衰。故"诸疮全赖脾土，调理必须端详"[3]。陈氏认为"脾胃者，脾为仓廪之官，胃为水谷之海。胃主司纳，脾主消导，一表一里，一纳一消，运行不息，生化无穷，至于周身气血，遍体脉络，四肢百骸，五脏六腑，皆借以生养。又谓得土者昌，失土者亡。盖脾胃盛者，多食而易饥，其人多肥，气血亦壮；脾胃弱者，则少食而难化，其人多瘦，气血亦衰。所以命赖以活，病赖以安。况外科尤关紧要。善养生者，节饮食，调寒暑，戒喜怒，省劳役，此则不损其脾胃也。如不然，则精神气血由此而日亏，脏腑脉络由此而日损，肌肉形体由此而日削，所谓调理一失，百病生焉，故知脾胃不可不端详矣"。此外，陈氏治病主张饮食营养的调补，反对乱戒口，实与诸家有别，他说："饮食者，人之所赖以生养，必须适其时而食之，如人之病中肿痛时，自然痛伤胃气，诸味不喜；直待溃后，脓毒一出，胃气便回，方欲思食，彼时但所喜者，便可与之以接补脾胃。如所思之物不与，此为逆其胃气，而反致不能食也。切要不可太过，惟忌者，生冷伤脾硬物难化，肥腻滑肠，故禁之。余随便用也"[12]。陈氏所述，均符合《内经》所谓"得谷者昌，失谷者亡"及后世"后天以胃气为本"的论点。

2. 外治

（1）灸法：适于疮疡初起，形未成者。"元气未弱，不论阴阳寒热虚实俱当先灸，轻者使毒随火而散，重者拔引郁毒，通彻内外"[12]。同时陈氏指出项之以上疮疡、发于肾俞穴处及患者元气素虚，内无真气抵挡火气者，不宜用灸法。

（2）外敷法：用于肿疡初起，以消肿、拔毒、止痛。如如意金黄散，用大兰根捣汁可治阳证，用葱酒调敷则可治阴证。回阳玉龙膏，用热酒调敷治阴证肿疡；冲和膏以葱酒或麻油调敷亦治阴阳不和等。

（3）切开排脓法：疮肿已在 10 日以上，已到化脓期而仍不化脓外溃，疮形坚硬消托无效者，此乃疮根深固，毒气难出，或脓已成，主张用针法早期切开，"验其生熟、浅深、上下而针之，假如肿高而软者，发于肌肉，脓熟用针只针五、六分；肿下而坚者，发于筋脉，脓熟用针只针六、七分；肿平肉色不变者，毒气附于骨也，脓熟用针必须入深寸许，方得见脓"[12]。视痈疽深浅而定，开窍发泄，使毒气向外，则便于排出。故"但用针法，妙在脓随针出，而寂然无所知觉也”[12]。

（4）扩创术：对于脓管被阻而致脓出不畅者，陈氏主张用扩创术，用针钩向正面钩起顽肉，用刀剪随便取去寸余顽硬之肉，使脓管通畅，疮头无闭塞，脓自涌出。

（5）吸引法：对于疮坚脓少，腐不易脱者，可先用针法随疮深浅，刺一寸、二寸，约三五小孔，后以煮热药筒对准孔，候温取下，如拔出之物，血红微紫，脓黄而鲜，此为血气营运活，预后良好。如拔瘀血紫黑，色败气秽，稀水无脓者，此为气血内败死疮，预后不佳。

三、疮疡预防护理

（1）少食膏粱醇酒厚味，节制情欲，房事有度；顺应四时气候变化，如夏热坐卧不可当风，忌置水于榻前床下，冬寒须避起居，常要温和。

（2）病后主张不食牛肉、犬肉、鸡、鹅、羊肉、蚌、蛤、虾、蟹，生干瓜、果、梨、柿、菱、枣，赤小豆、荞面，以及油腻、煎、炒、烹、炙、酸厚味等，防止损伤脾胃，影响康复。对于溃后，气血两虚，脾胃并弱者，禁食生冷硬物，用八仙糕[13]、参术膏[14]健脾益气，培助根本；脾胃俱虚，精神短少，自汗劳倦，食少乏味，胸膈不宽，用白术膏、人参膏。

（3）疮疡患者所住房间要洒扫洁净，冬必温帏，夏宜凉帐，以防苍蝇、蜈蚣之属侵之。

（4）疮疡愈后不宜劳役太早、入房太早。大疮须忌半年，小疮当禁百日。

结　语

陈实功是明代外科著名医家，他注重中医基础理论和外科技能，从整体观出发，倡导“内外并重”“使毒外泄为第一要”的治外证思想。他内治外证，主张辨证寒热虚实，善用消、托、补三法，并重视脾胃之调理；外治方面，遵古而不泥古，敢于开拓创新，为后人提供了信而有效的方法，对继承发扬中医外科特色，促进学派形成和中医外科发展，起到了极大的推动作用。

[注]

[1]《外科正宗·病有三因受病主治不同论第十二》

[2]《外科正宗·痔疮论》

[3]《外科正宗·痈疽门》

[4]《外科正宗·痈疽原委论第一》

[5]《外科正宗·自序》

[6]蟾酥丸：蟾酥（酒化）、轻粉、枯矾、寒水石（锻）、铜绿、乳香、没药、胆矾、麝香、雄黄、蜗牛、朱砂

[7]保安万灵丹：羌活、荆芥、防风、麻黄、细辛、川草乌、苍术、全蝎、石斛、天麻、当归、川芎、首乌、明雄黄

[8]神授卫生汤：羌活、荆芥、防风、麻黄、穿山甲、沉香、红花、连翘、石决明、金银花、皂角刺、归尾、甘草节、花粉、乳香、大黄（酒炒）

[9]内疏黄连汤：木香、黄连、山栀、当归、黄芩、白芍、薄荷、槟榔、桔梗、连翘、甘草、大黄

[10]透脓散：黄芪、山甲炒末、当归、皂角针

[11]神功内托散：当归、白术、黄芪、人参、白芍、茯苓、陈皮、附子、木香、甘草（炙）、川芎、山甲（炒）、煨姜

[12]《外科正宗·痈疽治法总论第二》

[13]八仙糕：人参、山药、茯苓、芡实、莲子、糯米、粳米、白糖、蜂蜜

[14]参术膏：人参、白术、地黄

思维导图

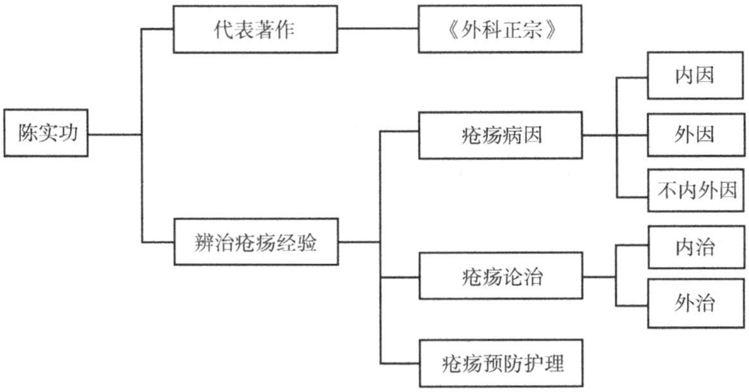

思考题

1. 试述陈实功提出的“医家五戒与十要”对当今的现实指导意义。
2. 简述陈实功对疮疡病因病机的认识。
3. 简述陈实功论治疮疡的特色。
4. 陈实功对疮疡内治包括哪些方面？
5. 陈实功对疮疡外治常用哪些方法？
6. 简述陈实功对疮疡预防护理的认识。

第十六节 张 介 宾

张介宾（1563—1640 年），字会卿，号景岳，别号通一子。祖籍四川绵竹，因先世于明初以军功得授绍兴卫指挥，遂定居会稽（今浙江绍兴）。介宾幼而聪慧好学，博览诸家，淹通经史，对易理、天文、术数、兵法等皆能究其底蕴，尤精于医术。早年随父游于京师，从名医金英（梦石）学医。壮岁从戎，身处幕府，游历北方，后回乡专心医学，从事临床及著述。

张氏潜心研究《内经》，历 30 年，以《灵枢》启《素问》之微，以《素问》发《灵枢》之秘，将两书合纂，以类分门，详加注释，成《类经》32 卷，并撰有《类经图翼》11 卷、《类经附翼》4 卷，这是对《内经》一书最为全面、最具系统的一次分类编述。晚年总结前人及毕生经验，编辑成《景岳全书》，凡 64 卷，计百余万言。其中“传忠录”3 卷，就中医学理论上一些重大问题，辨证前人得失，阐述自己见解，最为集中地反映了张氏的学术思想。“脉神章”“伤寒典”“杂证谟”“妇人规”“小儿则”“痘疹诠”“外科钤”等综述诊法和临床各科的辨证与治法，颇多心得和经验。“本草正”2 卷，阐述了 300 余种常用药物的性味功用，另有“新方八略”与“新方八阵”各 1 卷，“古方八阵”9 卷，录自制新方 186 首，古方 2275 首，仿兵法八阵之例，分为八类。此书可谓包罗古今，详备周全，为医学巨著。另有《质疑录》一书传世。

金元之后，明代许多时医崇尚河间、丹溪之学，而不善辨证，拘守成方，滥用寒凉攻伐，虽然薛己等家的温补理论已经兴起，但流弊未绝，张介宾温补学说的产生正基于这一现实，出于补偏救弊的需要。

张介宾学宗《内经》《难经》，博采诸家，既取法于李东垣、薛己温补脾胃、肾命的理论，又于王冰水火有无之说有研究，对于刘完素、朱丹溪学说，在批评之余亦有所取舍。他还深谙《易》理，接受了哲学及道家精气神学说的影响，熔为一炉，从而形成其一家之说。

一、阳非有余、真阴不足论

张氏论医首重阴阳，他说："为人不可不知医，以命为重也；而命之所系，惟阴与阳，不识阴阳，焉知医理？"[1]张氏阴阳理论的核心是阴阳一体思想，他明确提出"阴阳者一分为二"[2]。又说："阴阳之理，原自互根，彼此相须，缺一不可，无阳则阴无以生，无阴则阳无化"[3]。结合到人体的阴阳状况，张氏提出了"阳非有余，真阴不足"的观点，并与其温补命门的学说联系紧密，发展了温补理论。

自刘完素阐发火热病机，力主寒凉清热以后，朱丹溪提出了"阳常有余，阴常不足"及"气有余便是火"的重要论点，并以大补阴丸、四物汤加知母、黄柏作为降火滋阴之剂。嗣后，医林习用寒凉。刘、朱之说本为纠正《局方》辛热时弊，治疗实热及湿热相火为病而设，故必然有其侧重与局限，张介宾则认为"时医受病之源，实河间创之，而丹溪成之"，并说："欲清其流，必澄其源"[4]。于是展开了对刘、朱之说的批评。其"阳非有余，真阴不足"和"气不足便是寒"的认识遂由此而提出。

1. 阳非有余　张氏在其"大宝论"中，重点论述了阳气的重要性，阐发了"阳非有余"的论点。首先，从阴阳的生理状况分析，认为《内经》所说的女子二七、男子二八而天癸至，以及"人年四十而阴气自半"，说明了"人生全盛之数，惟二八之后，以至四旬之外，前后止二十余年，而形体渐衰矣"[1]，形体之衰虽然是阴气亏虚的表现，但实际上阴气亏虚，又以阳为主导，即"阴以阳为主"[1]，阴气的生成和衰败都以阳气功能作用为主导。他批评持"阳常有余，阴常不足"这一观点的论者，以"天癸"的来迟去早为依据，而"以黄柏、知母为神丹"[1]，是一种片面的认识，"殊不知天癸之未至，本由乎气，而阴气之自半，亦由乎气"[1]。其次，从"形气之辨""寒热之辨"和"水火之辨"三个方面，论证阳气的重要性。"形气之辨"认为，由于阳化气，阴成形，故凡人之所以通体能温，一生之所以有活力及五官、五脏之所以有正常的功能活动，都是阳气的作用。相反，当人一死，便身冷如冰，知觉尽失，形存而气去，这种"阳脱在前而阴留在后"[1]的情况，正是阳非有余的原故。"寒热之辨"，从春夏阳热而生化万物，秋冬阴冷而缺乏生意，说明"热无伤而寒可畏"[1]，以之论证阳气的重要性。"水火之辨"，认为水属阴而火属阳，凡水之所以产生、所以生物、所以化气，均有赖于阳气的作用，故说"生化之权，皆由阳气"[1]，又可见阳气之重要。

在生命过程中，"难得而易失者惟此阳气，既失而难复者亦惟此阳气"[5]，所以阳并非有余，只能"日虑其亏"。阳气之于人既然如此可贵，故张氏说："天之大宝只此一丸红日；人之大宝只此一息真阳"[1]，这是对《素问·生气通天论》关于"阳气者若天与日，失其所，则折寿而不彰""凡阴阳之要，阳密乃固"等论述的发挥，从而极力强调了阳气在生命活动中的主导作用和温补阳气的重要意义。

2. 真阴不足　张氏并不偏重阳气而忽视阴精，他在"阴阳互根"这一指导思想下，强调"阴以阳为主，阳以阴为根"[6]。人身既然阳常不足，而阴亦不会有余，他在《真阴论》中反复地阐发了这一论点。真阴，一名元阴，又称真精，存于肾命之中，是人体生命最基本的物质。真阴与元阳是互为其根，不可分割的。张氏说："不知此一阴字，正阳气之根也。盖阴不可以无阳，非气无以生形也；阳不可以无阴，非形无以载气也。故物之生也生于阳，物之成也成于阴，此所谓元阴元阳，亦曰真精真气也"[6]。他从真阴之象、脏、用、病、治五个方面对真阴作了阐发。

（1）真阴之象：阴为精，阴成形，此精此形，即是真阴之象。他援引《灵枢·本神》“五脏者，主藏精者也，不可伤，伤则失守而阴虚，阴虚则无气，无气则死矣”之语，指出阴虚即精虚。又援引《素问·三部九候论》“形肉已脱，九候虽调犹死”，指出外在的形肉，即内在的阴精所生，故观形质之坏与未坏，即可以察其真阴之伤与未伤。

（2）真阴之脏：张氏援引《素问·上古天真论》“肾者主水，受五脏六腑之精而藏之”，说明五脏虽各有阴精，但五精又统于肾，而“肾有精室，是曰命门”[6]。因而称命门所藏的元精为“阴中之水”，元精所化的元气为“阴中之火”，正由于命门居于两肾之中，藏精化气，兼具水火，为性命之本，故张氏指出“欲治真阴而舍命门，非其治也，此真阴之脏，不可不察也”[6]。

（3）真阴之用：真阴是水，是命门火的基础，命火养于阴水之中，所以真阴指命门水火的功用。他说：“凡水火之功，缺一不可。命门之火，谓之元气；命门之水，谓之元精。五液充，则形体赖而强壮；五气治，则营卫赖以和调。此命门之水火，即十二脏之化源。故心赖之，则君主以明；肺赖之，则治节以行；脾胃赖之，济仓禀之富；肝胆赖之，资谋虑之本；膀胱赖之，则三焦气化；大小肠赖之，则传导自分。此虽云肾脏之伎巧，而实皆真阴之用”[6]，说明命门中之元精、元气，是滋养形体，和调营卫，维持脏腑生理功能的动力和源泉，而十二脏的功能活动都是真阴之用的体现。如以命门与脾胃的关系为例，虽然脾胃为灌注之本，得后天之气，但命门为生化之源，得先天之气，其间有本末先后之分，故命门为脾胃之母。

（4）真阴之病：张氏认为“凡阴气本无有余，阴病惟皆不足”[6]。命门水火为脏腑之化源，故命门元阴、元阳亏损是脏腑阴阳病变的根本。命门“火衰其本则阳虚之证迭生”[4]，阳虚则可见阴胜于下之证；“水亏其源则阴虚之病迭出”[6]，阴虚则可见阳旺于标之证。故指出“无水无火，皆在命门，总曰真阴之病”[6]。据此，将错综复杂的虚损病证划分为水亏、火衰两大类。命门水亏证“如戴阳者，面赤如朱；格阳者，外热如火；或口渴咽焦，每引水以自救；或躁扰狂越，每欲卧于泥中；或五心烦热，而消瘅骨蒸；或二便秘结，而溺浆如汁；或为吐血衄血，或为咳嗽遗精；或斑黄无汗者，由津液之枯涸；或中风瘛疭，以精血之败伤”[6]。命门之火衰证“或为神气之昏沉，或为动履之困倦。其有头目眩晕而七窍偏废者，有咽喉哽咽而呕恶气短者，皆上焦之阳虚也。有饮食不化而吞酸反胃者，有痞满隔塞而水泛为痰者，皆中焦之阳虚也。有清浊不分而肠鸣滑泄者，有阳痿精寒而脐腹多痛者，皆下焦之阳虚也”[6]。此外，还有五脏之阳虚证等，都属命门火衰证。以上真阴之病不可误认为实证而浪用苦寒泻火或辛热燥烈之药，正如“王太仆曰：寒之不寒，责其无水；热之不热，责其无火”[6]。

（5）真阴之治：无水无火，皆责之命门，故真阴之治即应补命门之水火。然而肾与命门本同一气，“故治水治火，皆从肾气，此正重在命门”[6]，说明还是通过治肾的途径以治命门水火的不足。张氏指出，时医不识真阴面目，不辨火之虚实，多以苦寒为补阴，则“非惟不能补阴，亦且善败真火，若屡用之，多令人精寒无子，且未有不暗损寿元者”[6]。他认为，王太仆说的“壮水之主，以制阳光；益火之源，以消阴翳”，薛己常用仲景八味丸、钱乙六味丸益火、壮水，多收奇效，这才是真阴之治的根本方法。

张介宾之于真阴既如此珍视，便认为用六味丸或八味丸以益真阴，仍有不足之处，他说：“真阴既虚，则不宜再泄，二方俱用茯苓、泽泻，渗利太过，即仲景金匮肾气丸，亦为利水而设，虽曰大补之中，加此何害？然未免减去补力，而奏功为难矣。使或阴气虽弱，未致大伤，或脏气微滞，而兼痰湿水邪者，则正宜用此。若精气大损，年力俱衰，真阴内乏，虚痰假火等证，即从纯补，犹嫌不足，若加渗利，如实漏卮矣。故当察微甚缓急，而用随其人，斯为尽善”[6]。于是“用六味之意，而不用六味之方”[6]，自制左归丸、右归丸，用甘温益火之品补阳以配阴，用纯甘壮水之剂补阴以配阳，作为治疗真阴肾水不足和元阳虚衰的主方。

从张氏所述真阴之脏、用、病、治来看，他的“真阴”，其实是包含水火两个方面的，“阳非有余”和“真阴本不足”的情况是并存而不悖的，既然阳非有余，则当慎用寒凉攻伐；真阴不足，则侧重于滋补精血。这样，张氏通过对人身阴阳状况的认识，从理论上阐述了阴阳的重要性及其互生互根的关系，有力地指导了临床。

如果与丹溪学说相比，朱氏的“阳常有余，阴常不足”论，主要在阴阳相对关系上论述相火妄动，阴精耗损的问题；而张介宾的“阳非有余，阴本不足”论，则是在明阳互根的关系上，论述阳气亏乏与真阴不足的因果问题。张氏之说补充了丹溪学说的不足，其有关阴阳理论的论述是比较全面的。

二、治疗虚损病证的经验

张氏认为，人体的阴阳、精气本处于不足状态，如果摄生不慎，每可造成虚损，或由阳损及阴，或由阴损及阳，最后导致阴阳俱损；或由气伤及精，或由精伤及气，最终而为精气两伤。张氏对于阴阳、精气虚损病证的治疗，有着丰富而独到的经验。

1. 阴中求阳，阳中求阴 基于阴阳一体、阴阳互根的原理，张氏对阴阳虚损的治疗提出了“阴阳相济”的法则，指出“善补阳者，必欲阴中求阳，则阳得阴助而生化无穷；善补阴者，必欲阳中求阴，则阴得阳升而泉源不竭”，又说：“阳失阴而离者，不补阴何以收散亡之气？水失火而败者，不补火何以苏垂寂之阴？此又阴阳相济之妙用也”[7]。

不仅阴阳关系如此，精气之关系亦如此，“精之与气，本自互生”，故“善治精者，能使精中生气；善治气能使气中生精，此自有可分不可分之妙用也”。水火亦如此，水属阴，火属阳，而“道产阴阳，原同一气。火为水主，水即火之源，水火原不可相离也”[8]。“使火中无水，其势必极，热极则亡阴，而万物焦枯矣。使水中无火，其寒必极，寒极则亡阳，而万物寂灭矣”[9]。气血亦是如此，因为“血气本是互根，原不可分为两。如参、芪、白术之类，虽云气分之药，若用以血药，则何尝不补血？归、芎、地黄之类，虽云血分之药，若用以气药，则何尝不补气？”[9]

张氏不仅对于阴阳虚损疾病运用阴阳相济法，且于伤寒及其他疾病，也常注意到阴阳精气之不足，而遵《内经》“从阴引阳，从阳引阴”法则，把“求汗于血”“生精于气”“引火归元”“纳气归肾”等法娴熟地运用于临床。

张氏基于阴阳互根理论，创制了许多著名方剂。例如，左归丸以滋阴补肾为主，方中有熟地黄、山药、山萸肉、枸杞、龟板、牛膝以滋阴益精，又有鹿角胶、菟丝子以补阳，是“阳中求阴，阴得阳升而泉源不绝”之意；右归丸以温补肾阳为主，方中有肉桂、附子、菟丝子、杜仲、鹿角胶以温补肾阳，又有熟地黄、山萸肉、枸杞、当归以滋阴，即“阴中求阳，阳得阴助而生化无穷”之义。其他如左归饮、右归饮，温散与补益营血兼用的大温中饮，附子、人参与熟地黄、当归同用的六味回阳饮，以及当归、地黄与二陈同用的金水六君煎等著名方剂，都是“阴阳相济”[10]观点的体现。

张氏常将熟地黄与人参配伍使用。他说：“故凡诸经阳气虚者，非人参不可；诸经之阴血虚者，非熟地不可。人参有健运之功，熟地禀静顺之德，此熟地之与人参，一阴一阳，相为表里，一形一气，互主生成，性味中正，无逾于此，诚有不可假借而更代者矣”[11]。而将两药喻为“治世之良相”。在其新方补阵中，人参、熟地黄同用者有大补元煎、五福饮、七福饮、三阴煎、五阴煎、补阴益气煎、两仪膏、赞化血余丹八方，张氏所以重视两药之合用，正寓阴阳互求之义，堪称治疗阴阳虚损病证的典范。

2. 养阴治形，填补精血　张氏认为，精血、形质可反映真阴的盛衰，故在临证时十分注意精血受损的程度，指出“观形质之坏与不坏，即真阴之伤与不伤”[6]。因之，他治病的方法重在“治形”，治形又必以精血为先务。他说：“凡欲治病者必以形体为主，欲治形者必以精血为先，此实医家之大门路也”[12]。在这一指导思想下，对于阴精不足或阳气虚耗的患者，他都以填补真阴、滋养精血、治疗形体为主，这在其立方施治中均有所反映。

对于外感、内伤各种疾病，凡有虚证，重于补阴，这是张氏治病的特点。他曾反复说明：“夫病变非一，何独重阴？有弗达者必哂为谬。姑再陈之，以见其略。如寒邪中之，本为表证，而汗液之化，必由乎阴也；中风为病，身多偏枯，而筋脉之败，必由乎阴也；虚劳之火，非壮水何以救其燎原？泻痢亡阴，非补肾何以固其门户？臌胀由乎水邪，主水者，须求水脏；关格本乎阴虚，欲强阴，舍阴不可。此数者乃疾病中最大纲领，明者觉之，可因斯而三反矣”[6]。

例如，他治伤寒，凡阴虚水亏不能作汗者，用补阴益气煎；阳虚邪恋者，以大温中饮；两方中均有补养阴血之品，通过养阴作汗而达邪外解。治肺、脾、肾三脏气虚的水肿，推崇加减肾气汤，使气生于精而水饮得解。治真阴大亏，虚阳浮越的戴阳证，制理阴煎、右归饮等，填补真阴，诱归虚火。治肾不纳气，呼吸喘促，虚里跳动等证，制贞元饮补阴以配阳。治泻痢亡阴，用胃关煎，方中亦有养阴之品。凡此等等，都是张氏“治形”医学思想的体现。

张氏常用的补益精血药中，用得最多的莫如熟地黄，曾谓：“形体之本在精血。熟地以至静之性，以至甘至厚之味，实精血形质中第一品纯厚之药……且其得升、柴则能发散；得桂、附则能回阳；得参、芪则入气分；得归、芍则入血分。”他对该药的运用，范围极其广泛。另外，张氏还常用当归、枸杞、山茱萸、山药等作为补益精血之品，鹿角胶、菟丝子、肉苁蓉、杜仲等虽性甘温而具柔润益精之功，张氏也常用作养阴治形之品。

3. 善用温补，而不偏执　张氏基于生理上重视阳气，在治疗上则多以温阳补虚为要。其注本草，独详人参、附子之用，立方用药，亦多施温补之剂。在《景岳全书》中，参附、姜附、桂附同用者，比比皆是。“甘温有益寒无补”，成为他用药的第一主张，认为“虚实之治，大抵实能受寒，虚能受热”[13]，而延久之病多虚，理宜温以补之，补乃可用于常，所以特别推崇滋填纯补，反对滥用苦寒戕伐阳气。在一般情况下，张氏主张用补不兼泻，用温不兼寒，如他所创的右归丸、右归饮、大补元煎、六味回阳饮、大营煎、五福饮等俱立法甘温，滋填从重从纯，而不杂入苦寒渗利之品。因其温补之方用药主张精纯、味厚和力专，一般收效迅速。鉴于时医之弊，张氏在理论上批判了当时盛行的“伤寒无补法”“痢无止法”“见血无寒”等片面的观点，而以温补之法获得显效，从而便以善用温补著称于世。

张氏多施温补，也是出于纠偏补弊之需要，反对时医滥用寒凉，贼伤真火。其所以能详辨虚寒，善用温补，正在于对阴阳、表里、寒热、虚实之辨证施治能全面掌握，无所偏倚。

在诊断学方面，他把阴阳称为“二纲”，把表里、寒热、虚实称为“六变”，明确提出阴阳为“医道之纲领”，认为诊病施治必先审阴阳“二纲”，“阴阳既明，则表与里对，虚与实对，寒与热对。明此六变，明此阴阳，则天下之病，固不能出此八者”[14]。张氏之所谓“二纲”“六变”，至今作为辨证施治的纲领，而以“八纲”著称。除此之外，他的著作“十问篇”“脉神章”等，都是为了正确辨证而设。

在补泻温凉治法的运用方面，张氏总是谨守病机，审证而行。虽然张氏每多主张兼温、兼补，这与他临床所见病证虚者多、实者少、真寒假热者多、真热假寒者少有关，但他又明确提出用补的前提是“无实证可据”，用温的前提是“无热证可据”。若病因气机壅滞，火热炽盛，张氏又是反对“误认虚寒，轻用温补”的。他虽曾有“补必兼温，泻必兼凉”之说，亦仅为一般而论，绝不偏执。其新方《补略》说：“凡阳虚多寒者，宜补以甘温，而清润之品非所宜；阴虚多热者，宜补以甘凉，而辛燥之类不可用。”此外，在新方“攻阵”中，也不乏巴豆、附子等温下之剂，可见张氏补亦用凉，泻亦用温。张氏在临床实践中又体会到，对于一些慢性虚损疾患，虽当用甘凉之剂，但必须积渐邀功，然而多服又必损脾胃，故“不得已则易以甘平，其庶几耳。倘甘平未效，则惟有甘温一法，斯堪实济，尚可望其成功”。则知其对于同一病者，用甘平、甘凉、甘温等补剂，也是根据病机变化，灵活掌握的。这实为治虚损的经验之谈。

在方剂学方面，他设“八略”以立法，列“八阵”以制方，八阵即补、和、攻、散、寒、热、固、因八个部分，在治疗方法上丰富多彩，颇多创见。在“新方八阵”和“古方八阵”中，有温补之方，亦有寒凉之剂，说明张氏论治虽重温补，而亦不废寒凉，绝非滥用温补者可比。在“古方八阵”中，即河间、丹溪之方亦多所援用，如将大补阴丸列之于“寒阵”，以之“降阴火，补肾水”。又如其新方“寒阵”之滋阴八味丸，以六味丸加知母、黄柏，以治疗“阴虚火盛，下焦湿热”等证，充分体现了张氏“意贵圆通，用嫌执滞”，不囿温补的特点。

在临床施治方面，张氏主张“治病用药，本贵精专，尤宜勇敢”，如确知其寒，则竟散其寒，确知其热，则竟散其热。对于新暴之病，虚实既明，即峻攻其本，若畏缩不进，势必导致病邪深固。他认为“凡施治之要，必须精一不杂，斯为至善……若用治不精，则补不可以治虚，攻不可以去实”。他反对用药庞杂、用“广络原野之术”制方。因此，张氏所制新方，用药不杂，平均每方不过五六味。

结　语

张氏治疗阴阳虚损的经验，对明清医家颇有影响。不仅善于温补著称的高鼓峰、吕用晦、张石顽等多宗其说，即如擅治温热病的叶天士亦多所效法。叶氏继承、阐发张氏治形填补精血的方法，以柔剂阳药滋培精血而通补奇经，固本复元，善用动物类药如鹿胶、鹿角胶、紫河车、龟板、鳖甲及骨、髓、乳等血肉有情之品，均受张氏的启迪。此外，近代医家张锡纯善于重用熟地黄、山萸、山药、枸杞等以固摄元气，培补根基，亦可认为源于介宾之说。

张氏治疗虚损病的经验颇被后人重视，例如，右归丸现已被广泛应用于慢性肾炎、久病腹泻、慢性红斑狼疮、哮喘、性功能衰退、血液病、崩漏、更年期综合征、白血病、癌症、老年病等多种慢性疾病及危重病证的治疗，收效良好。其药理亦通过实验被不断深入认识。当今，由于疾病谱的转变，慢性病、老年病及疑难病已成为影响身体健康、威胁人类生命的重要病种，故研究和发扬张氏治阴阳虚损的理论和经验，是很有必要的。

[注]

[1]《类经附翼·求正录·大宝论》
[2]《类经·阴阳类》
[3]《景岳全书·本神论》
[4]《景岳全书·传忠录·辨丹溪》
[5]《景岳全书·传忠录·阳不足再辨》
[6]《类经附翼·求正录·真阴论》
[7]《景岳全书·新方八略·补略》
[8]《类经·摄生类》
[9]《景岳全书·传忠录·阴阳篇》
[10]《景岳全书·新方八略引》

[11]《景岳全书·本草正·地黄》
[12]《景岳全书·传忠录·治形论》
[13]《景岳全书·传忠录·论治篇》
[14]《景岳全书·传忠录·明理》

思维导图

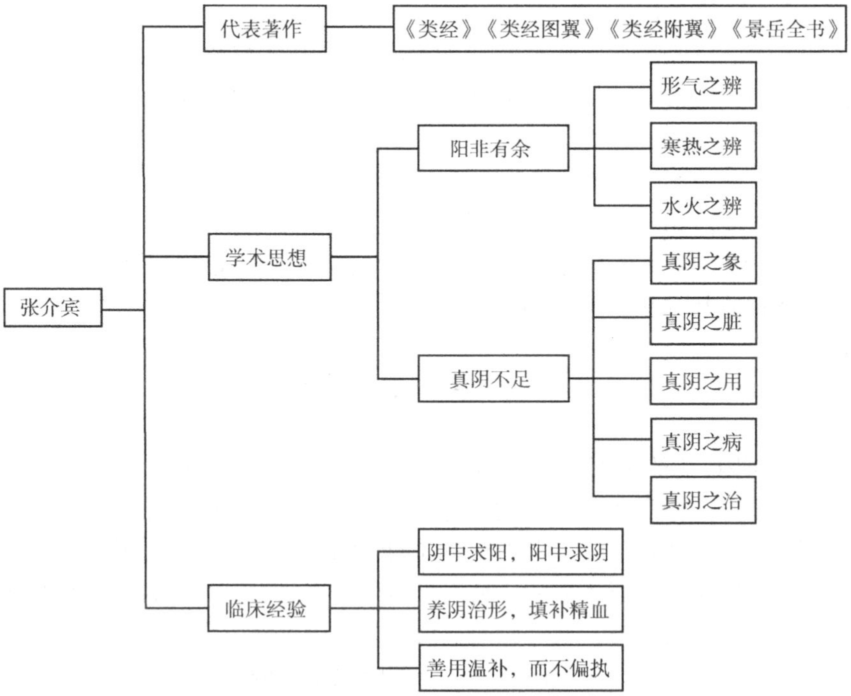

思考题

1. 张介宾是基于什么原因，提出“阳非有余，真阴不足论”的？
2. 张介宾真阴之治，为什么包括补水和补火两个方面？
3. “见血无寒”是什么意思？张介宾为什么认为这是片面观点？
4. 补益精血药中，张介宾为什么最常选用“熟地”？
5. 被张介宾认为是“治世之良相”的中药是什么？为什么？

第十七节　吴　有　性

吴有性（1582—1652年），字又可，号淡斋，明末江苏震泽（今江苏苏州）人，生活于明万历十年至清顺治九年。吴氏所处时代正值明朝日趋衰败之际，因统治阶级昏庸无能造成战争频频，疫病流行，据《明史》记载，从永乐六年至崇祯十六年期间发生大规模温疫达19次之多，其中以崇祯十四年（1641年）流行的温疫最为严重，疫情遍及山东、河北、江苏、浙江等地，吴氏家乡亦未幸免。当时很多医家误以伤寒法治之，失治误治者比比皆是。吴氏对此深感痛心，他意识到：“守古法不合今病，以今病简古书，原无明论，是以投剂不效，医者彷徨无措，病者日近危笃，病愈急，投药愈乱，不死于病，乃死于医，不死于医，乃死于圣经之遗亡也”[1]。于是他在大量临床实践的基础上，结合前人的有关论述，终于有所领悟，发挥温疫学说，在温疫的病因病机、与伤寒的鉴别、诊断治疗等方面皆有系统的阐发。赵尔巽《清史稿》曰：“当崇祯辛巳岁，南北直隶、山东、浙江大疫，医以伤寒法治之不效，有性推究病源，就所历验，著《温疫论》。古无瘟疫专书，自有性书出，始有发明。”吴氏非常完整地阐述了诊治温疫疾病的一系列学术观点，对后世温热学说的形成和发展产生了很大的影响，是明末清初著名的温疫学家。

温疫疾病自古缺乏专书叙述，为使后人治疗温疫有绳墨可循，吴氏将其平素研究所得整理成文，著成《温疫论》。该书共 2 卷，成书于明崇祯十五年（1642 年），书中全面阐发了温疫病的发生、发展、演变规律、辨证论治的原则和方法，创造性地提出病因学中疫气的新概念，揭示了疫病的传染方式、入侵部位和传变特点，创立了疏利募原、分消表里的治疗原则，发明了达原饮、三消饮等著名方剂，同时还深度剖析了温疫与伤寒的鉴别要点。《温疫论》问世后，不仅广行国内，而且传播海外，影响深远。清代乾隆年间，复有洪天锡补注本，书名《补注温疫论》。嗣后又有郑重光补注本，名为《温疫论补注》。此外还有清代孔毓礼、龚绍林等据吴氏原著加评所成《医门普度温疫论》，其原文和编排次序与《温疫论补注》略异，书中并集喻嘉言、林起龙、刘宏璧等有关疫病的论述，并附名方及前人疫症治案等。总之《温疫论》是我国医学发展史上继《伤寒论》后的又一部论述急性外感传染病的专著，在外感病学及传染病学上均占有重要地位。

一、温疫的病因

对于疫病的病因，历代医家皆有论述，但基本上没有脱离外感“六淫”之束缚，虽前贤已提出过不同于“六淫”的“时行之气”或“疫疠之气”或“乖候之气”，却均未形成病因学的新理论。吴有性是一位富有创新精神的温病学家，他明显意识到单纯用六淫学说来解释一切温热病的病因是行不通的，吴氏指出“病疫之由，昔以为非其时有其气，春应温而反大寒，夏应热而反大凉，秋应凉而反大热，冬应寒而反大温，得非时之气，长幼之病相似以为疫，余论则不然。夫寒热温凉，乃四时之常，因风雨阴晴，稍为损益，假会秋热必多晴，春寒因多雨，较之亦天地之常事，未必多疫也。伤寒与中暑，感天地之常气；疫者感天地之疠气，在岁运有多寡，在方隅有厚薄，在四时有盛衰。此气之来，无论老少强弱，触之者即病”[2]。就此他提出了崭新的温疫病因新理论——“杂气论”。

1.“杂气”的物质性 吴有性在《温疫论》的自序中断然否定了六淫致疫的可能性，他说：“夫温疫之为病，非风非寒，非暑非湿，乃天地间别有一种异气所感”[1]。吴氏把这种不同于六淫的异气称作“杂气”，并设“杂气论”“原病”等专篇加以论述。其云：“其气各异，故谓之杂气”“疫气者，亦杂气中之一，但有甚于他气，故为病颇重，因名之疠气”[3]。各种时行疫气皆由杂气凝聚而成，所谓杂气，即六淫邪气以外的一切致病因素的统称，是一种“无形可求”“无象可见”“无声复无臭”的物质，肯定了杂气的物质性。同时他还认为杂气有优劣之分，杂气之优者，可不致病或致病力很弱，杂气之劣者，不但可致病，且毒力很强。他把杂气中致病力强，传染性大的，又称作“疫气”“疠气”或“戾气”。吴氏在当时没有微观观察的历史条件下做出如此科学的论断，是非常难能可贵的。

2.“杂气”致病的传染性、流行性 吴氏认为杂气致病是有传染性的，同时可以引起大的流行。《温疫论·原病》记载：“此气之来，无论老少强弱，触之者即病，邪自口鼻而入。”大约病遍于一方，延门阖户，众人相同。吴氏还强调“若其年疫气充斥，不论强弱，正气稍衰者触之即病”“其感之深者，中而即发；感之浅者，邪不胜正，未能顿发”[2]，说明接触杂气者是否被传染与自身的正气盛衰及杂气多少有关。但也存在另一种情况，即“其时村落中偶有一二人所患者，虽不与众人等，然考其证，甚合某年某处众人所患之病，纤悉相同，治法无异，此即当年之杂气，但目今所钟不厚，所患者稀少耳。此又不可以众人无有，断为非杂气也”[3]。此处吴氏强调对散发性的瘟疫，切勿因患者较少而误诊为非传染病。

3. “杂气”致病的特异性

（1）病种特异性：杂气是多种多样的，某种杂气只能引起某种疾病，不同的杂气引起的疫病也不同，这就是杂气致病的病种特异性。故吴有性谓：“为病各种，是知气之不一也”“众人触之者，各随其气而为诸病焉”“天地之杂气，种种不一”[3]。因此杂气为病，一气自成一病。

（2）病位特异性：吴有性在《温疫论》中明确指出“盖当时适有某气，专入某脏腑某经络，专发为某病”[3]。就是说杂气侵入人体后，可以有选择地导致某一脏腑或某一经络发病，这是一种特异性定位。

（3）物种特异性：有的杂气只能导致这一物种的动物发病，而不会导致那一物种的动物或人发病；有的杂气只能导致人发病，而不会导致动物发病，这就是杂气致病的物种特异性。吴氏认识到“然牛病而羊不病，鸡病而鸭不病，人病而禽兽不病。究其所伤不同，因其气各异也”[4]。

二、温疫的病机

1. “杂气”的入侵途径　吴有性认为杂气通过口鼻侵犯人体，他在《温疫论·原病》中指出“邪之所着，有天受，有传染，所感虽殊，其病则一”。此处所谓天受意指通过自然界空气传播；所谓传染意指通过与患者接触传播。吴氏的“邪自口鼻而入”观点，似受到明代医家缪希雍“凡邪气之入必从口鼻”的启迪，也对清代叶天士创立“温邪上受，首先犯肺，逆传心包”的理论产生了一定的影响。

2. “杂气”的停留部位　吴有性提出温疫之邪“自口鼻而入，则其所客，内不在脏腑，外不在经络，舍于伏膂之内，去表不远，附近于胃，乃表里之分界，是为半表半里，即《针经》所谓横连膜原是也”[2]。温疫之证初起往往不与营卫相涉而不表现任何症状，待邪气溃散之际，或见外传于三阳之经的表现，或见内伤及里而见里气结滞的症状，并不遵循先表后里的传变规律。由此吴氏提出了“邪伏募原”的理论。正如其云：“温疫之邪，伏于膜原，如鸟栖巢，如兽藏穴，营卫所不关，药石所不及。至其发也，邪毒渐张，内侵于腑，外淫于经，营卫受伤，诸证渐显，然后可得而治之。方其浸淫之际，邪毒尚在膜原，此时但可疏利，使伏邪易出，邪毒既离膜原，乃观其变，或出表，或入里，然后可导引而去，邪尽方愈”[5]。

三、温疫的传变

温疫的传变多从半表半里的募原开始，分别向表里传变，但由于感邪有轻重、伏匿有深浅、禀赋有强弱、气血有虚实，因此其传变的方式各有不同。吴有性通过长期临床实践和细心体验，归纳成九种类型，称之为“九传”，其谓：“夫疫之传有九，然亦不出乎表里之间而已矣。所谓九传者，病人各得其一，非谓一病有九传也”[6]。

1. 向表传变

（1）但表不里：症见头疼身痛，发热而复凛凛恶寒，内无胸满腹胀等症，谷食不绝，不烦不渴，此邪外解，由肌表而出，或自斑消，或从汗解，斑则有斑疹、桃花斑、紫云斑，汗则有自汗、盗汗、狂汗、战汗之异。此病气使然，不必较论，但求得汗得斑为愈。凡自外传者为顺，邪轻者勿药亦能自愈：邪重者，可用达原饮疏利募原、达表外解。间有汗出不彻而热不退者，宜白虎汤；斑出不透而不退者，宜举斑汤；若斑出不透，汗出不彻而热不除者，宜白虎合举斑汤。

（2）表而再表：间有表而再表者，所发未尽，膜原仍有隐伏之邪，或二三日后，或四五日后，又依然如前发热，脉洪而数。斑者仍从斑解，汗者仍从汗解，未愈者仍如前法治之。吴氏认为表证可出现复发，缘于疫邪未能一次全部从膜原出表，故治疗仍如前法，或用达原饮疏利募原，或用白虎汤辛凉发散，或用举斑汤托毒透斑。

2. 向里传变

（1）但里不表：外无头痛身痛，亦无发斑汗出，唯胸膈痞闷，欲吐不吐，或虽得少吐，而吐亦不快，此邪传里之上，宜瓜蒂散吐之，邪从其减，邪尽病已。若邪传里之中下者，心腹胀满，不呕不吐，或大便秘结，或热结旁流，或协热下利，或大肠胶闭，宜承气辈导去其邪，邪去病减，邪尽病已。若上中下皆病者，不可吐，吐之为逆，但宜承气导之，则在上之邪顺流而下，呕吐可止，胀满渐除。

（2）里而再里：愈后二三日，或四五日，前证复发，在上者仍吐之，在下者仍下之。吴氏认为再里者常事，甚有三里者，凡此复发，亦属正常现象，非关饮食劳复，乃膜原尚有余邪隐匿，故治仍同前法，当吐则吐，当下则下，但当少与，慎勿过剂。

3. 同时向表向里传变

（1）表里分传：吴氏指出表里平分之传变是温疫病常见的传变方式，治疗上不同于伤寒先汗后下，而应先下后汗，因其认为里证不除，强行发汗，必不得汗。此时宜承气先通其里，里气一通，不待发散，多自能外解，或斑或汗，随其性而升泄之。若诸症悉去，既无表里证，而热不退者，膜原尚有已发之邪未尽也，宜三消饮调之。

（2）表里分传再分传：有表里分传而再分传之证，解后复发者，宜如前法，再服三消饮可愈。吴氏指出“三消者，消内、消外、消不内不外也，此治疫之全剂，以毒邪表里分传，膜原尚有余结者宜之”[7]。故此证最是三消饮的适应证，用之甚合。

（3）表胜于里，里胜于表：若表胜于里者，即膜原伏邪发时，传表之邪多，传里之邪少，表证多而里证少，当治其表，里证兼之；若里胜于表者，即膜原伏邪发时，传里之邪多，传表之邪少，里证多而表证少，但治其里，表证自愈。治表参见“但表不里”证，治里参见“但里不表”证。因膜原伏邪分传表里，未必是平分，故有“表胜于里，里胜于表”，其症状表现与表里分传大同小异，治法亦与之大体一致而略有区别。

4. 表里先后传变

（1）先表后里：疫邪从膜原先传表后传里，始则但有表证而无里证，宜达原饮。见有三阳经证者当用三阳加法。若经证不显，但发热者，不用三阳加法，仅达原饮即可。若表证后，继而脉洪大兼数，自汗而渴，邪离膜原未能出表者，宜白虎汤辛凉解散，邪从汗解，可脉静身凉而愈。若见里证在上者，宜用瓜蒂散吐之；在下者，宜承气汤导之。膜原之邪出表入里无一定之规，故出现先表后里、先里后表两种传变形式，对此吴氏采取见是证用是方的原则。

（2）先里后表：疫邪从膜原先传里后传表，始则发热，渐加里证，下之里证悉除，二三日内复发热，反加头疼身痛脉浮者，宜白虎汤。若下之热减不甚，三四日后，精神不慧，脉浮者，宜白虎汤汗之。服汤后不得汗者，乃因津液枯竭，可加人参生津助汗而解。吴氏认为，里证下后复见表证，乃邪热浮于肌表所致，不论其有汗无汗，皆可与白虎汤，若脉虚或正衰不得汗者，宜白虎汤加人参主之。

另外吴氏指出，若出现发斑、战汗、自汗等，是邪从外解，为病情好转的表现；若出现胸膈痞闷、腹胀、腹痛、谵语、舌黑苔刺等，是邪从内陷，为病情恶化的征兆。综上所述，九传证治，虽变化多端，但吴有性已经掌握了完整的辨证施治方法和规律，对临床有一定的指导意义，特别是对某些高热急证的诊治颇有参考价值。

四、温疫与伤寒的鉴别

伤寒系指一般外感疾病，而温疫系指有传染性、流行性的温热病，吴有性认为，温疫虽与伤寒有天壤之别，但其病变过程中的临床表现又往往有相似之处，因而临床上每易造成误诊误治，为使后人能够详辨，吴氏在《温疫论》中专列“辨明伤寒时疫”篇，对温疫和伤寒作了极为细致的鉴别。现据此篇论述，并结合其他有关内容择其要点鉴别如下：

1. **病因** 温疫因感杂气所致，也可因六淫及饥饱劳累、精神因素而诱发；伤寒乃感风寒等六淫邪气所致，或单衣风露，或冒雨入水，或临风脱衣，或当檐洗浴等。

2. **感邪途径** 温疫系邪自口鼻而入，伤寒系邪自毛窍而入。

3. **发病情况** 温疫原无感冒之因，有因所触而发者，十中之一二，往往感久而后发，淹缠二三日后渐加重，或五六日后忽然加重；伤寒必有感冒之因，感而即发，感发甚暴。

4. **病位** 温疫感邪多伏于募原；伤寒感邪在六经。

5. **传变** 温疫感邪在内，传变从募原分传表里，传里内侵于腑，传表外淫于经，经不自传；伤寒感邪在经，传变自表及里，以经传经，始终有进无退。

6. **初起症状** 温疫初起，忽觉凛凛恶寒，后但热而不恶寒，发斑为病衰；伤寒初起，肌肤寒栗，四肢拘急，发热恶寒，头疼身痛，脉浮，发斑为病笃。

7. **传染** 温疫具有传染性；伤寒一般不传染。

8. **治疗** 温疫初起以疏利为主，汗解在后，里通表和，下不嫌早；伤寒初起以发表为先，汗解在前，先表后里，先汗后下，下不厌迟。

9. **预后** 温疫虽汗不解，汗解在后，发斑为外解；伤寒一汗而解，汗解在前，发斑为病笃。

五、温疫的治疗

吴有性根据温疫发病和传变规律，提出治疗温疫以逐邪为第一要义，即在温疫初起宜疏利募原，邪溃出表可辛凉发散，邪入胃腑当攻里通下，疫病后期注意养阴。临证时亦当灵活变通，若遇温疫一日三变的危急重证，需采取“数日之法，一日行之”的紧急措施，方可力挽狂澜。例如，温疫发热一二日，舌上白如积粉，早服达原饮一剂，午前舌变黄色，随现胸膈满痛，大渴烦躁，遂用前方加大黄，烦渴少减，热去六七，午后复加烦躁发热，通舌变黑生刺，鼻如烟煤，应急投大承气汤，傍晚大下，夜半热退遂愈。

1. **疏利募原** 因温疫之邪居于半表半里的募原，汗之不得，下之不可，只有驱使邪毒速离募原，才是治法。因此，吴氏创立了治疗温疫的著名方剂达原饮与三消饮等方，使邪气溃散，表里分消。达原饮中槟榔能消能磨，除伏邪，为疏利之药，又除岭南瘴气；厚朴破戾气所结，草果辛烈气雄，除伏邪蟠踞。三味协力，直达其巢穴，使邪气溃散，速离募原，是以为达原也。热伤津液，加知母以滋阴，热伤营血，加芍药以和血，黄芩清燥热之余，甘草调和诸药。若达原饮方中再加大黄、葛根、羌活、柴胡、生姜、大枣，名三消饮。邪从募原外溃，则见三阳经证。见太阳经之腰背项痛，加羌活；见阳明经之目痛、眉棱骨痛、眼眶痛、鼻干不眠，则加葛根；见少阳经胁痛、耳聋、寒热、呕而口苦，则加柴胡；若兼有里证，则加大黄。三消者，消内消外消不内不外也，一使邪气溃散，二使表里分消，故吴氏称之为“治疫之全剂”。

2. 辛凉发散 用于疫邪已溃，中结渐开，邪气方离募原，已有出表之势，热邪散漫，大渴大汗，或汗出不彻，脉长洪数等症。此宜白虎汤，服之或战汗，或自汗而解，白虎汤为辛凉发散之剂，清肃肌表气分之药也。若斑出不透而不退者，宜举斑汤，具有托毒透斑之功；若斑出不透，汗出不彻而热不除者，宜白虎合举斑汤。

3. 攻里通下 温疫之邪自窍而入，未有不由窍而出。疫邪传里，当就近祛邪，因势利导而用吐下之法，对于邪结胸膈之里之上者，用瓜蒂散吐之。对于疫邪传胃，里气结滞，表气不通而致的胸膈满痛、腹胀腹痛、按之愈痛、头目胀痛、大渴烦躁、目赤咽干、便秘发狂、鼻内烟煤、气喷如火、舌有芒刺等里证，皆应及早用承气汤下之。吴氏总结临床 40 多症皆属应下之症，均可用下法治疗。其使用下法的目的有三，即逐邪、逐粪、通塞，且吴氏下法具有频繁使用、用药持续、药量较大、注重舌象变化等特点。吴氏使用下法自成体系，被后人誉为张从正攻邪思想最好的继承者。

吴氏下法常用方剂包括三承气汤、抵当汤、桃仁承气汤、茵陈汤等名方，在使用承气汤时吴氏强调“勿拘于下不厌迟之说”“承气本为逐邪而设，非专为结粪而设也。必俟其粪结，血液为热所搏，变证迭起，是犹养虎遗患，医之咎也”[8]。况且温疫病中多见溏粪恶臭之象，故主张贵乎早逐。吴氏还特别重视大黄在下法中的作用，常常大剂量应用，认为三承气汤功效俱在大黄，因大黄本非破气药，以其润而最降，走而不守，故能逐邪拔毒，破结导滞。吴氏关于承气汤及攻下法的见解，发展了仲景学说，影响深远，所谓“温病下不嫌早，伤寒下不嫌迟”的说法就是在这一认识的基础上产生的。

4. 疫后养阴 疫病属于温热疾病，容易耗伤阴液阴精，故在疫病后期，特别是攻下之后，宜养阴生津，清解余邪。吴氏对疫后调理非常重视，原则上宜养阴清热，勿妄投寒凉及人参、黄芪、白术等补益之品。下后疫邪已清，两目干涩，舌干口燥之阴枯血燥者酌用清燥养荣汤。吴氏善用养阴之法，创“诸养荣汤”，其中以清燥养荣汤为纯养阴之方，柴胡养荣汤、蒌贝养荣汤、承气养荣汤均治阴伤而兼有余邪者。若阴血已伤而余热尚在，忌用人参、黄芪、白术等温补之剂。但吴氏也专设人参养荣汤、参附养荣汤作为气阴双补之方，认为人参为益气之极品，开胃气之神丹，具有立竿见影之效，常用于气阴两伤之重证。

吴氏还注重饮食调护，指出若调理之剂投之不当，莫如静养节饮食为第一。对热伤胃津者饮以果浆，如梨汁、藕汁、甘蔗汁、西瓜汁等；对愈后胃气尚弱不思饮食者，主张使用渐进食法，由少而多，少食多餐，以助胃气来复。

结　语

吴有性在疫病流行之际坚持严谨认真的治学态度和一丝不苟的科学精神，另辟新径，将温疫与伤寒鉴别开来；吴氏心系穷苦大众，救苦难百姓于水火之中，如此大爱无疆的家国情怀和无私奉献的高尚品质值得我们深深景仰。吴有性在河间热论及《素问》膜原说等前人学术成就的基础上，根据温疫流行猖獗的实际情况，结合自己治疗温疫的实践体会，编著了我国第一部温疫学专著《温疫论》，创立了温疫学说的理论，系统阐发了温疫病的辨证论治，提出了不少新的见解。如突破了外感病传统的六淫病因学说，创立了新的病因理论“杂气论”，比西方医学家早了 200 多年，这不但丰富了中医病因学的内容，而且在世界传染病学史上也是先进的；指出了疫病有天受和传染两种传染途径；对温疫的病位做出了“邪伏募原”半表半里的大胆设想；揭示了温疫病表里九传的传变规律；首创疏利募原、分消疫毒的治疗原则，以及达原饮、三消饮等著名方剂。这些完整的温疫疾病辨证论治方法和规律，能够自成体系，有效指导临床，对明清时期温病学派的形成和发展起了很大的推动作用。吴有性开创了温疫学说的新局面，是温病学派中最有影响的医家之一。

[注]

[1]《温疫论·原序》
[2]《温疫论·原病》
[3]《温疫论·杂气论》
[4]《温疫论·论气所伤不同》
[5]《温疫论·行邪伏邪之别》
[6]《温疫论·统论疫有九传治法》
[7]《温疫论·表里分传》
[8]《温疫论·注意逐邪勿拘结粪》

思维导图

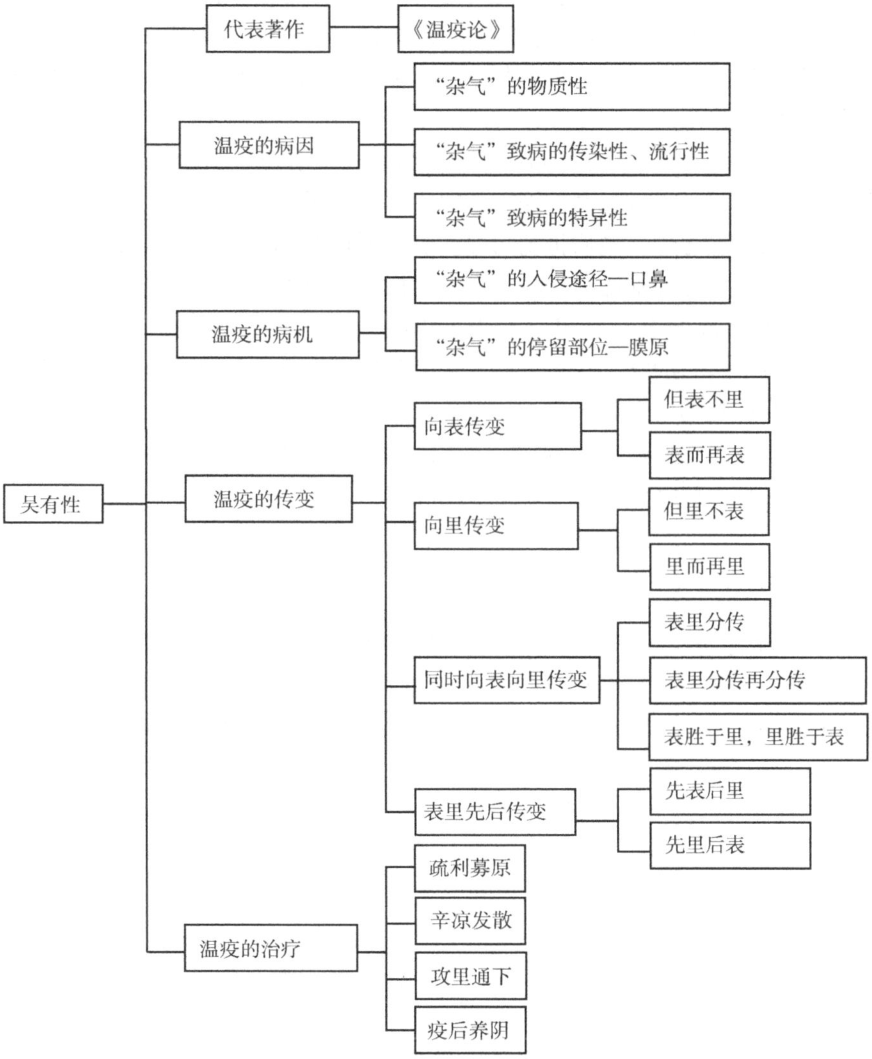

思考题

1. 什么是杂气？杂气有哪些特点？
2. 杂气的入侵途径和停留部位分别是什么？
3. 温疫都有哪些传变方式？
4. 温疫的治疗方法包括哪些？
5. 为什么吴有性提倡温疫治疗要下不嫌早？
6. 请分析吴有性对温疫与伤寒的鉴别要点。
7. 请谈谈吴有性温疫学说的创新之处。

第十八节 李 中 梓

李中梓（1588—1655 年），字士材，号念莪，又号尽凡居士，明末华亭（上海市松江）人。《江南通志》谓其“少年学博，习岐黄术，凡奇证遇无不立愈”。李氏治学，主张勤求古训，博采众长，不偏不倚。如《医宗必读·四大家论》中提出“使仲景而当春夏，谅不胶于辛热；守真而值隆冬，绝不滞于苦寒；东垣而疗火逆，断不滞于升提；丹溪而治脾虚；当不泥于凉润”。对诸家之学说，他能通变其长；对古书之繁博，他能撮其要。其拾遗补缺，纠失释疑，对医学深有造诣。

李氏一生著述甚多，流传后世的有《医宗必读》《删补颐生微论》《内经知要》《伤寒括要》《雷公炮制药性解》《士材三书》等。其中《内经知要》及《医宗必读》两书，较为集中地反映了李中梓的学术思想，被后世所习用。《内经知要》刊行于 1642 年，分为上下 2 卷。该书对《内经》原文内容的阐述深入浅出，简明扼要，条理清晰，因而成为学习《内经》的入门书。《医宗必读》成书于 1637 年，全书共 10 卷。该书内容包括医论、图说脏腑、脉学、诊法、本草及内科杂病的治疗，并附医案。该书对病机的分析多尊《内经》之理，选用方剂切合实际，是卓有影响的中医临床学入门之作。

李氏之学，一传沈朗仲，再传马元仪，三传尤在泾，皆以医名著称于世，从而使其学说得以发扬光大，世称士材学派。

一、水火阴阳论

水为阴，火为阳，水火相济，阴阳互根，是祖国医学的基本理论之一。李中梓对医理的研究，以人体阴阳水火的互济、调燮为基础，提出脾有阴阳、肾分水火，宜平不宜偏、宜交不宜分，主张补气在补血之先，养阳在滋阴之上。李氏对人之气血、阴阳、水火的认识更为深刻。

1. 论水火，重互济 李氏认为“天地造化之机，水火而已矣”[1]。这种水火之机在于互济。“炎上者欲其下降，润下者欲其上升，谓之水火交而成既济。火不制其上炎，水不禁其就下，谓之水火不交而成未济”[2]。如“太旱物不生，火偏盛也；太涝物亦不生，水偏盛也”[1]。于是“煦之以阳光，濡之以雨露，水火和平，物将蕃滋”[1]。李氏认为，人体之水火与天地之水火互济同理。心属火，肾属水，心火须下降于肾，以温肾水，使肾水不寒；肾水亦须上济于心，以养心火，使心火不炎。在生理状态下，这种“水火既济”表现既为“心肾相交”的关系。若肾阴不足，心火独亢，不能下交于肾，则为心肾水火未济，出现心烦、失眠、腰酸、遗精等病理变化。治疗当以交通心肾，既济水火为法。肾又为水火之宅，寓阴阳之用，故李氏治先天根本亦分水火，水不足而引起火旺者，“用六味丸壮水之主，以制阳光；火不足而导致水盛的，用八味丸益火之主，以消阴翳”[3]。

2. 论阴阳，养阳在滋阴之上 阴阳燮理是万物变化的根本。阴阳交合，则万物化生，阴阳分离，则万物息灭。故李氏说："万物之生杀，莫不以阴阳为本始也"[2]。天有四时，春生夏长，秋收冬藏，长夏居中，为四时升降浮沉之枢纽。而人以脾胃为枢纽，升则上输于心肺，降则下归于肝肾。只有阴阳协调，则精足而神全。如阴阳一方偏盛或偏衰，将破坏正常的平衡而波及五脏六腑、表里内外、四肢九窍，影响机体整个气化功能而发生种种病理变化。故李氏曰："阴阳和则得其平，一至有偏胜，病斯作矣"[2]。在阴阳互为生化的过程中，李氏认为阳是起主要作用的。故曰："在于人者，亦惟此阳气为要。苟无阳气，孰分清浊，孰布三焦，孰为呼吸，孰为运行，血何由生，食何由化，与天之无日等矣。欲保天年，其可得乎"[2]，认为人体的生长、衰老也是和阳气息息相关的。只有阳气旺盛，才能温养五脏，使君火昭明，营卫调和，肌表固密，水谷腐熟，开合有度，以尽天年。为此，李氏强调"阴阳并需，而养阳在滋阴之上。是非昂火而抑水，不如是不得其平也"[1]。可见李氏于阴阳二端非平均而待，而是重视阳的一面，以维持其相对的平衡。

3. 论气血，补气在补血之先 李氏论人体之水火、阴阳、气血是相互参合的，认为人身之水火，即阴阳，即气血也。三位一体，异称而同理。然气血之中，他又颇重阳气之功。故曰："阳气生旺，则阴血赖以长养；阳气衰杀，则阴血无由和调，此阴从阳之至理"[2]。气之于血，有温煦、化生、推动、统摄的作用。气虚无以化生，血必因之而虚少；气虚无以温煦，血必因之而凝滞；气衰无以推动，血必因之而瘀阻；气陷而不能统摄，则血常因之而外溢。为此，李氏强调"气药有生血之功，血药无益气之理"[2]。在辨证施治时，亦是多用温补而远避寒凉，注重调养而专防克伐，并且对药性也据此而加以解释："药性之温者，于时为春，所以生万物者也；药性之热者，于时为夏，所以长万物者也；药性之凉者，于时为秋，所以肃万物者也；药性之寒者，于时为冬，所以杀万物者也"[4]。在治疗上又提出了"气血俱要，而补气在补血之先"的原则，并常以补血药中配以益气之品，足见李氏对人体阳气的重视。

二、脾 肾 同 治

脾为后天之本，肾为先天之本。孙思邈注重先天，提出补脾不如补肾；许叔微重视后天，提出补肾不如补脾。金元以降，诸医家众说纷纭，各有所重。李中梓则遥承薛己之说，淹通诸医家之长而不偏不倚，提出了"肾为先天之本，脾为后天之本"的脾肾并重的观点。

李氏认为无论养生，还是治病，皆必求其根本。"本之为言根也，源也。世未有无源之流，无根之木，澄其源而流自清，灌其根而枝乃茂"[3]。因此，在治伤寒危急之时，"必诊太谿，以察肾气之盛衰；必诊冲阳，以察胃气之有无。两脉既在，他脉立可弗问也"[3]。其理论根据是"人之有尺，犹树之有根，枝叶虽枯槁，根本将自生"[3]。而对脾肾的治疗，李氏谓："治先天根本，则有水火之分，水不足者用六味丸，壮水之源以制阳光；火不足者用八味丸，益火之主以消阴翳。治后天根本，则有饮食劳倦之分，饮食伤者，枳术丸主之；劳倦伤者，补中益气主之"[3]。

李氏认为脾肾之间的关系十分密切。营血化生在脾，真精密藏在肾；脾是五脏六腑供养之本，肾是五脏六腑生成之本。两者有"相赞之功能""为生人之根本"[5]。所以必须脾肾并重，脾肾同治，先天济后天，后天助先天。这是李氏兼取诸家，灵活变通又平正不颇之例证。

李氏还进一步指出"夫脾具土德，脾安则土为金母，金实水源，且土不凌水，水安其位，故脾安则肾愈安也。肾兼水火，肾安则水不挟肝上泛而凌土湿，火能益土运行而化精微，故肾安则脾愈安”[5]。

通过对脾肾互济的精当阐述，从而突出了脾肾同治的重要性，应用于治理虚弱疾患就更为明白，更为切合。具体应用如下：

1. 脾肾同补 李氏指出“补肾理脾，法当兼行”[5]。这是因为脾肾分主气血，故有水火之用，阴阳之变。而“无阳则阴无以生，无阴则阳无以化，宜不可偏也”[5]。如虚劳证伤及脾肾两脏时，可脾肾同补。补脾常用补中益气汤、四君子汤、六君子汤、归脾汤等方；补肾常用六味地黄丸、八味地黄丸、大补阴丸、左归丸（饮）、右归丸（饮）等方。或一日之中，朝服补中益气汤以培补元气，夕进六味地黄丸、八味地黄丸以滋肾中水火。其特点是理脾不拘于辛燥升提，治肾不拘于滋腻呆滞。随证化裁，灵活变通。不仅仅是养正和补虚，而着重于治本。他认为“水为万物之元，土为万物之母，二脏安和，一身皆治，百疾不生”[5]；并统一了孙思邈“补脾不如补肾”、许叔微“补肾不如补脾”两家之说。

2. 补肾为主兼以补脾 救肾者必本于阴血，故肾病为急，当补肾为主，用六味地黄丸。然李氏认为“补肾之中，不脱扶脾……气药有生血之功，血药无益气之理也”[6]。故“虚者必补以人参之甘温，阳生阴长之理也”[5]。同时，如欲以甘寒补肾，又恐减食而不利于脾，故在滋肾药中佐以砂仁、沉香行气以助脾胃，他在《医宗必读·痢疾》中指出“久痢必致肾衰，故治痢不知补肾，非其治也，需用附子、肉桂大补命门，兼以四君子汤、归脾汤、补中益气汤补脾虚，以复肾中之阴，以救脾家之母”，否则，“饮食何由进，门户何由固，真元何由复”[7]。

3. 补脾为主兼以补肾 对于后天之本而言，“脾胃者具坤顺之德，有乾健之运，故坤德或惭，补土以平其卑监，乾健稍弛，益火以助其转运”[8]，说明滋养无源重在治脾以补土，运化不健须益肾火以助运。如欲辛温快脾，又恐愈耗肾水，可在扶脾之中，参以五味子，以酸甘化阴，李氏在《医宗必读·泄泻》中指出“泻皆成于土湿，湿皆本于脾虚”。故其治法首用四君子汤、归脾汤、十全大补汤、补中益气汤以补脾虚，但“积虚者必挟寒，脾虚者必补母”[6]，故在健脾之中加以附子、肉桂、干姜等温肾以助脾运。

三、化 源 论

“化源”一词，多次见于《内经》中，王冰注曰：“资其化源，补不足也……化源者，化生之源”[9]。张介宾注解为“化源者，即必求其本之义”。

李氏的化源论结合王冰、张介宾两家之成。他在《删补颐生微论》中专列“化源论”专篇，指出“不取化源而逐病求疗，譬犹草木将萎，枝叶绻挛，不知固其根蒂，灌其本源，而仅仅润其枝叶。虽欲不槁，焉可得也”[10]，并将“虚则补其母，实则泻其子”的理论，衍化为隔二、隔三之治。

1. 虚者补其母 李氏认为在虚证中，求化源即虚者补其母。如脾土虚者，必温燥以益火之源，即补火生土法；肝木虚者，必濡滋以壮水之主，即滋水涵木法；肺金虚者，必甘缓以培土之基，即培土生金法；心火虚者，必酸收以滋木之荣；肾水虚者，必辛润以保金之宗，此治虚之本也。其中补火生土、滋水涵木、培土生金是临床常用之法。李氏把虚证衍化为隔二、隔三治法，当推“小便闭癃”的治法为最切实。如肾水燥热，膀胱不利，理应滋肾涤热（黄柏、知母、茯苓、泽泻、通草之类）；但肺燥不能生水，则气化不及州都，法当清金润肺（车前子、紫菀、麦冬、茯苓、桑白皮之类），此为隔二治肺，赖母补子虚；若脾湿不运而精不上升，致肺不能生水，法当燥脾健胃（苍术、白术、茯苓、半夏之类），此为隔三理脾，俾土助金母，金实水源。这种治法既体现了其资化源之说，又融合了先后天的理论，在临床上很有使用价值。

2. 实则泻其子　对实证之求化源，以“木欲实，金当平之；火欲实，水当平之；土欲实，木当平之；金欲实，火当平之；水欲实，土当平之，此治实之本也”[10]的五行相克关系来制订治法。若脏腑五行生克关系失常，乘其所克所致疾病，求其本源当注重亢害之脏腑。若“金为火制，泻心在保肺之先；木受金戕，平肺在补肝之先；土当木贼，损肝在生脾之先；水被土乘，清脾在滋肾之先；火承水克，抑肾在养心之先；此治邪之本也”[10]。常用的清心保肺、抑肝扶脾、利水通阳等法皆属此义。

3. 治病求本　李氏对胜复的治疗，亦求其本源。“金太过则木不旺，而金亦虚，火来为母复仇；木太过则土不胜，而木亦虚，金来为母复仇；水太过则火不胜，而水亦虚，土来为母复仇；火太过则金不胜，而火亦虚，水来为母复仇；土太过则水不胜，而土亦虚，木来为母复仇。此皆亢而承制，法当平其所复，扶其不胜”[10]。这是运用五行生克及亢害承制理论，求治本源的方法。这一系列有所发挥的治例，把求化源的理论贯穿到临床应用，对我们有一定的启发。

四、临床经验

1. 疑似证辨治　李氏擅长于疑似之证的辨识，在《医宗必读》中列有专篇，而在《删补颐生微论》中又称作“别症”列举治例，加以阐明。李氏认为“脉有雷同，症有疑似”，在这“雷同”与“疑似”的脉证中，提出了难于辨别而必须辨别的四个方面。

（1）“水火亢制，阴阳相类”[11]。举例案为：东垣治劳倦发热，口干烦躁，面目皆赤的内真寒、外假热；与恶寒发战，两脉细微，按之甚数的内真热、外假寒相对。前者以人参、白术、干姜、附子冷服取效；后者以黄连、石膏，清火之剂，乘热服而治愈，说明水火亢制而有兼化之象，设不从脉而按证治之，则祸不旋踵。

（2）“脏之发也，混于腑”[11]。例如，一人平素劳心，患小便不通，前医予六一散不效，再用木通、泽泻、茯苓、车前等药又不效。诊脉两寸洪数，知为心火刑金，故气化不及州都，亟用黄连、茯神、人参、麦冬、牛膝、五味子，一剂而愈，说明脏病（心火刑金）治腑（通利小肠膀胱）不切病机。另一为饭后腹痛胀闷，众皆疑其脾虚多食，不能运化，治以枳实、白术、青皮、陈皮、神曲、茯苓，胀闷转增。诊得右关洪滑，知为胃火上冲，用石膏、陈皮、甘草、黄芩、升麻，2 剂而胀减，再用四君子汤加姜汁炒山栀，10 剂而康，说明腑病（胃火蕴结）治脏（健脾疏脾）也不切病机。

（3）“血之变也，近于气”[11]。如一妇人多郁多产，体渐瘦，肢微肿，咳嗽吐痰，动辄头晕耳鸣，有用八珍汤久而无功。李氏认为肝脾郁伤血分，先用逍遥散加木香、龟板、熟地黄，20 剂而病减其七，再用八珍汤加牡丹皮、香附而瘥。另一童孩发热咳嗽，头晕瘦弱，前医都治以麦冬、天冬、知母、贝母、四物汤、黄芩、黄柏，反见似疟非疟，倦怠异常。李氏诊得右三部极弱，诊为脾肺气虚，火不生土之候，用补中益气汤加干姜、肉桂，10 剂而安，40 剂而平复。他的理解是，治气者主阳而升，治血者主阴而降，现证颇类，而治法恰不相侔。其对气血的辨治，更有卓识。

（4）“至实有羸状，至虚有盛候”[12]。对虚实的辨证施治，李氏一再强调“至实有羸状，误补益疾；至虚有盛候，反泻含冤”[12]，并在《医宗必读》及《删补颐生微论》中引证病例，反复阐明。

以上四个方面，也即是阴阳、脏腑、气血、虚实的辨证施治。对于疑似之证，临床上表现多端，更仆难数，医者必须探求病本、识别真假。他还特别指出，大抵症不足为凭时，当参之以脉理。脉证合参，细心识别。但脉象有时也会出现难以作凭证的假象，必须通过沉取脉，才能探得内在的真实情况。其理由是“彼假症之发现，皆在表也，故浮取脉而脉亦假焉，真病之隐伏，皆在里也，故沉候脉而脉可辨耳”[12]。在掌握了病机之后，“更察禀之厚薄，症之久新，医之误否，然后济以汤丸，可以十全”[12]。

2. 治泻九法 李氏学验俱富，治验以内科杂病为长。治泻九法是杂病治法中较为精湛的一组，理法兼赅，是治泻之大法。李氏认为，风、湿、寒、热四气皆能致泄，其中以湿为主，即“无湿则不泄”[6]；并认为“脾土强者自能胜湿”[6]。可见他对泄泻强调湿为主因，脾为主脏，总结出治泄泻九法。

（1）淡渗：适用于湿滞泄泻，使湿从小便而去。理论根据是“治湿不利小便，非其治也”[6]。常用方药如六一散、五苓散、四苓汤、五皮饮等。

（2）升提：适用于气虚下陷作泻。泄泻之病，不离脾胃，脾气下陷，则清浊不分。应“下者举之”。常用升麻、柴胡、羌活、葛根之类鼓舞胃气上腾，则注下自止；且风药多燥，风亦胜湿。

（3）清凉：适用于暴注下迫的热泻。根据“热者清之”的原则，常用戊己丸、葛根芩连汤等。

（4）疏利：适用于痰凝气滞，食积水停的泄泻。可采用祛痰、理气、消积、逐水等“通因通用”之法。

（5）甘缓：适用于泻下有急迫感。李氏根据“甘能缓中”“急则缓之”之义，常于方中加入甘药，取甘能缓中培土，以缓解之。

（6）酸收：适用于久泻中气耗散，气散而不收，无能统摄。而“酸之一味，能助收肃之权”[6]。方如乌梅丸。此乃“散者收之”之义。

（7）燥脾：适用于脾为湿困而作泻。李氏认为“泻皆成于土湿，湿皆本于脾虚”[6]。故燥湿培土为治本之法。可分选四君子汤、六君子汤、参苓白术散、平胃散等。

（8）温肾：适用于脾肾虚寒的泄泻。肾虽属水，但真阳寓焉，火为土母，下元火衰，何以运行三焦，熟腐水谷。故以四神丸、八味地黄丸等“寒者温之”。

（9）固涩：此法比酸收更进一步，适用于久泻滑脱，虽投温补，未克奏功，须行固涩。方如赤石脂禹余粮丸等。“滑者涩之”是也。

继治泻九法之后，另有治癃闭七法，比治泻九法更具体。可分别采用清金润肺、燥脾健胃、滋肾涤热、淡渗分利、顺气，用纯阴之剂、温补之剂等法。每一法都提示病机，举出药例，精当简练，其应用价值不在治泻九法之下。

结 语

李中梓博学多识，通变古论，对经典医理的普及作出了贡献。在明代温补学家的影响下，提出“肾为先天本，脾为后天本”的学术论断，临证重视脾肾，善用脾肾同治之法；倡导“水火阴阳论”，认为脾有阴阳、肾分水火，宜平不宜偏、宜交不宜分；论治则主张补气在补血之先，养阳在滋阴之上，突出体现了重视阳气的思想。李氏临证擅长于阴阳、脏腑、气血、虚实疑似之证的辨识，同时总结出治泻九法、治癃闭七法，精炼实用，对临床有重要指导意义。李氏治学撷采众长、平正不颇，临证灵活变通，为明代卓有成就的医学大家。

[注]

[1]《医宗必读·水火阴阳论》
[2]《内经知要·阴阳》
[3]《医宗必读·肾为先天本脾为后天本论》
[4]《医宗必读·药性合四时论》
[5]《医宗必读·虚痨》
[6]《医宗必读·泄泻》
[7]《医宗必读·痢疾》
[8]《删补颐生微论·后天根本论》
[9]《素问·六元正纪大论》
[10]《删补颐生微论·化源论》
[11]《删补颐生微论·别症》
[12]《医宗必读·疑似之证须辨论》

思维导图

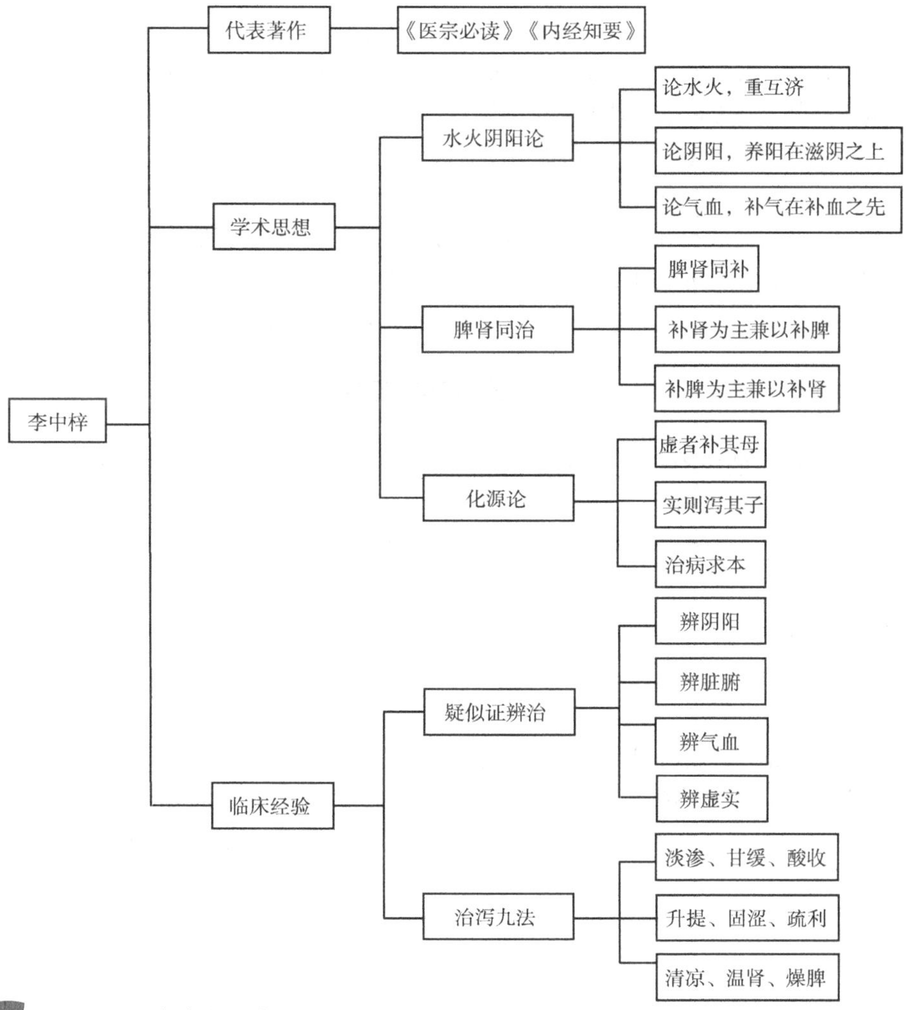

思考题

1. 李中梓的学术思想有哪些？
2. 李中梓提出的治泻九法有哪些？
3. 李中梓提出“肾为先天之本，脾为后天之本”的观点如何指导临床应用？
4. 论述李中梓对脾肾关系的观点。
5. 论述李中梓的治泻九法。
6. 论述李中梓的对人体水火阴阳的认识。

第十九节 绮 石

绮石，一称汪绮石，传为明末人，具体姓名、籍贯、生卒年月均无从考，以善治虚劳著称于世，著有《理虚元鉴》2 卷，卷上分述虚劳脉因证治及防护，卷下记载虚劳本治方 22 首和治虚药讹 18 辨，为虚劳证治专著。

绮石治学很认真，对虚劳一门独多钻研，他为了研究这种病的防治问题，特校昔贤之书几千百家。其学术思想以《内经》为宗，又博采诸家之长，正如他的学生赵宗田所说："先生悯世人之病虚劳者委命于庸医，乃伏读《素》《灵》而启悟门，得其要领"[1]。

绮石治学不偏不泥，能出入于东垣、丹溪与薛己之间，融会贯通，形成自己独特的见解。他曾谓："东垣发脾胃一论，便为四大家之首；丹溪明滋阴一着，便为治劳症之宗；立斋究明补火，谓太阳一照，阴火自弭。斯三先生者，皆振古之高人"；但同时也指出，若偏执东垣脾胃之治，滥用升麻、柴胡、当归、干姜，以燥剂补土，则有拂于清肃之肺金；偏执丹溪滋阴之说，辄以黄柏补肾、知母清金，苦寒降火，则有碍于中州之运化；偏执立斋补火之法，不离肉苁蓉、鹿茸、肉桂、附子温肾回阳，则难免助其郁火郁热。故取三家之长，而不泥于三家之说，"执两端以用中，合三部以平调"[2]，体现了绮石善于继承前人成就，又能结合实际，勇于创新的治学精神。浙江柯怀祖在刻《理虚元鉴》时评价说："实发前人所未发。其治阴虚主清金，肺为五脏之天也。治阳虚主建中，脾为百骸之母也。"并赞誉道"绮石之论虚劳，犹仲景之论伤寒，非举一而废百也"。门人赵宗田说："绮石先生医道高玄，虚劳一门，尤为独阐之宗。"

一、虚劳的病因

绮石认为，虚劳的成因有六个方面，即先天之因、后天之因、痘疹及病后之因、外感之因、境遇之因、医药之因等。

先天之因，责之父母体弱年衰，或乘劳入房，或病后受胎，或妊娠失调，或色欲过度，皆因精血不旺，以致生子怯弱，根底有亏，而现虚劳的先兆。如幼多惊风，骨软行迟，稍长读书不能出声，或写字动辄手振；或喉中痰多，或胸中气滞，或头摇目瞬等，至 20 岁左右则易成劳怯。

后天之因，不外酒色劳倦、七情饮食所伤，如色欲伤肾则肾不强固；劳神伤心则心神耗惫；郁怒伤肝则肝失调和；忧愁伤肺则肺失清肃；思虑伤脾则脾不健运。总之"先伤其气者，气伤必及于精；先伤其精者，精伤必及于气"[3]，凡此皆致精气虚损，日久成劳。

痘疹及病后之因，每由痘疹施治失当，正虚邪恋；或病后元气尚亏，失于调养，或劳动伤其气，或纵欲竭其精，每致阳气衰弱、阴血枯耗。伤阳则见不耐劳动，面目萎黄，不禁风寒，脾胃气弱诸症；伤阴则见阴亏血枯，肺风哮喘，音哑声嘶，易于伤风咳嗽等症。这些都能成为虚劳的原因。

外感之因，凡酒色过度，或心血过伤，或肝火易动、阴血素亏、肺有伏火之人，复感风邪，久咳不已，肺肾两伤，酿成劳嗽。俗云"伤风不醒结成痨"。

境遇之因，由于境遇艰困，情态抑郁，难于解脱，不能达观，致神乱意躁，耗损气血，渐成劳损，所谓"七情不损，则五劳不成"[4]。

医药之因，本非劳症，反因药误而成。如病非感冒而重用发散；或稍有停滞而妄用攻伐；或并无里热而概用苦寒；或体弱受邪，漫投滋里固表，遂使邪热胶结不解。由于杂药乱投，正气屡伤，轻病转重，日久成劳。

此外，还有妄用攻伐、杂药乱投、耗伤正气的医药之因和痨虫传染等原因。

二、虚劳的病机

绮石认为，虚劳的病理变化有阴虚与阳虚两大类，而以阴虚之变为主要方面。

1. 阴虚阳亢，伏火刑金　他认为虚劳的病理变化，主要是精血不足，水不济火，以致阴虚火亢，相火上炎，伤其肺金所致，刑金之火称之为“伏逆之火”，伏者以其火在肺叶之下，逆者以其火只星星，便能使金令捍格。大凡寄于肝肾之相火妄动及心肾失交之虚火，皆可贼而为伏逆之火。而肺脏属金，位居膈上，贼火伏逆，首当其冲，故肺脏最畏火克。属于此类病机者，“症必胶痰固膈，吸短呼长，脉必细而数，细为血虚，数为火胜，此在少年为劳嗽之根，四十以外，为血痰虚火之兆”[5]。

临床上，虚劳的各类主要症状无不与此病机有关：如肺为火薄，治节无权，精微失布于上下，留连于胸膈，滞而为痰，痰老胶固不解，痰结气壅劳嗽便作；郁火伤肺，损其血络，遂致痰中带血，若火载上逆，肺金损伤之至，发为吐血；火邪燔灼真阴，肺脏燥涩，气逆不已则干咳；阴精枯燥，荣卫不和，必发热变为骨蒸；心血空虚，则邪火上壅，淆其灵舍，由是神昏志荡，天精摇摇，便发生遗精梦泄。

2. 阳虚三夺，中气不守　绮石论虚劳，亦有阳虚之变者，有夺精、夺火、夺气之异，皆属亏损日久之病理转归。色欲过度必夺精，夺精至竭，势必火与气相次俱衰；劳役太过必夺气，气为火之属、精之用，气夺而甚，则火与精连类相失；火者阳之属，夺火多从夺精、夺气而来，然亦有过服寒凉以致命火衰微的。凡此三夺，悉归于脾，因精与火虽主于肾，而中气不守实为其中之关键。

三、虚劳的证治

1. 理虚三本　绮石对虚劳的论治大法，提出了“三本”“二统”的主张。他说：“治虚有三本，肺脾肾是也。肺为五脏之天，脾为百骸之母，肾为性命之根，治肺、治肾、治脾，治虚之道毕矣”，指出治虚要把握住清肺、调脾、补肾三个环节。

（1）肺为五脏之天：肺居脏腑之上，司治节之令，兼清肃之化，外与天气相通，以主五脏之气，肺虚则营卫不行，津液不布。故治肺要清金保肺，不可过用苦寒，损伤胃气。

（2）脾为百骸之母：脾居中央，主运化水谷，为气血生化之源，濡养五脏六腑四肢百骸，脾虚则运化无权，营卫衰弱，气血亏虚。故治脾要培土调中，滋其化源，不可过用辛燥，损伤至高之气。

（3）肾为性命之根：肾兼有真火真水，肾虚则精气俱衰，进而五脏皆衰形成虚劳。因此滋肾要滋阴降火，金行清化，金水相生。

其施治次序应“先以清金为生。金气少肃，则以调脾为主。金土咸调，则以补肾要其终”，正如绮石所说：“余惟执两端以用中，合三部以平调。一曰清金保肺，无犯中州之土；一曰培土调中，不损至高之气；一曰金行清化，不觉水自流长。乃合金水于一致也。三脏既治，何虑水火乘时，乃统五脏以同归也”[2]。

2. 治虚二统　绮石既以肺、脾、肾作为理虚之“三本”，却又将虚劳的阴虚、阳虚两类症状分别统之于肺、脾两脏来治疗。他说：“人之为病，或为阳虚，或为阴虚。阳虚之久者，阴亦虚，终是阳虚为本；阴虚之久者，阳亦虚，终是阴虚为本。凡阳虚为本者，其治之有统，统于脾也；阴虚为本者，其治有统，统于肺也。”“治虚二统”是绮石的创见，是对前人治阳虚统之于命火，药不离桂附，治阴虚统之于肾水，药不离知柏的补充和发展。他认为，专补肾水者，不如补肺以滋其化源；专补命火者，不如补脾以建其中，使精生于谷。同时肺脾犹天地也，“乾坤可以兼坎离之功，而坎离不能尽乾坤之量”。此乃补肾寓于补肺补脾之中。所以“治虚二统”实包括了对“三本”的治疗，也藉以避免执辛热、苦寒补益肾命的弊端，而“一以中和为治”。这里所谓“清金保肺”和“金行清化，水自流长”是绮石治虚的突出方法，其所以着重于肺金之治，是因为“主脾、主肾，先贤颇有发明，而清金保肺一着，尚未有透达其精微者”[2]。

（1）阴虚之证统于肺——清金保肺：阴虚之劳，约有数种：如劳嗽、吐血、骨蒸，极则成尸疰。但其症亦很复杂，有数症兼见者，有单见一症，不兼余症者。病情发展亦很不一致，有先从骨蒸而渐至劳嗽的，有先起劳嗽而渐及吐血的；有竟从骨蒸而枯竭以死，不及出现劳嗽的；亦有久病缠绵，形成尸疰的。凡此种种，其病机皆为阴虚火旺，伏火刑金，故以清金保肺为重要治则。绮石明确提出“未见骨蒸、劳嗽、吐血者，预宜清金保肺；已见骨蒸、劳嗽、吐血者，急宜清金保肺；曾经骨蒸、劳嗽、吐血者，终身不可忘护肺”[6]。这便是阴虚之治，悉统于肺之义。

至于清金保肺的具体运用，绮石有着丰富的经验。其立方用药，以清润疏降为主。多选用牡丹皮、地骨皮、桑白皮、白前、桔梗、泽泻、生地黄、麦冬、五味子、茯苓之类。他指出“虚劳之痰，由火逆而水泛，非二陈、平胃、砂仁等所开之痰；虚劳之久，因阴虚而火动，非知、柏、芩、连、栀子等所清之火；虚劳之气，由肺薄而气窒，非青、枳、楂、蔻、苏子等所豁之气”，故治理虚劳当有三禁“一禁燥烈；二禁伐气；三禁苦寒是也”[7]。

清金保肺的方剂，据证候不同而辨证施用。若干咳嗽者，有声无痰，喉中燥痒，治宜清金甘桔汤[8]；若证从色欲而来者，用琼玉膏[9]最佳，皆是阴伤虚火上炎于肺之证。若劳嗽痰中带血珠血丝，此症大都由于郁火伤肺所致，五志抑郁，阴虚火亢，肺被其灼，痰血凝结，这是煎厥之渐，治宜清金甘桔第二方[10]。

吐血之治，最宜清金保肺，初治可用犀角地黄汤凉血止血，如不效者，盖嫌力缓，用胶菀犀角汤[11]；在吐血正涌之时，法宜着重止血，可用炒蒲黄、炒侧柏叶、陈棕炭三味为主，佐以紫菀、犀角（水牛角代）、地黄、白芍之类；若血势过盛不止者，再用清金散（待考）、碧玉丹（待考）等，一坠其火，血势自缓；更不止者，再加童便；血势涌溢，并汤药无隙可进者，须以热黄酒濯其两足，自能引火下行，而血渐止，然后再投以上方药。

劳热骨蒸，治以清火、养荣、疏邪、润燥，用清热养荣汤[12]，病至传尸阶段，方用百部清金汤[13]。上述清金保肺方药，皆属清、润、疏、降之法度。

在虚劳的治疗过程中，尚须注意初起多挟有表邪。盖肺虚易招感，风邪乘虚而入，风寒入肺，每易郁而化火，邪火与内火交灼，则肺金愈伤，因而咳嗽不止。此时不能蛮补，尤忌敛涩，使邪气留恋，则其病更加。应该先以柴胡、前胡清理表邪，以及桔梗、贝母、马兜铃之类清润而不泥滞者，以清理肺金，或六七剂后，方用清凉滋阴之品，以善其后。

（2）阳虚成劳统于脾——补脾益气：阳虚之劳，其临床表现颇多，如“汗出无度，或盛夏裹绵，或腰酸足软而成痿证；或肾虚生寒，木实生风，脾弱滞湿，腰背难于俯仰，胻股不可屈伸，而成痹证；或面色皎白，语音轻微。种种不一，然皆以胃口不进饮食，及脾气不化为最危”。阳虚之劳，其病机虽有夺精、夺气、夺火之分，而治疗有填精、益气、补火之别，应以急救中气为最先，以补脾益气为治则。其选药多用人参、黄芪、白术、茯苓、山药等味，认为人参大补元气，冲和粹美，是虚证不可或缺之药；茯苓能培土益金；他如黄芪、白术、山药，“惟虚证培土之剂，有功而无过”[14]。总之，这些药品皆以甘温益气，健中扶脾见长。

绮石虽以补脾益气为主，但也不忽于补火填精。如对阳虚浮越的虚火，提出当用“温润补肾之剂，以收其浮越，而引归于性根命蒂之中”。绮石又注意精、气、神之间的关系，谓：“精、气、神，养生家谓之三宝，治之原不相离，故于滑精、梦泄种种精病者，必本于神治；于怔忡、惊悸种种神病者，必本于气治，盖安神必益其气，益气必补其精”。故如生地黄、熟地黄、山萸肉、枸杞子、牛膝、龟板胶、鹿角胶等填补精血之品在阳虚之证中亦为其所选用。其方如归养心脾汤[15]、归养心肾丸[16]、养心固本丸[17]。阳虚之甚者，用固本肾气丸[18]；补益心脾肾者，用还元丹[19]。

综上所述，虽然五脏均有虚损，治法各不相同，有清金、有安神、有培土、有调肝、有益肾，但绮石重点对肺、脾、肾三脏进行调治。在具体治法上，他为了免于执用辛热、苦寒之弊，故又主张用中和之法，详尽阐发清金保肺和补脾益气两大治则，经验丰富，多有创见。

四、虚劳的防护

绮石之于虚劳，既精于治疗，复重于防护。他认为重视后期防护是疾病痊愈中的重要环节。“患虚劳者，若待其已成而治之，病虽愈，亦是不禁风浪、不耐辛苦之人矣。善治者，必于其未成之前，审其现何机兆，中何病根，尔时以一二要言指示之，令其善为调摄，随用汤药十数剂，续用胶丸二三斤，以断其根，岂非先事之善策哉”[20]。其具体防护措施有以下几个方面：

1. 知节　虚劳之人，其性情多有偏执之处，每不能撙节其精神，故须病者致力于自我精神调节，“其在荡而不收者，宜节嗜欲以养精；在滞而不化者，宜节烦恼以养神；在激而不平者，宜节忿怒以养肝；在躁而不静者，宜节辛勤以养力；在琐屑而不坦夷者，宜节思虑以养心；在慈悲而不解脱者，宜节悲哀以养肺。此六种，皆五志七情之病，非药石所能疗”[21]。

2. 知防　虚劳之人，经不得新加之病，所以一年之内须注意“春防风，又防寒；夏防暑热，又防因暑取凉而致感寒；长夏防湿；秋防燥；冬防寒，又防风”[22]。此八者，宜预为调摄，防其感邪伤正。假如已感时邪，当其初时，即宜注意减少饮食，否则感邪再加食伤，危害则更大。

3. 二护　下之两足，上之肩俞和眉际，是一身最易感邪之处，所谓“寒从足起，风从肩俞、眉际而入”[23]，平时常宜保护此二处，以免在无意中感邪。

4. 三候　一年二十四候中，最与虚劳有关者，是三个时候，“一为春初木盛火升；一为仲夏湿热令行；一为夏秋之交，伏火灼金。一交三候，遂与本证大逆”[24]，故宜加意调摄。

5. 二守　“二守者，一服药，二摄养，二者所宜守之久而勿失也”[25]，因为虚劳之病，每每由浅入深，病期较长，属于慢性病，其本已虚，亦多变端，服药调理，摄生养性，贵在持之以恒。

6. 三禁　禁燥烈、苦寒、伐气，虽指药物，而饮食所禁，亦同药饵，凡香燥、生冷、辛辣之品，都宜避忌。

五、虚劳预后

（1）虚劳初发，病尚轻浅，安乐静养不用药也可痊愈。虚劳症状稍重，能够坚持治疗百日或者一年，煎百济丸二料膏一服，便可断除病根。

（2）虚劳愈后3年内可再发，因此要高度重视。“起于色欲者节欲，起于气者慎怒，起于文艺者抛书，起于劳倦者安逸，起于忧思者遣怀，起于悲哀者达观，如是方得除根，至于三发则不可救矣”。

（3）少年虚劳难治，但由于精血易生而易愈。老年虚劳易治，但因为气血亏损而难愈。

绮石论虚劳的防护，全面而具体，总的精神是时时防外邪、节嗜欲、调七情、勤医药、慎饮食，思患而预防之，颇具临床指导意义。

结　语

明代医家绮石对虚劳极有研究，所著《理虚元鉴》对虚劳病因、病机、证治、防护等均有论述，且自成体系，其“三本”“二统”“中和为治”的主张及处方用药，颇切合临床实际，尤其是其详于论肺，创立清金保肺的治则更具独见，实发前人之所未发，对后世治疗虚损深有影响。

[注]

[1]《理虚元鉴·赵宗田序》
[2]《理虚元鉴·治虚有三本》
[3]《理虚元鉴·治虚二统》
[4]《理虚元鉴·虚证有六因》
[5]《理虚元鉴·虚火伏火论》
[6]《理虚元鉴·阴虚之证统于肺》
[7]《理虚元鉴·三禁》
[8] 清金甘桔汤：桔梗、川贝、麦冬、天花粉、生地黄、元参、白芍、牡丹皮、粉甘草、灯心草
[9] 琼玉膏：生地、白茯苓、人参、白蜜
[10] 清金甘桔第二方：桔梗、生地、白芍、牡丹皮、麦冬、元参、川贝、茯苓、阿胶、甘草
[11] 胶菀犀角汤：白芍、牡丹皮、麦冬、元参、川贝、茯苓、阿胶、甘草、地骨皮、百部、紫菀、犀角（水牛角代）
[12] 清热养荣汤：柴胡、牡丹皮、地骨皮、生地黄、当归、白芍、元参、茯苓、麦冬、生甘草、灯心草
[13] 百部清金汤：百部、地骨皮、人参、麦冬、桔梗、生地黄、牡丹皮、芍药、茯苓、甘草
[14]《理虚元鉴·治虚药讹一十八辨》
[15] 归养心脾汤：人参、黄芪、白术、芡实、北五味子
[16] 归养心肾丸：生地黄、熟地黄、黄芪、白术、山药、芡实、茯神、酸枣仁、当归身、山萸肉、五味子、甘草
[17] 养心固本丸：龟板胶、鹿龟胶、山萸肉、枸杞子、人参、黄芪、石莲肉、白术、甘草、酸枣仁、地黄、淮牛膝
[18] 固本肾气丸：人参、黄芪、白术、茯苓、当归、生地黄、炙甘草、酸枣仁、煨姜、鹿角胶
[19] 还元丹：远志、杜仲、牛膝、补骨脂、山药、茯神、锁阳、五味子、枸杞子、山萸肉、熟地黄、石菖蒲
[20]《理虚元鉴·虚劳当治其未成》
[21]《理虚元鉴·知节》
[22]《理虚元鉴·知防》
[23]《理虚元鉴·二护》
[24]《理虚元鉴·三候》
[25]《理虚元鉴·二守》

思维导图

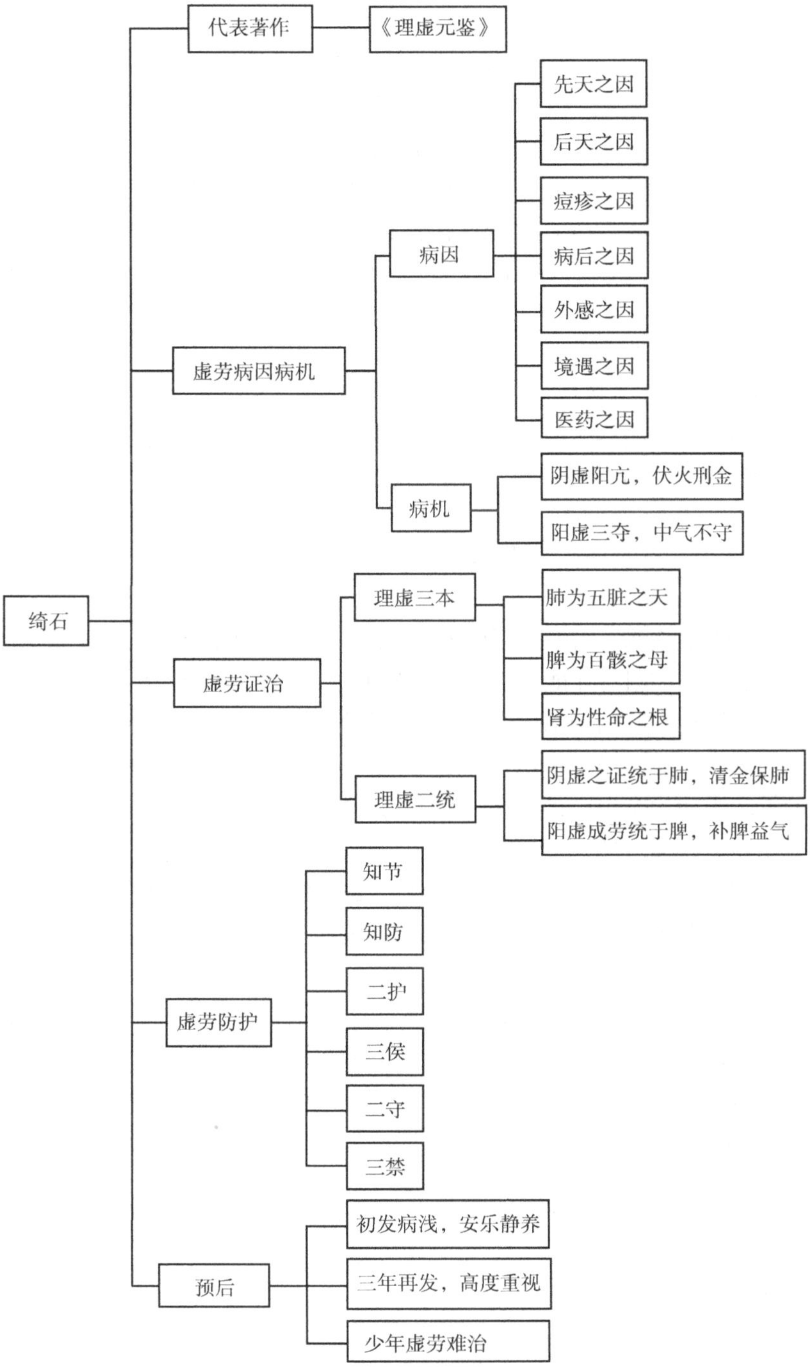

思考题

1. 绮石认为虚劳的病因有哪些？
2. 虚劳的病机是什么？
3. 理虚之三本二统指什么？
4. 虚劳的防护应该注意什么？
5. 虚劳的预后有几种情况？

第二十节 喻 昌

喻昌（1585—1664年），字嘉言，晚号西昌老人，明末清初江西新建（今江西南昌）人。喻氏少年时曾治举子业，明崇祯间，以选贡入京，无所成就。不久，正值清兵入关，遂隐于禅学。后又愤力攻医，复蓄发，出禅还俗，以医为业，往来于南昌、新建、安义、靖安间。后应友人钱谦益之邀，客居江苏常熟，悬壶应诊，医名卓著，受其学者甚众，其中较著名者，有清代医家徐彬、罗子尚等。喻氏学问渊博，经验丰富，胆识超人，敢于创新。

喻氏著作主要有《寓意草》1卷，成书于1643年，全书收集以内科为主的疑难治案60余例，是喻氏临证治验笔录。《尚论篇》8卷，全称《尚论张仲景伤寒论重编三百九十七法》，成书于1648年，前4卷主论伤寒六经证治大法；后篇4卷，主论温病及《伤寒论》诸方。喻氏治伤寒之学，宗方有执而倡错简重订，并成“三纲鼎立”之说。另著有《医门法律》6卷，成书于1658年，这是喻氏以74岁高龄，老而不休，博极群书，广采众议，结合自己临证几十年的经验写成，其内容主要阐述六气及杂病证治见解，并力倡以“法”和“律”的形式来确立行医时的规范，被后人誉为一代名著，广泛传诵于医林。

一、研究伤寒，阐发温病

1. 伤寒“三纲鼎立”说 喻氏认为，《伤寒论》一书，千余有年……敬取而问论之，必先振举大纲，然后详明节目，才能做到至当不易的地步。大纲是什么？即仲景之书，是四时外感病的全书。所以他在《尚论篇·尚论张仲景伤寒论大意》云：“冬春夏秋，时之四序也。冬伤于寒，春伤于温，夏秋伤于暑热者，四序中主病之大纲也。举三百九十七法分隶于大纲之下，然后仲景之书始为全书。其冬伤于寒一门，仲景之法，独详于春夏秋三时者，盖以春夏秋时令虽有不同，其受外感则一，自可取治伤寒之法，错综用之耳。”这个见解，有依据，即仲景自序中的两句话：“学者‘若能寻余所集，思过半矣！可见引伸触类。’治百病有余能，况同一外感乎？是春夏秋之伤温热，明以冬月伤寒为大纲矣。”这就是喻氏所说的必先举其大纲。

同时，他在伤寒六经之中，又以太阳一经为大纲；而太阳经中，又以风伤卫、寒伤营、风寒两伤营卫为大纲。据云：原书“大纲混于节目之中，无可寻绎，只觉其书之残缺难读，今大纲既定，然后详求其节目，始知仲景书中，矩则森森，毋论法之中更有法，即方之中亦更有法”[1]。因此，他把《伤寒论》397条全部打乱，重加编次，分为若干类。如太阳经篇，以风伤卫为一类（上篇），寒伤营为一类（中篇），风寒两伤营卫为一类（下篇），即伤寒三纲说。每一类中，又分作若干部分，如有关太阳经病的初期脉证为一部分，有关太阳中风的典型脉证为一部分，桂枝汤的主治范围为一部分等。其他寒伤营和风寒两伤营卫的分类中，亦是如此，再分成几个部分，并将合病、并病、坏病、痰病四类条文，附于三阳经末。以过经不解、瘥后劳复、阴阳易病三类条文附于三阴经末。在每一分类前面，都冠以全篇症治大意；在每一部分前后，并有小标题和小结。这样编次，条理是清楚的，对理解内容，亦确有提纲挈领的作用。

2. 温病“三纲”说 喻氏通过研究伤寒，对温病也有不少阐发。他提出有人认为“仲景书详于治伤寒，略于治温”，这是不对的，认为仲景《伤寒论》虽详寒略温，但治温之法，实已包含其中。其曰：“仲景书详于治伤寒，略于治温，以法度俱错出于治伤寒中耳，后人未解义例，故春温一症，漫无成法可师”[2]。他深叹“古今缺典，莫此为大”。因而“会《内经》之旨，以畅发仲景不宣之奥”。立冬伤于寒，春必病温为一大例；冬不藏精，春必病温为一大例；既冬伤于寒，又冬不藏精，至春月同时病发为一大例，所谓温病三纲说，同伤寒三纲以为对待。并把三阳三阴之例，论温病而详其治，如冬伤于寒一例，即邪中三阳之谓；冬不藏精一例，即邪中三阴之谓；冬伤于寒又兼冬不藏精一例，与两感伤寒症纤毫不差。喻氏认为“触冒寒邪之病少，感发温气之病多。寒病之伤人十之三，温病之伤人十之七”。

喻氏还探讨了三种温病的病理变化。如冬伤于寒，感春月之温气而发病，是邪郁肌肤，从阳明化热，而外达于太阳，太阳阳明二经，为邪所蟠踞之地。冬不藏精，是肾阴本虚，寒邪内侵骨髓，至春月风木上升，吸引肾邪内动，但邪入既深，不能逐出，发热全在骨髓之间，其病情较前一种深重很多。冬伤于寒又兼冬不藏精，春月同时发病与两感伤寒相同，然伤寒自外入内，温病由内达外，因此病在少阴太阳二经。

总之，病在阳分，邪浅而易疗，病入阴分，则邪深而难愈。所以病温之人，有发表三五次，而外症不除者，攻里三五次，而内症不除者，尚有在表又似里，在里又似表的复杂情况。尤其热症，若真阴为热邪久耗，无以制亢阳，成为燎原不熄之势，因此病温之人，邪退而阴气犹存一线者，方可得生，否则预后很差。

二、秋　燥　论

关于六气病机的论述，《内经》病机十九条独遗燥气，为此，金代医家刘完素曾作了补充，“诸涩枯涸，干劲皴揭，皆属于燥”。其后医家虽有发挥，但具有见解和影响者，当推喻嘉言对秋燥的阐发。

1. 辨正《内经》“秋伤于湿”　六淫致病与时序有着密切关系，历代医家对此虽有论述，然秋季主病，自古有误。如《素问·生气通天论》说：“秋伤于湿，上逆而咳，发为痿厥。”《素问·阴阳应象大论》亦谓：“秋伤于湿，冬生咳嗽。”历代诸贤均“随文作解，弗察其讹”[3]。故喻氏为之辨正，提出《内经》“秋伤于湿”乃是“秋伤于燥”之误。他首先从六气性质上对两者加以区别，指出“燥之与湿，有霄壤之殊。燥者，天之气也；湿者，地之气也。水流湿，火就燥，各从其类，此胜彼负，两不相谋”[3]。其次，从时序而论，春、夏、冬三时，都是伤于主时之气，如春伤风，夏伤暑，冬伤寒，而唯独秋伤于湿，这是不符合四时主气的，故指出“春月地气动而湿胜，斯草木繁茂；秋月天气肃而燥胜，斯草木黄落，故春分以后之湿，秋分以后之燥，各司其政，今指秋月之燥为湿，是必指夏月之热为寒然后可”[3]。又云：“春伤于风，夏伤于暑，长夏伤于湿，秋伤于燥，冬伤于寒。觉六气四时之旨，与五运不相背戾”[3]。喻氏此说，符合自然界气候变化的客观规律，使千古之大疑，始为一决。

2. 阐发秋燥的病症病机　喻氏指出“《经》曰：‘燥胜则干。’夫干之为害，非遽赤地千里也，有干于外而皮肤皴揭者，有干于内而精血枯涸者，有干于津液而荣卫气衰、肉烁而皮着于骨者，随其大经小络所属，上下中外前后，各为病所，燥之所胜，亦云熯矣”[3]。若燥气过甚，则自戕肺金。盖肺金主气，而治节行焉，燥伤肺金，则清肃之令不能下行，治节无权，遂成膹郁、诸痿、咳喘等症，因此喻氏又指出《内经》病机十九条中的“‘诸气膹郁，皆属于肺’；‘诸痿喘呕，皆属于上’二条，明指燥病言矣”[3]。此是继刘河间之后对《内经》独遗燥气病机的又一次补充和发挥。

3. 治燥法则 喻氏基于以上对燥气为病的认识，在治疗上亦多创见，尝谓："治燥病者，补肾水阴寒之虚，而泻心火阳热之实，除肠中燥热之甚，济胃中津液之衰，使道路散而不结，津液生而不枯，气血利而不涩，则病日已矣"[3]。喻氏治燥，强调用药禁忌，主张忌用辛香行气之品，以免伤津助燥；亦反对用苦寒泻火之药。尤其对于后者，他更是明确提出"苦寒降火正治之药，尤在所忌。盖肺金自至于燥，所存阴气不过一线耳，倘更以苦寒下其气，伤其胃，其人尚有生理乎"[4]，提出治燥宜用甘柔滋润的药物，以清燥救肺。喻氏还强调，治燥固然不宜使用辛温燥药，助火伤肺，但也不能纯用润剂治燥。"但以润治燥，不求病情，不适病所，犹未免涉于粗疏"[3]。喻氏治燥在辨证论治前提下，灵活使用药材，并根据临床表现及病位的不同而分别治之。

4. 创制清燥救肺汤 喻氏治诸气膹郁、诸痿喘呕，燥之伤肺者，创制著名方剂清燥救肺汤。其用药大旨，以胃气为主，同时兼顾肺胃，寓培土生金于甘柔滋润之中。如肺气得润，则清肃气行，治节有权，胃气也得以通降下行而喘平呕止。方中取桑叶为君，清润肺金；煅石膏肃肺清热，生甘草和胃生金；人参生胃之津、养肺之气，配伍胡麻仁、阿胶、麦冬滋阴润燥；杏仁、枇杷叶润肺下气，共奏清燥救肺之功。如燥郁痰多者，加贝母、瓜蒌；燥伤血枯者，加生地黄。此方立意深，取药得当，疗效卓著，为后世医家所常用。

三、大 气 论

1. 概念 "大气"一词，首见于《内经》。《素问·五运行大论》曰："地为人之下，太虚之中，大气举之。"喻氏体会出自然之中大地的四周都有磅礴的大气升举着，因为大气运动不息，才有风、寒、暑、湿、燥、火诸气的变化，才有生、长、化、收、藏的发展过程。喻氏采用取象比类法，认为人体一定也有个大气统摄周身，才能使五脏六腑、大经小络昼夜循环不息，营卫畅通，从而维持生、长、壮、老、已的生命过程。喻氏认为，人身的大气是抟聚于胸中、包举于肺之周围的阳气。它既不同于膻中之气，又不同于宗气，因膻中为臣使之官，其功能有一定的局限性。宗气与营气、卫气分为三隧，既有隧之可言，故也不是洪蒙无际的大气。由此可见，喻氏所说的大气，即胸中的阳气，是主持诸气支持全身活动的基本动力。

2. 生理特点 喻氏说："堆气以成形，气聚则形存，气散则形亡"[5]。又说："五脏六腑，大经小络，昼夜循环不息，必赖胸中大气，斡旋其间。大气一衰，则出入废，升降息，神机化灭，气立孤危矣"[5]，说明人体的形成和人体的一切生理活动全靠大气来维持。肺居于胸中，主一身之气，主一身之治节，亦必赖胸中大气斡旋其间，而后能发挥它的功用。喻氏所言的大气是高于营气、卫气、宗气、脏腑之气、经络之气的胸中阳气，诸气都必须在胸中大气的统摄下，才能发挥各种功能而形成全身统一的活动。

3. 病理表现及治疗 喻氏认为，胸中阳气充沛，布达周身，能使疾病不生；否则，阳气不足，则阴邪凝聚而发病。他引用《金匮要略·水气病脉证并治》"大气一转，其气乃散"的例子，进一步说明这一个问题，认为这是"水饮久积胸中不散，伤其絪缊之气，乃至心下坚，大如盘，遮蔽大气，不得透过，只从旁边辘转，如旋杯之状。其治用桂枝去芍药加麻黄、附子，以通胸中阳气"[5]，说明大气病理变化主要是胸中阳气不足。

喻氏指出"若胸中之阳不亏，可损其有余"，说明邪气阻滞胸中，气机不利同样可使大气发生病理变化而出现胸痹、心痛、短气等病证。但祛邪必处处顾护胸中阳气，不可过损。

喻氏强调“胸中为生死第一关”，并告诫医者，治病不能误伤胸中正气，以免痞塞痹病之患。

如《寓意草·袁聚东痞块危证治验》记载：“袁聚东年20岁，生痞块，卧床数月，无医不投。日进化坚削痞之药，渐至枯瘁肉脱，面黧发卷，殆无生理。诊时，其块自少腹至脐旁分为三歧，皆坚硬如石，以手拊之，痛不可忍，其脉上两尺洪盛，余微细。姑用补中药一剂，以通中下之气，然后用大剂药内收肾气，外散膀胱之气，……于是先以理中汤，少加附子五分，服一剂，块已减十之三。再用桂、附药一大剂，腹中气响甚喧，顷之，三块一时顿没，戚友共骇为神。再服一剂，果然全愈。”本案是“大气论”的理论运用于腹内疾患的一个例子。患者的痞块，为无形气体凝聚而成。初起其块不坚，医以猛药峻攻，以致真气内乱，所以两尺洪盛，为脾肾之气误治而更趋下陷。本无瘀停而攻积，必伤脾胃冲和之气，胸中大气也必然受损，脾肾之气失其统摄，因而下迫膀胱，致气聚成形，宛如痞块。喻氏以理中大剂运转脾阳，胸中大气亦因之而升举，更加桂、附以温固肾阳，破无形之结，所以营卫畅通，阳复其位，病告痊愈。

四、治病先议病

喻氏认为历代都有名医，成就固然各有不同，“然必不可能舍规矩准绳，以为方圆平直也”。其规矩准绳，就是《灵枢》《素问》《针灸甲乙经》《难经》等所讲的精神，应该认真考究，弄清病情，而后有的放矢，给以治疗，才能成为一代医工，在临床上真正解决问题。

喻氏提出“治病必先识病，识病然后议药”“药者，所以胜病者也，识病，则千百药中，任举一二种，用之且通神；不识病，则歧多而用眩。凡药皆可伤人，况于性最偏驳者乎”[6]。他看到当时的弊病，“习医者众，医学愈荒，遂成一议药不议病之世界……而且庸师还以模棱迎合之术，妄为拟议，追药之不效，多言于无药。非无药也，可以胜病之药，以不识病情，而未敢议也”[6]。这种不求其本，妄议其末的情景，都是由于不重视经典著作，不研究医学理论所造成的。要想破除这种偏向，纠正时弊，只有“议病精详，病经议明，则有是病，即有是药；病千变，药亦千变。且勿论造化生心之妙，即某病之以某药为良，某药为劫者，至是始有定名；若不论病，则药之良毒善恶，何从定之哉”[6]。

喻氏提出了识病具体要求：首先要明运气、本四时，其次要知五方异宜，以及年龄形气色脉的差别，七情劳逸的不同，病情的久近传变，曾经用药的验否，病在气分或血分，病情为轻或为重，标本先后何在，依经应断为何病，治宜八法中何法，七方中何方，十剂中何剂，用药气味如何配伍，用何主方加减出入，刻效当于何时。这样一一详明，纤毫不爽，就能“起众信从，允为医门矜式”[7]。

喻氏之“议病式”不仅突出了临床辨证要点，而且密切了理论与实践的关系，强调了医者临床时必须以理论指导实践，再用实践来验证理论，从而提高学习效果和医疗质量。这种意见，在当今临床很有意义。

五、治疗经验

喻氏临床经验十分丰富，对许多病证的辨治均有创见，其中最为后人所称道的有治单腹胀三法、逆流挽舟法治痢和介类镇潜治脱症等经验。

1. 治单腹胀三法

（1）病因病机：在病因方面，喻氏认为“凡有瘕瘕积块、痞块，即是胀病之根，日积月累，腹大如瓮，是名单腹胀”[8]。在病机方面，喻氏此病虽可表现为水裹、气结、血凝之邪气壅实，但其根本原因是“单腹肿，则中州之地，久窒其四运之轴，而清者不升，浊者不降，互相结聚，牢不可破，实因脾气之衰微所致”[9]。

（2）治疗三法：喻氏指出，治单腹胀“凡用劫夺之药者，其始非不遽消，其后攻之不消矣，其后再攻之如铁石矣”[9]，提出治疗的正确途径是“惟理脾一法，虽五脏见不治之症，而能治者尚多”[9]。进而创用治膨胀三法，即“培养一法，补益元气是也；招纳一法，升举阳气是也；解散一法，开鬼门、结净府是也”[9]，并称“三法虽不言泻，而泻在其中矣，无余蕴矣”[9]。其所谓“培养”“招纳”两法，多指人参、羌活、白术、茯苓、甘草、当归、川芎、白芍等甘养升发之品；“解散”一法，则指大黄、槟榔、水蛭、三棱、莪术、血竭等化积消瘀之药。常用方剂有：人参芎归汤[10]、化滞调中汤[11]、人参丸[12]、见岘丸[13]、小温中丸[14]、禹余粮丸[15]、导气丸[16]、温胃汤[17]、强中汤[18]。列方有九，而三法融贯其间，当按照不同症情，分别治之。综观各方的组成和作用，三法精神融贯其中。

究单腹胀一症，总属本虚标实，喻氏熔攻、补、消于一炉，反对孟浪使用悍毒攻劫之剂，强调顾护脾胃，切合病机，诚可取法。

2. 逆流挽舟法治痢

（1）病机特点：喻氏认为“夏秋热暑湿三气交蒸互结之热，十倍于冬月矣。外感三气之热而成下痢”[19]。在发病过程中，有表里传变的关系，外邪从表入里为逆，由里出表为顺。若在表之邪失于表散，“久利邪入阴分”“阳气下陷”等，诸凡症情不顺皆为逆证，均属“逆流”。

（2）治疗方法：针对上述病机，喻氏在《金匮要略》“下痢脉多弦，发热身汗者自愈”的启发下，首创“逆流挽舟”法治疗痢疾，其意在逆流之中挽舟楫上行，使内陷之邪从外而解。喻氏挽舟之法，主张“下痢必从汗，先解其外，后调其内”[19]。且有失于表者，外邪入里，病虽日久，也往往仍可引其邪出之于外，这是他治疗痢疾的独特见解。活用人参败毒散。此法是喻氏“治经千人，成效历历可纪”[19]的宝贵经验总结，用之得法则“死证可治，危证可安”[19]。

喻氏之论，并非欺世之谈。据近贤程门雪曾介绍唐容川用败毒散治痢经验：“某年夏，上海名医丁甘仁先生的幼辈患痢疾，曾用痢疾套方治疗月余，总是身热不已，下痢不止。正在忧戚之际，恰巧唐容川来到上海，丁老先生怜幼心切，虚怀若谷，特邀唐容川为之诊治。唐氏诊视之后，遂处以人参败毒散治之，果然一剂而身热退，再剂而下痢亦止矣”，说明喻氏“逆流挽舟”法，验之有据，为治疗痢疾开辟了新的途径。但必须指出，此法仅是治痢之变法，并非治疗痢疾的全部方法，对痢疾的临床治疗，应根据不同情况分别施治。

3. 介类潜纳治脱症

（1）病机特点：喻氏认为“人身之阴阳相抱而不脱”，若摄生不慎，“大醉大劳，乱其常度，二气乘之脱离，所争不必其多，即寸中脱出一分，此一分便孤而无偶，使营魄不能自主”[20]。阴阳相脱，或真阳亡越之上脱，或阴精耗竭之下脱。上脱者，身轻快而汗多淋漓，或妄见妄闻，有如神灵；下脱者，身重着而肉多青紫，不见不闻，有如聋聩。

（2）治疗原则：喻氏提出“阳欲上脱，阴下吸之；阴欲下脱，阳上吸之”“上脱者，用七分阳药、三分阴药而夜服，从阴以引其阳；下脱者，用七分阴药、三分阳药而昼服，从阳以引其阴”[21]；并主张治疗真阳上脱，在补益阳气的七分阳药中，加入介类药物潜阳，使真阳归真位，与真阴相守，以致阴平阳秘。在具体用药上，则须考虑其阴阳相失之多寡，以药物纠正之。同时，喻氏亦主张治分新久，药贵引用。新病者，阴阳相乖，急补偏救弊，治法宜纠其偏，药用重剂；久病者，身体已衰，只能使阴阳渐入，治以扶正养元，药用平剂。喻氏对虚脱症的辨证论治，对后世治疗虚脱之证，有很高的临床指导意义。

此外，喻氏治关格制进退黄连汤，升降阴阳；治吐酸、吞酸，用连理汤刚药变柔，以柔济刚；治中风，以候氏黑散驱风之中兼填空窍等，都是脍炙人口的。

结　　语

喻昌是明末清初的著名医家，其学术思想与临证经验对后世影响广泛。如“秋燥论”发展完善了《内经》对燥邪为病的认识，他创制的“清燥救肺汤”，疗效显著，为医家临床所喜用。“大气论”，体现了喻氏大胆探索，勇创新说的精神，对后世影响较大，如近代名医张锡纯受到该学术理论的影响，创制新方“升陷汤”。喻氏在临床治疗方面，亦创见颇多。“逆流挽舟”治痢疾、介类潜阳治脱症及治疗单腹胀三法，均体现其医术的高超。喻氏“先议病，后用药”之论，对临床很有贡献，既是对辨证论治精神的很好发挥，亦是韩飞霞“六法兼施”的更具体化。

[注]

[1]《尚论篇·尚论张仲景伤寒论大意》
[2]《尚论后篇·尚论春三月温症大意》
[3]《医门法律·秋燥论》
[4]《医门法律·自制清燥救肺汤》
[5]《医门法律·大气论》
[6]《寓意草·先议病后用药》
[7]《寓意草·与门人定议病式》
[8]《医门法律·胀病论》
[9]《寓意草·面议何茂倩令媛单腹胀脾虚将绝之候》
[10] 人参芎归汤：人参、辣桂、五灵脂、乌药、蓬术、木香、砂仁、炙甘草、川芎、当归、半夏
[11] 化滞调中汤：白术、人参、白茯苓、陈皮、厚朴、山楂肉、半夏、神曲、麦芽、砂仁、生姜
[12] 人参丸：人参、当归、大黄、桂心、瞿麦穗、赤芍、白茯苓、葶苈子
[13] 见晛丸：附子、鬼箭羽、紫石英、泽泻、肉桂、延胡索、木香、槟榔、血竭、水蛭、京三棱、桃仁、大黄
[14] 小温中丸：陈皮、半夏、神曲、茯苓、白术、香附子、针砂、苦参、黄连、甘草
[15] 禹余粮丸：蛇含石、禹余粮、真针砂
[16] 导气丸：青皮、莪术、胡椒、槟榔、赤芍、干姜、附子、山茱萸、石菖蒲
[17] 温胃汤：附子、厚朴、当归、白芍、人参、甘草、橘皮、干姜、川椒、生姜
[18] 强中汤：人参、青皮、陈皮、丁香、白术、附子、草果仁、干姜、厚朴、甘草
[19]《医门法律·痢疾论》
[20]《寓意草·论金道宾真阳上脱之症》
[21]《寓意草·金道宾后案》

思维导图

- 喻昌
  - 代表著作
    - 《寓意草》《尚论篇》《医门法律》
  - 学术思想
    - 研究伤寒，阐发温病
      - 伤寒“三纲鼎立”说
      - 温病“三纲”说
    - 秋燥论
      - 辨正《内经》“秋伤于湿”
      - 阐发秋燥的病症病机：肺失治节
      - 治燥法则：补肾水阴寒之虚，泻心火阳热之实，除肠中燥热之甚，济胃中津液之衰
      - 创制清燥救肺汤
    - 大气论
      - 概念：大气即胸中的阳气，是主持诸气支持全身活动的动力
      - 生理特点：人体的形成和人体的一切生理活动全靠大气来维持
      - 病理表现：阳气不足，则阴邪凝聚或邪气阻滞胸中，气机不利而出现胸痹、心痛、短气等病证
      - 治疗特色：顾护胸中阳气
    - 治病先议病
  - 临证经验
    - 治单腹胀三法
      - 病因病机：病因—癥瘕积块、痞块；病机—脾气衰微
      - 治疗三法：培养、招纳、解散
    - 逆流挽舟法治痢
      - 病机特点：阳邪陷入阴分中
      - 治疗方法：逆流挽舟法，活用人参败毒散
    - 介类潜纳治脱症
      - 病机特点：阴阳相脱，或真阳亡越之上脱，或阴精耗竭之下脱
      - 治疗原则：“阳欲上脱，阴下吸之；阴欲下脱，阳上吸之”，主张治疗真阳上脱时，加入介类药物以潜阳

思考题

1. 简述鼓胀的病机。
2. 简述喻昌对痢疾病机的认识及治疗原则。
3. 简述喻昌对脱症的病机的认识及治疗原则。
4. 简述喻昌所论燥病的病机及治疗原则。
5. 喻昌对大气的生理、病理及治疗有何见解？
6. 试述喻昌“秋燥论”的主要学术内容。
7. 何谓逆流挽舟法，其治病机理何在？

第二十一节 傅 山

傅山（1607—1684 年），字青主（一作青竹），号公他，别号石道人等，山西太原阳曲西村人。傅山博涉经史百家，德才兼蓄，医儒皆精；于诗、文、书、画、音韵、训诂、金石、考据、杂剧及医学等，靡不深究，善学妙用，造诣精深；其对医学研究成就巨大，尤精于妇科。

傅氏家世以学行师表晋中，其生而颖异，读书十行并下，过目辄成诵，万历末以“神童”获博士弟子员。先生奇才绝世，酷嗜学，博极群书，时称“学海”。明鼎既革，遂绝意功名，弃青衿，为黄冠，着朱衣，自名朱衣道人，择披草履，身负药笼，遨游四方，名重于世。先生临终作《辞世帖》嘱“不讣不吊”[1]，及卒，以朱衣黄冠殓，四方会葬者数千百人，葬西山，私谥文贞。

傅氏著述甚多，在医学方面，有《傅青主女科》《傅青主男科》《大小诸证方论》等。其中《傅青主女科》（下称《女科》）为其代表作，通俗易懂，流传甚广，是妇科医家必读之书。《女科》分上、下 2 卷，列带下、血崩、鬼胎、调经、种子、妊娠、小产、难产、正产、产后 10 门，先论后方，按条排列，后附“产后编”亦分上、下 2 卷。兹就其内容特点择要介绍如下。

一、重视肝肾脾

傅氏推崇脏腑学说，女科尤重于肝、肾、脾，认为肝为冲脉之本，肾为任脉之本，脾为带脉之本，强调肝、肾、脾与经、带、胎、产诸病的密切关系。

肝、肾、脾三脏，各有所主，而在生理、病理过程中，又互相关联，肝藏血，肾藏精，精血互生，故有“肝肾同源”之说。肝之疏泄与脾之运化亦密不可分，两者相互为用。对于脾肾的关系，傅氏云：“脾为后天，肾为先天，脾非先天之气不能化，肾非后天之气不能生”[2]。傅氏强调脏腑互用的思想，贯穿于《女科》全书之中。

《女科》治肝：傅氏秉子母相生、乙癸同源之意，在补养肝血方中，类多加入益肾之品；肝主疏泄，复于方中加入清芬流动之品以疏发肝气；肾为封藏之本，藏精而不泻，故在补养阴精的同时，加入五味子、芡实、淮山药、菟丝子等以固敛收摄；治肝当实脾，又于方中每每加入益气之味。

如“经水过多”之用加减四物汤[3]，在四物汤补血的基础上，加入山茱萸、续断、黑荆芥穗以固肾疏肝；复用白术、甘草以实脾。

《女科》治肾：傅氏从肾之阴阳水火出发，论治妇科诸证，认为月经、不孕、妊娠等病，与肾关系尤为密切。傅氏在实践中总结出的补血生精、益气生精、温润添精、气中补阳、固肾摄精及阴阳并顾等治疗法则，为后世运用补肾法治疗妇科疾病树立了典范。

如论治“经水先期”，傅氏认为：“先期者，火气之冲；多寡者，水气之验，故先期而来多者，火热而水有余也；先期而来少者，火热而水不足也”。先期量多者，方用清经散[4]，清火而不伤阴，方中黄柏、牡丹皮、地骨皮、青蒿清火；少配茯苓利水；复用熟地黄、白芍以滋明。火泄而水不伤，火退而水亦平。先期量少者，方用两地汤[5]补水而火自消，方中生地黄、地骨皮清骨中之热；复用玄参、麦冬、白芍、阿胶滋肾中之水，“壮水之主，以制阳光”。此方体现了傅氏调治肾阴不足的特点。

又如论治“下部冰冷不孕”，傅氏云：“盖胞胎居于心肾之间，上系于心，而下系于肾，胞胎之寒凉，乃心肾二火之衰微也。”方用温胞饮[6]补心肾之火，以散胞胎之寒。方中巴戟天、杜仲、菟丝子、补骨脂温润补阳；少用肉桂、附子以益火；复用白术、人参、山药、芡实以补脾气，是为气中补阳之法也。本方体现了傅氏调治肾阳虚衰的特色。

再如论治“妊娠口干咽痛”，傅氏云：“夫胎也者，本精与血之相结而成，逐月养胎，古人每分经络，其实均不离肾水之养，故肾水足而胎安，肾水亏而胎动。”方用润燥安胎汤[7]专填肾中之精。方中熟地黄、生地黄、山茱萸、麦冬、五味子、阿胶等金水同调，谓“金润则能生水，而水有逢源之乐矣”，即“补肺仍是补肾之意”。更少加黄芩以清热，则诸症退而胎自安。水亏而火动，滋水以制火，不可因咽痛而加山豆根、射干等品。本方体现了傅氏“保胎必滋肾水”的观点。

《女科》治脾：傅氏的扶正观点，是在陈自明等气血脾胃理论的基础上发展起来的，强调脾胃中土统摄、运化功能的重要性。临证又常与肝、肾相联系。或益肾治脾，火土相生；或治脾调肝，土木相安。脾胃为后天之本，乃气血生化之源，故治女科，当重脾胃。

如“经前泄水”之用健固汤[8]，在人参、白术、茯苓、薏苡仁健脾益气的基础上，加入巴戟天以温振肾阳，以火暖土，气中补阳。傅氏云：“此方补脾气以固脾血，则血摄于气之中矣。脾气日盛，自能运化其湿，湿既化为乌有，自然经水调和矣，又何能经前作泄哉？”

又如“经水数月一行”之用助仙丹[9]，方用茯苓、白术、山药、甘草健脾；白芍、菟丝子、杜仲调肝益肾；陈皮理气化痰。傅氏云：“此方平补之中，实有妙理。健脾益肾而不滞，解郁清痰而不泄，不损天然之气血，便是调经之大法，何得用他药以通经哉！”

二、证治心得

1. 带下病 《女科》开篇即论述带下病的证治，首先提出了一个带下症的总纲。傅氏云：“夫带下俱是湿症，而以带名者，因其带脉不能约束而病此患，故以名之。然带脉通于任督，任督病而带脉始病……然而带脉之伤，非独跌闪挫气已也，或行房而放纵，或饮酒而颠狂，虽无疼痛之苦，而有暗耗之害，则其气不能化经水，而反变为带病矣。故病带者，惟尼师、寡妇、出嫁之女多有之，而在室女则少也。况加之以脾气之虚、肝气之郁、湿气之侵、热气之逼，安得不成带下之病哉！”继而，《女科》以带下的不同颜色，分为白、青、黄、黑、赤五种带下症，一一论治。白带者，乃湿盛而火衰，方用完带汤；青带乃肝经之湿热，方用加减逍遥散；黄带乃任脉之湿热也，方用易黄汤；黑带者，乃火热之极也，方用利火汤；赤带者，火热之故也，方用清肝止淋汤。白带证属虚寒，以脾虚湿盛为主；后四种带下症，则是湿热为主，以肝、肾为多见。

如论治白带，傅氏云：“夫白带乃湿盛而火衰，肝郁而气弱，则脾土受伤，湿土之气下陷，是以脾精不守，不能化荣血以为经水，反变成白滑之物，由阴门直下，欲自禁而不可得也。治法宜大补脾胃之气，稍佐以舒肝之品，使风木不闭塞于地中，则地气自升腾于天上，脾气健而湿气消，自无白带之患矣。方用完带汤[10]，方中重用白术、山药以健脾束带；人参、甘草补气扶中；苍术、陈皮、车前子燥湿利水；柴胡、黑荆芥穗、白芍升阳解郁。此方脾、胃、肝三经同治，“寓补于散之中，寄消于升之内”，动静相应，扶正祛邪，是治脾虚带下的代表方。

又如论治黄带，傅氏云：“夫黄带乃任脉之湿热也……法宜补任脉之虚，而清肾火之炎，则庶几矣。方用易黄汤[11]，方中重用山药、芡实专补任脉之虚，又能利水，加白果引入任脉之中，更为便捷，所以奏功之速也。黄柏清肾中之火也，肾与任脉相通以相济，解肾中之火，即解任脉之热矣。车前子渗利于下，以使邪有出路也。此方于补中清之，涩中利之，标本兼顾，使水火归于正化，是治湿热带下的代表方。傅氏还指出“此不特治黄带方也，凡有带病者，均可治之，而治带之黄者，功更奇也”。鉴诸临床，带下病多湿热兼化为证，这与现代医学所言阴道炎、宫颈炎、盆腔炎等多由炎症所致的认识是一致的，故用易黄汤加减，调治各种带下症，自能泛应曲当，而获得佳效也。

2. 月经病

（1）《女科》列“血崩”门：于“调经”之先，以崩漏为月经病之急重者，故先论之。

傅氏强调房劳伤肾，肾虚又导致肝不藏血，脾不统血，以至冲任不固而经血暴下淋漓；崩漏日久，则成气血两虚之证。因而，傅氏治崩，以滋肾养血，健脾益气为法，制方用药，多从八珍汤合六味地黄汤化裁而来。

肾虚为崩漏之本，故傅氏治崩必用地黄；肾主封藏，常于方中加入黑姜、桑叶、山茱萸、五味子等以为收涩之用；气血大伤，重用人参、白术、黄芪、当归、白芍之属以培补之。如“血崩昏暗”之用固本止崩汤，“年老血崩”之用加减当归补血汤，“少妇血崩”之用固气汤，“交感血出”之用引精止血汤等，皆属此种用药法则。

“郁结血崩”之用平肝开郁止血汤，“血海太热血崩”之用清海丸，或用白芍、当归以调肝，或用熟地黄、山茱萸以滋肾，而两方均用白术以健脾，仍不失傅氏治崩特色。

“闪跌血崩”之用逐瘀止血汤[12]从瘀论治，傅氏云：“此方之妙，妙于活血之中，佐以下滞之品，故逐瘀如扫，而止血如神。”祛瘀生新，虽曰急则治标，而于方中重用生地至一两者，是护阴之旨仍在也。

（2）《女科》“调经”门：论治月经先期、后期、先后无定期，以及痛经、闭经等症。

《女科》调经的重点在肝，而与肾、脾又常相关联。傅氏认为“经水出诸肾，而肝为肾之子”“气足自能生血而摄血”。因而，把治疗肝肾、肝脾、脾肾或肝肾脾同治作为调经的要领。

傅氏调经，以养血柔肝，益肾健脾为法，补肝肾则精血互生，健脾胃则统血有权。处方用药，于补益剂中使用风药，是其特色。

如“经水后期”之用温经摄血汤[13]，在大补肝肾脾的基础上，加肉桂以祛其寒，柴胡以解其郁。傅氏云：“是补中有散，而散不耗气；补中有泄，而泄不损阴。所以补之有益，而温之收功也。此调经之妙药，而摄血之仙丹也。凡经来后期者俱可用。倘元气不足，加人参一、二钱亦可。”

“经水先后无定期”之用定经汤[14]，方中白芍、当归柔肝；柴胡、荆芥穗解郁；菟丝子、熟地黄滋肾；山药、茯苓健脾。傅氏云：“此方舒肝肾之气，非通经之药也，补肝肾之精，非利水之品也。肝肾之气舒而精通，肝肾之精旺而水利，不治之治，正妙于治也。”

“年老经水复行”之用安老汤[15]，方中熟地黄、山茱萸、当归、阿胶补益肝肾，滋养阴血，重在先天；人参、黄芪、白术、甘草补益脾胃，益气生津，重在后天；香附通行三焦，理气解郁；木耳炭补益，止血；黑荆芥穗引血归经。傅氏云：“此方补益肝脾之气，气足自能出血而摄血。尤妙大补肾水，水足而肝气自舒，肝舒而脾自得养，肝藏之而脾统之，又安有泄漏者？又何虑其血崩哉！”

“行经后少腹疼痛”之用调肝汤[16]，方中山茱萸、巴戟天补肾；当归、白芍、阿胶补肝；山药、甘草健脾。傅氏云：“肾水一虚，则水不能生木，而肝木必克脾土，木土相争，则气必逆，故尔作疼。”本方补肾以使水能生木，健脾以息木土之争，是以逆气顺而郁疼止也。傅氏还指出“经后之症，以此方调理最佳，不特治经后腹疼之症也”。

（3）《女科》“种子”门：论治不孕诸症。不孕症与月经病常相关联，故历代医家都十分重视“调经种子”，傅氏列“种子”于“调经”之后，亦是此意。

《女科》“种子”之大旨是以补肾为主，或兼调肝理脾，奇经中强调带脉的作用。

如论治“身瘦不孕”，认为是“阴虚火旺，不能受孕”，方用养精种玉汤[17]，以熟地黄、山茱萸大补肾水；以当归、白芍养血平肝。精血旺则火自消，精满血足则受孕自易。傅氏还强调说："服此者果能节欲三月，心静神清，自无不孕之理。否则，不过身体壮健而已矣，勿咎方之不灵也。"

又如论治"胸满少食不孕"，认为是"脾胃虚寒"之故，方用温土毓麟汤[18]，方中巴戟天、覆盆子大补命门与心包络之火；白术、人参、怀山药、神曲温补脾胃。子病治母，以火暖土，病本在肾，脾胃为标。傅氏云："夫脾胃之虚寒，原因心肾之虚寒耳。盖胃土非心火不能生，脾土非肾火不能化""命门心包之火旺，则脾与胃无寒冷之虞。子母相顾，一家和合，自然饮食多而善化，气血旺而能任，带脉有力，不虑落胎，安有不玉麟之育哉"。

3. 胎产病 傅氏治胎产病，以大补气血为宗旨，而更强调气的主导作用；脏腑辨证，侧重于肝肾脾，而更强调脾胃的重要性。

（1）"妊娠"门：以补气、养血、安胎为主。

如"妊娠恶阻"之用顺肝益气汤[19]，于平肝补血之中，加以健脾开胃之品，强调"肝血太燥"的因素，较之单从脾胃论治者更胜一筹。傅氏认为，肾水养胎，不能应肝木之资，是以肝气迫索，火动而逆，呕吐恶心之症遂生；又认为，吐逆伤气，脾胃衰微，不胜频呕，犹恐气虚则血不易生，而胎元无以养也。方中当归、熟地黄、白芍、麦冬补血滋肾平肝；人参、紫苏子、白术、茯苓、陈皮、砂仁、神曲补气健脾开胃。傅氏云："此方平肝则肝逆除，补肾则肝燥息，补气则血易生。凡胎病而少带恶阻者，俱以此方投之，无不安。"

"妊娠浮肿"之用加减补中益气汤，"妊娠小便下血病名胎漏"之用助气补漏汤，"妊娠子鸣"之用扶气止啼汤等，均从肺脾气虚论治。用人参补气，或加黄芪、白术以助之；类加当归、生地黄以养血滋阴；复于方中或利湿、或清热加一二味以祛邪。扶正祛邪，病去胎安。

"妊娠少腹疼"之用安奠二天汤[20]，从脾肾论治。傅氏云："夫胞胎虽系于带脉，而带脉实关于脾肾。脾肾亏损则带脉无力，胞胎即无以胜任矣。"方用人参、白术、熟地黄大补脾肾，脾肾不虚则带脉有力，是以胎动、腹疼、下堕之状可挽回于顷刻也。

（2）"小产"门：大法以扶正为主，量加散邪之品，标本兼顾，以调治小产诸症。

如"行房小产"之用固气填精汤，"跌闪小产"之用理气散瘀汤，"畏寒腹疼小产"之用黄芪补气汤等，用黄芪、人参、当归、熟地黄大补气血以固本；量加止血、活血、利水、清热之品以治标。

（3）"难产"门：在人参、黄芪、当归、川芎大补气血的前提下，量加活血、升降之品，以为催生之法。

如论治"脚手先下难产"，傅氏谓："气血两虚之故……当是之时，急用针刺儿之手足，则儿必痛而缩入。急用转天汤[21]以救顺之。"方用人参以补气；当归、川芎以补血；升麻、川牛膝并用，以为升降之法；而又用附子者，欲其无经不达，使气血迅速以催生也。

又如"子死腹中难产"之用疗儿散[22]，方用人参、当归大补气血；复以川牛膝、乳香、鬼臼以利之。傅氏曰："此方救儿死之母，仍大补气血，所以救其本也，谁知救本即所以催生哉！"

（4）"正产"门：以大补气血为宗旨，救治产妇暴虚之症。

"正产气虚血晕"之用补气解晕汤[23]，傅氏曰："此乃解晕之圣药。用参、芪以补气，使气壮而生血也；用当归以补血，使血旺而养气也。气血两旺，而心自定矣。用荆芥炭引血归经，用姜炭以行瘀引阳，瘀血去而正血归，不必解晕而晕自解矣。"

4. 产后病 《女科》"产后"门与《产后编》对勘，即可了解傅山先生论治产后病的特点。傅氏于"产后总论"中说："凡病起于血气之衰，脾胃之虚，而产后尤甚。是以丹溪先生论产后，必大补气血为先，虽有他症，以末治之，斯言尽治产之大旨，若能扩充立方，则治产可无过矣……一应耗气破血之剂，汗吐宣下之法，止可施诸壮实，岂宜用于胎产？大抵新产后，先问恶露如何？块痛未除，不可遽加参、术；腹中痛止，补中益气无疑。至若亡阳脱汗、气虚喘促，频服加参生化汤，是从权也。又如亡阴火热、血崩厥晕，速煎生化原方，是救急也……故治产当遵丹溪而固本，服法宜效太仆以频加。”产后虚寒多瘀，故傅氏用温补化瘀之法以治之。

（1）产后多虚：傅氏主张以大补气血为主。如治产后气喘的救脱活母汤、治产后恶露身颤的十全大补汤、治产后血崩的救败求生汤、治产后手伤胞胎淋漓不止的完胞饮、治产后肝痿的收膜汤、治产后气血两虚乳汁不下的通乳丹、治产后厥症的滋荣益气复神汤等，均是大补气血的方剂。

（2）产后多瘀：傅氏推崇生化汤的应用，谓“生化汤系血块圣药”。生化汤原方：当归八钱、川芎三钱、桃仁十四粒（去皮尖，研）、黑姜五分、炙甘草五分，用黄酒、童便各半，煎服。生化汤以当归为君，养血和血；川芎为臣，行血祛瘀；少加桃仁以助活血之力；佐以黑姜温血，并助当归、川芎、桃仁以祛瘀；使以炙甘草和中缓急。诸药配伍，行中有补，化中有生，故名生化汤。更妙在用黄酒、童便为引，黄酒能温通血脉，童便则降火最速，专制阴虚火动之浮阳。傅氏惯用生化汤加减，以治产后血瘀诸症，特别是对产后腹痛者，效果更佳。如产后血块用生化汤原方、治产后血晕用加味生化汤、治产后发厥块痛未止用加参生化汤、治产后块痛未止妄言妄见用安神生化汤、治产后忿怒用木香生化汤、治产后类痉有汗用加减生化汤等，均为生化之法，傅氏以生化汤化裁治疗产后病，可谓运用裕如，曲尽其妙，达到炉火纯青的地步。

结　语

傅氏《女科》，论治经、带、胎、产诸症，颇多发明。气血辨证，又以气为主导，建立了以“大补气血”为核心的补虚扶正思想体系。脏腑辨证，侧重于肝肾脾，善用五行生克制化之理。方多自制，君臣佐使法度严明；用药出奇，配伍剂量轻重悬殊。

《女科》为文，详于症因分析，而略于舌脉之诊，这是需要我们注意的。至于“鬼胎”之说，似不可取，是其历史局限性之所在，然与其贡献相比，则属次要问题，大醇小疵，瑕不掩瑜。

[注]

[1]《傅山全书·新编傅山年谱》

[2]《傅青主女科·妊娠少腹疼》

[3]加减四物汤：大熟地黄、白芍、当归、川芎、白术、黑荆芥穗、山茱萸、续断、甘草

[4]清经散：牡丹皮、地骨皮、白芍、熟地黄、青蒿、茯苓、黄柏

[5]两地汤：生地黄、玄参、白芍、麦冬、地骨皮、阿胶

[6]温胞饮：白术、巴戟天、人参、杜仲、菟丝子、山药、芡实、肉桂、附子、补骨脂

[7]润燥安胎汤：熟地黄、生地黄、山茱萸、麦冬、五味子、阿胶、蛤粉、黄芩、益母草

[8]健固汤：人参、茯苓、白术、巴戟天、薏苡仁

[9]助仙丹：茯苓、陈皮、白术、白芍、山药、菟丝子、杜仲、甘草

[10]完带汤：白术、山药、人参、白芍、车前子、苍术、甘草、陈皮、黑荆芥穗、柴胡

[11]易黄汤：山药、芡实、黄柏、车前子、白果

[12]逐瘀止血汤：生地黄、大黄、赤芍、牡丹皮、当归尾、枳壳、龟板、桃仁

[13]温经摄血汤：大熟地黄、白芍、川芎、白术、柴胡、五味子、续断、肉桂

[14] 定经汤：菟丝子、白芍、当归、大熟地黄、山药、茯苓、荆芥穗、柴胡

[15] 安老汤：人参、黄芪、熟地黄、白术、当归、山茱萸、阿胶、蛤粉、黑荆芥穗、甘草、香附、木耳炭

[16] 调肝汤：山药、阿胶、白芍、当归、山茱萸、巴戟天、甘草

[17] 养精种玉汤：熟地黄、当归、白芍、山茱萸

[18] 温土毓麟汤：巴戟天、覆盆子、白术、人参、怀山药、神曲

[19] 顺肝益气汤：人参、当归、紫苏子、白术、茯苓、熟地黄、白芍、麦冬、陈皮、砂仁、神曲

[20] 安奠二天汤：人参、熟地黄、白术、山药、山茱萸、炙甘草、杜仲、枸杞子、扁豆

[21] 转天汤：人参、当归、川芎、川牛膝、升麻、附子

[22] 疗儿散：人参、当归、川牛膝、乳香、鬼臼

[23] 补气解晕汤：人参、生黄芪、当归、黑荆芥穗、姜炭

思维导图

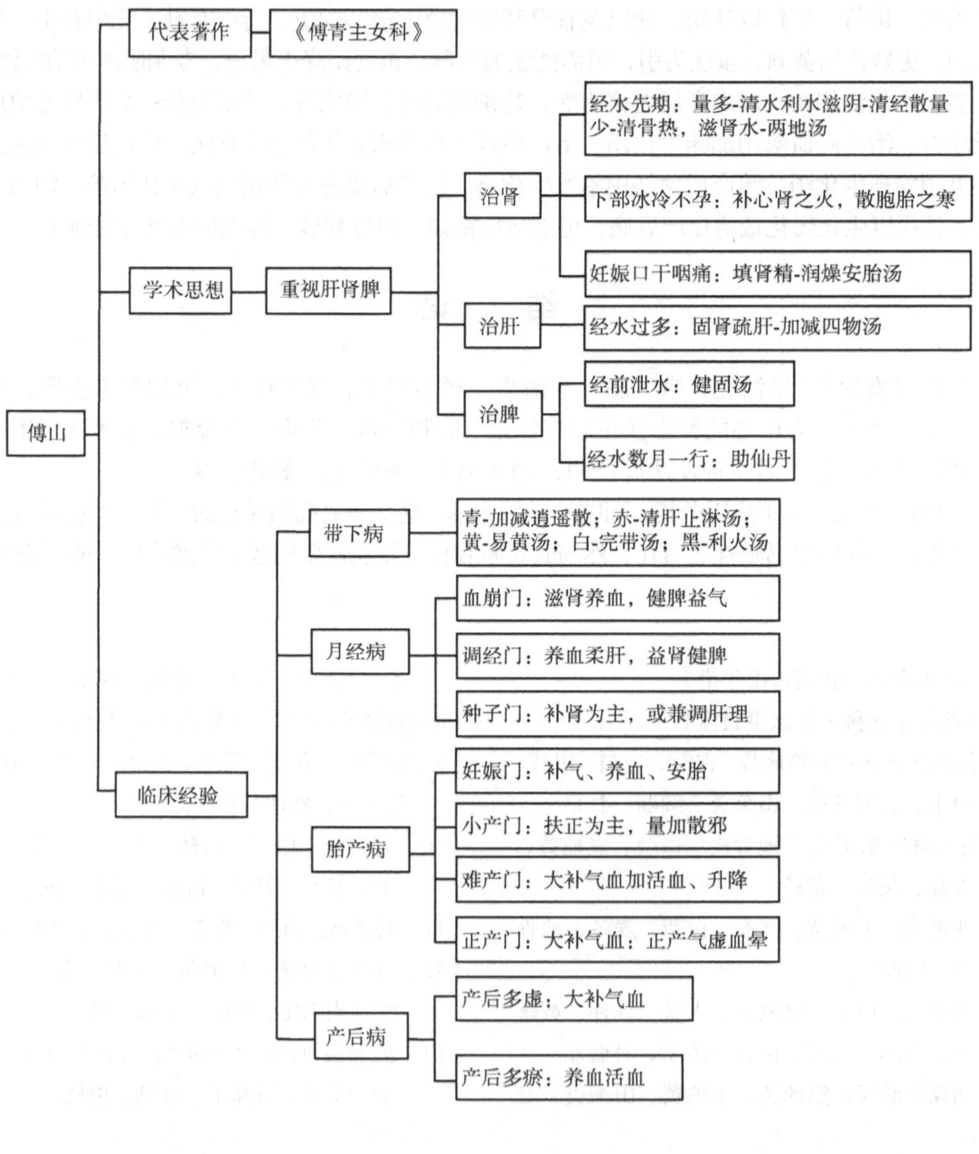

思考题

1. 傅山论治妇科病的学术特色是什么？
2. 傅山将带下病分为几种类型？常用主治方剂分别是什么？
3. 简述傅山在《傅青主女科》中对肝脾肾的认识。
4. 谈谈你对《傅青主女科》白带论治的评价。
5. 试述傅山调经的治法特色。
6. 试述《傅青主女科》“妊娠”门的治疗宗旨。
7. 试述傅山治疗产后病的特点？

第二十二节　张　璐

张璐（1617—1700 年），字路玉，晚号石顽老人，明末清初江南长洲（今江苏省吴县）人。张氏少而颖悟，早年习儒，文思敏捷，攻举子业，步入仕途。然时值明末，朝纲混乱，国势倾危，遂弃绝科举，专心于性命之学，潜心研究医术，后返故里行医。其治学重视对伤寒与杂病的研究，伤寒学宗方有执、喻昌，崇尚三纲鼎立之说，以“阴阳传中”为纲，以六经经腑及表里寒热辨治伤寒，正如《张氏医通·伤寒》云：“夫治伤寒之法，全在得其纲领，邪在三阳，则当辨其经腑，病入三阴，则当分其传中，盖经属表，宜从外解，府属里，必须攻下而除。传属热……中属寒。”辨治杂病，崇尚温补，虽出入于李东垣、朱震亨、薛己、张介宾、王肯堂、李中梓之间，但又不为诸家之说所拘束，善于在散漫纷繁之中寻出条理。临证投药，必参酌古今，断以己意，反复推论，积累了丰富的临床经验，因而声名卓著，被誉为“国手”，与喻昌、吴谦并称为清初三大家。

张氏著有《张氏医通》，是反映其学术思想的代表著作。该书为综合性医书，全书 16 卷，内容广泛，包括内、外、妇、儿、五官等各科疾病，共采集历代 60 余家著述，参考书籍百余种，理论联系实际，具有由博返约、执简驭繁等特点，多为后世医家所宗。

此外，张氏尚著有《伤寒缵论》《伤寒绪论》《本经逢源》《诊宗三昧》《千金方衍义》《伤寒舌鉴》《伤寒辨证析义》等书。

一、温　补　观

张氏学有所源，其论治脾胃源于东垣而不亚之，论治肾命源于薛己、张介宾而不逊之，颇注重脾胃和肾命在生理病理上的联系，治病方药偏重温补，反对苦寒攻伐阳气，把温补之学从理论到实践推向一个新阶段。《张氏医通》载验案 75 个，而采用甘温调补之法者达 40 余案，由此可见善用温补之一斑。

1. 立脾胃气血相依之说　张氏认为治病之本应重脾胃，因而立法以脾胃气血相依为其指导思想，强调脾胃气血相济，升降互用，达到脾胃纳化正常。

如对脾胃病证，本阴阳气血兼顾之，主张补气药与补血药合用，补气生血，养血益气，故常在补脾气方中多加补血之品，养血之剂中常配伍补气之药。其对脾胃亏损之治指出“脾胃亏损，亦多患之，乃虚象也，无风可追，无痰可消，当大补脾土为急。若阳气脱陷者，补中益气加姜桂，阳气虚败者，十全大补汤加姜附，亦有得生者”[1]。因此张氏治脾胃强调气血相济的思想是符合临床实际的。

2. 重肾命水火互根之理　张氏注重肾命，对肾命的生理病理及治则进行了探讨发挥，使肾命学说更加充实而更有效地指导实践。

对肾阳命火亏损之证，张氏指出“脉细而软，或虚浮，力怯短气，小便清利”，是因“肾亦伤其生发之气，水道自难流利”[2]。若元阳亏损，无根之火游行无制，客于咽喉者，“设非辛温蒸其至极之阳，则沉冱有加无已，乃补阴药中稍加阳药，使阴阳适均，无偏激之虞，斯其所以为至治也”[2]。又言：“伤其真阳，无阳则阴无以生，故肾脂枯不长；无阴则阳无以化，故寒甚至骨也”[3]。可见肾阳命火之虚损多导致寒甚之证，其治以温阳补虚为主。

若命门水不足，认为唯喜用纯甘壮水之剂治之。其常用左归丸治命门水亏，如不能滋溉营卫，渐至衰羸，至精髓内竭、津液枯涸等证，速宜壮水之治。如治薛廉夫子因真阴灼烁，虚阳用事，乃致气息不相续接，精滑不能自收，腰膀疼软，足膝痿弱，糜粥到口即厌，唯喜膏粱方物，其脉数大无力，此为肾中真气大亏，阴阳离决之兆，故峻予八味肾气丸，温补肾命之火，保元独参，调补经年，更予六味地黄丸久服而瘥。

3. 强调脾肾互养 张氏继承景岳的水谷之海赖先天之本，而精血之海又赖后天之资的思想，其言“若命门火衰，不能温土致病，故必兼温少阴，所谓治病必求其本也”[2]。

如张氏常用肾气丸补水中真阳已亏，肾间动气已损，其用山药、茯苓，补肾不忘补脾。所以在论治肾虚之证，多补肾与健脾之法共施，以获后天济先天之功。他说：“肾气虚乏之人，外风直入无禁，而挟肾中浊阴之气厥逆上攻，其头苦重眩，至极难耐，兼以胃气亦虚，不知食味，故处方全不用风药，但用附子暖其水脏，白术、甘草暖其土脏，水土一暖，则浊阴之气尽趋于下，而苦重眩，食不知味之证除矣”[4]。对于肾阳虚不能温脾阳者则更明确指出“至于肾脏阳虚不能腐熟水谷，又当归重命门，火为土母故也”[3]。更有“甘温调补，以扶生发之气；审系阴亏，则壮水以制阳，阳虚则培土以厚载”[2]之论。

二、血证论治

1. 血的生理 张氏根据《内经》的理论认为，“血之与气，异名同类，虽有阴阳清浊之分，总由水谷精微所化”[5]，“气主煦之，血主濡之”，气具阳和之性，而为阴血的导引；血系阴凝之质，又为气所依归。两者的关系是阴中有阳，阳中有阴，彼此相互依存，不能截然两分。血在正常情况下，因其清浊不同而起到不同作用，源虽为一，析则为三。一为至清至纯者，得君主之令以和调五脏，藏而不失，为养脏之血；二为清中之浊者，秉输运之权，以洒陈六府，实而不满，为灌注之血；三为清中之清者，会营周之度，流行百脉，满而不泄，为经营之血。血在人体内运行不息，各有专司，各守其乡，如此则阴平阳秘，不会有上溢下脱之患。

2. 出血的病因 张氏认为出血的病因主要是由于其人禀赋有偏胜，劳役有偏伤，则血从偏衰偏伤处渗漏，从而形成诸种出血证。或由于脏气之逆，或由于府气之乖，气逆血逆，亦能致病。而约其大端，无非是阴阳盛衰。“夫人之禀赋既偏，则水谷多从偏胜之气化，而胜者愈胜，弱者愈弱。阳胜则阴衰，阴衰则火旺，火旺则血随之上溢；阴胜则阳微，阳微则火衰，火衰则血失之统而下脱”[5]。

3. 出血证的鉴别

（1）鉴别要点：张氏根据脏腑特点、出血部位与出血颜色综合分析，分辨其病变脏腑及虚实寒热，提出对血证的诊断不能笼统地从血之上溢或下脱来辨火盛阳衰，还须根据出血颜色之浓淡来诊断，他说：“其上溢之血，非一于火盛也；下脱之血，非一于阳衰也。但以色之鲜紫浓厚，则为火盛；血之晦淡无光，即为阳衰”[5]。

（2）各脏腑功能失常所致出血的特点：各脏腑功能失常所致的出血，应根据各脏腑功能和出血的不同特点加以辨识。他说："从上溢者，势必假道肺胃；从下脱者，势必由于二肠及从膀胱下达耳。盖出于肺者，或缘龙雷亢迷，或缘咳逆上奔，血必从之上溢，多带痰沫及粉红色者。其出于心包，亦必上溢，色必正赤如朱漆光泽。若吐出便凝，摸之不粘指者，为守脏之血，见之必死。出于脾者，或从胃脘上溢，或从小肠下脱，亦必鲜紫浓厚，但不若心包血之光泽也。出于肝者，或从上呕，或从下脱，血必青紫稠浓，或带血缕，或有结块。出于肾者，或从咳逆，或从咯吐，或稀痰中杂出如珠，血虽无几，色虽不鲜，其患最剧。间有从精窍而出者，若气化受伤，则从膀胱溺孔而出，总皆关乎脏气也。其出于胃者，多兼水液痰涎，吐则成盘成盏，汪洋满地，以其多气多血，虽药力易到，不若脏血之笃，然为五脏之本，亦不可忽"[5]，说明各脏腑功能失常所致出血各有不同特征。

张氏此论甚为精辟，在辨识血证中至关重要。第一，他提出了诸见血证应以辨证为主，不能笼统地以血从上溢为火盛，血从下脱为阳衰而论；第二，血的色泽关系到辨别证候虚实；第三，脏腑功能失常所引起的出血，各有不同的临床特征。

4. 出血证的治疗　至于治疗，既有全面安排，亦强调临证化裁。根据《内经》之旨，"血气者，喜温而恶寒，寒则泣而不流，温则消而去之"。反对"不鉴其偏之弊，而制为不寒不热之方"，以及"一见血证，每以寒凉济阴为务"[5]的笼统治法。张氏认为前者不能达到补偏救弊的目的，后者虽可取效一时，但终致虚阳愈衰而生变证。因此，他强调"以寒治热，以热治寒"[1]是最为紧要的治则；同时还认为"证有虚中挟实，治有补中寓泻，从少从多之治法，贵于临病处裁"[5]。但他对血证的治疗并不为此所拘泥，而撷采众长，不拘一格，辨证用方，灵活化裁。略举如下两种血证证治，即可从中窥见一斑。

（1）衄血：张氏认为，就鼻衄而言，虽多为火乘肺金，但亦有阴盛迫其虚阳而脱者，所以"治有从阴从阳，顺治逆治之辨别；证有久衄暴衄，宜补宜泻之悬殊"[5]。实热衄血，脉实大，便秘者，犀角地黄汤加木香、大黄。若六脉弦细而涩，按之空虚，色白不泽者，此大寒证，理中汤加黄芪。衄血过多，服犀角地黄汤不止，此内虚寒而外假热也，宜千金当归汤[6]标本兼治。若因七情喜怒，劳役过度而致者，宜茅花煎汤调止衄散[7]，或四物汤加犀角、牡丹皮、沉香。若内伤劳役之人，喘咳面赤、发热头痛而衄，以当归补血汤加薄荷、荆芥，不应，宜补中益气汤倍黄芪，慎不可用辛热之药。若至夜发衄，此因多汗，卫气大虚，不能固其营血也，宜当归补血汤，不效，加木香。若因瘀积停留，衄血不尽者，宜犀角地黄汤；久衄不止，热在下焦血分，以六味丸加五味子作汤。张氏治衄血，还常佐以气药，如木香、香附之属，使血得气引而归循于经。

（2）吐血：张氏认为吐血出于胃者，皆因劳力内伤中气而得，亦有醉饱接内而致者，论其治法不可骤止，止则使败血留积为瘀血，亦不宜峻攻，攻则复伤其血，只宜清理胃气以安其血。如犀角地黄汤，随证加桃仁、茜根、橘红、木香、大黄、童便之属。久吐不止，内虚寒而外假热，予千金当归汤，不应，用十灰散遏之。若血色瘀暗如污泥，为阳不制阴，宜花蕊石散温以散之。若见晦淡者为血寒，须加炮黑姜，或大剂理中汤温之。若吐血势不可遏，胸中觉气塞滞，血色紫黑者，宜桃仁承气汤加茜草根。

5. 出血证的善后处理　张氏依"心主血、脾裹血、肝藏血"之理，主张"凡治血证前后调理，须按心脾肝三经用药"[5]。而三经之中重点在于脾经，故其喜用保元、四君、归脾，尤以归脾为全。张氏云："归脾汤一方，三经之药也。远志、枣仁补肝以生心火；茯神补心以生脾土；参、芪、甘草补脾以固肺气；木香者，香先入脾，总欲使血归于脾，故曰归脾。凡有郁怒伤肝，思虑伤脾者尤宜。火旺者加山栀、丹皮，火衰者加肉桂、丹皮，又有八味丸培先天之根，治无余法矣"[1]。这样简明扼要地提出了调理血证的基本大法，足资后人借鉴。

三、痢疾论治

张氏认为痢疾乃肠澼之属，其病机“皆缘传化失职，津液受伤，而致奔迫无度”[8]。广泛引用《内经》《伤寒论》，以及历代医家之说，在总结前人经验的基础上提出个人见解，虽然不是全面文章，却反映其独到成就，颇值得重视。

1. 辨痢下赤白 痢疾古名肠澼，《内经》原有下血、下白沫、下脓血之说。后世医家皆谓白沫属虚寒，脓血属湿热。张氏则谓痢下白沫不能纯以为寒，下血不能纯以为热，总当以辨证为主。痢疾下血则应从其血色的鲜暗加以辨识，若“色鲜紫浓厚者，信乎属热；若瘀晦稀淡，或如玛瑙色者，为阳虚不能制阴而下，非温理其气则血不清。理气如炉冶分金，最为捷法，设不如此，概行疏利之法，使五液尽随寒降而下，安望其有宁止之日哉”[8]；并谓常见阳虚不能制阴而下痢者，用黄连、大黄之类而致变证丛生。

2. 辨痢疾身热 张氏认为《内经》“肠澼便血，身热则死，寒则生”一语中的“身热则死”，与仲景论痢“以身热手足温为阳回可治，厥逆不返为阳绝主死”，两者并无相悖之处，前者系指阴虚下痢之证，与兼并客邪之痢不同；后者系指伤寒阴证，不可与夏秋肠澼并列而论。

此外，凡挟邪之痢与时行疫痢皆有身热，治当先撤表邪，表邪撤则自然身凉痢止。因此，不能将痢证身热一概作死证看待。张氏所论，实际是把初起的外感痢疾、外感热病后的下痢变证、内伤杂病的痢疾三种身热及其预后进行了鉴别。张氏辨痢，正是针对历代痢疾辨治含糊不清之处进行了辨析，颇有实际意义。

3. 痢疾的治疗 张氏认为，除脉来滑大数实，或挟热后重烦渴者，当予黄芩、黄连、芍药、泽泻、白头翁、秦皮之类苦寒以疏利外，不应当恣行攻伐，因“概行疏利之法，使五液尽随寒降而下，安望其有宁止之日”[8]。尤其对阳虚不能制阴之痢，他认为非以温理其气不可为治，每用甘草、干姜专理脾胃，肉桂、茯苓专伐肾邪。下痢初起腹痛后重者，常用木香、槟榔、厚朴以泄之；若饮食少进者，则兼用枳实、焦白术以运化；阴寒之气上逆，干呕不食者，则兼用丁香、吴茱萸以温中；呕吐涎水者，常以橘皮、半夏、生姜以豁痰；脓血稠黏者，则兼用茜根、乌梅以理血；小便不通者，则用升麻、柴胡以升举中气；身热不除者，加桂枝、白芍、生姜、大枣调和营卫；如阴气已虚，至夜发热，而腹痛增剧者，可兼用熟地黄、黄芪、阿胶、当归、芍药以滋阴，使阳生而阴长。如下痢数日不已，而腹痛后重转甚者，必须用党参、白术、升麻、柴胡等以补中升阳；如久痢后重，是由于中气下陷，兼挟气滞所致，当用三奇散[9]，取黄芪、防风相伍，开阖气机，佐枳壳下降，以破滞气，待症状改善，再以补中益气治疗。忌用厚朴、枳实、橘皮、砂仁等耗气之品。凡痢疾所见之腹痛、里急后重，“非温理其气则痛不止，因气陷而浊气下坠，非升举其气则后重不除”[8]。

此外，张氏对噤口痢、休息痢的辨治亦具有丰富经验。如噤口痢，初起多见湿瘀胃口，宜苦燥治之；如因邪留胃中，胃气伏而不宣，脾气因而涩滞者，可用木香、黄连、枳实、厚朴、橘红、茯苓之属；若热毒冲心，头痛心烦，呕而不食，手足温者，可用甘草泻心汤去大枣易生姜；若阳气不足，宿食未消，噫而不食，可用枳实理中汤加砂仁、陈皮、木香、豆蔻或山楂、麦芽之类；若肝气乘脾者，可用戊己丸[10]加木香、肉桂；若有火炎上者，可用黄连解毒汤去黄柏加枳壳、木香；若胃虚挟热而呕逆者，用连理汤[11]；如久痢噤口，因胃气虚败而预后不佳，治疗则非黄连所宜，应予大剂独参汤、理中汤调治。休息痢多因固涩过早，积热未尽，加之调摄失宜，不能节食戒欲所致，宜用补中益气汤加肉果、木香，吞服驻车丸[12]，如属阴虚多火之体，仅用驻车丸加人参、肉桂、乌梅之类即可。

以上可见，张氏论痢，辨证以明痢下赤白、身热为要，论治不泥苦寒疏利，擅用温理气机之法。

四、产后三冲、三急、三审

张氏论治妇科疾病，独具心得，《张氏医通·妇人门》详细论述了产后诸证、诸禁，尤以产后三冲、三急、三审极为精要，颇适合于临床应用。

1. 三冲　张氏认为产后败血上冲有三：

（1）败血冲心：其症或歌舞谈笑，或怒骂坐卧，甚者越墙上屋、口咬拳打、山腔野调、号佛名神等神志狂乱之症，此证预后欠佳，治疗以投花蕊石散[13]为最捷，琥珀黑龙丹[14]亦可选用。若仅闷乱而不颠狂的轻证，可用失笑散加郁金。

（2）败血冲胃：其症饱闷呕恶，腹满胀痛，治疗当以平胃散加干姜、肉桂为先，不效可送来复丹[15]。若呕逆腹胀，血化为水者，以《金匮要略》下瘀血汤主之。

（3）败血冲肺：其症面赤呕逆，治疗则以二味参苏饮，甚者加芒硝荡涤之。

2. 三急　张氏认为产后诸病，唯以呕吐、盗汗、泄泻为急，若三者并见则更为危急，因产后气血大伤，加之上吐、下泻、汗出，益亡其津液，必致虚脱，危及生命。产后呕吐可用抵圣散[16]去赤芍加炮姜、茯苓治之。产后多汗宜抵圣散加乌梅，慎不可用浮麦伤胃耗气。酸枣仁腻滑，易于作泄，亦当慎用。芍药、五味子虽酸收能敛汗，然防其阻滞恶露，故亦不可浪用。产后泄泻治宜理中汤为主。

3. 三审　张氏指出凡诊新产妇之患，应先审少腹痛与不痛，以征恶露之有无；次审大便通与不通，以征津液之盛衰；再审乳汁行与不行及饮食之多少，以征胃气之充馁。此即产后之三审。

张氏云：“产后恶露，常以弥月为期，然间有六七朝即净者，又未可一概论也。此虽产母禀质不同，而胎儿之所禀亦异，如胎息壮盛，则气血尽归其子，瘀血自少，胎息孱弱，则气血涵养有余，瘀血必多。亦有产时去多，产后必少，产时去少，产后必多，势使然也”[17]。因此，张氏将审少腹痛或不痛，作为辨别产后瘀血多少的重要症状。由于产后血脱津伤，肠失濡润，因而大便自应艰涩，但随着人体正气的恢复，一般五七日即可畅通。若兼有发热谵语，脉滑实者，当急以攻之，以救津液。若少腹硬满，则应破瘀为先。对产后乳汁行与不行，张氏认为乳汁系胃气孚化，乳汁充裕与否，与胃气充盛有密切关系。若产后乳汁不行，宜内补当归建中汤[18]调之。

结　　语

张璐治学，重视经典理论，无论外感和杂病，都能溯本求源，阐发己见。他崇尚温补，把温补之学从理论到实践推向一个新阶段。体现了张氏师古不泥古，勇于创新的精神。论治血证，从人体的盛衰与阴阳的偏胜偏衰入手，强调对出血的辨证，不能一概以上溢为火盛、下脱为阳衰而统之，须针对出血的色泽、性状加以鉴别，对血证的善后调理强调从“肝、脾、肾”三经着手，但重点在脾，善用归脾汤。辨别痢疾，对凡痢皆属热、恣用苦寒疏利的偏见，强调温理气机一法，但应指出，温理气机之法对痢属湿热者不可滥用。他所提出的产后三冲、三急、三审论述精要，颇为适合临证应用。

［注］

［1］《张氏医通·杂门》
［2］《张氏医通·诸伤门》
［3］《张氏医通·痿痹门》
［4］《张氏医通·中风门》
［5］《张氏医通·诸血门》
［6］千金当归汤：当归、干姜、芍药、阿胶、黄芩
［7］止衄散：黄芪、当归、赤芍、白芍、干地黄、阿胶
［8］《张氏医通·大小府门》
［9］三奇散：枳壳、黄芪、防风
［10］戊己丸：黄连、吴茱萸、白芍
［11］连理汤：理中汤加黄连、茯苓
［12］驻车丸：阿胶、黄连、当归、干姜
［13］花蕊石散：花蕊石、硫黄
［14］琥珀黑龙丹：五灵脂、当归、川芎、干地黄、良姜、琥珀、百草霜、硫黄、花蕊石、乳香
［15］来复丹：硝石、硫黄、太阴元精石、青皮、陈皮、五灵脂
［16］抵圣散：人参、半夏、赤芍、泽兰、橘皮、甘草
［17］《张氏医通·妇人门》
［18］内补当归建中汤：肉桂、芍药、生姜、甘草、大枣、当归、胶饴

思维导图

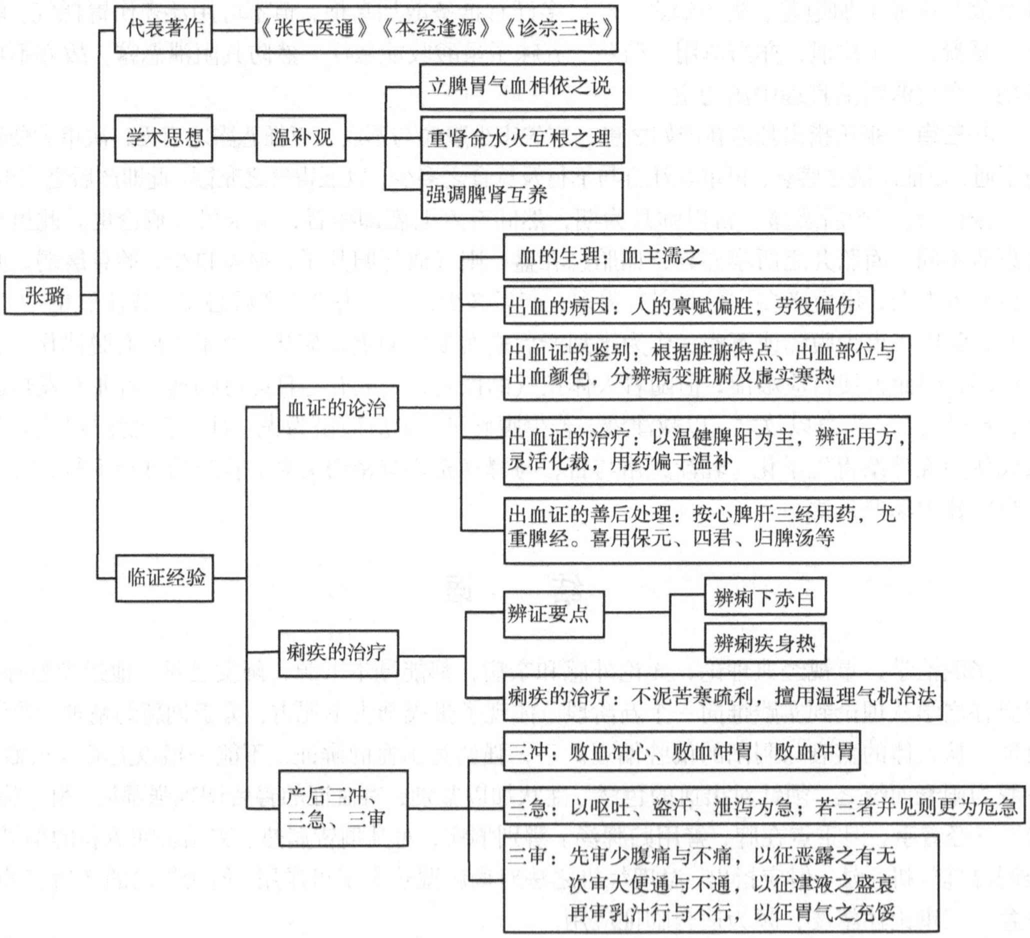

思考题

1. 张璐崇尚温补体现在哪些方面？
2. 张璐认为出血的原因有哪些？如何治疗？
3. 张璐辨治产后病由哪些独到的见解？
4. 简述张璐对痢疾的辨证治疗。
5. 张璐如何辨别痢下赤的寒热属性？
6. 张璐认为痢疾身热有哪几种原因？其预后有何不同？

第二十三节　叶　桂

叶桂（1667—1746年），字天士，号香岩，晚号上津老人。叶桂祖、父两辈皆精医，年少就跟从父亲叶阳生学医，弱冠之年便已通读了《内经》《难经》及唐宋各家中医著作，为他日后医学生涯打下了坚实的基础，到14岁时其父不幸去世，家道中落，生活难以自给，因而放弃了科举之路，一心致力于岐黄。此时便跟随父亲的门人朱某学医，朱某悉心传授，叶桂学后不仅理解迅速，而且见解超人，逐渐有闻于时。叶桂不仅善于从历代医学名著中汲取营养，而且他还虚心学习同时代人的经验，只要听说某人善治某病，必然恭敬拜师，学成则换，据传在10年间“前后凡更十七师”，因而能集众美以成名。叶桂学成后悬壶苏州50余载，医名盛极一时。

叶桂平生忙于诊务，鲜有亲笔著述。世传叶氏著作，除伪托者外，多为其门人、私淑者或后裔所辑。能代表其学术思想的著作主要有《临证指南医案》《温热论》《幼科要略》《叶案存真》《未刻本叶氏医案》等。《临证指南医案》为其门人华岫云搜集叶氏日记医案分门别类，汇编而成，成书于1764年，共10卷，分疾病为89门，每门均有证候论治总结于后，以提示治法大要，该书曾经清代名医徐大椿详细评述，精密严格，纯出善意，读者可从其中获得很多启示。《温热论》乃是叶桂泛舟游洞庭山时口述作品，由门人顾景文速记而成，初未刊刻，其后唐大烈对文字稍作条达，收载于《吴医汇讲》中，名之为“温证论治”，再后华岫云续《临证指南》时，又把它列为卷首，更名“温热论”，该书阐明了温病的发生转变机制，并首倡“卫气营血”作为温病的辨证纲领，是奠定温病学的扛鼎之作。

叶桂是我国医学发展史上的一位杰出医家，是清代著名的温病学大师，在温病学领域取得了巨大成就，他在前人的基础上，提出了温病的传变规律，创立了卫气营血辨证纲领，他医案中的不少处方，被吴瑭总结成温病治疗的代表方剂。这些内容，其他教材已有讨论，此篇不再赘述。叶桂的成就并不限于温病学范围，他也是一位擅长治疗内伤杂病的巨擘，精通内、儿、妇科，对外科也有一定的造诣，对杂病的病机与治疗，颇多发挥，本篇就此作一扼要介绍。

一、肝阳化风说

肝风，即是以眩晕、动摇振颤为核心表现的证候，对于风证病机的认识，可以追溯到《内经》病机十九条“诸风掉眩，皆属于肝”。后世历代医家各有发明，如金元时期刘河间的心火说、李东垣的气虚说、朱丹溪的痰火说、明代薛己的肝肾亏损说、缪希雍的内虚暗风说等。叶氏总结吸取诸家之论，提出了自己的独到见解，即“阳化内风”说，使肝风作为内风的内涵得以阐明。

1. 肝风乃身中阳气之变动 叶桂《临证指南医案》中有关肝风证治的内容极其丰富，除了"肝风"门，其他如"中风""眩晕""头风""痉厥""虚劳""淋浊""产后""目疾""耳疾"等诸多门中，均有许多病证涉及肝风病机，常表现为眩晕、耳鸣、头胀、心悸、不寐、肢麻、咽喉不利、口眼㖞斜、肢体痿躄、猝厥、音喑语涩等症状。阳气变动化为内风，可由多种原因及脏器的盛衰引起，但皆不离于肝。因肝为风木之脏，相火内寄，体阴用阳，其性刚，主动主升，故诸多因素导致肝阳变动，升而无制，最易表现为"动"之病理状态，《内经》云："风胜则动"，故叶氏名之为"肝风"。但此阳动之"肝风"与六气风火迥异，非发散可解，非沉寒可清。

2. 内生肝风证治要点 叶氏对内风的证治主要有以下几个方面。

（1）清肝息风法：适用于肝阳上亢，风阳上扰者，因阳盛则热，故以清肝为主，兼以息风。如"中风"门胡氏案，面热、喉舌干涸、心中填塞，有中风之虑，用羚羊角、连翘、牡丹皮、黑山栀、青菊叶、玄参、天花粉、天麻。《临证指南医案》"中风"门卢氏案，嗔怒之后，指节麻木，认为是中风先兆，首诊用羚羊角、连翘心、桑叶、牡丹皮、玄参、鲜生地黄治疗。若君火挟厥阴相火，炎亢于上，如《临证指南医案》"肝风"门吴氏案，眩晕、耳鸣、肢节麻木，而兼有口舌糜碎、皮肤瘙痒，脉弦小数，则用犀角（水牛角代）、羚羊角、玄参、天冬、生地黄、竹叶心、连翘、丹参先清心肝营血之热，而后考虑养血息风。

（2）养血息风法：适用于心血或肝血不足，虚风内动者。如《临证指南医案》"中风"门钱氏案，左侧偏瘫、脉左缓大，因血虚不营筋骨，内风袭络，用制首乌、枸杞子、当归身、茺蔚子、淮牛膝、石斛、天麻、菊花、黑豆皮。《临证指南医案》"肝风"门某妪案，眩晕、心悸、少寐、脉右虚左数，心血内耗，肝风震动，宗仲景复脉法，用生地黄、阿胶、麦冬、白芍、小麦、茯神、炙甘草。

（3）滋水涵木法：适用于肾精亏损，水不涵木，肝肾阴虚，虚风内动之证。如《临证指南医案》"中风"门金氏案，患者有失血阴伤病史，又遭忧悲悒郁，出现口㖞、舌喑无声、足痿不耐行走、肢麻，认为是肝肾阴虚，失于上承，阳化内风，乘袭于左，用熟地黄、山茱萸、枸杞子、五味子、石斛、肉苁蓉、牛膝、远志、茯神、菊花。《临证指南医案》"肝风"门丁氏案，脏阴少藏，而萦思扰动五志之阳，阳化内风，变幻不已，治之以熟地黄、山茱萸、五味子、茯神、鳖甲胶、龟板胶、青盐、磁石。

（4）培土息风法：叶氏认为，肝木尚有赖"中宫敦阜之土气以培之，则刚劲之质，得为柔和之体"[1]。本法适用于阳明脉虚，肝失土培，而致厥阴风动。如《临证指南医案》"中风"门唐氏案，患者右侧麻木一年，入春又出现口眼㖞斜，气虚而虚风内动，用人参、黄芪、白术、炙甘草、陈皮、当归、煨姜、大枣、天麻。若痰多者则需祛痰，如《临证指南医案》"肝风"门孙氏案，患者头痛、眩晕、肢麻、汗出寒热、呕痰、咳逆，属胃虚痰滞，土失敦阜，肝风内震，用二陈汤加天麻、钩藤，祛痰培土，平息肝风。

二、清养胃阴说

自金元医家李东垣《脾胃论》刊行之后，他所创立的益气升阳之法，为历代医家所习用。叶氏也深受李东垣学说的影响，对《脾胃论》推崇备至，曾说"脾胃之论，莫详于东垣"，在临床应用李东垣脾胃学说的过程中，他逐渐发现"东垣之法，不过详于治脾，而略于治胃"。于是，他结合临床实际，创造性地提出了胃阴学说，弥补了李东垣脾胃学说的不足。

叶氏认为“脾胃当分析而论，盖胃属戊土，脾属己土，戊阳己阴，阴阳之性有别也。脏宜藏，腑宜通，脏腑之体用各殊也”[2]。脾胃之脏腑阴阳属性，以及宜藏、宜通的体用特点决定了脾胃生理功能的差异，即“纳食主胃，运化主脾。脾宜升则健，胃宜降则和”[2]。因此，脾胃升降失调就成了脾胃病变的关键环节。所谓“脾胃之病，虚实寒热，宜燥宜润，固当详辨。其于升降二字，尤为紧要。盖脾气下陷固病，即使不陷，而但不健运，已病矣。胃气上逆固病，即不上逆，但不通降，亦病矣”[2]。

脾胃病机特点的差异决定了其在治疗上决不能混同一治。叶氏援引前贤脾胃异治的先例指出“仲景急下存阴，其治在胃；东垣大升阳气，其治在脾”；并根据“太阴湿土，得阳始运；阳明燥土，得阴自安”的原理，阐明“脾喜刚燥，胃喜柔润”的特点，创立了以柔润之剂通降阳明的养胃阴之法，指出“所谓胃宜降则和者，非用辛开苦降，亦非苦寒下夺，以损胃气。不过甘平，或甘凉濡润，以养胃阴，则津液来复，使之通降而已矣”[2]。

临床上患者或体质为“木火之体”，或患燥热之症，或病后热伤肺胃津液，导致虚痞不食，烦渴、咽干、舌绛、便不通爽，不寐，肌燥熇热。叶氏认为此即胃阴不足，失于和降，所致九窍不和之症，强调腑以通即是补，倡导用甘平或甘凉濡润，清养胃阴，以恢复胃顺降之生理特性，常用沙参、麦冬、天冬、生地黄、石斛、火麻仁、玉竹、甘蔗汁、梨汁、蔗浆、粳米、甘草等。若肝阴胃汁俱虚，则可加入乌梅、木瓜、白芍等药，酸甘化阴，酸能制肝，有敛阴生津之效。若兼脾运不醒，则可稍佐芳香醒脾、化湿助运之品，如鲜佩兰、香豆豉、半夏曲、广陈皮、扁豆衣、薏苡仁、大麦芽、生谷芽、荷叶等。

三、络病学说

对于一些久病难愈之疾，诸如癥瘕积聚、疟母、内疝、痛势沉着者，叶氏多从络病考虑。他认为“经主气，络主血”“初为气结在经，久则血伤入络”。需要指出的是，络病虽多见于久病痼疾，但新病亦可导致络病，如新感六淫邪气、或外因刀针刺破等，也可伤及络中气血而为络病，如他说：“暑由上受，先入肺络”[3]，再如“夏令受热，昏迷若惊，此为暑厥，即热气闭塞孔窍所致。其邪入络”[4]。

叶氏所说的“络”指血络而言。络病之痛有虚实之分，瘀实则痛而拒按，络虚则痛而喜按。叶氏所谓“络虚则痛”“痛而重按少缓，是为络虚一则”。所谓络虚，并非指纯虚无邪，应当理解为虚中挟瘀，虚瘀兼挟。

对于络病的治疗，因其“邪非在表”，所以“散之不解”；“邪非在里”，所以“攻之不驱”“补正却邪，正邪并树无益”，说明单纯发表、攻里及扶正祛邪皆非其治，而“消导寒凉，不能中病，反伤胃口”。叶氏认为“积伤入络，气血皆瘀”，提出“通血脉，攻坚垒，佐以辛香行气，是络病大旨”。可见，通血脉、攻坚垒是治疗络病的基本方法。具体而言，可以归纳成以下三种。

（1）辛味通络法：辛味之药能宣通发散，具流通之性，善能入络通脉。因络病多为久病，患者常有营液枯涸之象，而辛药多燥，叶氏主张用辛润之法，即以润血通络之品配合疏肝理气，以防伤阴劫液，常用《金匮要略》旋覆花汤（旋覆花、新绛、青葱管）加归须、桃仁、柏子仁、郁金等味。但也并不拘泥，视病情不同，也常选用辛温通络法、辛凉通络法、辛香通络法等。

（2）虫类通络法：对于病邪留伏较深，已属顽症痼疾，一般植物类通络药，恒难取效，叶氏“考仲景于劳伤血痹诸病，其通络方法，每取虫蚁迅速飞走诸灵，俾飞者升，走者降，血无凝滞，气可宣通，与攻积除坚，徒入脏腑者有间”[5]。于是效法仲景，借助虫蚁飞走之品，如水蛭、虻虫、土鳖虫、穿山甲、露蜂房、鳖甲、地龙、全蝎、蜣螂等，“以松透病根”。

（3）扶正通络法：对于络病日久，气血枯涸，络道失养，则宜扶正通络，叶氏说：“大凡络虚，通补最宜。”如《临证指南医案》“胃脘痛”门费氏案，胸脘痛，得食自缓，阳气耗伤，络虚疼痛，用人参、桂枝、茯苓、炙甘草、煨姜、大枣以扶正通络。

久病入络，虽说邪气痹阻血络为实，然病既久延，正气多已受伤，故治疗不可企求速效，当以丸剂缓攻为上。即叶氏所说“久病当以缓攻，不致重损”之义。仲景所制鳖甲煎丸、大黄䗪虫丸常为叶氏临床所选用。又常根据患者病情，自拟新方，制为丸剂，攻补兼施，令患者常服。

四、虚损用药特色

叶氏对虚损证的治疗，在继承前人治疗虚损的学术经验基础上，通过大量临床实践，形成了以甘药理虚、血肉填精为用药特色的理虚大法。

1. 甘药理虚 劳役过度或饥饱失节，多致脾损阳伤，常有食少便溏、形神委靡、少气懒言、脉弱无力等见症。治疗应遵循《内经》“劳者温之”“损者益之”的法则。他认为《内经》所谓“劳者温之”之“温”，是指温养而言，而非温热之用。“损者益之”之“益”，即是补益。即治疗劳损之证，当用甘温之品补益中宫阳和之气。因此，叶氏明确指出“凡补药气皆温，味皆甘，培生生初阳，是虚损主治法则”[6]。

培中主张脾胃分治。阳伤者治重在脾，治用甘温，方如李东垣补中益气汤、仲景小建中汤等。阴伤者治重在胃，治用甘凉，即叶氏养胃阴方法。若阴阳俱不足，仍以建中为主，或用建中汤加人参，或用异功散加五味子等。

2. 血肉填精 劳欲房室，多致下元精血耗竭之证。叶氏认为此等证非一般的脏腑功能不足，若单纯地用寻常草木之品，功效薄弱，因其虚在精血，而“精血皆有形，以草木无情之物为补益，声气必不相应”，须用“血肉有情，栽培身内之精血”[6]，方可有效。叶氏治疗虚损病证的基本思路是以大量的血肉有情之品填精补髓，培补肝肾之精血。具体用药时，阳虚以鹿茸为主，阴虚以龟板为主，其他如鹿角胶、龟板胶、紫河车、阿胶、鳖甲、牛乳、人乳、羊肉、鲍鱼、淡菜、鸡子黄，以及猪、羊、牛骨髓等，则随证选用。虚损病证虽有阳虚之象，要避免用刚燥的肉桂、附子之类以防劫伤阴精；虚损证虽有阴虚之象，要避免用苦寒的黄柏、知母之属，以防伤及脾胃。

叶氏治疗虚损从三焦着眼，正如叶氏弟子所总结的：“以分其体质之阴阳为要领，上、中、下见症为着想，传变至先后天为生死断诀”[6]，即三损尤重中、下之损，注重纠正阴阳偏胜。甘药理虚偏重于中焦，治中损贵在“安谷”；血肉填精偏重于下焦，治下损重在“精生”。对既有精亏，又不能安谷的损证，则取中下兼顾的治法，或以下损为主，参入山药、茯苓等以扶胃气，或以中损为主，加入熟地黄等以顾下元。对于久咳、咯血的上损患者，除常用沙参、麦冬、阿胶、五味子、杏仁等养肺外，还主张用黄芪、山药、薏苡仁、大枣、炙甘草等培土生金。

五、奇 经 辨 治

奇经即奇经八脉的简称，包括冲、任、督、带、阳维、阴维、阴跷脉、阳跷脉八条经脉，其相关生理、病理、证候等在《内经》《难经》等经典医著中已有论述。但在叶氏之前，有关奇经八脉的临床应用却很少。叶氏认为，奇经有收摄精气、调节、维护、联络、约束正经气血的作用，而其功能的发挥，与肝、肾、脾胃有着密切的关系。他说："奇经八脉隶于肝肾为多"[7]，"肝肾下病，必留连及奇经八脉"[8]，奇经虽隶属于肝肾，但八脉中的冲任二脉又与阳明关系密切，所谓"冲任血海皆属阳明主司"[9]，同时奇经又依赖水谷精微的涵养，脾胃健旺，八脉由此而充实。

奇经病证应分虚实，但总体来说奇经八脉病证大多数属于虚证，因为"肝肾损伤，八脉无气"[6]，"下元之损，必累八脉"[6]，"肝血肾精受戕，致奇经八脉中乏运用之力……内应精血之损伤也"[6]。此属肝血肾精不足，导致奇经八脉空乏之虚证。此外，"冲脉隶于阳明，阳明久虚，脉不固摄，有开无合矣"[10]，此属阳明不足导致冲任空乏的虚证。至于八脉实证，诸如男子疝气、女子带下瘕聚等证，多与奇经不通、气血失调相关。

奇经病证的治疗，仍然不离肝、肾、脾胃，正如叶氏总结的："凡冲气攻痛，从背而上者，系督脉主病，治在少阴；从腹而上者，治在厥阴，系冲脉主病，或培补阳明"[11]。无论补虚治实，皆强调"通"法，叶氏说："奇经为病，通因一法，为古圣贤之定例"[12]，总之"务在气血调和，病必痊愈"。分而言之，虚者多为精血亏损，治宜补虚兼通；实证常为气血痹阻，络脉不通，治宜流畅气血。奇经虚证常用青囊斑龙丸、乌贼鱼骨丸、当归生姜羊肉汤等通补之，并特别主张用血肉有情之品进行填补，如用鹿角胶、羊肉、雄羊内肾、乌骨鸡、动物脊髓等补奇脉之阳，用紫河车、人乳粉、阿胶、坎炁、淡菜、龟板等补奇脉之阴。奇经实证常用苦辛芳香，宣通奇经药物组方，如鹿角、鹿角霜、小茴香、当归、泽兰、桂枝、葱管、琥珀末、香附、回生丹、交加散等。临床用药又须根据具体病证不同的特点而有所变通，若有逆气上冲，又用牡蛎、紫石英等以镇逆；若有奇经不固之带下、淋浊、滑泄，又宜鹿角霜、五味子、覆盆子、金樱子、芡实、山药以固涩。

结 语

叶桂是中国医学史上的杰出人物，在外感热病和内伤杂病两方面都取得了很大成就，对后世产生了深远的影响，至今仍是中医界热烈探讨的古代医家。如名医程门雪曾说过："余决从天士入手，以几仲师之室。"(《未刻本叶氏医案·校读记》)本节所介绍的肝阳化风说、清养胃阴说、络病学说，目前已经融入中医主流理论，并得到发挥和完善。虚损用药特色已成为大多数中医调治虚损时自觉采用的方案，奇经辨治在妇科也得到一些应用。他在杂病方面的其他经验仍值得大家进一步去挖掘。

[注]

[1]《临证指南医案·肝风》
[2]《临证指南医案·脾胃》
[3]《临证指南医案·痉厥》
[4]《幼科要略·夏热》
[5]《临证指南医案·积聚》
[6]《临证指南医案·虚劳》
[7]《临证指南医案·腰腿足痛》
[8]《临证指南医案·诸痛》
[9]《临证指南医案·调经》
[10]《临证指南医案·崩漏》
[11]《临证指南医案·肩臂背痛》
[12]《临证指南医案·产后》

思维导图

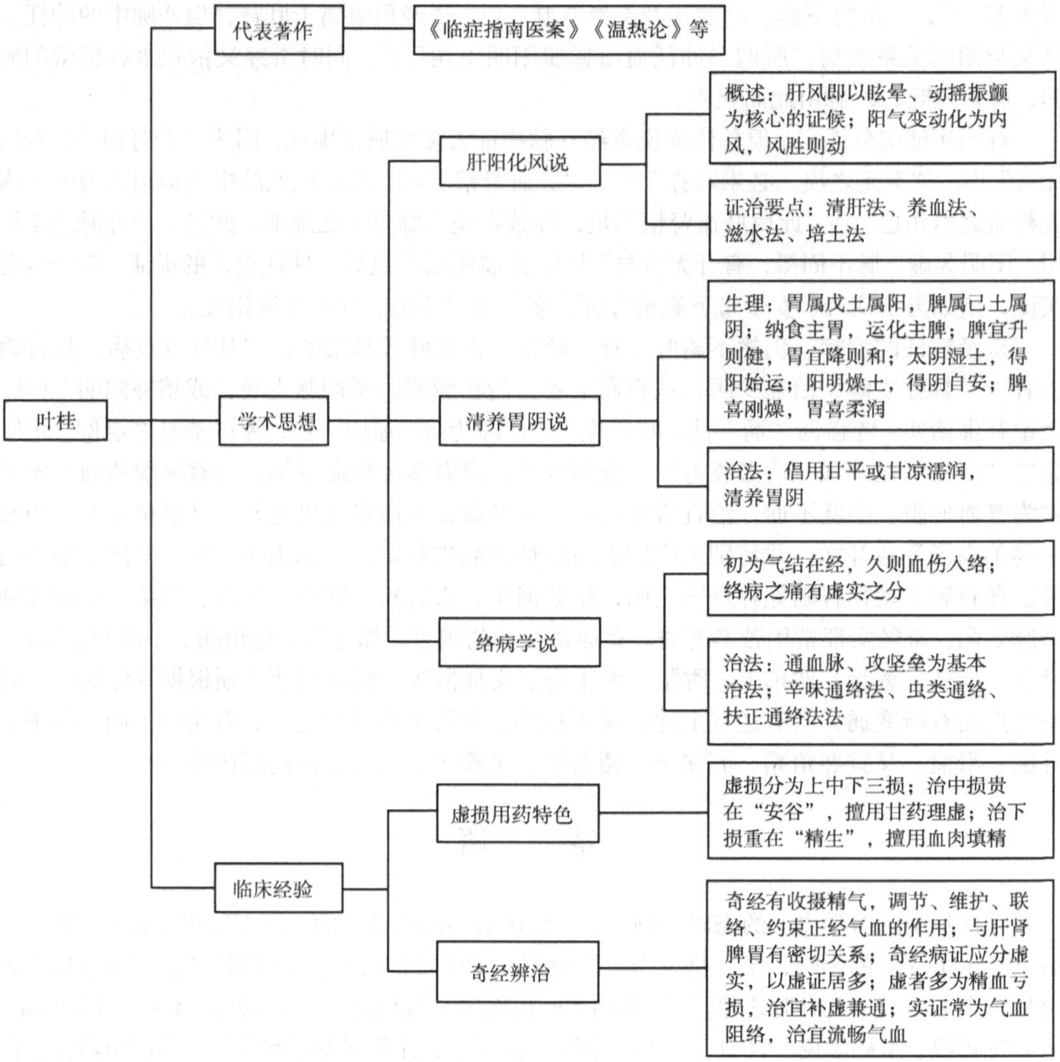

思考题

1. “肝阳化风”的具体含义是什么？
2. 叶桂认为脾与胃有哪些不同？
3. 络病的病位与病性特点是什么？叶桂有哪些具体治法？
4. 叶桂对虚损有什么样的认识？在临床上有什么治疗经验？
5. 叶桂应用奇经辨治的要点是什么？

第二十四节 徐 大 椿

徐大椿（1693—1772年），原名大业，字灵胎，晚年隐居洄溪画眉泉，因号洄溪老人，吴江（今属江苏）人。

徐氏少承家学，聪敏过人，通天文水利，工诗文，后因家人多病而立志习医。前后行医

50 年，崇尚经典，经验丰富，两次应诏入京治病。徐氏治学主张寻本溯源，从源及流，治疗疾病善于审证求因，对奇证痼疾，每奏捷效，远近求治者，络绎不绝。袁枚在《小仓山房文集·徐灵胎先生传》中称其“聪明过人，凡星经、地志、九宫音律，以至舞刀夺槊、勾卒嬴越之法，靡不宣究，而尤长于医。每视人疾，穿穴膏肓，能呼肺腑与之作语。其用药也，神施鬼设，斩关夺隘，如周亚夫之军从天而下。岐黄家目瞠心骇，帖帖詟服，而卒莫测其所以然”。

其著作甚为丰富，有《难经经释》《神农本草经百种录》《医学源流论》《伤寒论类方》《慎疾刍言》《兰台轨范》《医贯砭》《洄溪医案》等十余种。徐氏鉴于当时温补之风盛行，为了补偏救弊，对明代医家赵献可的《医贯》进行逐字逐句的批驳砭斥。“择其背道之尤者，力为辨析”。《四库全书提要》认为其“肆言辱詈，一字一名，索垢求瘢，有伤雅道”。

一、辨证施治，元气为根

“元气”一词首见于《难经》，禀受于先天而赖后天滋养，关系到人的生死存亡。李东垣认为元气是胃气之异名，故着重阐发脾胃与元气的关系，张介宾则认为“命门为元气之根，为水火之宅，五脏之阴气非此不能滋，五脏之阳气非此不能发”[1]。徐大椿继承和发展张介宾之说，提出命门元气论，认为元气原于先天，根于命门，附于气血，布于五脏，是人体生命活动的动力。

徐氏认为，元气乃元阴元阳之概称，谓“命门为元气之根，真火之宅，一阳居二阴之间，熏育之主，而五脏之阴气，非此不能滋，五脏之阳气，非此不能发”[2]，“元气者，视之不见，求之不得，附于气血之内，宰乎气血之先”[3]，并进一步揭示了元气与脏腑的内在联系，谓“元气虽自有所在，然实与脏腑相连属者也”[3]。故“五脏有五脏之真精，此元气之分体者也”[3]。由此强调命门元气是脏腑的根本，脏腑的功能活动，必赖元气的不断充养才能发挥其正常功能；反之，元气不足，脏腑功能失常，人体难以维持健康。

元气与生命的关系，徐氏喻为薪与火，元气“其成形之时，已有定数”。如“置薪与火，始燃尚微，渐久则烈，薪力既尽而火熄矣”“故人在四十岁前日生日长，元气渐盛，四十岁以后日消日减，元气渐尽而至于死”[3]。如“终身无病者，待元气之自尽而死，此所谓终其天年者也”[3]。因此元气的盛衰，实为人体存亡的关键。故徐氏把保护元气作为“医家第一活人要义”。临证立方用药，应时时虑及不伤元气，避免因寒热攻补不当造成“实其实而虚气虚”之误。未病之时应小心谨护元气，患病之后，应根据病情或攻邪保护元气，或培补元气。

徐氏在诊察患者时，强调医生必须审察元气，认为元气是判断疾病生死存亡的重要依据。“若元气不伤，虽病甚不死；元气或伤，虽病轻亦死”。在疾病与元气邪正关系上，“其中又有辨焉。有先伤元气而病者，此不可治者也；有因病而伤元气者，此不可不预防之者也；亦有因误治而伤及元气者；亦有元气虽伤未衰，而尚可保全之者，其等不一”。故提出“诊病决生死者，不视病之轻重，而视元气之存亡，则百不失一矣”[3]。

徐氏认为，元气、脏腑原相依为用，故察脏气则可知元气。如“心绝则昏昧不知世事，肝绝则喜怒无常，肾绝则阳道萎缩，脾绝则食人不化，肺绝则气促声哑，六腑之绝而失其所司亦然”。如若脏腑正常功能出现障碍，并表现于脉证者，便为元气所伤。

诊视元气之法，亦必有显然可见之处。徐氏说："人生之气，无所不在，如脏腑有生气，颜色有生气，二便有生气，生气即神气，神自形生，何可不辨"[2]。外在的神气是内在精气的反映，元气充则生气盛，生气盛则神气旺。元气存于内而形于外，无处不存其表现，故无处不可作为察元气盛衰的依据。

徐氏认为，无论已病或未病，均以保护元气为要。至于如何保护元气，徐氏说："若夫预防之道，惟上工能虑在病前，不使其势已横而莫救，使元气克全，则自能托邪于外；若邪盛为害，则乘元气未动，与之背城而一决，勿使事后生悔，此神而明之之术也"[3]。在防治疾病的过程中，只有掌握辨证施治的原则，使元气得以保全无虞，元气充沛全身，自能托邪于外。否则，若误诊妄治，使脏腑有所伤，致元气难以依存而损耗，则邪甚而病危。

徐氏对元气的辨治，提出了攻邪安正和补虚养正之法，并反对以"劫剂"治病，反对滥用峻补，尤其是病后滥用温补。他说："药猛厉则邪气暂伏，而正气亦伤；药峻补则正气骤发，而邪内陷，一时似乎有效，乃至药力尽而邪复来，元气已大坏矣""邪盛而投大剂参附，一时阳气大旺，病气必潜藏，自然神气略定。越一二日，阳气与邪气相并，反助邪而肆其毒，为祸尤烈"[4]。在"固正气"和"攻邪气"时，需审病之标本缓急，否则，不顾正气而徒攻病气，则"病已愈而不久必死""邪气虽去，而其人之元气与病俱亡"。

总之，徐氏对元气的研究，进一步阐述了元气为生命之本，元气的盛衰，决定了生命的存亡，故提出防治疾病的关键在于护养元气，在临床辨证施治中有着重要的指导意义。

二、论说各家，仲景为宗

徐氏认为，"医家之最古者《内经》，则医之祖乃岐黄也"[5]，而《神农本草经》是"本草之始，仿于神农，药止三百六十品，此乃开天之圣人与天地为一体，实能探造化之精，穷万物之理，字字精确，非若后人推测而知之者"[6]。张仲景论伤寒、杂病，则以方药为治，遂为千古用方之祖，对于《伤寒论》则倍加赞赏，认为"仲景《伤寒论》中诸方，字字金科玉律，不可增减一字"[7]。由此至元代，刘河间、张元素等均重视《内经》之学，其论病先叙经文，后采取诸家之说，继以附上相应的治法，但因其非儒医，故不能深解经义，难免有其偏见之处。而至元代后，徐氏则认为医学流弊日甚，其既不知神农及黄帝之精义，脏腑经络、药性不明，又不知仲景制方之法度，病变及施治之法混乱。故徐氏指出，医家应参《神农本草经》、穷《内经》、熟《金匮要略》与《伤寒论》，才可挽救其弊，以全民命。徐氏最为重视唐宋及其以前的医论和方剂，认为《外台秘要》与《备急千金要方》"二书汇集唐以前之经方、秘方，及妇科、儿科、外科无所不备，博大深微"[8]。张仲景"乃千古集大成之圣人，犹儒宗之孔子"，而刘河间、李东垣"乃一偏之学"，朱丹溪"不过斟酌诸家之言，而调停去取，以开学者便易之门"[9]，此三人"乃世俗之所谓名医也"，皆不可与仲景并称"千古医宗"，而扁鹊、仓公、王叔和、孙思邈等，则各有师承，为一家之言。

徐氏认为，《脉经》论脉"分门别类，条分缕析"，其原本《内经》，集汉及以前之大成，提出学习《脉经》，要参考《内经》《难经》及《伤寒杂病论》之说，并"考其异同，辨其得失，审其真伪，穷其变通，则自有心得"[10]。《千金方》论病、论方、论药，不仅遵循前世经典，还夹杂了后世之论述。书中所引方剂，多采用古方，并渗杂有后世之法；所引药物，选取《神农本草经》中一部分及一些通治之品。书中有一病而数方或一方而治数病，有对症者，有不对症者，治病亦有效有不效，故医家应根据病情辨证论治以选择合适的方药。《外台秘要》则集汉以来的历代诸方，是“医方之类书”。《类证活人书》则“大有功于仲景”，书中先论经络，而后以问诊为纲，总结仲景之论述，条分缕析，最后附以方剂及治法，使读者一目了然，为后世学习之津梁。

三、以方类证，溯源伤寒

徐氏认为，研究伤寒，必须以探讨仲景的辨证论治和制方法度为主，反对用考订、错简、尊经诸种方法，针对明代以来一些医家在《伤寒论》编次方面的无休止争论，他明确指出“后人各生议论，每成一书，必前后更易数条，互相訾议，各是其说，愈更愈乱，终无定论。不知此书非仲景依经立方之书，乃救误之书也。其自序云：‘伤横夭之莫救，所以勤求古训，博采众方’。盖因误治之后，变证错杂，必无循经现证之理。当时著书，亦不过随证立方，本无一定之次序也”[11]。徐氏认为《伤寒论》是为“庸医误治而设”，因其对于疾病的正治之法，一般不过三四条而已，其他的条文皆为救误之法。因而，徐氏致力于处方用药的探讨，因为“方之治病有定，而病之变迁无定，知其一定之治，随其病之千变万化而应用不爽，此从流溯源之法，病无遁形矣”。

徐氏将《伤寒论》中的方剂分为十二类，除最后的一类“杂法方类”外，其余的十一类均定有一主方，再将同类方剂归于后。对于每个方剂条目下，徐氏先列出该方的药物组成、用量、煎煮方法、使用禁忌等，再列出使用此方治疗的症状，这些均摘自《伤寒论》原文。而对于《伤寒论》原文，徐氏对原文进行校勘、证候病机进行分析、药物功效进行阐述和部分医论进行评释。对于一些内容的阐释，徐氏也引用了《内经》《难经》《神农本草经》《名医别录》《活人书》《伤寒明理论》等前世著作。这样，既把伤寒论诸方作了类分，且对同类诸方随证加减变化作了更深入的研究。此外，徐氏总结了《伤寒论》六经脉证的本证，提示医家“欲读《伤寒论》，必先识六经之本证，然后《论》中所称太阳、阳明等病，其源流变态，形色脉象，当一一备记，了然于心，然后其症之分并、疑似，及用药加减异同之故，可以晓然，不致眩惑贻误”[12]。此外，徐氏还总结了伤寒的别证与变证，对于伤寒病病程中所新出现的一些疾患提出了用针刺的方法治疗，并考明诸穴之部位，以示后学。

徐氏的《伤寒论类方》，对于临床施治颇有实际意义，与拘泥尊经考订者有所不同，因此很受后世医家的重视。

四、辨病论治及用药特色

1. 四诊合参，注重辨病　问诊方面，徐氏指出“病者之爱恶苦乐，即病情虚实寒热之征”[13]，故要强调问“病人所便”；切诊方面，徐氏提出了诊脉的作用和与病症合参的运用原则，若脉和症不符的情况下诊断疾病不可偏执一方，若“徒执一端之见”，则“用药愈真而愈误矣”，临床上应“潜心体认，审其真实”，以此“不为脉症所惑”。再者，由于病又非一症，必有其他兼证，故还要结合年龄、体质、情志变化、饮食等，详加辨析，才能准确诊断，恰当用药。

徐氏认为临床诊治，首先要明确病症概念。“欲治病者，必先识病之名，而后求其病之所由生，知其所由生，又当辨其生之因各不同，而病状所由异，然后考其治之之法”[14]。“凡人之所苦谓之病”。而一病之中，必有数症；所谓“症者，病之发观者也”。数症合之则为病，分之则为症。

2. 遣药制方，如用兵阵 徐氏认为，临证首先确定病名，继之确定治疗主方，有利于选主药，这样才具有针对性，有的放矢；提倡主方主药，如云：“一病必有一方，专治者名曰主方。而一病又有几种，每种亦各有主方，此先圣相传之法，莫之能易也”[15]。又说：“凡人所患之症，止一二端，则以一药治之，药专则力厚，自有奇效。若病兼数症，则必合数药而成方”[16]。

徐氏制方，务切病情，既守法度，又不拘泥。他说：“按病用药，药虽切中，而立方无法，谓之有药无方；或守一方以治病，方虽良善，而其药有一二味与病不相关者，谓之有方无药。”他要求所制之方“分观之而无药弗切于病情，合观之而无方不本于古法”[17]。在用药上，徐氏提倡“轻药愈病”法，对于常见病“起病时仍用切近之药”，反对“专求怪僻”，至于危险疑难之证，才能博考群方，以求变法。因此，在临床制方遣药时，务必切合病情，谨守法度，使所制之方，“分观之而无药弗切于病情，合观之则无方不本于古法”。

徐氏临证重视药性，强调配伍。其《神农本草经百种录·凡例》曰：“原以辨明药性，阐发义蕴，使读者深识其所以然，因此悟彼，方药不致误用。”而古人制方，有兼治，有相辅，有相反，有相制等，其目的是切合病情，更好地发挥功效。正如《医学源流论·药石性同用异论》云：“盖古人用药之法，并不专取其寒热温凉补泻之性也。或取其气，或取其味，或取其色，或取其形，或取其所生之方，或取嗜好之偏，其药似与病情之寒热温凉补泻若不相关，而投之反有神效。古方中如此者，不可枚举。”

3. 喜用单方，善用古方 单方指药味不超过一两味，而治疗症状也不过一二症，而效果显著的方子。这种单方因治疗病证单一，用药也专一，故其药专力厚，有奇效之功。使用单方，应详辨药物之性，明其功用，内外之感，传变之道，虚实之殊，久暂之别，深浅之分，体质各殊，天时之异等。其用单味大黄治愈杨秀伦外感停食，用西瓜治疗暑邪热呃等。但若病兼数症，则必合数药而成方。若皆以单方治之，则药性专而无制，偏而不醇，用而不中，亦能害人。

徐氏在其《医学源流论·古方加减论》云：“古人制方之义，微妙精详，不可思议。盖其审察病情，辨别经络，参考药性，斟酌轻重，其于所治之病，不爽毫发，故不必有奇品异术，而沉痼艰险之疾，投之辄有神效。”徐氏提出，使用古方的要求，既要至真至确地察病情，又要至精至当地审药性。在运用古方时，病家所患之症必须与古方所记之症相合，才可运用古方。若另有别症，则应根据古方加减而治疗之。同时，徐氏认为，后世之方药味增多，是由于后人学不如古人而不能以一药治数症，故变简为繁。对此，医家应辨疾病、审药性、记方书，并“读书考古、深思体验”，才可不致误治。

结　语

徐大椿自幼聪敏，博学多才，尊经崇古，详论诸家。其阐发元气学说，为人身之本，治病当审察元气为首，养生应顾护元气为要；其论诸家之说，持论公允，自有见地；以方类证，研究伤寒，从流溯源，病无遁形。其诊病四诊合参，注重辨病，其论治则遣药制方，如用兵阵。喜用古方，提倡主方主药，轻药愈病，用药勿拘泥于归经。

［注］

［1］《景岳全书·命门余义》
［2］《杂病源·命门》
［3］《医学源流论·元气存亡论》
［4］《医学源流论·劫剂论》
［5］《医学源流论·医学渊源论》
［6］《医学源流论·本草古今论》
［7］《医贯砭·伤寒论》
［8］《慎疾刍言·宗传》
［9］《医学源流论·四大家论》
［10］《医学源流论·脉经论》
［11］《伤寒论类方·序》
［12］《伤寒论类方·六经脉证》
［13］《医学源流论·临病人问所便论》
［14］《兰台轨范·序》
［15］《兰台轨范·凡例》
［16］《医学源流论·单方论》
［17］《医学源流论·方药离合论》

思维导图

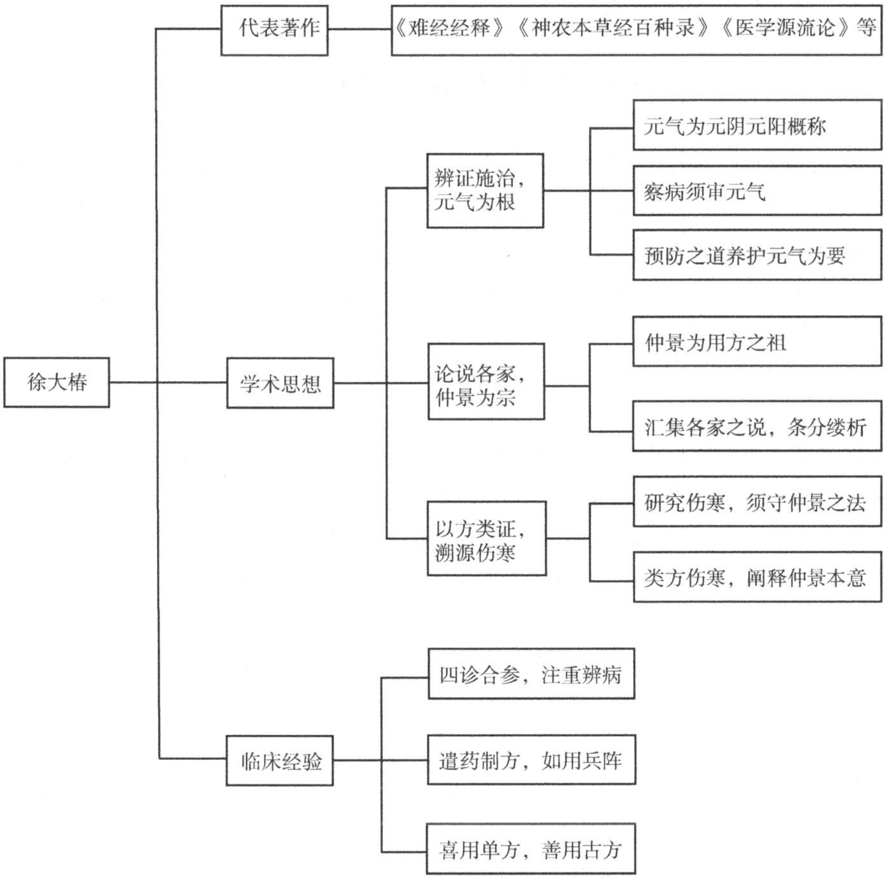

思考题

1. 简述徐大椿元气论的主要观点及其意义。
2. 简述徐大椿《伤寒论》研究的体例。
3. 徐大椿是如何辨病和辨证的?
4. 徐大椿所论遣药制方的特色有哪些?

第二十五节 杨 璿

杨璿（1705—1795年），一名璇，一名浚，字玉衡，号栗山，清代夏邑（今河南省夏邑县）人，后移居安徽亳县，曾游历于江苏溧水和四川成都等地。杨氏生于“诗礼名族”，幼习经书，见解高明，有“国士”之称，因举子业受挫，遂专攻医学，有鉴于“世之凶恶大病，死生人在反掌间者，尽属温病，而发于冬月之正伤寒，百不一、二，仲景著书独详于彼而略于此”[1]，而世之医者，“无人不以温病为伤寒，无人不以伤寒方治温病，混淆不清，贻害无穷”[1]，深痛世人“于病寒病温两者之辨不明，故处方多误，以至于杀人”[2]，于是对伤寒和温疫进行了深入研究，写出了《伤寒瘟疫条辨》。

《伤寒瘟疫条辨》又名《寒瘟条辨》，成书于1784年，主要论述了伤寒与温疫的病因、病机、辨证及用药，书中逐条辨析，故称“条辨”。全书共分6卷：卷一为总论；卷二、卷三为辨证；卷四、卷五为医方，计正方181首，附方34首；卷六为本草，述药物200余种。书成之后，广为流传，影响甚大。

一、辨析伤寒、温疫之异

杨氏所处的时代，传染病广泛流行，他一生曾经历了多次温疫流行，面对“瘟疫盛行，死者枕藉”的残酷现实，遂发奋研讨，上溯《内经》《伤寒论》，融汇了王安道、喻昌、张璐等诸家经验，继承和发挥了吴又可《温疫论》的杂气学说，“集群书之粹，择千失之得，雷星采集，参以管见”，而终有所得。在《伤寒瘟疫条辨》中，或言“温病”，或言“温疫”，其实都相当于现代中医所说之具有传染性的瘟疫，杨氏说：“不可因变易其文，遂以温病、温疫为两病”“因其恶厉，故名为疫疠”“盖疫者役也，如徭役之役，以其延门合户，众人均等之谓也，非两病也”[3]。

1. 伤寒感受“常气”，温疫感受“杂气” 杨氏认为伤寒与温疫的病因病机各不相同，伤寒是感受“常气”，温疫是感受“杂气”。他说：“一日读《温疫论》，至伤寒得天地之常气，温病得天地之杂气，而心目为之一开”“何以言之？常气者，风寒暑湿燥火，天地四时错行之气也；杂气者，非风、非寒、非暑、非湿、非燥、非火，天地间另为一种，偶荒旱潦、疵疠烟瘴之毒气也”[4]。杨氏所谓“常气”即风、寒、暑、湿、燥、火，又称“时气”，所致之病乃四时之时令病，如伤寒（狭义）、风温、暑温、秋温、冬温等，古时总称伤寒（广义）；杨氏所谓“杂气”，是指天地间与风、寒、暑、湿、燥、火完全不同的另类致病因子——杂气。

杨氏的杂气致病说来源于吴又可的《温疫论》，吴又可在该书中已明确指出“夫温疫之为病，非风非寒非暑非湿，乃天地间别有一种异气所感”，并在《温疫论》中设专篇“杂气论”。杨氏继承了吴又可杂气说，更从张仲景《伤寒论》中找到了杂气致病的理论根据。他说：“细玩《伤寒论·平脉篇》曰：清邪中上焦，浊邪中下焦，阴中于邪等语，始翻然顿悟曰：此非伤寒外感常气所有事，乃杂气由口鼻入三焦，怫郁内炽，温疫之所由来也”[5]，并由此而悟出了杂气通过污染空气和水土而导致温疫流行。他说：“种种恶秽，上溷空明清净之气，下败水土污浊之气，人受之者，亲上亲下，病从其类”[6]。他的这种观点较之吴又可的杂气论又有了进一步的发挥。

2. 伤寒由表入里，温疫由里出表　杨氏说：“伤寒得天地之常气，风寒外感，自气分而传血分；温病得天地之杂气，邪毒内入，自血分而发出气分。一彼一此，乃风马牛不相及也……常气受病在表，浅而易；杂气受病在里，深而难”[4]，明确指出了伤寒、温疫首发病位、扩散趋势的差异。需要指出的是，杨氏著作中所提气分、血分，当是表、里之意，与今日卫气营血之气分、血分概念有不同。伤寒自表而入，起病于表，一着即病，遵循六经传变的规律，由表入里，由阳入阴；温疫自口鼻入，起病于里，郁久而发，遵循三焦传变规律，奔迫上下，由里出表，由阴出阳。正如杨氏所说：“温病怪证百出……其实不过专主上中下焦，毒火深重，非若伤寒外感传变无常”[7]，“充斥压迫，上行极而下，下行极而上”，并提出“温热之邪，直行中道，初起阳明者十之八九”。

3. 伤寒、温疫证候辨析　伤寒与温疫在发病过程中，虽有很多相似症状出现，然一属常气所感，一属杂气所伤，临床表现亦有差别，特别是初起证候。若不能细心辨析，往往南辕北辙，用药生死立判。杨氏认为伤寒必多有触冒之因，如单衣风露、或强力入水、或临风脱衣等，始以风寒表证为主，自觉肌肉粟起，既而四肢拘急，头痛发热，恶寒恶风，一二日并无烦渴之症，或脉缓有汗，或脉紧无汗，不传三阴，脉不见沉，每由失治、误治才变证蜂起；而温疫并无触冒之因，但有内伤触动其邪，初起即现里热内盛，表现为但热不寒，口燥咽干，口渴，其脉不浮不沉，中按洪长滑数，甚则沉伏。温疫初起多无表证，但可出现发热恶寒、头身疼痛等类伤寒症，此为杂气里热浮越，郁于腠理所致，并非真正表证。此“表证”消失后，则但热不寒，昼夜发热，日晡益甚，同时有如前述的脉象可资鉴别。至于伤寒表邪化热入里，则证候与温疫多有雷同者，故杨氏说：“温病与伤寒表证实不同，里证无大异”[8]。此外，杨氏还对发热、恶寒、恶风、头痛、身痛、不眠等五十余个常见病症——从伤寒与温病加以辨析，为后世提供了方便。

4. 伤寒首重发表，温疫急以逐邪　伤寒与温疫病因既然不同，故治疗原则也迥然有别。杨氏认为，伤寒以解表为第一关键，温疫以逐邪为第一要义。他说：“伤寒不见里证，一发汗而外邪即解；温病虽有表证，一发汗而内邪愈炽”[9]。温疫当以咸寒大苦之味，清里逐邪为主，可因郁滞之内热得泻而表邪透发，可不汗自愈。正如他说：温疫“治法急以逐秽为第一义。上焦如雾，升而逐之，兼以解毒；中焦如沤，疏而逐之，兼以解毒；下焦如渎，决而逐之，兼以解毒”[6]。

对于温疫初起兼有类伤寒者，也可以用“解表”之法。这是因为怫热自内达外，郁于腠理，若不用辛透解散，则热邪不得外泄，遂还里反成阳明里实之证。但温疫当用辛凉解表之法，若用辛温解表，则是抱薪救火，轻者必重，重者必危。“病之轻者，神解散、清化汤之类；病之重者，芳香饮、加味凉膈散之类。如升降散、增损双解散，尤为对证之药”[9]。从其选方来看，所谓“辛凉”，乃是继承金代医家刘完素辛温加苦寒的组方模式，与温病学派“辛凉”之义有别。

二、治温十五方，统以升降散

杨氏在数十年的临证实践中，尊刘河间双解、凉膈之例，创立了治疗温病的十五方，别具一格，影响甚大。杨氏说："按温病总计十五方，轻则清之，神解散、清化汤、芳香饮、大小清凉散、大小复苏饮、增损三黄石膏汤八方；重则泻之，增损大柴胡汤、增损双解散、加味凉膈散、加味六一顺气汤、增损普济消毒饮、解毒承气汤六方。而升降散，其总方也，轻重皆可酌用。察证切脉，斟酌得宜，病之变化，治病之随机应变，又不可执方耳"[10]。其所载之方均来源于古方，经过增损化裁，与温病病机丝丝入扣。

杨氏"治温十五方"以"升降散"为总方。升降散原名"赔赈散"，"用治温疫，服者皆愈，以为当随赈济而赔之也"[11]。杨氏在温疫流行之际，屡用此方，全活甚众，更其名为"升降散"。方中僵蚕、蝉蜕升浮宣透，以透达郁热，且能"升阳中之清阳"；姜黄行气血而调畅气机，以利热邪外达，大黄降泄，以利热邪下出，两药既能伐恶、逐秽、辟疫，又"降阴中之浊阴"。四药之外，更有米酒行药势，蜂蜜润脏腑。六药合用，使疫邪之流毒顿消，三焦气机升降得复。杨氏称此方能治"表里三焦大热，其证不可名状者"[11]，在其方下，列有可治之症二十余条。其余十四方，皆以升降散为基础方，合用其他方剂加减形成。在合用升降散时，轻证常去姜黄、大黄（当大便燥结时酌加），重证或用全方，或去姜黄，唯有僵蚕、蝉蜕一线贯穿，不可或缺，可见此二药被杨氏视为升降散的灵魂所在。现代名医蒲辅周指出"温疫之升降散，犹如四时温病之银翘散"，此言可谓一语中的。

黄连解毒汤出自《外台秘要》，主治表里三焦火热亢盛之证，泻火解毒之力甚著。十五方中除升降散未用芩连、芳香饮但用黄芩外，基本都合用了黄连解毒汤加减，尤其黄连、黄芩为必用之品，栀子在十一方中皆用。黄连是杨氏善用的清热解毒药，并常与大黄相合使用，大黄、黄连为解毒逐邪之主帅。这是杨氏对温病治疗以逐邪为第一义的直接体现，采用非泄即清，非清即泄之法，尤重解毒。杨氏本于"有故无殒"之旨，突破吴又可治温疫畏忌黄连的禁区，对瘟疫的临床治疗作出了贡献。

结　语

总之，杨氏在继承前人温疫学理论和实践的基础上，建立了一套完整的温疫学术体系，认为杂气是温疫之病因，直接入里，多起于阳明，留而成毒，流窜三焦，治疗上以逐邪为第一要义，以升降散等为治疗之方；并从多方面与伤寒进行了鉴别。杨氏的温疫学术思想，实乃中医宝库中一颗璀璨的明珠，值得深入探讨研究。

[注]

[1]《伤寒瘟疫条辨·自序》
[2]《伤寒瘟疫条辨·卢序》
[3]《伤寒瘟疫条辨·温病瘟疫之讹辨》
[4]《伤寒瘟疫条辨·温病与伤寒根源辨》
[5]《伤寒瘟疫条辨·温病与伤寒治法辨》
[6]《伤寒瘟疫条辨·温病脉证辨》
[7]《伤寒瘟疫条辨·行邪伏邪辨》
[8]《伤寒瘟疫条辨·里证》
[9]《伤寒瘟疫条辨·发表为第一关节辨》
[10]《伤寒瘟疫条辨·医方辨引》
[11]《伤寒瘟疫条辨·升降散》

思维导图

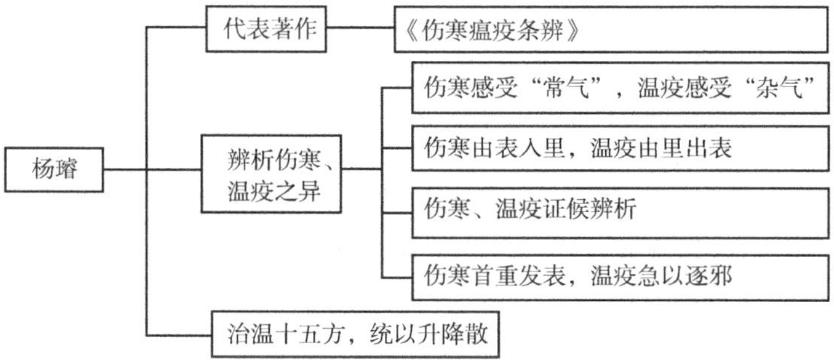

思考题

1.杨璿认为伤寒与温疫有哪些不同?

2.蒲辅周认为“温疫之升降散，犹如四时温病之银翘散”，为什么?

第二十六节　王　清　任

王清任（1768—1831 年），又名全任，字勋臣，清代直隶玉田（今河北玉田县）人。王氏少年时喜好拳勇，曾为武庠生。20 多岁时开始行医，曾游历滦州（今河北省唐山市）、奉天（今辽宁省沈阳市），后久居北京行医，开办“知一堂”药铺，医技名噪京师。

王氏勤奋好学，治学严谨，注重实践，敢于质疑，晚年著成《医林改错》是其一生成就之总结，全书分 2 卷，上卷以“亲自改正脏腑图”为核心，对古代脏腑图中的一些错误作了澄清和纠正；下卷主要是临证治疗心得，介绍活血化瘀的经验。

一、业医诊病，当先明脏腑

王氏认为“著书不明脏腑，岂不是痴人说梦；治病不明脏腑，何异于盲子夜行”，不明脏腑“则病本既失，纵有绣虎雕龙之笔，裁云补月之能，病情与脏腑，绝不相符，此医道无全人之由来也”，因而强调“业医诊病，当先明脏腑”。他有感于“古人脏腑论及所绘之图，立言处处自相矛盾”，从而产生更正之心，遂终身致力于尸体解剖的实践和研究。数次亲赴义冢、刑场观察尸体，根据自己亲眼所见，绘制成图。正如王氏所说：“余于脏腑之事，访验四十二年，方得的确，绘成全图。”但尽管如此，王氏仍自知“其中当尚有不实不尽之处”，希望“后人倘遇机会，亲见脏腑，精查增补，抑又幸矣”。足见王氏重视实践，一丝不苟的科学态度。

王氏对脑的生理提出了新的见解，即“灵机记性不在心在脑”，质疑心主神明理论，对后世产生了重大影响，明确指出“心乃出入气之道路，何能生灵机、贮记性？灵机记性在脑者，因饮食生气血，长肌肉，精汁之清者化而为髓，由脊骨上行入脑，名曰脑髓。盛脑髓者，名曰髓海，其上之骨，名曰天灵盖。两耳通脑，所听之声归于脑。脑气虚，脑缩小，脑气与耳窍之气不接，故耳虚聋。耳窍通脑之道路中若有阻滞，故耳实聋。两目即脑汁所生，两目系如线，长于脑，所见之物归于脑。鼻通于脑，所闻香臭归于脑”[1]。对脑的功能、脑与五官的联系作出了明确结论，说明脑为髓海，可以主管人的精神、意识、思维活动。

二、治病之要诀，在明白气血

气血是构成机体的物质基础，是人体生命活动的动力源泉，同时气血又是脏腑功能活动的产物，人体的生理现象、病理变化均与气血有着十分密切的关系。《素问·调经论》云："人之所有者，血与气耳""血气不和，百病乃变化而生"。

王氏根据自己的实践经验，对祖国医学的气血理论有了新的发挥，主张"治病之要诀，在明白气血。无论外感、内伤，要知初病伤人何物，不能伤脏腑，不能伤筋骨，不能伤皮肉，所伤者无非气血"[2]，认为气血首当其冲为致病之起因。气血是人体的重要物质，气是人体生命之源，人之所以能目视、耳听、头转、身摇、掌握、足步都是气所支配的；血为气之母，两者可分不可离，又提出"气有虚实，实者邪气实，虚者正气虚……血有亏瘀"的论断，并说明气血相关，气行则血行，气虚则血瘀的道理；指出了致病原因无非是气血失调，从而奠定了他的气血辨证相关理论基础；治疗上非常重视气虚与血瘀。

三、临证治疗经验

1. 瘀血论治

（1）病因病机：瘀血既是致病因素，又是疾病过程中的病理产物，王清任认为瘀血形成的原因有二：

1）气虚成瘀：王清任曰："气管行气，气行则动，血管盈血，血管与气管想通，血赖元阳之气以运行。"若"元气既虚，必不达于血管，血管无气，必停留而为瘀，此乃气虚血瘀也"。气为血帅，气虚无以运血，血液停留为瘀。

2）寒热致瘀：王清任指出"无论何处皆有气血，气无形不能结块，结块者，必有形之血也。血受寒，则凝结成块，血受热则煎熬成块"。

（2）瘀血诊断

1）血管青者，内有瘀血：王氏认为"青筋暴露，非筋也。现于皮肤者，血管也，血管青者，内有瘀血也"。正常人气血旺盛畅流脉中，营养周身，皮肤黏膜光泽红润，血管（静脉）隐约可见。但如果青黑异常，暴实曲张，或见于不应出现之处，则无论见于腹壁、胸壁、颈项、四肢或舌下，青筋暴露，都是血瘀证的表现。

2）痛不移处，是瘀血：瘀血留着，多有定处，不通则痛。他认为"凡肚腹疼痛，总不移动，是瘀血""凡寒湿热入于血管，痛不移处，是痹症有瘀血。其他如忽好忽坏的头痛，忽然发作的胸疼，凡发作有定处者，都应从瘀血论治"。

3）肚腹坚硬成块，皆瘀血而成：凡结块"无论在左胁、右胁、脐左、脐右、脐上、脐下"都是瘀血。以上三点是瘀血症的主要体征，可以通过望诊、扪诊等手段查获，此外尚有：①皮肤憔悴，肌肤甲错、面色青黄，肌肉消瘦、痨瘠之症多瘀血。妇女干劳，男子劳病，小儿疳证，如果"查外无表证，内无里证，所见之症是瘀血之症"或治疗曾经"始而滋阴，继而补阳，补之不效者"都应从肌肤甲错等现象考虑从瘀血论治。②经血或紫或黑或块：无论"少腹积块疼痛，或有积块不痛，或疼痛无积块，或少腹胀满，或经血见时，先腰酸少腹胀，或经血一月见三五次，接连不断，继而又来"可以考虑诊断为瘀血，治以通经。③怪病、顽症多瘀血：如癫狂、胸不任物、胸任重物，以及顽固的发热、失眠、泄泻、头疼等症。但他强调必须排除其他常见证型，而又是常法治疗无效者，方可从瘀血论治，不可含糊从事。

王氏列举了百余病症均可从瘀血论治，说明瘀血致病，病状万千，应从众多的病症中互相参考，认识瘀血证的基本特征，临证才不致茫然。

（3）分部治疗瘀血证：王清任认为“能使周身气通而不滞，血活而不瘀，气通血活，何患疾病不除”。瘀血虽属有形之实邪，造成瘀血的原因多种不一，有实有虚，总的不外乎气不通而血瘀和气虚血瘀两种，治疗也不外理气活血、补气活血。王氏在此基础上又根据不同瘀血部位，不同瘀血病症而采用不同方药治之，可称之为分部治疗法。他将人身分为内外两部分，在外为头面、四肢和周身血管；在内以膈膜，分为上下两段，膈膜以上为胸中，又称为血府；膈膜以下为肚腹。王氏立通窍活血汤[3]治头面四肢，周身血管之症，适应证有头发脱落、眼疼白珠红、糟鼻子、耳聋年久、白癜风、紫癜风、紫黑印脸、牙疳、出气臭、小儿疳疾、交节病作等；立血府逐瘀汤[4]主治胸中血府血瘀之症如胸痛、头痛、胸不任物、胸任重物、天亮出汗、心里热、瞀闷、急躁、夜睡梦多、呃逆、饮水即呛、小儿夜啼、不眠、心慌心跳、夜不安、无故爱生气、干呕、晚发一阵热等；立膈下逐瘀汤[5]主治肚腹血瘀之症如卧则腹坠、肾泻久泻等。

2. 中风论治

（1）病因病机：王氏认为元气亏损是导致半身不遂的本源，倡导“无风”论。因为元气一亏则经络空虚，气向一处归并，当全身原本“十成”的元气亏损过半，出现“半身无气”充养时，就会发生半身不遂。因为“元气藏于气管之内，分布周身，左右各得其半，人行坐动转，全仗元气，若元气足则有力，元气衰则无力，元气绝则死矣”“元气既虚，必不能达于血管，血管无气，必停留而瘀”。

（2）中风先兆：王氏认为中风皆有先兆，有发生在头面五官者，有发生在心胸四肢者，既有感觉异常者，也有运动异常者，主要表现在三个方面。

1）神智异常：记忆力、言语表达能力降低；平素聪明，忽然无记性；说话少头无尾，语无伦次。

2）感觉异常：如偶尔一阵头晕，头无故一阵发沉，头项无故一阵发直，耳内无故一阵响或蝉鸣，眼睛一阵发直，眼前常见旋风，常觉冷气攒鼻，指缝透出冷气，两膝透冷气，睡卧觉身沉，心口一阵堵或一阵发空，气不接续，无故一阵气喘。

3）肌肉肢体活动异常：如下眼皮常跳动，一只眼渐小，上嘴唇一阵跳动，上下嘴唇相凑发紧，睡卧口角流涎，一只手或两只手常颤抖，大指无故自动，无名指每日有一时屈而不伸，上肢或下肢无故发麻，肌肉无故跳动，踝骨发软，走路两腿不稳如拌蒜，腿无故抽筋等。

（3）临床表现：半身不遂，口眼㖞斜，语言謇涩，口角流涎，大便干燥，小便频数。

（4）治疗：王氏主张诊治中风应“审气血之荣枯，辨经络之通滞”。根据元气不足，无力推动血行的病机，创制补阳还五汤[6]以补气为主，活血居次，标本同治。

结　语

王氏重视解剖，崇尚实践，由于历史条件的限制，虽然和现代医学有些出入，但我们更应推崇和学习的是他那种坚持不懈的躬身实践精神；尊古而不泥古的质疑精神；实事求是、不断创新的精神和学术境界。

王氏根据丰富的临床经验，创制了30多首活血化瘀方剂，被广泛运用于临床各科疾病，对后世活血化瘀法的研究产生了深远影响。正如唐宗海《血证论》评价：“王清任极言瘀血之症最详。”

[注]

[1]《医林改错·脑髓说》

[2]《医林改错·气血合脉说》

[3] 通窍活血汤：麝香、川芎、赤芍、桃仁、红花、葱姜、大枣、黄酒

[4] 血府逐瘀汤：桃仁、红花、当归、生地黄、川芎、赤芍、枳壳、柴胡、桔梗、牛膝、甘草

[5] 膈下逐瘀汤：当归、川芎、桃仁、牡丹皮、赤芍、乌药、延胡索、甘草、香附、红花、五灵脂、枳壳

[6] 补阳还五汤：生黄芪、当归尾、赤芍、川芎、桃仁、红花、地龙

思维导图

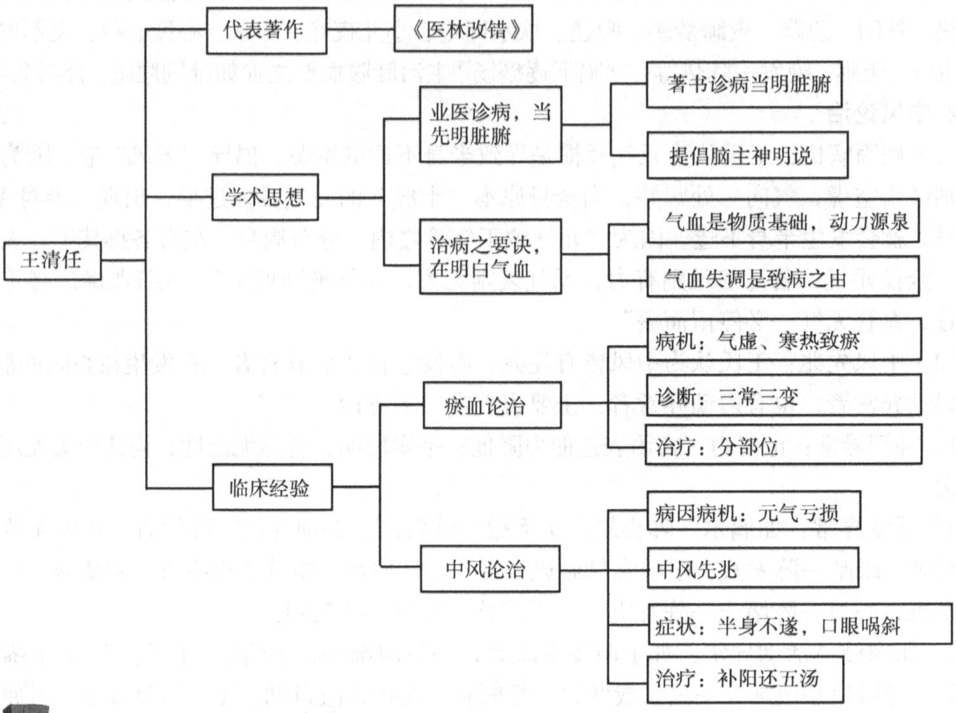

思考题

1. 王清任诊察瘀血证的要点是什么？
2. 试述王清任主要活血化瘀方法及代表方剂。
3. 试述王清任治疗中风的要点是什么。
4. 试述王清任诊病观。
5. 试述王清任脑主神明的理论内涵。

第二十七节　吴　师　机

吴师机（1806—1886年），字尚先，又字杖仙，名樽，又名安业，晚年自号潜玉居士，清代浙江钱塘（今浙江杭州）人。吴氏自幼习儒，道光十四年（1834 年）曾中举人，官内阁中士。次年入都应试，因有疾未参试。自此以后遂淡于功名，客居广平（今河北广平县）8年，以诗文自娱，并致力于医学。道光二十四年（1844年）吴氏随父吴笏庵寓居江苏扬州，咸丰三年（1853 年）太平天国起义军攻占南京和扬州，吴氏为避战乱，举家迁至江苏泰州东北乡俞家垛居住。由于当地贫病者多，又缺医少药，于是吴氏乃尽其所学，自制膏药，以

薄贴等外治法为人治病。由于外治法简便灵验，可免服药之苦，且价格低廉疗效明显，故深受百姓欢迎。登门求治者络绎不绝，其弟官业描述当时盛况：“凡远近来者，日或一、二百人，或三、四百人，皆各以时聚，有舁有负，有扶掖有提携，或倚或蹲，或立或跪，或瞻或望，或呼或叫，或呻或吟，或泣或啼，拥塞于庭，待膏之救，迫甚水火”[1]。而吴氏日日面对如此众多求医者从未起半分懈怠之心，自晨起必依次呼立于几案前，亲自一一详为审察，直至诊毕方得休息。他还谆谆告诫为医者当尽其心，不论穷富应一视同仁，尤其对穷苦病家，应尽力周济。配制膏药时，吴氏强调虽无人见，也“不可鬻良杂苦，自失其真。更不可乘人之急，挟货居奇”[2]。因而吴氏不仅受到百姓爱戴，在医界也享有盛誉。吴氏于同治四年（1865年）举家重返扬州，于仙女庙创建存济堂药局，专以膏药施治，全活者甚众。吴氏强调外治，并非是为了取代口服药，其“意在补前贤内治之所不及，非以内治为不然也”。他是中医学术发展史上卓有成就的外治专家，在用膏药敷贴治病方面积累了丰富的实践经验，在内病外治方面作了总结和探索，并将外治法进行了拓展和创新，被后人尊称为“外治之宗”。

药王孙思邈在《大医精诚》中提到：“若有疾厄来求救者，不得问其贫贱富贵，长幼妍蚩，怨亲善友，华夷愚智，普同一等，皆如至亲之想。亦不得瞻前顾后，自虑吉凶，护惜身命。”我们不难发现，大凡古代名医，不仅拥有高超的医术，更加具备高尚的医德，正所谓“才为德之资，德为才之帅”。他们都以“大医精诚”为基本的伦理准则，淡泊名利，心系百姓，塑造济世活人的仁医情怀，坚定不为良相便为良医的理想信念，由此最终成为一代苍生大医。

吴氏一生致力于外治法的研究，善用膏药等外治法统治内外诸疾，并积数十年之经验，著成《理瀹骈文》，该书不仅在写作方式上别具一格，更以其丰富的内容而独树一帜。《理瀹骈文》原名《外治医说》，借《子华子》“医者理也，药者瀹也”之句，摘“理瀹”二字，以题其篇。明外治亦有理，加之书以骈文体裁写成，故而更名《理瀹骈文》。该书成书于同治三年（1864年），是吴氏历时二十载、易稿十余次而完成的经验荟萃。全书分四大部分，有正文，有夹注，理法方药一应俱全。第一部分“略言”，论述了外治法治疗疾病的理论依据和学术渊源；认为内治外治理同而法异，外治亦需强调辨证论治，明阴阳，识脏腑，方能补内治之所不及；另外还详述了膏方的作用，制方遣药的特点，敷贴穴位的选择，以及主要膏方的适应病证等。第二部分“续增略言”，论述三焦分治，强调外治方法必须根据病位分别论治，并阐明外治的机理。第三部分“理瀹骈文”是全书的主要内容，详述了内、外、妇、儿、五官科疾病的近百种外治方法和千余首方药。第四部分“存济堂药局修合施送方并加药法”，记载了存济堂药局炼制的21首膏药方和临床加减应用方法，另外还附有137首专治内、外、妇、儿等病证的膏药方。《理瀹骈文》是一部以膏药为主，兼及多种外治方法的外治专著，在中医外治学发展史上具有重要价值。

一、外治之溯源

吴师机认为，外治法“虽治在外，无殊治在内也”。外治不仅是临床上经常遇到不宜服药之证和不肯服药之人的应变之法，而且应用方便，价格低廉，利于为广大贫瘠患者解除病痛。吴氏极力倡导外治法，既非偏执，也非自炫，而是有其深刻的学术渊源及临床经验。吴氏指出“凡病多从外入，故医有外治法。经文内取外取并列，未尝教人专用内治也……矧上用嚏，中用填，下用坐，尤捷于内服”[2]。在古代医学理论和前人经验的启示下，他通过大量临床实践的验证，肯定了外治法的可靠疗效，曾说：“余初亦未敢谓外治必能得效，逮亲验万人，始知膏药治病无殊汤药，用之得法，其响立应”[2]。所以，吴师机指出良工亦不废外治，且外治药中多奇方。外治法又是应变之法，更便于为广大无力求医者解除疾苦，吴氏本着宏扬经旨、补偏救弊、济世扶贫的态度，潜心于外治法的研究，在继承前人外治经验的基础上，进一步结合个人体会，加以改进，颇多发明。

吴氏认为外治法之所以能疗内病，是因“外治之理即内治之理；外治之药亦即内治之药。所异者法耳”[2]。也就是说，因其病因、病机相同，辨证相同，用药亦可以相同，所不同的只是给药的方法和吸收途径而已。吴氏指出“人身八万四千毫孔，皆气之所由出入，非仅口鼻之谓……草木之菁华，煮为汤液，取其味乎？实取其气而已。气与病中，内治无余事矣。变汤液而为薄贴，由毫孔入之内，亦取其气之相同而已，而又何疑尔”[3]。内服药经口腔进入体内，通过脏腑经络布于周身；外治用药则由皮肤吸收，通过经络达于内脏。例如，“种痘者，纳鼻而传十二经；救卒中暴绝，吹耳而通七窍”[2]，故虽治在外，无殊治在内也，两者治病有殊途同归之妙。

吴氏强调临床欲掌握好外治法，必如内治“先求其本”。何谓本？即“明阴阳，识脏腑也”；强调“《灵》《素》而下，如《伤寒论》《金匮》以及诸大家所著，均不可不读”，而反对“徒持一、二相传有效之方，自矜捷径秘诀”的做法。从而把明阴阳、察四时、分五行、求病机、度病情、辨病形视为外治法必须遵循的原则。例如，治疗脏腑病变，人体脏腑深藏于内虽不可见，但通过经络与体表相连，由于脏腑俞穴皆分布于背部，故外治背俞穴即可达到调理内脏的作用，他认为五脏之系咸在于背，脏腑十二俞皆在背，其穴并可入邪，故脏腑病皆可治背，前与后募俞亦和应，故心腹之病皆可兼治背，因而得出脏腑病皆可治背的结论。可见吴师机的外治法，是立足于把人身作为一个完整的统一体来认识的，通过体表与体内、经络与腧穴、诸窍与脏腑的联系，以达治其外而作用于内的效果。

至于外治用药，吴氏认为凡内服治病有效之方剂，皆可用于外治。例如，外科疾病中，阳证宜内服清凉之剂，而外敷亦需蒲公英、黄连等清凉之品；阴证宜服用温热之药，外敷亦同样需此类药物。此即所谓“热者寒之”“寒者热之”。再如平胃散可内服以止痢，也可炒熨治痢；常山饮内服可止疟，也可炒嗅治疟。凡此种种，皆可变汤剂为外治。而膏方用药，同样也不外于汤丸，“当于古汤中求之”“凡内服汤丸之有效者，皆可熬膏”[2]。总之，外治法的一切措施，无不贯穿着内治之理，外治之效决不逊于内治之法，外治与内治可相辅相成，相得益彰。

二、外治分三焦

吴师机以上、中、下三焦分治作为外治法的辨治提纲，即根据不同的病位和病情，分上、中、下三部论治。他指出“头至胸为上焦，胸至脐为中焦，脐至足为下焦”。三者皆以气为贯，上焦心、肺居之；中焦脾、胃居之；下焦肝、肾、大小肠、膀胱居之。在具体应用时，可本着上以嚏为主，中以填为主，下以坐为主，同时兼及众法。

1. **上焦治法** 上焦心肺居之，上通天气，宣五谷味，熏肤充身泽毛，若雾露之溉。若为邪阻，势必宣降失司，上窍不利。故云：“上焦之病，以药研细末，嗃鼻取嚏发散为第一捷法。不独通关、急救用闻药也”[4]。凡外感热病之表证及上部病变，如耳聋、头痛、目病，以及胸膈热痰相扰的胸闷呕吐、呃逆等，主用嗃嚏法，就是经鼻腔黏膜吸收的外治法。吴氏进一步指出嚏法泄肺之意，可以散上焦之雾，通天气，而开布宗气以行呼吸。若得连嚏数十次，则汗出腠理自松，即解肌也；嚏则涕泪痰涎并出，胸中闷恶亦宽，亦即吐法也。此一嚏实兼汗、吐两法，实与服葱豉汤类发散无异也。取嚏用药多以皂角、细辛为主，藜芦、踯躅花为引，再随症加药。“如伤风热，头疼、赤眼、喉肿、牙痛者，用羌活、防风、荆芥、川芎、白芷、薄荷、细辛、蔓荆子、踯躅花、雄黄、硼砂、青黛、黄连各一钱，生石膏、风化硝各二钱，鹅不食草三钱，僵蚕一钱五分，蝉蜕五分，皂角一两研末，含水吹鼻”“大头瘟及时毒焮肿喉痛，用延胡一钱五分，川芎一钱，藜芦五分，踯躅花二分五厘，嗃鼻，嚏出脓血痰涎为度”[4]。

除嚏法外，上焦之病尚有膏贴、涂顶、覆额、罨眉心、点眼、塞耳、擦项及肩、扎指、握掌、敷手腕、涂臂等方法。膻中、背心、太阳又为治上焦病之要穴。

2. 中焦治法　中焦脾胃居之，上通天气，下接地气，为精气运动之枢纽，主腐熟水谷，营气由此出之。邪阻中州，升降失司，谷道阻塞，必犯上及下，故云：“中焦之病，以药切粗末炒香，布包缚脐上为第一捷法”[4]。盖脐者，乃人之初生胞蒂之处，此处位近脾胃，由脐而入，无异于由口而入也。炒热炒香，取其有益于药力渗透吸收，意在逼药入内。其中熨法是在缚法的基础上加手法摩擦，此法可用葱、姜、糯米、麦麸、食盐、醋、酒等炒热后装入布袋内缚熨，或将药末置于熔化的黄蜡或白蜡中，待冷却为固体后作热熨。至于填法所用之药，则据症施药。如古方治风寒，用葱、姜、豉、盐炒热，布包敷脐上；治霍乱用炒盐，布包置脐上，以碗覆上，腹痛即止；治痢用平胃散，炒热敷脐上，冷则易之；治疟用常山饮，炒热缚脐上，其发必轻，再发再捆，数次必愈；治阴证用炮姜、附子、肉桂、麝香、吴茱萸末，绵裹放脐内，上盖生姜片和葱熨之；治黄疸，用百部根放脐上，酒和糯米饭盖之，以口中有酒气为度，又有用干姜、白芥子敷脐，觉口中辣则去之等，全在临症因病变通。

中焦病除填法外，尚有熏脐、蒸脐及兼治背部脾俞与胃俞诸法，可随证选用。总之，炒、熨、煎、抹与缚等法，理脾胃者也，可以疏中焦之沤，通天气地气，而蒸腾营气以化精微。

3. 下焦治法　下焦肝、肾、大小肠、膀胱居之，下通地气，主出而不纳，故有“下焦如渎”之说。若邪阻下焦，势必下窍不利。故云：“下焦之病，以药或研或炒，或随症而制，布包坐于身下为第一捷法”[4]。盖药从二阴直入，既势专力宏，又可免伤胃之虑。凡水肿、泄痢、疝气、便秘、淋浊、脱肛等，主用坐导法，这是经皮肤、肛内黏膜吸收的外治法。其中坐法是将药末炒热布包后置于胯部和臀部，或煎药置于桶内坐熏；导法是将药末加蜂蜜做成锭剂塞进肛门或将药液直接注入肛门。如水肿，捣葱一斤坐身下，使水从小便出，小便不通亦然；水泻不止，用艾一斤坐身下，微火烘脚，泻即可止。两者一属前阴，一属后阴，凡有病宜从二便治者，皆可仿此。如治疝，用灶心土或净砂炒过，加川椒、小茴末拌匀后隔裤坐之，或用布袋盛药夹囊下；妇人痨症，有烧热砖淋药水后，布包垫毡片坐法；治鼓肿及秘结，有煎药水倾桶中坐熏法；治久痢人虚或血崩脱肛者，不敢用升药，用补中益气煎汤坐熏；产妇阴脱，用四物煎汤加龙骨入麻油熏洗等。总之，下部之病，无不可坐。若内服药不能取效，或恐伤胃气者，或治下须无犯上中者，或上病宜釜底抽薪者，皆以坐为优。

下焦病除坐法外，尚有摩腹、暖腰、兜肚等法。治疗部位除前后二阴外，尚有在命门、脐下、膝盖、腿弯、腿肚、脚跟、脚趾、足心等处针刺、贴敷等法。

总而言之，外治法虽分上、中、下三焦分治，但由于三焦以气相贯，临证又须灵活变通，如上焦病需治下、下焦病需治上、中焦病需上下分治或上中下并治等情况，实则俱不出以上三法之外。不仅可代内服，并可补膏药之所不及。且凡古方之有效者，视证加减，无不可用作外治，只须辨证分明，一无拘牵顾忌。

三、膏方的运用

吴氏在前人经验的基础上，总结了以膏为主，并以点、嗃、熏、擦、熨、烙、掺、敷（即温热疗法、水疗法、蜡疗法、酒疗法、发泡疗法等）佐之等外治疗法，其外治手段多样，经验丰富，尤其是在对用膏之理的阐释及膏药的应用方面最具特点。吴氏坦言其施诊专以膏药为主，认为膏药使用方便、价格低廉，效果并不亚于汤药，很适合于广大贫病者，且膏药外贴，贴近病位，不走迂途，见效快捷，常能中病即止，不留后患，患者也可免去服药之苦。

1. 膏方的功效 膏与药本分为二，古人于熬者为膏，撮者为药，吴师机则“合而两全”，配合施用。

吴氏认为“膏药的功用，一是拔，二是截。凡病所结聚之处，拔之则病自出，无深入内陷之患；病所经由之处，截之则邪自断，无妄行传变之虞”[4]，指出使用膏药，有正治法，也有从治法。如热证也可用热药，一则得热则行，一则以热引热，使热外出。此外，虚证也可用攻药，“所谓有病当先去，不可以养患也”。另外，膏药也可寒热并用，清补兼行，始贴补膏，敷消药，此即扶正逐邪之义。

2. 膏方的用药特点 外治之药，亦即内治之药，膏药与汤药，殊途同归，故立法用药是一致的，但亦有所异之处。“汤主专治，分六经，用药一病一方，日可一易，故其数精而少；膏主通治，统六经，用药百病一方，月才一合，故其数广而多”[4]。吴氏常用五大膏（清阳膏、散阴膏、金仙膏、行水膏、云台膏）中，平均每膏用药110味之多，药量则动辄以两计，草药则以斤论计。膏方用药虽庞杂，然并非杂乱拼凑，而是有理有据，故能取“物以杂而得全，功以协而成和”的效果。对膏方及膏药糁面所选药物，吴师机主张多选用猛、生、香药，“率领群药开结行滞，直达其所，俾令攻决滋助，无不如志，一归于气血流通而病自已，此余制膏之法也”[4]。

（1）猛药：是指药性峻厉或有毒之品，这些药物在内服方中是应禁用或慎用的，在外治方中却是不可缺少的要药。如乌头、附子、斑蝥、砒霜、硇砂、硫黄、芫花、大戟、轻粉之类。

（2）生药：不经炮制，气味俱厚之品，在内服汤丸中必须经过炮制方能入药，在膏药则宜生用，如生半夏、生南星等。“虽苍术，半夏之燥，入油则润；甘遂、牵牛、巴豆、草乌、南星、木鳖之毒，入油则化”，诸如此类的有毒之品，“炒用、蒸用，皆不如生用”。

（3）香药：是指芳香辛透之品。吴氏常用的香药如苏合香、十香丸、冰片、麝香、乳香、没药之类。除此，吴氏还指出膏中用药必须有通经走络、开骨透窍、拔病外出之品为引，如姜、葱、韭、白芥子、花椒，以及槐、柳、桑、蓖麻子、凤仙草、穿山甲之类，均不可少。

至于补膏，吴氏认为“气血流通即是补，不药补亦可”。即使用补药，必用血肉有情之品，如内服剂中的羊肉汤、猪肾丸、乌骨鸡丸、鳖甲煎、鲫鱼膏等，皆可以仿之而制膏。

3. 膏方的种类 吴氏自制膏药有复方与单方两种，复方膏药包括治疗内外妇儿各科、通治三焦和五脏六腑诸病证膏方。其中通治三焦病证膏药以清阳膏、散阴膏、金仙膏、云台膏、行水膏用之最广、最验。吴氏自述每年施膏一二十万张，其中五膏十居八九。云台膏即夔膏，通治外科痈疮诸症，而清阳、散阴、金仙三方则为内病外治之膏。除此以外吴氏还根据脏腑寒热虚实之辨，炼制的通治脏腑病证膏药有养心安神膏、清肺膏、滋阴壮水膏、健脾膏、扶阳益火膏等，凡遇重证，酌用糁末，其效更佳。

（1）清阳膏：本双解散、败毒散诸方推广，主治上焦风热及内外热证。外感风热，初起头痛者，用清阳膏贴太阳及风门；连脑疼者，并贴脑后第二椎下两旁风门穴；鼻塞贴鼻梁；咳嗽及内热者，贴天突穴、膻中穴，或兼贴肺俞。夹食者，加贴金仙膏；若邪热入里，欲用清法者，加硝石散糁在膏内贴；若是须下，贴膏后再用硝黄散（即承气诸方加减），以鸡蛋清调敷胸腹，虽结胸亦能推之使下，吴氏记载用上方治疗，屡试屡验。

（2）散阴膏：此方本五积散、三痹汤诸方推广之，主治下焦寒湿及表里俱寒三阴证，包括风寒湿痹、跌打损伤、妇女胞宫寒冷、冻疮等证。若上热下寒者贴足心；脾虚泄泻者贴脐；风寒湿痹、筋骨疼痛及跌打闪挫，一贴即愈；寒中三阴腹痛，以肉桂、丁香、吴茱萸、附子、胡椒、麝香糁膏贴脐和命门。

（3）金仙膏：又名开郁消积膏，此方本六郁、利气诸方推广，主治中焦郁积，能和气血，疗脾胃诸病，气痛、腹痛用之立效，并治疟痢。疟疾，先用此膏贴胸口，化其痰食暑湿即轻。又如痢疾，无问老少，皆用金仙膏，一贴胸口，一贴脐上。轻证半日腹响泄气，小便通利，胸中豁然即愈；重证逐渐减轻，不过数日亦愈。吴氏云："此二症夏秋最多，余治愈不止万人，特为拈出。"

（4）行水膏：本五苓散、八正散诸方扩大，佐金仙膏通治三焦肠胃湿热病证，如阳证黄疸，阳水肿满，热淋，脚气肿痛，妇人带下，外证湿热凝结成毒等，用金仙膏糁苍术、黄芩、茵陈末贴心口、脐上，参用行水膏贴脐旁天枢。

另外，吴氏针对各科疾病，又炼制专治某种病证的膏药，例如，内科病证方面，头痛用头痛膏、偏正头风用头风膏、肺热咳嗽用清热化痰膏、受寒腹痛用暖脐膏、泄痢用回春泄痢膏等；妇科病证方面，月经不调或痛经用行瘀膏、调经膏、益母膏、丹参膏等；儿科病证方面，小儿发热，烦躁夜啼，惊风，用退热膏或急惊秘方膏，泄痢疳积用肥儿膏等。

4. 膏药熬制的经验　膏药古时称作薄贴，多以植物油、铅丹为基质，经过熬制糁以其他药物而成，即敖者为膏，撮者为药，膏为基质，固定不变，药则随治疗用途而灵活运用。根据基质的不同，膏药有黑膏、白膏、油膏、胶膏、松香膏、绿松膏、银黝膏、玉红膏之别，吴氏《理瀹骈文》所用膏药多为黑膏药。

关于膏药的熬制，吴氏有着丰富的经验，对其制作过程阐述颇详："每干药一斤，约用油三斤或二斤半；鲜药一斤，约用油半斤或一斤。先浸后熬，熬枯后去渣，将油再炼至滴水成珠，称之，视前油约七折上下，每净油一斤，下炒黄丹六两收。盖膏蒸一回老一回，嫩则尚可加丹，老则枯而无力，且不能粘也"[4]，强调制膏关键，在于防止膏的"嫩"及"老"。嫩则膏药太软，而黏性过强；老则膏药黏性小，易于脱落。适当的稠度是油熬炼至滴一点于冷水中时，油滴不在水面扩散。吴氏记述："膏成后将锅取起，俟稍温，以皮胶一二两，醋酒炖化，乘热加入，则膏粘……须搅千余遍令匀，愈多愈好。浸水中出火毒，瓦钵分储，勿使见风"[4]。上述经验值得参考。

5. 使用膏方的注意事项

（1）膏药热者易效，凉者次之；攻者易效，补者次之。此乃热性急而凉性缓、攻药力猛而补药力宽之故，但也不可一概而论。膏药可以寒热消补并用，吴氏曰："古汤头治一症，往往有寒热并用者，有消补并行者，膏药何独不然？《精要》有贴温膏敷凉药之说，足为用膏药者之一诀，推之亦可贴补膏敷消药也。此即扶正以逐邪义也。若治两症则寒热消补虽同用，用上不犯下，下不犯上，中不犯上下，更无顾忌"[2]。

（2）膏药贴法并不专主一穴，如治太阳经外感，初起以膏贴两太阳、风池、风门、膻中穴；更用药敷天庭，熏头面腿弯，擦前胸后背、两手心、两足心，以分杀其势。其余诸经，可仿此推广。若脏腑病，则视病之所在，上贴心口，中贴脐眼，下贴丹田。或兼贴心俞与心口对，命门与脐眼对，足心与丹田应。如属重证，酌用糁末，专治尤应。如属外科病，除用云台膏贴患处外，随证选用一膏贴心口以护其心，或用开胃膏开胃进食，以助其力。

结　语

吴师机虽然极力推广外治方法，但也并不偏废内治，他认为以外治佐内治，两精者临证时才能万无一失。吴氏不仅深刻阐明了内病外治的道理，而且结合个人临证心得，创造了以膏方为主，辅以熨、敷、熏、洗、嗜、嚏、坐、缚、刮痧、火罐、热疗、水疗、点入、枕睡、佩挂、蜡疗、泥疗、发泡疗等数十种外治方法，所治疾病遍及内、外、妇、儿、急救等各科，实可谓集清以前外治法之大全。吴氏对外治法的广泛应用，大大开拓了治病的途径，显示了外治疗法的生命力和广阔前景，为推动外治法的发展作出了很大贡献。其丰富的外治经验，对现在临床深入研究内病外治理论及外治方法、改变传统的给药方式、研制新型高效的外用剂型等，都具有重要的指导意义。

［注］

［1］《理瀹骈文·官业序》

［2］《理瀹骈文·略言》

［3］《理瀹骈文·序》

［4］《理瀹骈文·续增略言》

思维导图

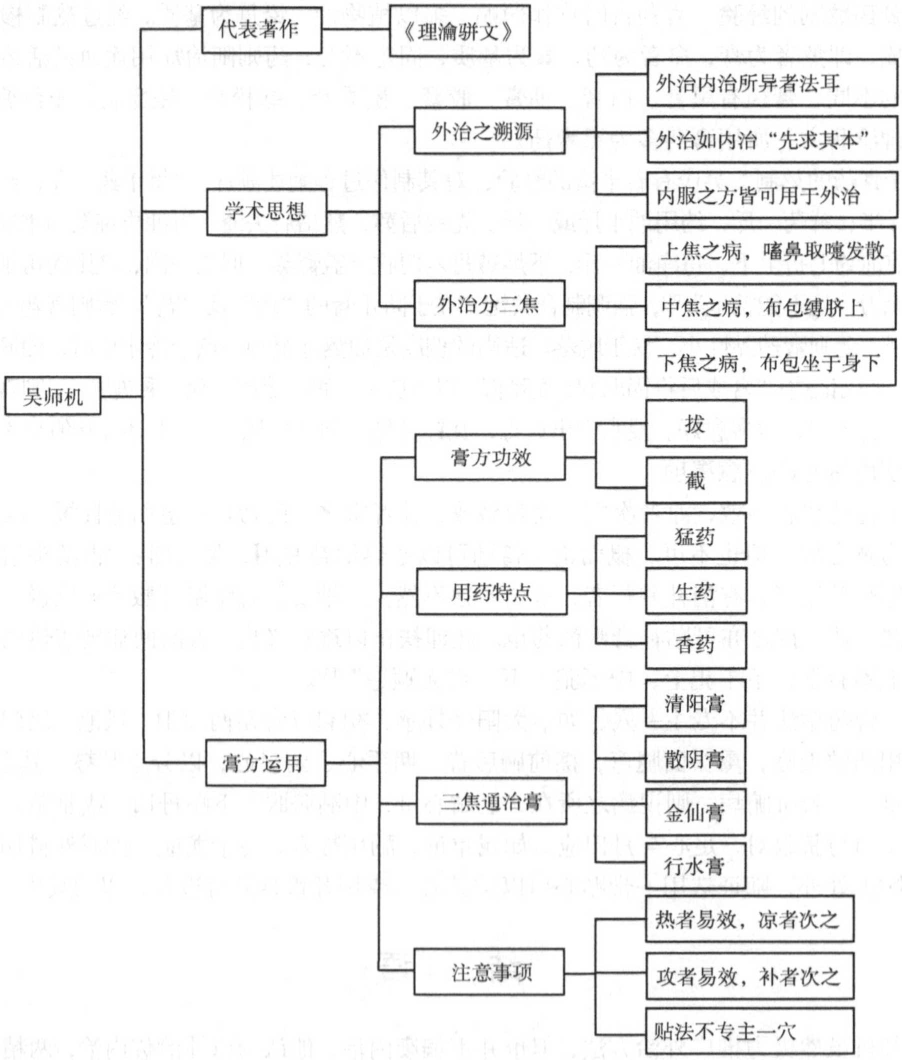

思考题

1. 吴师机内病外治的理论根据是什么？
2. 吴师机三焦分治的第一捷法分别是什么？
3. 吴师机外治膏方的用药特点有哪些？
4. 吴师机认为膏药的功效是什么？
5. 吴师机提出使用膏方有哪些注意事项？
6. 请谈谈吴师机创立的三焦通治膏的膏名及主治功效。

第二十八节　王　士　雄

王士雄（1808—1867 年），字孟英，号潜斋、半痴山人，晚号梦隐，浙江海宁人，曾迁居杭州、上海等地。王氏出身于世医之家，曾祖以下世代为医。14 岁时，父亲卧床不起，临终嘱其继承祖业，于是苦心攻读，“闭门识书者十年”，足不出户，手不释卷，如痴如醉；在霍乱流行之时，不避秽恶，尽力救治，自言：“我与世无所溺，而独溺于不避嫌怨，以期愈疾，是尚有半点痴心耳。”因此以“半痴”自号，体现了高尚医德和大医风范。他锐志钻研，博采众长，在诊治温热、瘟疫、霍乱等病方面，积累了比较丰富的临床经验，对温病的证治提出了自己的见解，被后世誉为温病学派鼎盛时期的代表医家之一。

王氏著作主要有《温热经纬》共 5 卷，成书于 1852 年，全书“以轩岐仲景之文为经，叶薛诸家之辨为纬”，较为系统地汇总了前人对温热病的认识，反映出清末以前温热学说的发展水平，其间也夹有王士雄个人对温热病的辨治体会和见解；《霍乱论》共 2 卷，成书于 1838 年，后更名为《随息居重订霍乱论》，增至 4 卷，为一部理论联系实践的霍乱病治疗学专著；《随息居饮食谱》不分卷，成书于 1861 年，详论各类饮食物的性味、功能、主治，既是一部价值很高的食疗参考书，也是一部极为珍贵的营养学专著。另外有《王氏医案》《四科简效方》《归砚录》等著作，参著的有《言医选评》《徐氏医砭》《柳州医话》《重庆堂随笔》《愿体医话》等。

一、论伏气温病

王氏对温病阐发颇多，影响很大。他总结了温病发病类型，并将温病划分为新感温病与伏气温病两种。新感温病是由表及里，由卫气及营血；伏气温病则是由里出表，由血分达气分。历代医家在温病辨证时，往往比较重视由表及里的辨证，而对伏气温病由里出表的辨证却重视不够。《温热经纬》以《内经》伏气温热开篇“冬伤于寒，春必病温”，进而对伏气温病重点阐发，据统计《温热经纬》所选辑的 11 篇论述温病理论的文章中，有关伏气温病内容的占 4 篇。王氏提醒后学者注意区别温病新感与伏气，从伏气温病的病因、传变方式、病症特点、初期症状及治法等详加论述。

1. 伏气温病的发病特点　王氏指出“伏气温病，自里出表，乃先从血分而后达于气分，故起病之初，往往舌润而无苔垢，但察其脉软而或弦，或微数，口未渴而心烦恶热，即宜投以清解营阴之药，迨邪从气分而化，苔始渐布，然后再清其气分可也。伏邪重者，初起即舌绛咽干，甚有肢冷脉伏之假象，亟宜大清阴分伏邪，继必厚腻黄浊之苔渐生，此伏邪与新邪先后不同处，更有邪伏深沉，不能一齐外出者，虽治之得法，而苔退舌淡之后，逾一二日复干绛，苔复黄燥，正如抽蕉剥茧，层出不穷，不比外感温邪，由卫及气，自营而血也”[1]。

王氏认为，伏气温病传变方式不同于新感。新感温病自外向内传变。由卫分开始传入气分、营分、血分；而伏气温病是自里内发，由深而浅，血分入气分。起病之初多表现为口不渴、心烦、恶热、舌润而无苔垢，脉软或弦、或微数。若伏邪重，初起即见咽干，舌绛，甚有肢冷、脉伏之假象。邪伏深沉，不能一齐外出者，即使治之得法，但苔退舌淡之后，逾一二日，舌复干绛，苔复黄燥。

2. 伏气温病的治疗特色 王氏根据伏气温病的特点，主张治疗当先治血分后治气分；初起宜投清解营阴之药，追邪从气分而化，舌苔开始渐布，再清气分热邪；伏邪较重，亟宜大清阴分伏邪，待厚腻黄浊之苔渐生后，再解气分。王氏还告诫说："余之医案中，凡先治血分后治气分者，皆伏气病也，虽未点明，读者当自得之"。

历代论伏气温病的医家大多侧重于病因、潜伏部位、时间、是否化热及有无外邪引发等问题的阐述，而对于伏气温病的传变与证治，分析论述不够。王氏论伏气温病"以告留心医学者"的良苦用心，对伏气温病学说的充实和发挥，更加具有临床指导意义。

二、论 暑 邪

王士雄在《温热经纬》中详细辨析六气属性，尤其对暑的性质、特点，以及暑病的治疗有其独到的见解。针对历代医家对暑邪的不同认识，如"阳邪为热，阴邪为暑"；"暑必兼湿"；暑分"阴暑""阳暑"等，王氏对此提出了自己的见解。

1. 暑邪的性质 王氏认为暑与热皆为阳邪，在《温热经纬·叶香岩三时伏气外感篇》中说："暑乃天之热气，流金烁石，纯阳无阴"，与热"原为一证""并非二气"，但两者亦非无别，"夏秋酷热，始名为暑，冬春之热，仅名曰温，而风寒燥湿皆能化火"。

对于暑与湿的关系，王氏认为"暑与湿原是二气，虽易兼感，实非暑中必定有湿也，譬如暑与风亦多兼感，岂可谓暑中必有风邪，若谓热与湿合，始名为暑，然则寒与风合，又将何称？"，强调暑之与湿易于兼感，但非必定兼感，故云暑多夹湿则可，若云暑必夹湿则不可。至于阴暑、阳暑之说，王氏辩驳曰："如果暑必兼湿，则不可冠以阳字，若知暑为热气，则不可冠以阴字，其实彼所谓阴暑，即夏月之伤于寒湿者耳。设云：暑有阴阳，则寒亦有阴阳矣，不知寒者水之气也，热者火之气也，水火定位，寒热有一定之阴阳，寒邪传变，虽能化热，而感于人也，从无阳寒之说，人身虽有阴火，则六气中不闻存寒火之名"[2]，指明暑同寒邪，无可阳可阴之分，夏月寒湿之证不属暑病范围，不可与暑热相提并论。所有这些，不仅起到了澄清、正误的作用，而且对于临床辨治暑病亦颇有指导意义，由此看出王氏对温病的研究极具心得。

2. 暑病的治疗 王氏《温热经纬·叶香岩三时伏气外感篇》中说："暑病首用辛凉，继用甘寒，再用酸泄酸敛，不必用下"；并强调"暑是火邪，心为火脏，邪易入之。故治中暑，必以清心之药为君。此证初起，大忌风药"。热伤气阴之证，李东垣曾制清暑益气汤以治，王氏认为此方有清暑之名而无清暑之实，辄用西洋参、石斛、麦冬、黄连、竹叶、荷秆、知母、甘草、粳米、西瓜翠衣等以清暑热，益气阴，较之东垣之方，变甘温为甘寒之剂，甚合病机，为后世所推重。

对于暑热深入则用白虎汤；暑热伤气用竹叶石膏汤；湿温又感（或兼）暑，邪在气分，主张用叶桂甘露消毒丹[3]清热解毒，利湿化浊。若邪热耗液伤营，逆传内陷，痉厥昏狂，谵语发斑，舌色干光，或紫绛，或黑苔者，用神犀丹[4]凉血化斑，解毒开窍。

三、杂病治疗经验

王氏治疗杂病，重视对《内经》《伤寒论》理论和辨治经验的研究，善于应用仲景方，如白虎汤、小陷胸汤、竹叶石膏汤、建中汤、桂枝汤等。此外，王氏兼取众家之长，学医之初受张介宾温补思想影响较大，尔后，通过自己临床实际，察介宾之说有所偏颇，乃广读百家之书，如《备急千金要方》《外台秘要》《太平惠民和剂局方》等，又深入研究李东垣、朱丹溪、喻嘉言、叶天士、吴鞠通等诸家之说，尤其推崇叶天士与喻嘉言的学术思想和经验，从而形成了不拘一格、兼取众家，融清灵与温补为一体的杂病治疗特色。

1. 疏瀹气机　《素问·六微旨大论》说："出入废则神机化灭，升降息则气立孤矣。"王氏以《内经》气化升降学说为基础，结合自己的临证体会，提出了"缘人身气贵流行，百病皆由愆滞"[5]的观点，认为"人气以成形耳，法天行健，原无一息之停，惟五气外侵，或七情内扰，气机衍度，疾病乃生。故虽在极虚之人，既病即为虚中有实，如酷暑严寒，人所共受，而有病有不病者，不尽关乎老少强弱也，以身中之气有愆有不愆也，愆则邪留着而为病，不愆则气默运而潜消"[6]。根据气机衍度的病理变化，王氏提出"调其愆而使之不愆，治外感、内伤诸病，无余蕴矣"[6]作为治疗关键，十分重视清除导致气机愆滞的各种致病因子，关注调整枢机升降和疏瀹气机，使之恢复正常状态，如是则病可愈。王氏极力反对滥用补剂，认为"一味蛮补，愈关气机，重者即危，轻者成锢"。

气机升降运动是通过脏腑功能活动表现出来的，因此，治疗上王氏也通过调理脏腑来疏瀹气机。如肝气多郁多逆多火，常用金铃子散疏肝理郁；固本丸、二至丸滋补肝肾，旋覆花、代赭石镇逆；左金丸、当归龙荟丸清泻肝火。调理脾胃，则主张用温运升阳健脾以升清，甘凉濡润胃腑以降浊，常用四君子汤、六君子汤、异功散、建中汤扶脾建中，平胃散调脾土，用白虎汤、小陷胸汤、凉膈散、雪羹汤等凉润通降胃腑。更值得指出的是，王氏疏瀹气机，尤注重宣展肺气，"一身之气，皆失其顺降之机"。他说："予以大剂轻淡之品，肃清气道。俾一身治节之令，肝胆逆升之火，胃腑逗留之浊，枢机郁遏之热，水饮凝滞之痰，咸得下趋，自可向愈"[7]。其习用宣肺药物，大多为轻清之品，诸如杏仁、射干、瓜蒌、薤白、白前、兜铃、紫菀、贝母、枇杷叶、桔梗等。

病案举例：陈邠眉之子，孟秋患感，医与表散温补，病随药剧，乃延孟英视之，目瞪神呆，气喘时作，舌绛不语，便泻稀水，肢搐而厥，人皆以为必死之证。脉弦而软数，乃阴亏肝盛之质，提表助其升逆，温补滞其枢机，痰饮轇轕，风阳肆横，与鳖甲、龙骨、牡蛎、旋覆花、代赭石、黄芩、黄连、川楝子、贝母、菖蒲、竹茹、胆星、犀角（现用水牛角）、羚羊角等药，息风镇逆，清热蠲痰，数贴而平。

分析：此例为阴虚肝旺体质而外感燥热之邪，医者误用表散温补，致变证蜂起，其咎在于"提表助其升逆，温补滞其枢机"，王氏改投息风镇逆，清热蠲痰，用药着力于调整枢机升降，疏瀹气机，使逆者平而滞者通，邪有出路，遂化险为夷。

2. 从痰论治　王氏认为在诸多病因中，尤以痰为常见。盖古人有"痰为百病之母""痰生百病""百病多为痰作祟"之说，朱丹溪说得更具体，"百病中皆有痰者，世所不知也"。而王氏深悉此义，指出"凡脉证多怪，皆属于痰""痰之为病，最顽且幻"，认为热病邪热灼液成痰，阻抑气机，使气机窒塞；杂病湿热生痰，痰从经络而流布全身，可导致各种奇证怪病。王氏临证善于从痰论治，所著《王氏医案》应用痰药之病例，占十之七八。根据《王氏医案绎注》所收录450余案中，配合痰药论治者达300余案之多，案中内容丰富，配伍灵活，多具独见。尤其是善于温病治痰，为温热病的治疗开辟了新的途径。许多名老中医非常推崇王氏这方面的宝贵经验，如任应秋教授就曾盛赞“可谓切中症结，不愧为治温热的老手”。

王氏认为温病痰证多缘于痰饮湿浊，或素有痰饮盘踞胸中，外邪侵入后得以依附，或为温邪挟宿饮上逆；或平日体胖多湿，厚味酿痰，而吸受风湿，即以痰湿为窠巢；或七情郁结，气久不舒，津液凝痰，邪得依附；或积劳久虚，肝阳内动，烁液成痰；或痰热内阻，风温外侵，温补致误，或湿蒸为热，充斥三焦，灼液成痰，阻塞气机而成痰证。故指出“凡视温证，必察胸脘”，盖胸为肺廓，脘属胃廓，肺胃痰湿阻滞，气机不利，必见胸闷、脘痞拒按，或“痰盛于中，胸头觉冷”等证。心肺同居上焦，抑或热陷心包，舌绛神昏，胸下拒按者，乃痰热内蒙清窍所致。故王氏指出“温热病舌绛而白苔满布者，宜清肃肺胃。更有伏痰内盛，神气昏瞀者，宜开痰为治”[2]。

对于温病痰证的治疗，王氏提出“欲清气道之邪，必先去其邪所依附之痰”的治痰大法，通过斡旋气机来伸展肺的治节功能，是他温病治痰取效的要诀。因此，十分强调“肃清肺胃以解客邪，“但予舒气机，则痰行热降，诸恙自瘳”“伸其治节，俾浊气下趋，乃为宣达之机”，其常用清肃之剂，如苇茎汤、小陷胸汤、瓜蒌薤白汤、温胆汤、雪羹汤等方，且每与解表、清气、宽胸、攻下、凉营、开窍、养阴、息风、祛瘀等诸法合用，收到标本同治的效果。而且在治疗时亦反对妄投温补而窒滞气机，他说：“故治之之道，最忌补涩壅滞之品，设误用之，则邪得补而愈炽，浊被壅而愈塞，耗其真液之灌溉，阻其正气之流行”[7]。

王氏不仅温病善于治痰，而且常用此法广治咳嗽、哮喘、痰饮、肺痈、呕吐、泄泻、胃脘痛、惊悸、不寐、中风、眩晕、肿胀、痹证、痿躄、淋浊、疟疾、吐血、发颐、瘰疬、滑胎、带下等病证。

病案举例：张养之令侄女，患汛愆而饮食渐减，于某与通经药服之，尤恶谷。请孟英诊之，脉缓滑，曰：“此痰气凝滞，经隧不宣，病由安坐不劳，法以豁痰流气，勿投血药，经自流通。”于某闻而笑曰：“其人从不吐痰，血有病而妄治其气，胀病可立待也。”及服孟英药，果渐吐痰，而病遂愈。

3. 善用凉润 王氏一生多经历温热、霍乱、疫疠诸病的流行，而此类病证，最易伤津劫液。王氏继承喻昌、叶桂、吴瑭诸家经验，临床善用凉润清解、甘寒养阴之剂，即其他杂病，亦同此主张。《温热经纬·薛生白湿热病篇》尝谓：“喻氏云人生天真之气，即胃中之津液是也，故治温热诸病，首宜瞻顾及此。董废翁云胃中津液不竭，其人必不即死，皆见到之言也。”又云：“凡治感证，须先审其胃汁之盛衰。如邪渐化热，即当濡润胃腑，俾得流通，则热有出路，液自不伤，斯为善治。”王氏主张“专宜甘寒以充津液，不当参用苦燥。余如梨汁、蔗浆、竹沥、西瓜汁、藕汁，皆可频灌，如得蕉花上露更良”。

病案举例：陈芝田仲夏患感，诸医投以温散，延至旬日，神昏谵妄，肢搐耳聋，舌黑唇焦，囊缩溺滴，胸口隐隐微斑，一望而知其危矣。转邀孟英诊之，脉细数而促，曰：“阴亏热炽，液将涸矣。”遂用西洋参、元参、生地黄、二冬、知柏、楝实、石斛、白芍、甘草梢、金银花、木通、犀角（现用水牛角）、石菖蒲，大剂投之。次日复诊，其家人云：“七八日来，小溲不过涓滴，昨药服六七个时辰后，解得小溲半杯。”孟英曰：“此即转机也。然阴气枯竭，甘凉濡润，不厌其多。”于前方再加龟板、鳖甲、百合、天花粉，大锅煎之，频灌勿歇。如是者八日，神气始清，诸恙悉退。纯用滋阴之药，调治匝月而瘳。

分析：本例用一派甘寒之药，大剂频投，既可涤热，又能生津，使危证得以转机。此可见孟英治病重视顾护阴液，善用甘凉濡润之一斑。

4. 滋阴祛邪，标本兼顾　王孟英注重火热病机，火热易伤阴液，在王氏医案之中，多辨证为阴虚有邪者，对此治疗，若属火、热、风诸阳邪者，养阴与祛邪并举，尚易用药；若属阴虚而挟有痰、水、湿诸阴邪者，用药更有难度。盖阴虚之病，必用补阴之品，而补阴之药，性多收敛黏滞，往往有敛邪之弊，而祛邪之药如散风、化痰、祛湿、利水诸品，又有伤阴之弊，相互掣肘，颇难配伍。王氏于临证养阴不助邪，祛邪不伤正，有着丰富经验。如养阴之品有重浊之性，则采用浊药轻投之法，或选用滋而不腻之品以养阴；祛邪多采用轻灵之品，祛邪而不损阴液，形成标本兼顾，融祛邪与扶正为一体的用药特点。

医案举例：吴薇客太史令堂，患痰嗽喘逆，便秘不眠，微热不饥，口干畏热。所逾六旬，多药勿痊。孟英切其脉，右寸关弦滑而浮，左关尺细软无神，是阴虚于下，痰实于上，微兼客热也，攻补皆难偏任。予竹茹、贝母、旋覆花、石斛、海浮石、芦根、冬瓜子、枇杷叶、杏仁、花粉为剂，而以熟地泡汤煎服……，投匕果应，再服则大便行，渐次调养获痊。

朱浦香，年五十六，幼患童劳，继以吐血。三十外，即绝欲，得延至此。而平素便如羊矢，其血分之亏如此。今秋，陡患呃忒，连服滋、镇、温、纳之药，势濒于危。延孟英诊视，脉至弦滑搏数，苔黄厚而腻，口苦溺赤。主大剂凉润，如雪羹、瓜蒌仁、竹沥、枇杷叶、苇茎、元参、紫菀、射干、马兜铃、石菖蒲等多剂，连下赤矢而瘳。

分析：两案均为阴虚有邪之病，前案养阴用熟地黄泡汤煎药，浊药轻投；后案用雪羹、元参，雪羹即荸荠、海蜇，养阴而不滋腻敛邪，再佐用枇杷叶、紫菀、芦根、竹沥、竹茹、贝母等降气化痰而不伤阴液之品，一举两全，清上滋下，配伍巧妙，故能效如桴鼓，由此可见其滋阴祛邪用药之一斑。

5. 善用三石四竹　王氏重视痰、热病机，用药之中又善用四竹、三石。四竹是指竹茹、竹叶、竹沥、竹黄。竹茹和中焦胃气，竹叶散上焦心肺之气，竹沥、竹黄清化痰热，王氏强调运化枢机，注重痰热，而四竹既可清热，又可化痰，故王氏善用之。三石是指石膏、滑石、寒水石。刘完素在《宣明论方》一书中的桂苓甘露饮，即是石膏、滑石、寒水石同用，以清解暑热挟湿。叶天士亦善用之。王氏遥承刘完素，近袭叶天士，故临床经常选用桂苓甘露饮，而于杂病证治中，见有内热之证，经常选用，只是寒水石用之较少。盖石膏清热而有辛散之性，滑石清热又有渗利之功，两药平淡而不伤胃气，且又不碍气机，故王氏临证经常选用，这亦符合王氏保胃气、畅气机的治病法则。

结　　语

王士雄是清代温病四大家之一，他以《内经》、张仲景有关温热病的论述为经，以叶桂、薛生白、陈平伯、余师愚诸医家之说为纬，并参以己见，编辑成《温热经纬》一书，集我国19世纪50年代以前温病学之大成，使温病学说之源流一清二楚，理论体系益臻完善，对临床具有重要的指导意义。王氏对温病学说亦不乏独到之见，其对伏气温病的论述，补前人所未及，颇具临床指导意义。同时王氏对前人的学术观点并不盲从，大胆提出自己的见解。其对暑邪的认识，澄清了历史上的模糊看法，促进了温病病因学的发展。王氏所著《霍乱论》是不可多得的霍乱病专书，该书对霍乱病的阐发，无论在病因病机上，还是在预防治疗上，都有许多创见，完善了中医对霍乱病的认识，对当时及后世都产生很大的影响。王氏学验俱丰，杂病治疗经验丰富，自成特色，擅长疏瀹气机，从痰论治，用药凉润，注重养阴等。其医案辨证精细，立法中肯，处方轻灵贴切。后世医家张山雷认为“王孟英临症验灵，处方熨贴，自古几无敌手”。曹炳章也指出王氏“裁方用药，无论用补用泻，皆不离运枢机，通经络，能以轻药愈重证，为自古名家所未达者”。王氏还十分重视饮食调节、预防摄生，指出食养、食疗“药极简易，性最和平，味不恶劣，易办易服”。在其所著《随息居饮食谱》《归砚录》等书中有大量内容论述，这些都值得我们学习和借鉴。

[注]

[1]《温热经纬·叶香岩三时伏气外感篇》

[2]《温热经纬·叶香岩外感温热篇》

[3]甘露消毒丹：滑石、茵陈、黄芩、石菖蒲、贝母、木通、藿香、射干、连翘、薄荷、白豆蔻

[4]神犀丹：石菖蒲、黄芩、生地黄、金银花、连翘、板蓝根、豆豉、玄参、天花粉、紫草

[5]《归砚录·卷二》

[6]《王氏医案三编·卷二》

[7]《王氏医案续编·卷一》

思维导图

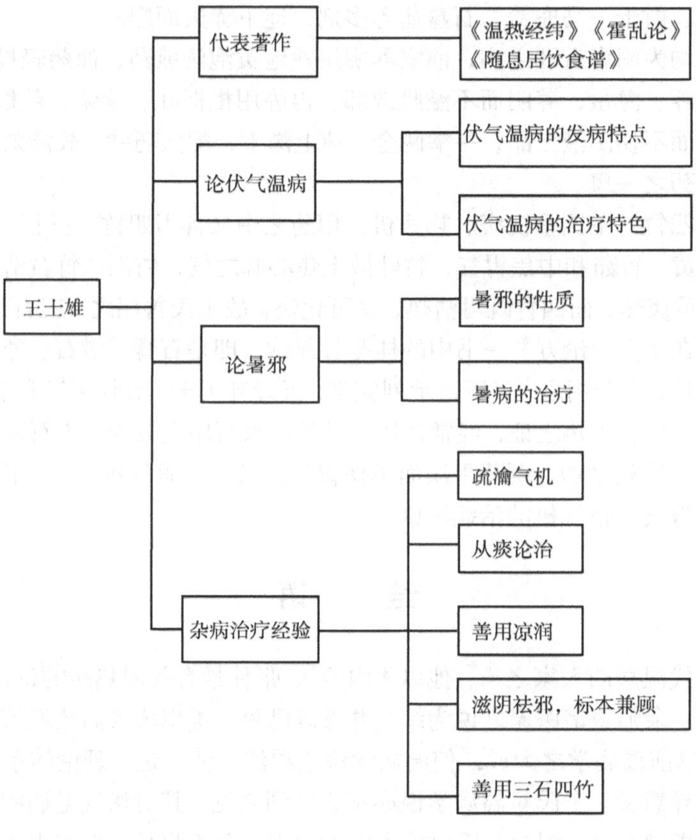

思考题

1. 试述王士雄对伏气温病的认识。
2. 试述王士雄对暑邪的认识。
3. 试述王士雄临证对杂病论治特色。

第二十九节 唐 宗 海

唐宗海（1862—1918年），字容川，四川省彭县人，先攻儒学，为诸生时已名闻三蜀。其父体弱多病，因感为人子不可不知医，于是“早岁即习方书，有恙辄调治之”。后来其父罹血证，先吐血，后下血，延六年而卒。唐氏痛感“悟道不早”，自此遍览方书，钻研典籍，对血证行了深入研究，不仅在理论上对血证的病因、病理、诊断、治法作出系统阐发，而且在长期的医疗实践中，积累和总结出许多宝贵经验，为丰富中医血证论治作出了很大贡献。唐氏主张兼取众家之长，“好古而不迷信古人，博学而能取长舍短”，曾游学江南，医术扬名于沪。西学东进时，唐氏认识到中西医各有所长，应“损益乎古今，参酌乎中外”，使医学臻于完善，“不存疆域异同之见，但求折衷归于一是”，试图寻找中西医学术之间汇通的途径，成为中国医学中西汇通的先驱者。后扶母柩返川，遇川东疫病流行，不幸染病辞世。

唐氏著述颇丰，著有《血证论》《中西汇通医经精义》《本草问答》《金匮要略浅注补正》《伤寒论浅注补正》，后经合刊为《中西汇通医书五种》；此外尚有《医易通说》《医学见能》和《六经方证中西通解》等书。其中，《血证论》《中西汇通医经精义》为其主要代表著作。其丛书《中西汇通医书五种》一经刊出，行销海内外，医名远播中南半岛和南洋等地。

一、血液的生理特点

1. 血液的化生 唐氏认为血液的化生主要在心脾二脏。《灵枢·决气》云：“中焦受气取汁，变化而赤，是为血。”《素问·阴阳应象大论》谓：“心生血。”脾胃化生的水谷精微又是生血之源，唐氏进一步阐发说：“食气入胃，脾经化汁，上奉心火，心火得之，变化而赤，是之谓血”[1]。血色赤，为火之色，火为心之所主，故而化生血液，以濡周身，此乃“火即化血”之意。火旺与火衰均能影响血的生化，火化太过则反失其化，火化不及而血不能生。

2. 血液的功能 血液生成后，藏于肝，注于脉，运行周身，滋润濡养五脏六腑、四肢百骸。“血液下注，内藏于肝，寄居血海，由冲、任、带三脉行达周身，以温养肢体……血下注于血海之中，心火随之下济，故血盛而火不亢烈”。脾统血，肝藏血，血液运行与肝脾二脏关系至为密切。一方面，“脾统血，血之运行上下全赖乎脾，脾阳虚则不能统血，脾阴虚又不能滋生血脉”；另一方面，血生于心，下行胞中而为血海，“血海不扰，则周身之血无不随之而安。肝经主其部分，故肝主藏血焉”[1]。

3. 水火与气血的关系 唐氏运用阴阳学说阐述人身水火气血相关之理，而为辨治各种血证的理论基础。其指出人的生命及其一切生理活动都是阴阳二气不断运动的结果，而阴阳就是水火，水火又是化生气血之源，故谓：“人之一身，不外阴阳，而阴阳二字即是水火，水火二字即是气血。水即化气，火即化血”[1]。

（1）气生于水，气能化水：唐氏以“《易》之坎卦，一阳生于水中”之理，悟出水为生气之原。鼻间吸入天阳，由肺引心火下降入肾，蒸腾肾水使化为气，这就是“水即化气”。当气生成之后，则随太阳经脉外护肌表，内腐水谷，温煦百骸脏腑，气达于皮毛则发汗，是气挟水阴而行于外；膀胱肾中之水阴随气升腾，上输于肺而为津液，是气载水阴而行于上；气化于下则水道通而为溺，是气行水亦行，此又由气而化生津液，故谓“气生于水，即能化水”。

如水停不化，外则太阳之气不达而汗不得出，内则津液不生，痰饮交动，此水失通调，阻滞气机，“病水而即病气也”。气固然生于水，而气病也足以影响水液运化，如肺之制节不行，气不得降，因而癃闭滑数，肾中阳气不能镇水，为饮为泻，此“病气即病水也”。故唐氏说：“气即水”“水即气”“气与水本属一家”“水行则气行，水止即气止”“治气即是治水，治水即是治气”，可见气与水在生理上相互化生，病理上相互影响，治疗上又相辅相成，这就是唐氏水与气相关的论点，知此“乃可与言调气也”[1]。

（2）血生于火，血可养火：血液的化生有赖心火，“火即化血”，心火化生血液，内藏于肝，寄居血海，由冲、任、带脉以濡周身。“火为阳而生血之阴，即赖阴血以养火”，心火必须阴血奉养才能下济，平而不亢，使火不上炎。若火化太过，则反失其化，血虚肝失所藏，木旺动火，火旺而益伤血，是血病而火亦病。又火化不及而血不能生者，则是火病而血亦病，又当补火生血。可见血病可致火病，火病又可导致血病，故唐氏说：“治火即是治血，血与火原一家，知此乃可言调血矣”[1]。

（3）气能运血，血可守气：“水即化气，火即化血”，说明水与气、火与血密切相关，而气与血亦无不相互维系。唐氏认为血与气相互依存，相互为用，血的运行依赖于气的统帅，气的宁谧温煦又依靠血的濡润，共同维持人体正常生理活动。因此，在描述气血关系时说：“一阴一阳，互相维系，而况运血者即是气，守气者即是血。气为阳，气盛即为火盛；血为阴，血虚即是水虚，一而二，二而一者也。”又说：“气为血之帅，血随之而运行。血为气之守，气得之而静谧”[1]。

总之，人身阴阳水火气血是一个相互维系的整体，它们之间和则俱和，病则俱病，只能相得，不能相失，因而临床常见“水病累血”“血病兼水”“气病及血，血病累气”的病变。明此阴阳水火气血相关之理，则治血理气，调和阴阳，可以左右逢源，也正是唐氏辨治各种血证的整体观。

二、血证的病机

唐氏指出：平人血液，畅行脉络，是谓循经。一旦血不循经，溢出于外，即为血证。常见之血证可表现为两种情况：其一是血液溢于体外，其二是血液内溢积于脏腑、经络、腠理。前者如吐血、衄血等，后者如各种瘀血、蓄血等。血证的病因病机十分复杂，可归纳为四个方面：

1. 气机冲逆，血随上溢　气为血帅，气机冲和则血循常道，畅流全身。“冲为血海，其脉丽于阳明，未有冲气不逆上而血逆上者也。”气迫则血走，血离常道，随气上溢而为吐血、呕血、咳血等证。

如吐血，唐氏认为，凡上吐之证皆属于胃。“血虽非胃所主，然同是吐证，安得不责之于胃”“阳明之气下行为顺，今乃逆吐，失其下行之令，而胃气之所以逆上者，在于气实”。他说：“试思人身之血本自潜藏，今乃大反其常，有翻天覆地之象，非实邪与之战斗，血何从而吐出哉”“所以逆上者，以其气实故也”[2]，说明邪盛气实，迫血妄行，是吐血一证的主要病机，也是唐氏治疗该证善用调胃降逆方法的理论依据。

又如呕血，呕血与吐血虽然“同是血出口中”，但吐血者“血出无声”，“其病在于胃”，病情较轻；呕血者“血出有声”，“其病在于肝”，病情较重。呕血乃因肝胆火旺，疏泄失常，气机逆乱，“清气遏而不升，浊气逆而不降”[2]，横逆犯胃所致。

再如咳血，“肺主气，咳者气病也，故咳血属之于肺”。病变的原因有虚实两种，实证多因外感风邪“牵动诸经之火以克肺金”“肺气亦能牵动胸背脉络之血随咳而出”，或胃热乘金，或肝火犯肺，或“热邪激动水气，水上冲肺”所致。虚证多责之于“阴虚火动，肺中被刑，金失清肃下降之令，其气上逆”所致，“亦有一二属肺经虚寒者”[2]。然而不论虚实，大都离不开肺失清肃，气机上逆这一主要病机。

2. 脾失统摄，血无归附　脾有统摄血液在经脉之中流行，防止溢出脉外的功能。五脏六腑之血全赖脾气之统摄，唐氏指出，脾“能统主五脏，而为阴之守也。其气上输心肺，下达肝肾，外灌溉四旁，充溢肌肉，所谓居中央，畅四方者如是。血即随之运行不息，所谓脾统血者亦即如是”[2]，故血之运行上下全赖脾气。若饮食劳倦，思虑伤脾，脾气虚损，血失统摄，则可以上下溢出而变生各种出血病证，例如，脾不摄血而唾血，脾不统血而崩中，脾虚中宫不守，血无所摄而下则远血。此外，吐血、衄血等证，因脾虚不能统摄所致者亦不少见。

3. 火热炽盛，逼血妄行　“血之为物，热则行”，热伤阳络则衄血，热伤阴络则下血。阳明燥热所攻则目衄；肝胆、三焦相火内动，挟血妄行则耳衄；胃火上炎，血随火动则齿衄；心火亢盛，血为热逼而渗出则舌衄；心经火旺，血脉不得安静，因而带出血丝，则咯血；心肺火盛，逼血从毛孔中出，则为血箭；心经遗热于小肠则尿血等，此皆火热内盛，逼血妄行所致。

4. 瘀血阻络，血行失常　唐氏认为，凡离经之血停留体内，不论色黑成块，或清血、鲜血，都是瘀血。其“与荣养周身之血已睽绝而不合”，不但阻碍新血之化机，而且可成为血证之因，导致出血不止，或再次出血，唐氏说：“经隧之中既有瘀血踞住，则新血不能安行无恙，终必妄走而吐溢矣”[2]。此外，他还指出，凡有所瘀，莫不壅塞气道，阻滞生机，久则变为骨蒸、干血、痨瘵等证。

综上所述，唐氏认为血证的病机主要是气机冲逆、脾失统摄、血热妄行、瘀血内阻四个方面。同时，他还认为血证与脏腑密切相关，如吐血主病在胃，呕血主病在肝，咯血主病在肾，唾血主病在脾，咳血主病在肺。有一脏为病而不兼别脏之病者，亦有一脏为病而兼别脏之病者，临证必须结合脏腑辨证，综合分析。他指出“脏腑之性情部位各有不同，而主病亦异，治杂病者宜知之，治血证者亦宜知之。临证处方，分经用药，斯不致南辕北辙耳”[3]。

三、血证的治疗

唐氏在理论上对血证有深入见解，在临证治疗中也积累了不少经验和方药，值得参考借鉴。

1. 治疗原则　唐氏认为血证是阴阳水火气血失调所致，所以治疗以调其气血，和其阴阳；补其不足，损其有余；制亢阳之焰张，救水阴之将涸为基本法则。其中尤重调气，他认为“血之所以不安者，皆由气之不安故也”。大凡气逆者以降逆为主，他说：“治病之法，上者抑之，必使气不上奔，斯血不上溢，降其肺气，顺其胃气，纳其肾气，气下则血下，血止气亦平复”“止血之法虽多，而总莫先于降气”。气实者以泻实为主。他认为“气盛即火盛，泻实即泻火，火去血自安宁”[1]。至于气虚不能统血者当补脾摄血，脾气健旺，自能统摄。元气下陷，血随气下者，则宜升举元气，气升则血升。总之，调气和血，是唐氏治疗血证的主要原则。

（1）治气即是治水：唐氏谓“气生于水，即能化水，水化于气，亦能病气”，若水停不化，外则汗不得出，内则津液不生，痰饮交动。又或肺气不降，癃闭滑数，以及肾中阳气不能镇水，为饮为泻，病气即病水。“气与水本属一家，治气即是治水，治水即是治气”。有水阴不足，津液枯竭者，在上发为痿咳，是由于“无水以济之也”；在下发为闭结，是由于“制节不达于下也”；在外发为蒸热，是由于“水阴不能濡于肌肤也”，故“凡此之证皆以生水为治法”。以清燥救肺汤生津补肺气，猪苓汤润利除痰气，都气丸补水益肾气。若发汗以调卫气，“而亦戒火攻以伤水阴，故用白芍之滋阴以启汗原，用花粉之生津以救汗液”[1]。由此观之，可知“滋水即是补气”。

（2）治火即是治血：“火即化血”，血虚则肝失所藏，心失所养，火旺益伤血，“是血病即火病矣”。治法宜大补其血，可用当归、熟地黄之属。“然血由火生，补血而不清火，则火终亢而不能生血，故滋血必用清火诸药。”如四物汤用白芍，天王补心汤用二冬，归脾汤用酸枣仁，炙甘草汤用麦冬、阿胶，“皆是清火之法”。又如六黄汤、四生丸大泻火热，“是火化太过，反失其化，抑之即以培之，清火即是补血”。对于火化不及而血不能生者，炙甘草汤用桂枝以宣心火，人参养荣汤用远志、肉桂以补心火，“皆是补火生血之法”“则知治火即是治血”[1]。

（3）治气血必以脾为主：唐氏在论述水火气血的生化中，特别强调脾的枢纽作用，他说：“血生于心火而下藏于肝，气生于肾水而上主于肺，其间运上下者，脾也。水火二脏，皆系先天。人之初胎，以先天生后天，人之即育，以后天生先天，故水火两脏全赖于脾，所以“治血者必以脾为主，乃为有要”，炙甘草汤即是此义。气虽生于肾中，“然食气入胃，脾经化水，下输于肾，肾之阳气乃从水中蒸腾而上，清气升而津液四布，浊气降而水道下行”。故“凡治气者，亦必知以脾为主，而后有得也”[1]。如六君子汤和脾利水以调气，真武汤扶脾镇水以生气，十枣汤、陷胸汤攻脾夺水以通气。

唐氏认为李东垣以气为主，专主脾胃，然用药偏于刚燥。“不知脾不制水固宜燥，脾不升津则宜滋”；朱丹溪以血为主，用药偏于寒凉，“不知病在火脏宜寒凉，病在土脏宜甘缓也”，如脾阳不足，水谷不化，而“脾阴不足，水谷仍不化也”，提出补脾阴法，“宜补脾阳者，虽干姜、附子转能生津。宜补脾阴者，虽知母、石膏反能开胃。补脾阳法前人已备言之，独于补脾阴古少发明者，予特标出，俾知一阴一阳未可偏废”[1]。

2. 治疗方法 对于血证的治疗，唐氏提出止血、消瘀、宁血、补血四法作为通治血证的大纲。

（1）止血：凡遇血证骤作，血溢奔腾，倾吐不止，“此时血之原委不暇究治，惟以止血为第一要法”，否则即有气随血脱的严重后果。所谓止血，主要是止业已动跃奔突于经脉之中而尚未外溢之血，“止之使不溢出，则存得一分血，便保得一分命”。由于他认为大多数血证是因邪热内盛，气火逆上所造成的，所以，止血法当以泻火降逆为主。

止血之法“独取阳明”，唐氏认为吐血往往由实邪引起，邪不去则吐不止，使正愈伤，“血入胃中则胃家实……故必亟夺其实，釜底抽薪，然后能降气止逆”。此时若“补肾水以平气，迂阔之谈也；补心血以配火，不及之治也”，特别推崇治疗阳明气逆、血热上溢的泻心汤，“方名泻心，实则泻胃，胃气下泄则心火有所消导，而胃中之热气亦不上壅，斯气顺而血不逆矣”。唐氏对大黄一药尤为赞赏，认为此药既是气药，又是血药，其药气最盛，故能克而制之，使气之逆者不敢不顺，不但能“速下降之势”，下胃中之实邪，而且“凡属气逆于血分之中，致血有不和之处，大黄之性亦无不达”[2]，既能推陈致新，损阳和阴，又能凉血止血，活血去瘀，是止血不留瘀之妙药。

唐氏止血之法，并非见血治血，一味兜涩，而是指治本而言，审病之因而分别以止其血。邪实血逆者当用泻心汤止血，他如劳倦伤中、思虑伤脾的血证，则又用补中益气汤、归脾汤。至于气随血脱的危证，更非徒用血药可治，而当以独参汤抢救。唐氏说：“人之生也，全赖于气，血脱而气不脱，虽危犹生。一线之气不绝，则血可徐生，复还其故。血未伤而气先脱，虽安必死”[2]。止血是唐氏治血证的第一大法，但其具体方药又应因证而异，随症加减。

（2）消瘀：血止之后，其离经之血而未溢出体外者，是为瘀血，既与好血不相合，反与好血不相能。或壅而成热，或变而为痨，或结瘕，或刺痛，日久变证，未可预料，必亟为消除，以免后来诸患。此外，经隧之中若有瘀血阻滞，则新血不能正常运行，终久必致妄走而吐溢，故以消瘀为第二法。

瘀血的治疗，可按不同的病位分部治之。瘀血在上焦可用血府逐瘀汤，在中焦可用甲己化土汤，在下焦可用归芎失笑散。此外，花蕊石散能令瘀血化水而下，且不动五脏真气，为去瘀妙药，可广泛用于各种瘀血证候。如无花蕊石，用三七、郁金、桃仁、牛膝、醋炒大黄，亦有迅扫之功。然诸药但能去瘀血而不能生新血，“祛邪者赖乎正，不补血而去瘀，瘀又安能尽去哉”[2]，故宜用圣愈汤加桃仁、牡丹皮、红花、枳壳、香附、茯苓、甘草，补泻兼行，使瘀既去而正不伤。

（3）宁血；止血消瘀之后，恐血再潮动，须用药安之。或者消瘀后，或数日间，或数十日间，血不安其经，复潮动而吐者，必须用宁血之法，血得安乃愈，故以宁血为第三法。止血消瘀之法多用猛峻之药以取效，乃取“削平寇盗之术”；宁血之法多取和缓之治以奏功，是以“抚绥”安血之意，两者显然有别。宁血之治，一般用祛邪调气、凉血泻火、润燥清肝、安肾气诸法，具体治疗则当探求各种动血之因而分别处之。

如外感风寒，营卫未和者，用香苏饮加柴胡、黄芩、当归、白芍、牡丹皮、阿胶治之；肺经燥气，气不清和者，用清燥救肺汤；胃经遗热，气燥血伤而血不得安者，用犀角地黄汤；肝经风火，鼓动煽炽，而血不得静者，用逍遥散和之；若冲脉挟肾中虚阳上逆喘急者，宜四磨汤调纳逆气；若肾经阴虚，阳无所附，雷龙之火上腾者，用二加龙骨汤加阿胶、麦冬、五味以引归其宅，肾气丸、六味地黄汤皆可酌用。“总而论之，血之所以不安者，皆由气之不安故也，宁气即是宁血”[2]，临证当详细审察而处之。

（4）补血：“邪之所凑，其正必虚，去血既多，阴无有不虚者矣。阴者阳之守，阴虚则阳无所附，久且阳随而亡，故又以补虚为收功之法”。补虚之法，当在补血的同时分别阴阳，辨别脏腑而后补之。在调补五脏之中，唐氏尤其重视补益肺、脾、肝三脏，认为“先以补肺胃为要”“未有吐血而不伤肺气者也，故初吐必治肺，已止尤先要补肺，用辛字润肺膏”。肺为五脏华盖，外主皮毛，内主制节，补肺则诸窍通调，五脏受益。

“脾主统血，运行上下，充周四体，且是后天，五脏皆受气于脾，故凡补剂，无不以脾为主”，思虑伤脾，不能摄血，健忘怔忡，惊悸盗汗，嗜卧少食，大便不调等症，归脾汤统治之，“此乃以阳生阴，以气统血之总方”。脾阳虚，水谷不化，六君子汤加香附、砂仁以燥之，“砂、半、姜、蔻自系要药”。脾阴虚，脉数身热，咽痛声哑，用养真汤、甲已化土汤治之。“若脾阴不足，津液不能融化水谷者，则人参、花粉又为要药”[2]。如欲专意填补，则仲景小建中汤尤胜。归脾汤从建中汤重浊处用意，补中益气汤从建中汤轻清处用意，可以变化神奇，用收广效。

唐氏受西医“化谷以汁”影响，提出补脾阴之滋胃汁、滋脾汁、滋胆汁法。以甘露饮、清燥养营汤、叶氏养胃汤滋胃汁，人参固本汤、炙甘草汤去桂枝加白芍滋脾汁，小柴胡汤去半夏加天花粉滋胆汁，“生津化谷，而为补养脾阴要义”。

唐氏重视肺和脾胃的补养，而于心、肝、肾的补法亦有特色。如心为君火，主生血，血虚火旺，则用补心丹或朱砂安神丸以养血宁心。“肝为藏血之脏，血所以运行周身者，赖冲任带三脉以管领之，而血海胞中又血所转输归宿之所，肝则司主血海，冲任带三脉又肝所属，故补血者总以补肝为要”。肝血虚，宜四物汤加酸枣仁、知母、茯苓、柴胡、阿胶、牡蛎、甘草以滋养肝血。肝气虚，遗精惊悸，精神耗散，用桂甘龙牡汤以敛助肝阳。“肝经血脉大损，虚悸脉代者，法宜大生其血，宜仲景炙甘草汤大补中焦，受气取汁，并借桂枝入心，化赤为血，使归于肝，以充百脉，为补血第一方”。肾为水脏，凡人后天之病久则及于先天，故凡治虚者不可以不早也。地黄汤补肾之阴而兼退热利水，大补阴丸滋阴潜阳，肾气丸从阴化阳，补火济水等，“然肾水赖阳以化，而肾阳又赖水封之，此理不可偏废。补肾者所宜细求”[2]。

唐氏对血证用补法也十分谨慎，他强调指出“血证属虚痨门，固宜滋补，第恐瘀邪未清，骤用补法，则实以留邪为患，而正气反不受益”“故实证断不可用补虚之方，而虚证则不废实证诸方，恐其留邪为患也。或虚中实证则攻补兼用，或十补一攻，在医者之善治焉”。

总之，唐氏治血四法从血证阶段立法而各具特点，但又有其整体联系，前后兼顾，互相关联，难以截然分开。止血往往兼顾消瘀，消瘀又常寓有宁血之意，宁血又蕴有止血之用，补虚有时亦具有止血之功。临证当根据各种血证的不同情况和不同阶段而恰当运用。

四、血证治法宜忌

唐氏说："汗、吐、攻、和为治杂病的四大法，而失血之证则有宜不宜"，在血证的治疗过程中，力主下、和而禁汗、吐。

1. 忌汗 根据血汗同源及仲景于衄家严戒发汗的理论，唐氏提出血家忌汗。他认为吐血既伤阴血，又伤水津，气血两虚，汗源不足，如再汗之，必更竭其阴血，伤其正气。再者，吐血之人气逆血动，只能敛气降气，才能使"脉潜气伏，斯血不升"，如再发汗动气泄气，更助其升提之势，必致血随气溢，吐血有不可遏抑之危险，所以失血家当禁汗。若有表证，亦只宜和散，不得用麻黄、桂枝、羌活、独活等辛温泄气动血之品。如果系外感失血而不得不表散者，亦须敛散兼施，毋令过汗亡阴。

2. 禁吐 唐氏对失血之人尤严禁用吐法，他指出"失血之人气既上逆，若见痰涎而复吐之，是助其逆势，必气上不止矣"。血家最忌动气，不但病时忌吐，即已愈后，另有杂证，亦不得轻用吐药，血证往往因吐而复发。"知血证忌吐，则知降气止吐便是治血之法"[1]。

3. 主下 血证骤发，多为气盛火旺，血溢之后又伤阴血，故唐氏主张用下法，既可折其气，泄其火，又可泻火救阴。他说："血证气盛火旺者十居八九，当其腾溢而不可遏，正宜下之以折其势。仲景阳明证有急下以存阴法，少阴证有急下以存阴法，血证火气太盛者最恐亡阴，下之正是救阴，攻之不啻补之矣。"而且下之必须及时，"如实邪久留，正气已不复支，或大便溏泻，则英雄无用武之地"，此时"只可缓缓调停，纯用清润降利，以不违下之意"[1]。可见下法在血证治疗中的重要地位。

4. 宜和 和法是血证之第一良法，"表则和其肺气，里则和其肝气，而尤照顾脾肾之气。或补阴以和阳，或损阳以和阴，或逐瘀以和血，或泻水以和气，或补泻兼施，或寒热互用，许多妙意，未能尽举"[1]。可见唐氏所论的和法乃是调其气血，和其阴阳，损其有余，补其不足，取以平为期之意，实属治病求本，审因论治之旨。

结　　语

唐氏以阴阳水火气血理论为基础，阐发血证病机证治，并根据血证的发展阶段，创制治血四法，条分缕析，颇多创见。正如唐氏在《血证论》自叙中所言："将失血之证，精微奥义，一一发明，或中古人所欲言，或补前圣所未备。"他在继承《内经》气血经络脏腑理论的同时，对于历代医家的学术经验，不囿于门户之见，善于取长补短。如宗李东垣脾胃元气升降之说，取其重视脾阳之长，而避其忽视脾阴之弊。遵朱丹溪重视阴血之见，取其善用寒凉之长，而避其废黜温补之偏。对王清任的活血化瘀方法，以及黄元御、陈修园等医家的学说亦能择善而从。唐氏在博采众长的基础上，结合自己的实践经验，"务求理足方效"，进一步发展了血证的理论，为丰富和发展祖国医学的血证研究作出了贡献。

唐氏早岁为父学医，后精研血证，著书传道，发明血证辨治之理，言"不能延吾父之寿也，然犹幸此书之成可以救天下后世也。"仁心仁术，心系苍生，实乃精诚大医，为后世医者之楷模。

［注］

［1］《血证论·卷一》

［2］《血证论·卷二》

［3］《血证论·卷五》

思维导图

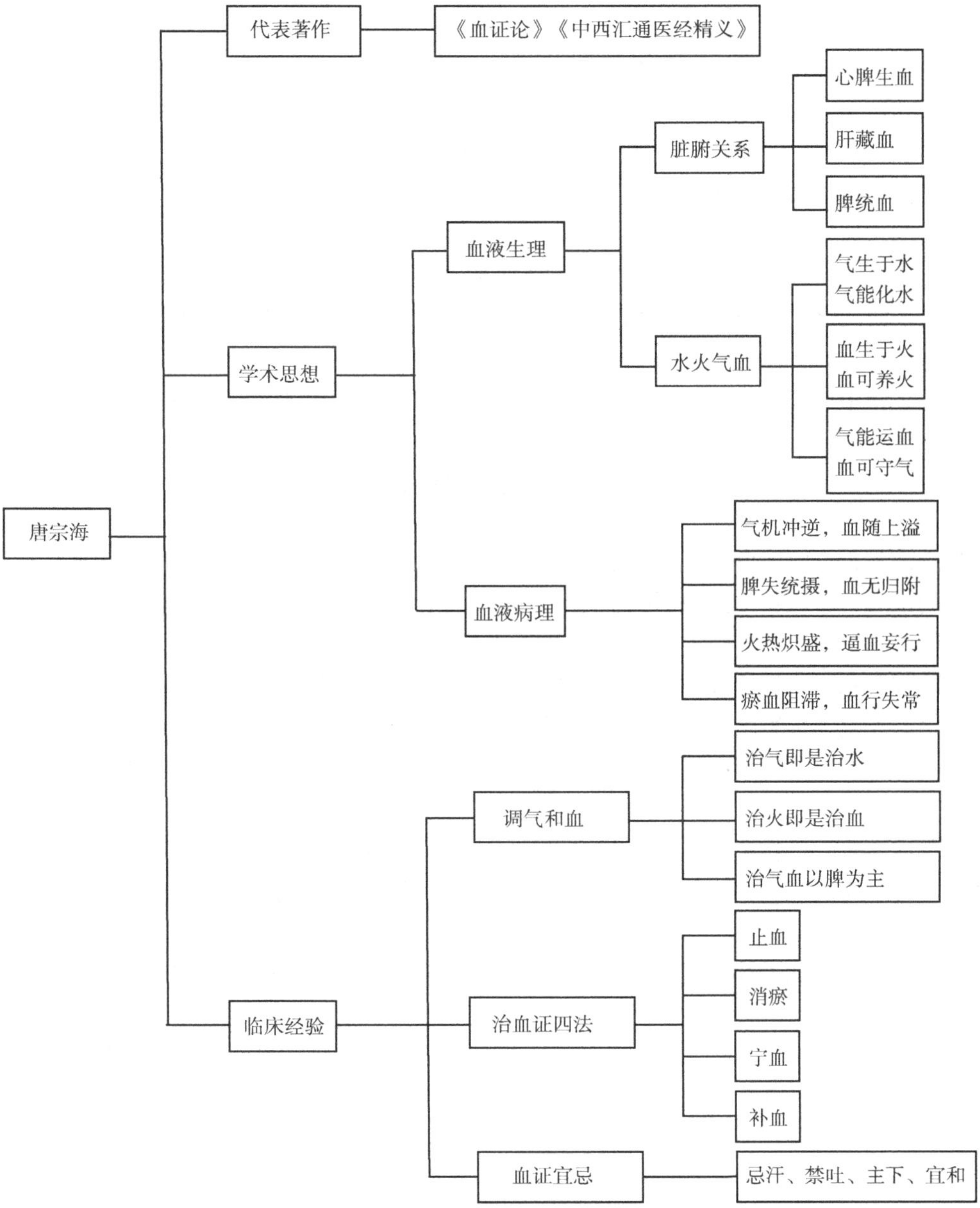

思考题

1. 简述唐宗海治血证四法的主要内容。
2. 简述血证治法的宜忌。

第三十节 张 锡 纯

张锡纯（1860—1933 年），字寿甫，河北省盐山县人。张氏幼而颖悟，弱冠即补博士弟子员，于六经诗文、天文数学皆精研深究，尤邃易理。后秉遗训专心治医学，于本经内难仲景书寝馈有年。悬壶乡梓，医术精湛，疗效卓著。其临证时，化裁古方，独出新意。所处之时恰逢会西医输入，张氏则“挹其精华以翼吾道，取其药物以入吾方”，竟获相得益彰之效。

辛亥革命后，应德州驻军统领黄君之聘，为军医正，后移师武汉。1917 年在沈阳创建“立达中医院”，中医医院，以此肇始。张氏与江苏陆晋笙、杨如侯，广东刘蔚楚同负盛名，为“医林四大家”，又与慈溪张生甫、嘉定张山雷为“名医三张”。1926 年张氏移居天津，创办“天津国医函授学校”，培养了大批中医人才。

张氏广求博览，精心于医，远取《内经》《神农本草经》，近至清末诸家著述，搜阅约百余种，“汇集十余年经验之方，其屡试屡效者，适得大衍之倍数。方后缀以诠解与紧要医案，又兼采西人之说与方中义理相发明，缉为八卷，名之曰《医学衷中参西录》”。该书经其数次增删修订，共出版 7 期 30 卷，约 80 万言。

张氏主张中西汇通，取长补短，与唐宗海、恽铁樵等成为近代中西医汇通派的中坚力量。

一、倡导衷中参西

张氏认为，中西医可以汇通，论中医之理，多包括西医之理，他认为中医的振兴有赖于中西医的汇通，曾说：“盖中西医学原可相助为理，而不宜偏废，吾国果欲医学之振兴，故非沟通中西不可也。”

1. 医理互融 张氏论述“心脑共主神明”，认为“夫精明即神明也。头即脑之外廓，脑即头之中心点也。国家之货财藏于府，兹则名之为府者，确定其为神明所藏也”“盖言神明虽藏于脑，而用时实发露于心，故不曰藏而曰出，出者即由此发露之谓也。于以知《脉要精微论》所言者神明之体，《灵兰秘典》所言者神明之用也”[1]。进而张锡纯结合《丹经》“脑中所藏者为元神，心中所发者为识神。元神者无思无虑，自然虚灵也；识神者有思有虑，灵而不虚也”的记载，进一步提出“盖人之神明有体用，神明之体藏于脑，神明之用出于心也”[2]的观点。

2. 病理汇通 如论述“厥证即脑充血证”，引用《内经》关于厥证的记述：“血之与气，并走于上，则为大厥，厥则暴死，气反则生，不反则死。”这里的厥，他解释为“昏厥悬仆”，就是由于气血并行上走，到达一定的程度，致使脑内充血所导致的眩晕。如果此时引气血使之下行，则病证可以缓解；反之，气血继续上行，会冲破脑血管，出血不止，患者性命难保。为了进一步证实中医的厥证与西医脑充血的相似性，张氏还引用了扁鹊治愈虢国太子尸厥的例子。在张氏看来，虢国太子所患之证就是脑充血证。“（扁鹊）未见太子知其必耳鸣鼻张，盖知其脑部充血之极，其排挤之力可使耳中作鸣，鼻形翕张也。及其见太子也，则谓‘上有绝阳之络，下有破阴之纽’，此盖言人身之阴阳原相维系，偶因阴枢破坏，不能维系其阴中之真阳，其阴中之真阳脱而上奔，更挟气血以上冲脑部，其充塞之极几至脑中之络破裂断绝，故曰上有绝阳之络也”[3]。

3. 中西药并用 张氏临床用药主张衷中参西，联合用药，如治疗温病周身壮热，心中热而且渴，或头犹觉疼，周身犹有拘束感，舌苔白欲黄，脉洪滑者，用石膏阿司匹林汤，先用白蔗糖冲水，送服阿司匹林。再将石膏煎汤，待周身正出汗时，乘热将石膏汤饮下三分之二，以助阿司匹林发表之力。迨至汗出之后，过两三点钟，犹觉有余热者，可仍将所余石膏汤温饮下。若药服完，热犹未尽者，可但用生石膏煎汤，或少加粳米煎汤，徐徐温饮之，以热全退净为度，不用再服阿司匹林也。张氏在《医学衷中参西录·参麦汤》中用中医理论解释为何应用阿司匹林的原因："其性凉而能散，善退外感之热，初得外感风热，服之出凉汗即愈"；并在《医学衷中参西录·石膏解》中还分析了石膏阿司匹林并用的优势："盖石膏清热之力虽大，而发表之力稍轻。阿斯匹林味酸性凉，最善达表，使内郁之热由表解散，与石膏相助为理，实有相得益彰之妙也……石膏与阿斯匹林，或前后互用，或一时并用，通变化裁，存乎其人，果能息息与病机相赴，功效岂有穷哉！"可用于外感病不解，热入阳明胃腑；斑疹毒郁未发，表里俱热，大便不滑泻，或出后壮热不退，胃腑燥实，大便燥结等。

二、阐发大气理论

"大气"一词，首见于《内经》，在《内经》中共出现 15 次，其含义大致有太虚之气、邪气和宗气。《金匮要略》曰："营卫相得，其气乃行，大气一转，其气乃散。"此"大气"即指胸中大气，即宗气。清代喻昌认为自然界中有磅礴之大气，人身也有大气，就是胸中阳气，以维持人体生理活动的基本动力。

张氏认为，大气即《内经》所言之宗气，源于元气，依靠水谷精微滋养，藏于胸中，为诸气之纲领，主司呼吸，撑持全身，振作精神，"以及心思脑力、官骸动作，莫不赖乎此气"。劳力过度、久病和误用药物可以导致大气虚而下陷。"其证多得之力小任重，或枵腹力作，或病后气力未复而勤于动作，或泄泻已久，或服破气药太过或气分虚极自下陷"[4]。大气虚陷，发病急病情重者可突然死亡。张氏阐述说："大气既陷，无气包举肺外以鼓动其阖辟之机，则呼吸停顿，所以不病而猝死"[4]。而发病速度缓，病情轻者，临床常见呼吸不利，时时酸懒，精神昏愦，脑力、心思为之顿减。"有呼吸短气者，有心中怔忡者，有淋漓大汗者，有神昏健忘者，有声颤身动者，有胸中满闷者，有努力呼吸似喘者，有咽干作渴者，有常常呵欠者，有肢体痿废者，有食后易饥者，有二便不禁者，有癃闭身肿者，有张口呼吸而气不上达，肛门突出者，有女子下血不止，或经血逆行者"[5]等。

张氏在论述大气下陷的同时，还与中气下陷进行了鉴别。大气下陷临床表现以心肺证候为主，兼见脾胃证候。中气下陷以脾胃证候为主，而无心肺证候；但中气下陷重者，可发展至大气下陷，"夫中气诚有下陷之时，然不如大气下陷之尤属危险也。间有因中气下陷，泄泻已久，或转致大气下陷者"[4]。

张氏根据大气下陷的病因病机、临床表现与兼证，创制升陷汤（生黄芪、知母、柴胡、桔梗、升麻）、回阳升陷汤（生黄芪、干姜、当归、桂枝、甘草）、理郁升陷汤（生黄芪、知母、当归、桂枝、柴胡、乳香、没药）、醒脾升陷汤（生黄芪、白术、桑寄生、续断、山茱萸、龙骨、牡蛎、萆薢、甘草），以升举恢复大气；并强调慎用破气降气药物，以免戕伤大气。

三、论 中 风

唐宋以前，治疗中风多从"内虚邪中"立论。金元以后刘完素从火论治，李东垣从元气不足论治，朱丹溪从痰热论治，缪希雍从阴亏痰阻论治，叶天士从阳化内风立论，王清任从气虚血瘀论治，张锡纯兼收并蓄，用中西医结合观点阐发中风病机，将中风分为脑充血与脑贫血两大类。张氏认为刘完素所论中风乃热极所致，为脑充血之中风；李东垣所谓中风乃气虚邪凑，实为脑贫血之中风；王清任补阳还五汤重用黄芪四两，以峻补气分，也是李东垣主气之说。张氏创制镇肝熄风汤、加味补血汤、搜风汤、建瓴汤等防治中风方剂，对后世产生了巨大影响。

1. 明确提出中风病位在脑 张锡纯认为，历代医家关于中风病因病机的诸多观点，实际上包括了脑充血性中风与脑贫血性中风的不同病因病机，他在《医学衷中参西录》中说："东垣之论内中风，由于气虚邪凑，原与脑充血之中风无关，而实为脑贫血之中风，开其治法也。是则河间之主火，为脑充血，东垣之主气，为脑贫血，一实一虚，迥不同也。"张氏总结了前人的经验，并结合西医学认为，中风的发生是由于阴亏于下，阳亢于上，肝阳化风，气血并逆，直冲犯脑，明确提出了中风的病位在脑。气机升降出入失常，浊瘀积聚脑中是中风发生的关键因素。张锡纯将中风分为脑充血与脑贫血，"夫人身之血，原随气流行，气之上升者过多，可使脑部充血，排挤脑髓神经，若气之上升者过少，又可使脑部贫血，无以养其脑髓神经，亦可至于昏厥、偏枯"[6]。张氏之论，不仅明确说明中风病位在脑，而且指出，中风病有两种不同的表现：充血与贫血。

2. 髓海空虚是中风发生的根本 张氏认为中风的病机是肝阳化风，气血并逆，直冲犯脑所致，但究其根源，乃主要是肝肾不足，髓海空虚。张氏在《医学衷中参西录》中说："中风之证，多因五内大虚，或秉赋素虚，或劳力劳神过度，风自经络袭入，直透膜原而达脏腑，令脏腑各失其职，或猝然昏倒，或言语謇涩，或溲便不利，或兼肢体痿废偏枯。"

3. 脑部气血失调是中风病机 张氏根据《内经》"气血并逆"与"上气不足"之说，结合当时西医学对脑充血和脑贫血的认识，创立了内风的病机当以脑为主的观点，并把内风分为脑充血和脑贫血虚实两型。张氏认为"若其气上升不反，血必随之充而益充，不至血管破裂不止，犹能望其复苏乎。读此节经文，内中风之理明，脑充血之理亦明矣"[6]。故张氏认为脑充血型内风的病机是脏腑之气化上升太过，血之随气上注于脑者过多，而充塞血管累及神经，致令脑髓神经功能失司，其证属实。张氏又说："因上气不足，血之随气上注于脑者少，而脑为之不满，其脑贫血可知。且因上气不足，不能斡旋其神经，血之注于脑者少，无以养其神经，于是耳鸣，头倾，目眩，其人可忽至昏仆可知"[7]。故张氏认为脑贫血型内风的病机是胸中大气虚损，不能助血上升，血之随气上注于脑者过少，而致脑中贫血，脑髓神经失养，功能失司，其证属虚。

4. 治疗特色 张氏治疗中风，脑充血所致者用镇肝熄风汤，脑贫血所致者用加味补血汤。张氏提出治疗脑充血中风原则，应"清其脏腑之热，滋其脏腑之阴，更降其脏腑之气，引脑部所充之血下行""镇肝熄风、引血下行"，创制镇肝熄风汤。全方标本兼治，攻补兼施，重用镇潜，滋阴、疏肝并举，成为后世治疗中风的代表方。另外，张氏还创制起痿汤，用于脑充血治愈，脉象和平，而肢体仍痿废者；养脑利肢汤用于服前方若干剂后肢体已能运动而仍觉无力者；创制加味补血汤，用于治疗气血两亏之脑贫血中风。方中重用黄芪为君峻补其胸中大气，当归、龙眼肉补血养血，鹿角胶填精补髓充脑，丹参、乳香、没药合当归活血通络，麝香、冰片芳香通窍开闭，"用甘松者，为其能助心房运动有力，以多输血于脑"。若肢体痿废，或偏枯，脉象极微细无力者，又创制干颓汤；服药久不愈者，则用补脑振痿汤。

四、临证用药特色

1. 精研药性 张氏认为掌握中药性能极为重要，强调学医要熟悉药性，因此亲尝中药，体验药物毒性反应、用量和功效；在《医学衷中参西录》中专列“药物”篇，对79种常用药物详加解释并附医案佐证，其中对黄芪、山茱萸、代赭石、山药、三七、党参、乳香、没药、三棱、水蛭、牛膝、龙骨、牡蛎、麦芽等阐发较为详尽。“尝思用药如用兵，善用兵者必深知将士之能力，而后用之所制敌；善用药者亦必深知药性之能力，而后用之以治病”。如张氏认为大麦芽不但能够消食健脾、回乳，而且通过研究还发现生用善舒肝气，因肝主疏泄为肾行气，为其力能舒肝，善助肝木疏泄以行肾气，故又善于催生，兼能通利二便。

2. 擅用小方 张氏临证喜欢用小方，并创制100多个新方。其中有不少小方，或一味为方，或二味、三味、五味、七味、九味为方。如一味薯蓣饮，治痨瘵发热，或喘或嗽，或自汗，或心中怔忡，大便滑泻；二鲜饮（鲜茅根、鲜藕）治虚劳证及痰中带血；薯蓣半夏粥（生山药、清半夏）治疗胃气上逆，冲气上冲，以致呕吐不止，闻药气则呕吐，诸药皆不能下咽；珠玉二宝粥（生山药、生薏苡仁、柿霜饼）治脾肺阴分亏损，饮食懒进，虚热劳嗽；健脾化痰丸（生白术、生鸡内金）治疗脾胃虚弱，不能运化饮食以致生痰；柴胡麦芽治胁痛；生石膏、薄荷治疗牙疼等。

3. 重视药对 张氏根据其临床经验和体会，总结出许多新的药对配伍关系。如山药配牛蒡子疏补兼行，补肾健脾，清肺止咳，祛痰降气；黄芪配知母，寒热平调以益气升陷；三棱配莪术，破血调气；乳香配没药，活血通络，理气止痛；鸡内金配山楂，补脾胃化瘀积；茵陈配麦芽，疏肝解郁，用于体弱阴虚，不任柴胡升散者；还有人参配威灵仙、人参配石膏、人参配代赭石、大黄配肉桂、干姜配芒硝、干姜配白芍等。

4. 善用生药 张氏认为，生药经过炮制以后影响药性，“愚于诸药多喜生用，欲存其本性也”。张氏治疗中风时，很多常用药物也主张生用，如黄芪“入汤剂，生用即是熟用，不必先以蜜炙”，又谓“黄芪必用生者，因生用则补中有宣通之力，若炙之则一于温补”。代赭石“生研服之不伤肠胃……且生服则养气纯全，大能养血……若煅用之，即无斯效，煅之复以醋淬之，尤非所宜”。山药“性平可以常服多服。宜用生者煮汁饮之，不可炒用，以其含蛋白质甚多，炒之则其蛋白质焦枯，服之无效”。

结　　语

张锡纯是近代中西医汇通派的代表人物，主张中西汇通，衷中参西，中西医之理互参，中西医之药并用。其阐发大气理论，论述中风证治，亦有独到之处。其临症用药特色鲜明，药性阐述精当，临证擅用小方，总结药对配伍，喜用生鲜药品，擅长中西药并用。著有《医学衷中参西录》，临证实录，治研相长，论案相证，理法方药多有发明创新。

［注］

［1］《医学衷中参西录·人身神明诠》

［2］《医学衷中参西录·医学宜参看丹经论》

［3］《医学衷中参西录·论中医之理多包括西医之理沟通中西原非难事》

［4］《医学衷中参西录·升陷汤》

［5］《医学衷中参西录·大气诠》

［6］《医学衷中参西录·镇肝熄风汤》

［7］《医学衷中参西录·加味补血汤》

思维导图

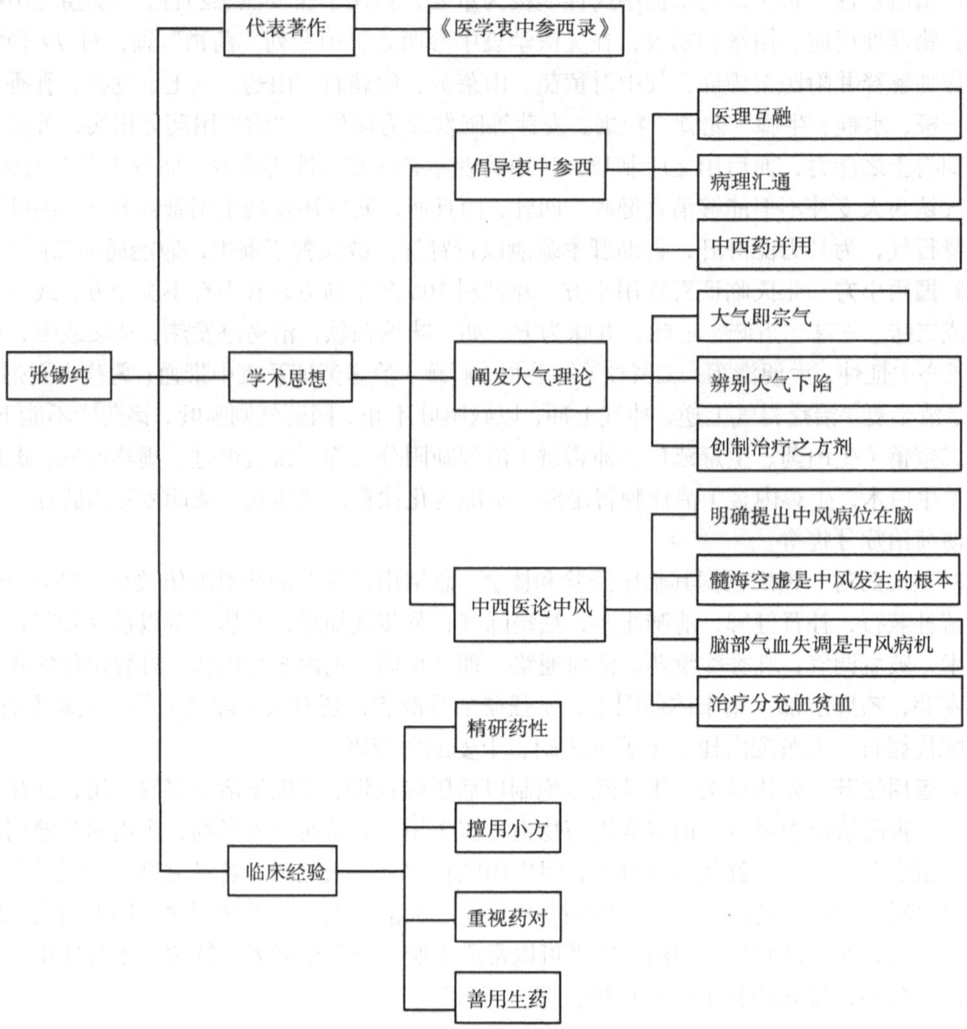

思考题

1. 张锡纯论述中医之理的主要特点是什么？
2. 张锡纯是如何论述“大气”理论的？
3. 张锡纯是如何论治中风的？
4. 张锡纯的临证用药特色是什么？

第二章 中医主要学说

中医学说是指中医学发展过程中，历代医家受中医经典著作中生理、病理、治疗、药物相关理论启发，不断发挥、完善而形成的自成体系的学术思想和观点，主要有藏象学说、经络学说、脾胃学说、命门学说、痰饮学说、瘀血学说、形神学说、情志学说、体质学说、升降学说、郁证学说、气味学说等。本章简要介绍体质学说、形神学说、升降学说、脾胃学说、肾命学说、痰饮学说、瘀血学说、郁证学说。

第一节 体 质 学 说

体质是医学乃至生物学领域中的一个古老而又重要的研究命题。通过古今中外无数医家长期不懈的研究，现已阐明体质乃指生活于人群中的个体在遗传和获得的基础上所表现出来的功能和形态方面相对稳定的固有特性，体质学说则指在研究体质的形成、本质、特性、分类、意义等问题的过程中而发展起来的一种系统理论。

约在公元前400年之际，即由古希腊的医学家希波克拉底首先提出了体质之说，迨至1935年，又由苏联的生理学家巴甫洛夫创立体质类型学说，尽管这方面的学说已达30余种，但其中的绝大多数都与临床实践相分离，这就使得研究体质与疾病关系的问题被赋予重要的现实意义。

查阅中医文献，虽然迟至1766年刊行的由清代叶桂所著《临证指南医案》的“湿”“痢”两门各一则案例中，才使用了“体质”一词，但在《内经》有关各篇中，即有着广论体质各个方面的大量记载，迭经后世历代医家的不断补充和发展，至迟也在明末清初之际，即已形成了一种独特而又实用的中医体质学说。

自20世纪70年代始，王琦等即明确提出了“中医体质学说”的概念，并于1982年出版了第一部《中医体质学说》专著，奠定了现代中医体质研究的理论与实践基础[1]。王琦认为[2]体质是个体生命过程中，在先天遗传和后天获得的基础上表现出的形态结构、生理机能和心理状态方面综合的、相对稳定的特质，体质具有个体差异性、群类趋同性、相对稳定性和动态可变性等特点。体质决定个体对不同病因的易感性及其发病后病理变化的倾向性，王琦等[3]对中国一般人群中医体质流行病学调查研究显示，平和质占32.14%，偏颇体质占67.86%。开展疾病与体质相关性研究，即采用患同一病种人群的体质状况分型研究，考察其体质、发病情况及发病后的病理变化，是近年来体质研究的主要形式之一，大量临床病症与体质的相关性研究表明[4]，体质与病症和疾病有着密切的联系。

正因为中医体质学说广涉基础与临床，并在不少问题上存有不同的见解，以下就它的主要内容分项简介如下。

一、体质的形成

如前述概念所表明，它是通过先天遗传和后天获得两种途径形成的。

1. 以先天遗传为基础 迄今已公认的主导体质形成的先天性遗传因素主要包括禀赋、性别、年龄等方面，其中又以禀赋尤为重要。

（1）禀赋：犹言禀受天然之赋予，是指曾被19世纪后期的新达尔文主义创立者、德国生物学家魏斯曼所称之“种质”，但又不局限于种质，因为魏氏所倡“种质连续学说”主要是从生物进化和物种差异的角度出发，强调唯有种质具有稳定性和连续性而世代相传，并与体质无关，而且反对获得性状之遗传，所以这里所说的禀赋实涵种质与获得性状遗传在内的来自于父代的各种遗传因素，并由此而构成体质的基石。

具体到中医理论而言，早在《内经》中对禀赋问题即有相当深刻的认识，首先阐明任何人体的生命无不源于父母之交媾，此即《灵枢·本神》所说：“生之来谓之精，两精相搏谓之神”，然后肯定了任何个体的体质差异又无不通过此“两精相搏”的途径而造成，那就是《灵枢·寿夭刚柔》所说“人之生也，有刚有柔，有弱有强，有短有长，有阴有阳”，而《灵枢·本藏》认为：“此人之所以具受于天也，无愚智贤不肖，无以相倚也”，同时还强调由先天禀赋所决定的包括寿期长短、抗病力强弱在内的体质状况更需要借助后天的调摄措施改善、巩固之，正如《素问·四时调神大论》所说：“阴阳四时者，万物之终始也，死生之本也，逆之则灾害生，从之则苛疾不起。”《金匮要略·脏腑经络先后病脉证》更认为禀赋固然重要，但也是可以改变的，于是倡导“若人能养慎”“无犯王法、禽兽灾害，房室勿令竭乏，服食节其冷热、苦酸辛甘，不使形体有坏，病则无由入其腠理”。《景岳全书·先天后天论》还论及后天对先天禀赋的寿年也是有着一定的影响，即“以人之禀赋言，则先天强厚者多寿，先天薄弱者多夭，后天培养者寿者更寿，后天斩削者夭者更夭”。所以中医体质学说并不因为重视禀赋而陷入“宿命论”的泥坑。

现代分子生物学和分子遗传学业已证明，任何生命体都是具有不同结构的蛋白质的不同存在形式，而蛋白质的存在形式都与生物控制有关，父代无不通过生殖细胞把具有复制功能的DNA传给子代，有着特定结构的DNA便产生仍具有特定结构的蛋白质，由此便造就了特定的形态结构和生理特性。又基于DNA和蛋白质的结构变化无穷，以致任何两个生命个体间都不可能具有完全一致的分子遗传学基础，从而造成每个人体的体质都存在一定的差异。然而，每个生物体中的DNA又可以因有关药物等因素而诱发突变，所以体质中的遗传因素也是可以改变的[5]。

（2）性别：中医认为男子以气为重，女子以血为本，加上女子尚有经、胎、产等生理性变化，所以性别也参与体质的形成，并成为其中不容忽视的先天因素，且具一定的遗传性，如《素问·上古天真论》曾就男女不同的生长发育过程及其生殖能力分析体质状况而明确地指出“女子七岁肾气盛，齿更发长；二七而天癸至，任脉通，太冲脉盛，月事以时下，故有子；三七肾气平均，故真牙生而长极；四七筋骨坚，发长极，身体盛壮；五七阳明脉衰，面始焦，发始堕；六七三阳脉衰于上，面皆焦，发始白；七七任脉虚，太冲脉衰少，天癸竭，地道不通，故形坏而无子也。丈夫八岁肾气实，发长齿更；二八肾气盛，天癸至，精气溢泻，阴阳和，故能有子；三八肾气平均，筋骨劲强，故真牙生而长极；四八筋骨隆盛，肌肉满壮；五八肾气衰，发堕齿槁；六八阳气衰竭于上，面焦，发鬓颁白；七八肝气衰，筋不能动；八八天癸竭，精少，肾藏衰，形体皆极，则齿发去”。这段经文实则从不同年龄段揭示了以生殖能力为代表的衰老过程中的性别的天然差异，但若注意后天调摄，不仅可以延长寿命，而且也能够延长生殖能力。另据近年来世界各国人口普查表明，女子的平均寿命高于男子，究其原因，虽然是多方面的，但与其基础代谢的平均水平相对较低不无关系。

（3）年龄：任何个体的体质状况都必然随着年龄的增长而发生改变，这也是不可抗拒的自然规律，在“性别”中所引一段经文也是这方面的例证，诸如此类论述在《内经》中屡见不鲜，如《灵枢·天年》也曾指出“人生十岁，五脏始定，血气已通，其气在下，故好走；二十岁，血气始盛，肌肉方长，故好趋；三十岁，五脏大定，肌肉坚固，血脉盛满，故好步；四十岁，五脏六腑、十二经脉皆大盛以平定，腠理始疏，荣华颓落，发颇斑白，平盛不摇，故好坐；五十岁，肝气始衰，肝叶始薄，胆汁始灭，目始不明；六十岁，心气始衰，苦忧悲，血气懈惰，故好卧；七十岁，脾气虚，皮肤枯；八十岁，肺气衰，魄离，故言善误；九十岁，肾气焦，四脏经脉空虚；百岁，五脏皆虚，神气皆去，形骸独居而终”。然而，上述老化过程也同样可以延缓，如近年来各地都曾报道了不少齿固耳聪的百岁以上的老寿星。

2. 以后天获得为补充　已知参与体质形成的后天获得性因素主要包括环境、精神、营养、饮食、起居、房事、劳动、锻炼、疾病、药物等方面，其中又以精神、营养、房事、锻炼、疾病等显得相对重要。

（1）地理环境：由于不同地域的水土、气温、湿度等各有差异，这势必给长期生活于相应地域的人群在体质上打下一定的烙印，如高低不同纬度的人群在适应寒热气温方面便存在着明显的差异性，而《内经》在这方面已有着一定的认识，如《素问·阴阳应象大论》曾谓：“天不足西北，故西北方阴也，而人右耳目不如左明也；地不满东南，故东南方阳也，而人左手足不如右强也。”《素问·异法方宜论》则指出“东方之域……其民皆黑色疏理”“西方者……其民华食而脂肥”“北方　者……其民乐野处而乳食”“南方者……其民皆致理而赤色”“中央者……其民杂食而不劳”。北宋庞安时《伤寒总病论·叙论》遥承《内经》之旨而畅言“一州之内，有山居者，为居积阴之所，盛夏冰雪，其气寒，腠理闭，难伤于邪，其人寿……有平居者，为居积阳之所，严冬生草，其气温，腠理疏，易伤于邪，其人夭……”近年来，何裕良等曾选择浙江义乌、上海、黑龙江五常、陕西延安四个地区2269例进行人体体质情况调查，阴虚体质恰按上述顺序递减，而阳虚体质则按上述顺序递增，彼此间均有显著差异性，有力地说明了地理环境在参与体质形成方面确具一定的作用[3]。现代环境地质学的研究也证实，地壳在历经亿万年变动的过程中，其表面的元素分布已呈不均一性，而这一特性恰在一定程度上控制和影响着包括人体在内的各种生物的发育[4]，并因此而造成了生物生态地域性的明显差异。

（2）精神情志：《内经》特别重视精神状态对个体体质的影响，如《素问·上古天真论》在列举前人养生延寿的要点为“无思想之患，以恬愉为务”“去世离俗，积精全神”等的基础上，并强调“恬淡虚无，真气从之，精神内守，病安从来”。而北宋陈言《三因极一病证方论·三因论》更将七情所伤列为三因之内因，“动之则先自脏腑郁发，外形于肢体”，不仅可以直接致病，而且将由此而改变个体的体质。现代免疫学研究揭示，举凡精神情志状态不佳，即可影响机体的免疫功能，甚或使之明显趋于降低[5]。

（3）饮食营养：众所周知，长期饥饿，营养不良，可致体质虚弱；嗜食肥甘，营养过剩，又可致体质肥胖；嗜酒或喜食辛辣，则可分别致使素体内蕴湿热痰浊或内伤阴血津液，故《素问·生气通天论》早就指出“因而饱食，筋脉横解”“因而大饮，则气逆”“阴之五宫，伤在五味”“味过于酸，肝气以津，脾气乃绝；味过于咸，大骨气劳，短肌，心气抑；味过于甘，心气喘满，色黑，肾气不衡；味过于苦，脾气不濡，胃气乃厚；味过于辛，筋脉沮弛，精神乃央。是故谨和五味，骨正筋柔，气血以流，腠理以密；如是则骨气以精，谨道如法，长有天命”。后世医家正是基于此而称脾胃为后天之本，任何饮食失节，营养失当，皆足以损伤脾胃，化源告竭，势必危及先天；反之，饮食有节，营养恰当，即便先天不良，也可得后天之培育而逐趋充实。现代免疫学研究也证实，偏食可致阶段性免疫功能失调乃至终身性免疫功能缺陷，营养不良则可导致免疫功能低下[5]。

（4）起居：现代时间医学研究表明，有规律的起居生活有助于适应和维护人体的诸多昼夜节律的正常运转；反之，无规律的起居生活甚或昼夜颠倒，离开日照，势必扰乱人体的诸多昼夜节律活动，或影响松果体而致使有关激素的分泌紊乱，最终必致整个机体的代谢紊乱。古代医学家很早就从生活与医疗实践中认识到生活起居是否有规律可影响人体的体质乃至寿夭问题，如《素问·上古天真论》曾从正反两方面反复强调，“半百而衰”的原因之一便是“起居无节”，因此欲“度百岁乃去”者，就必须做到“起居有常，不妄作劳”。《素问·四气调神大论》更从起居角度提出顺应四时的养生方法为：春三月当“夜卧早起，广步于庭，被发缓形”；夏三月当“夜卧早起，无厌于日”；秋三月又当“早卧早起，与鸡俱兴”；冬三月则当“早卧晚起，必待日光”。尽管上面所提到的起居作息时间尚存商讨之处，然其所肯定的有规律的生活起居的重要性无疑是正确的，只要持之以恒，必可强身而延年。

（5）房事：即性生活，正常的性要求乃是发育成熟的标志，前在“性别”一项中所引经文已表明女子二七与丈夫二八即已具备正常房事之能力，然房事所耗之精气非但禀受于先天，且靠后天化源的不断补给，实关先后天之源，所以历代医家无不强调务需珍惜之，于是要求应节房事以保精气，如《素问·上古天真论》即谓“半百而衰”者，多半是因为“以妄为常，醉以入房，以欲竭其精，以耗散其真”，在其他医籍中有关“节欲”之论述，也是比比皆是，不胜枚举，盖因纵欲耗精必致体质日衰。然在“禀赋”一项中所引《金匮要略》的一段论述，却只是要求“房室勿令竭乏”而已，由此看来仲景或可能已认识房事毕竟是人体的本能活动，正常的房事或可有利于调节肾精的藏泻即灌虚溢满之活动，既不可放纵而妄耗，也不可强制而抑郁。清代徐大椿《医学源流论·肾藏精论》更倡此道理为“精之为物，欲动则生，不动则不生，能自然不动则有益，强制则有害，过用则衰竭，任其自然而无所勉强，则保精之法也”。

（6）劳动：不言而喻，劳动有助于流通气血，增强体质，正如《吕氏春秋·尽数》所说：“流水不腐，户枢不蝼，动也，形气亦然，形不动则精不流，精不流则气郁。”反之，养尊处优，不事劳动，非但外强中干，体质虚弱，且可罹致多种病证，如《金匮要略·血痹虚劳病脉证并治》所述“尊荣人”所发血痹病便是一个例证，那就是“问曰：血痹病从何得之？师曰：夫尊荣人骨弱肌肤盛，重困疲劳汗出，卧不时动摇，加被微风，遂得之”。据报道，以广西巴马地区众多长寿老人为代表的老寿星几乎是终生从事劳动而不息，更是一个有力的佐证。当然，如果劳动过于繁重，又势必反伤身体，这又是必须明确的。

（7）锻炼：锻炼的意义虽然类似于劳动，但又有着一定的区别，因为我国古代劳动人民特别是诸多练功者曾创造和总结了众多的锻炼方法，虽以动法为主，如五禽戏、太极拳、跑步、游泳、滑冰、爬山等，但也不乏以静为主的气功方法，而且通过守意念、运气、含津等措施，将调神、利气、活血、养津、保精等效果有机地熔于一体，只要坚持之，无疑有益于增强体质，此即《金匮要略·脏腑经络先后病脉证》和《素问·上古天真论》分别所说的“导引、吐纳”，即可“勿令九窍闭塞”，而“法于阴阳，和于术数”，更能“尽终其天年”也。

（8）疾病：疾病损伤个体体质的作用更是不言而喻，如感外邪为患，即可“内闭九窍，外壅肌肉，卫气散解……气之削也”“风客淫气，精乃亡”（《素问·生气通天论》）；又如由内因而罹病，“喜怒不节，则伤脏”（《灵枢·百病始生》），“怒则气上，喜则气缓，悲则气消，恐则气下……”（《素问・举痛论》），由此即可引出诸多变化，甚或动摇其根基。现代免疫学研究揭示，很多疾病的发生常因于前述因素的太过或不及导致免疫功能失调，而发病后一般多可反过来加剧免疫功能原有失调程度，唯患某些少数传染疾病又可使机体因此而获得对这些相应疾病的暂时或终生免疫能力[5]。

（9）药物：在参与体质形成的作用方面也具有双重意义，那就是：合理而恰当地用于防治有关疾病，都具有增强体质的作用；反之，因当汗而过汗、当下而过下或不当汗而汗、不当下而下之类原因而误用某些药物，或使用能愈此脏之病又损彼脏之用的药物，无疑又都具有削弱体质的作用。此外，日趋普遍和严重的化学合成药物的毒副反应乃至医源性疾病等，也都可在不同程度上损及相应个体的体质。

综上所述，已充分说明参与体质形成的先天、后天因素甚多，而且每一种因素都具利、弊双重意义，因此我们应尽量地利用和发挥其有利的一面，并限制和消除其不利的一面。

二、体质的本质

这是一个必须明确而迄今又难以明确的问题。从现有的资料来看，诸如身长之高矮、体形之胖瘦、负荷之轻重、动作之敏钝等，都不过是体质的一些表面现象，唯有抗病、抗老这两方面的能力，才是体质的关键所在，因此如能从这两方面析其原委，或可能为体质的本质作出阐明或找到某些端倪。

1. 抗病能力分析 归纳致病原因，不外如下两端：一为外因，一为内因。就内外两因的关系而言，中医历来认为外因只是发病的条件，内因才是发病的根据，外因必须通过内因起作用。具体到外感病的发生来看，《灵枢・百病始生》曾析其机理为“风雨寒热不得虚，邪不能独伤人，卒然逢疾风暴雨而不病者，盖无虚，故邪不能独伤人”。《素问・刺法论》与《素问・评热病论》则进一步分别就此引出了“正气存内，邪不可干”“邪之所凑，其气必虚”的结论，这已说明个体抗御外感病的能力主要取于正气虚否，而正气无疑便是前面所说的内因，其与体质相关。由此则当进一步探究正气之实质。恰好不少的杂病纯因本脏自病，即其发生与外因无关，仅由内因使然，《素问・上古天真论》所谓“精神内守，病安从来”，说明精神愉快便不至于出现本脏自病之情况，参合《金匮要略・脏腑经络先后病脉证》所言“五脏真元通畅，人即安和”分析之，“真元”当为前述正气的要害，按照《金匮要略》众多注家的意见，真元实指真气或元气，也即主要是指肾中的精气，这就是《灵枢・决气》所说的“两神相搏，合而成形，常先身生，是谓精”也，因为此“精”不仅派生出了气、津、液、血、脉等，而且为体内诸脏腑的正常运转提供原动力，唯其又有赖于后天脾胃之水谷精气的不断补充和培育，由此或可以说人体的正气或体质主要是指先后天之精气，并以肾中精气更居于主要位置。另据现代免疫学研究表明，个体间的诸多非特异性天然免疫功能的类型与差异，如每一个体的固定而各有不同的有关免疫球蛋白的正常水平及其抗原、抗体的种类、型别乃至血清中的含量等，几乎都是通过遗传途径获得的[5]。这无疑又为这里所说中医领域中的体质本质主要指肾中精气这一看法提供了一个颇具说服力的佐证。

2. 抗老能力分析 在前述“禀赋”一项中已阐明体质是决定寿命长短的主要原因之一，除却意外事故和某些疾病所致死亡之外，寿命的长短又主要表现为衰老过程进展的快慢，故抗老能力的强弱不失为衡量体质强弱的一项指标。

在前述“性别”一项中所引女子七岁至七七与丈夫八岁至八八这一生长、发育及生殖能力的演承过程，已经充分肯定了肾气在其中所起的重要作用。结合《灵枢·天年》就“人之寿夭各不同，或夭寿，或卒死，或病久”之问题所作原因分析来看，虽然主要因于五脏是否坚固，但又从“以母为基，以父为楯”的角度，再一次强调其根本原因乃在于肾气的盛衰，也即肾气盛衰与寿夭有密切关系。《景岳全书·先天后天论》曾引“广成子曰：‘毋劳尔形，毋摇尔精，乃可以长生’”，由此点明欲长寿，欲抗老，必须爱护体形，珍惜肾精。归纳前后三段所论，说明肾气与肾精也即肾中精气乃是决定抗老能力或体质状况的主要物质基础。

综上所述，中医所言体质的本质似以肾中精气为主，以脾胃水谷精微为补充。

三、体质的分类

尽管各个个体的体质状况无不存有差异，但在若干数量的个体体质中无疑都可找出某些共同特征，由此便可区分为若干类型。然按不同的方法可引出不同的类型，而且所分每一种类型都就典型而言之，付诸实践，不仅互有交叉，而且按照各型的主要指标而分之。

1. 体质的生理分类 早在《内经》即从不同的角度作出不同的分类，如《灵枢·顺逆肥瘦》根据人群中不同个体的体态、皮肉、气血等状况而区分为常、肥、瘦三类；《灵枢·卫气失常》又将上述肥人类区分为膏、脂、肉三型；《灵枢·阴阳二十五人》结合气质而区分为木、火、土、金、水五个主要类型；《灵枢·通天》又侧重于气质而区分为太阴、少阴、太阳、少阳、阴阳平和五大类型等。后世医家曾对上述分类方法各作有不同的补充和发挥，使之各成系统。然因这里系言生理性体质分类，所以当剔去包涵气质因素的分类，主要根据上述前两种分类方法，并参考郭子光主编的《中医各家学说·主要学说》综合前人有关论述所作具体分类的意见[6]，特将成人的生理体质区分为常人、脂人、膏人、肉人、瘦人五型，这里专就此五型的皮肉、形体、气血特点列表说明如下（表 2-1）。

表 2-1 成人体质的生理分类

类型	皮肉	形体	气血
常人型	皮肉脂膏适中	形体大小相称	血与气相宜
脂人型	脂肉坚而皮满	形体胖而相对小	血薄而气少
膏人型	脂肉不坚而皮满	形体纵腹重脂	多气
肉人型	皮肉紧连而内无膏外不肥	形体容大	多血
瘦人型	肉少薄而坚实	形体瘦	多气

2. 体质的病理分类 如前所述，中医多从临床患者而论其体质，由此也就引出了它的病理分类。首创这一分类方法者，当推前引北宋庞安石在《伤寒总病论》中所分虚寒和实热两种类型。清代华岫云在《临证指南医案·湿》所作“按评”中又述阴阳两类体质的区分方法为“治法总宜辨其体阴阳……若其人色苍赤而瘦，肌肉坚实者，其体属阳”“若其人色白而肥，肌肉柔软者，其体属阴”。近年来有关学者在吸取前人分型经验的基础上，结合各自的实践体会，分别提出了不同的分型方法，如匡调元分之为晦涩、腻滞、燥红、迟冷、倦㿠五型[5]；何裕民分之为阴虚（内分阴血虚、阴虚内热）、阳虚（内分气虚、阳虚恶寒）、阴阳两虚、痰湿（内分痰湿、湿热、寒湿）、瘀滞五型[7]；郭子光分之为阳虚（内分阳虚、气虚、阴寒）、阳盛、阴虚（内分肺阴虚、心阴虚、肝阴虚、肾阴虚、血虚、津亏）、瘀血、气郁、痰湿六类十三型[6]；皇甫燕还专将 12 岁以下的小儿区分为脾胃虚弱、肝肾不足、血虚、肾气不足四型[8]，这无疑为我们的分型提供了足以借鉴的丰富资料。我们认为病理体质类型是

介乎于健康与疾病之间潜在病理变化在体质方面的反映，也是前述参与体质形成的某些因素发挥负面作用的结果，为了使这一客观存在的体质类型更好地为中医临床服务，并区别于临证辨证审因，故主张以归纳更多的共性进行分类为宜，现特参考匡氏、郭氏分型方法而分为阳虚、阴虚、气滞、痰浊、血瘀五型，同样列表说明如下（表 2-2）。

表 2-2　成人体质的病理分类

类型	形体	脉症
阳虚型	形体白胖，面色无华	形寒喜暖，四肢冷，唇淡口和，大便溏薄，夜尿清长，毛发易落，脉沉无力，舌体胖，舌质淡，多齿痕
阴虚型	形体消瘦，面色潮红	口干咽燥，常喜冷饮，手足心热，少眠心烦，易便秘，尿时黄，舌质红而少苔或无苔，脉弦细而数
气滞型	形体偏瘦，面色苍黄	胸胁满闷，时欲太息，或咽中时有物梗或手抖，舌质偏暗，脉沉弦或兼涩
痰浊型	形体肥胖，皮肉易松弛	身重，头昏或目有飞蚊，胸闷脘痞，口黏，或便溏，舌体胖大，苔腻，脉濡或滑
血瘀型	面色暗滞，眼眶发紫，或肌肤甲错	身有赤缕或瘀斑，或有定点疼痛，舌暗或兼瘀点瘀斑，脉细涩或兼结代

需要说明的是，既是病理性体质分型，绝非固定不变的，尽管目前还不便规定具备几项指标即可归属相应类型，但总以所具指标的主次及其数量而确定之。

综上所述，已说明不论从生理与病理角度出发，皆可将人群中的个体体质分别归纳为五个常见类型，然这两种分型方法尚有待于完善之，尤需借助全国范围内对不同民族、不同年龄、不同职业等方面的大规模个体体质普查完善之，以使它更好地发挥应有作用。

四、研究体质的意义

主要利用上面所述内容，帮助指导诊病、治病、防病、延寿乃至优生优育。

1. 指导诊病　即根据患者的临床表现推其体质，定其病因病机，如《素问・经脉别论》曾说："诊病之道，观人勇怯、骨肉、皮肤，能知其情，以为诊法也。"《灵枢・卫气失常》在论肥、瘦、众人三种体质类型时也说："必先别其三形，血之多少，气之清浊，而后调之，无失常经。"唯上引两段经文所述者只是一般原则而已。《医理辑要・锦囊觉后篇》则说得比较具体，即"要知易风为病者，表气素虚；易寒为病者，阳气素弱；易热为病者，阴气素衰；易伤食者，脾胃必亏；易劳伤者，中气必损，须知发病之日，即正气不足之时"。实际上，金元时期的李杲、朱震亨两位医学家之所以能够分别创立脾胃学说、养阴学说，盖因他们能够从其各自所处的时代、地域、民情、诊治对象等方面发现脾阳亏损与阴虚火旺两种病理性体质类型在人群中占据着相当重要的地位，也即他们临证时都非常重视辨别体质问题。近年来，大量的临床报道在分析病因病机时，也几乎无不考虑到了体质因素所参与的作用，有人甚至于提出辨病当参合"辨质（即个体体质）论治"，然而体质只是参与病机形成的一个重要方面，尚无法取代辨证论治。

2. 指导治病　既然辨体质可帮助定病因病机，无疑也可以指导立法处方，如《素问・三部九候论》所说："必先度其形之肥瘦，以调其气之虚实，实则泻之，虚则补之。"清代叶天士《外感温热篇》说得更为具体，即“吾吴湿邪害人最广，如面色白者，须要顾其阳气，湿胜则阳微也，法应清凉，然到十分之六七，即不可过于寒凉，恐成功反弃，何以故耶？湿热一去，阳亦衰微也；面色苍者，须要顾其津液，清凉到十分之六七，往往热减身寒者，不可就云虚寒而投补剂，恐炉烟虽息，灰中有火也，须细察精详，方少少与之，慎不可直率而往也；又有酒客里湿素盛，外邪入里，里湿为合。在阳旺之躯胃湿恒多，在阴盛之体脾湿亦不少，然化热则一……”清代徐大椿《医学源流论》则从另一角度分析其方法的重要性为“天下有同此一病，而治此则效，治彼则不效，且不惟无效，而反有大害者，何也？则以病同而人异也。夫七情、六淫之感不殊，而受感之人各殊，或气体有强弱，质地有阴阳，生长有南北，性情有刚柔，筋骨有坚脆，肢体有劳逸，年龄有老少，奉养有膏粱藜藿之殊，心境有忧劳和乐之别，更加天时有寒暖之不同，受病有深浅之各异，一概施治，则病情虽中，而于人之气体迥乎相反，则利害亦相反矣”。徐氏的上述论述还说了体质在同病异证施治中具有举足轻重的意义，实则体质也常常决定着异病同证施治。由此可见，在诸多病证施治中都离不开体质因素之考虑。

3. 指导防病延寿 前已述及不同个体的体质有强有弱，弱者又有阳虚、阴虚等不同，而强者务需自加珍摄，弱者更需据其具体情况调护之，如是，则可防病于未然，并尽享其天年，正如《素问·四气调神大论》所说：“夫四时阴阳者，万物之根本也，所以圣人春夏养阳，秋冬养阴，以从其根。”元代朱震亨《格致余论·痎疟论》更指出“淡饮食，省出外，避风就温，远去帷薄，谨密调养，无有不安”。然而，朱氏所说的保养体质而防病延寿的方法尚属消极适应，而迄至清代张琰《种痘新书》已总结出了多种种牛痘方法增强小儿特异性免疫功能，以预防天花病的发生。近 40 余年来，人们越来越重视推广免疫接种、开展体育活动、注意营养搭配……从多方面、多渠道、多环节来增强和改善体质，从而使很多传染病得到了有效控制乃至趋于消灭，也使广大群众的平均寿命得到普遍性的延长。

4. 指导优生优育 鉴于禀赋为个体体质的形成基础，父母的诸多体质特征每多通过遗传而赋予子代，欲优生，除了禁止近亲通婚之外，并应严格地进行婚前体质检查，一旦受孕，还当注意孕期卫生，其目的都是为了孕育一个禀赋厚敦的子代。至于在儿童的整个生长发育期间，更应从前述参与体质形成的各种后天因素方面时时处处慎养之，而当前所倡导的母乳喂养、预防接种等都是一些增强体质的基本措施。只有普及体质知识，提高体质意识，才能最终提高全民族的体质水平。

总的来说，中医体质学说在历代医家不断阐发和总结的过程中，逐渐形成一种系统理论，并成为中医理论体系的重要组成部分。中医体质学说除了已阐明参与体质形成的各种先后天因素之外，并认识到体质具有相对稳定性，而且对某些病因有着易感性，对某些病机变化有着倾向性，这便使得我们可以利用这些特性指导诊病、治病、防病延寿乃至优生优育等，唯其本质及其他有关方面又均有待于进一步探索、研究和提高。

[注]

[1]王文锐.王琦中医体质学说“体病相关”研究进展［J］.中华中医药学刊，2011，11：2501-2503

［2］王琦.中医体质学［M］.北京：中国医药科技出版社，1999：70

［3］王琦，朱燕波.中国一般人群中医体质流行病学调查［J］.中华中医药杂志，2009，24（1）：7-11

［4］谢薇，王志红.中医体质学说研究进展［J］.中国中医基础医学杂志，2008，14（6）：470-474

［5］匡调元.中医病理研究［M］.上海；上海科

学技术出版社，1980：64-85

［6］郭子光.中医各家学说［M］.贵阳：贵州人民出版社，1988：330-341

［7］何裕民，高钦颖，严清.从体质调查结果探讨因时因地制宜治则［J］.中医杂志，1986，27（5）：47

［8］皇甫燕.小儿体质初探［J］.浙江中医杂志，1986，（8）：379

思维导图

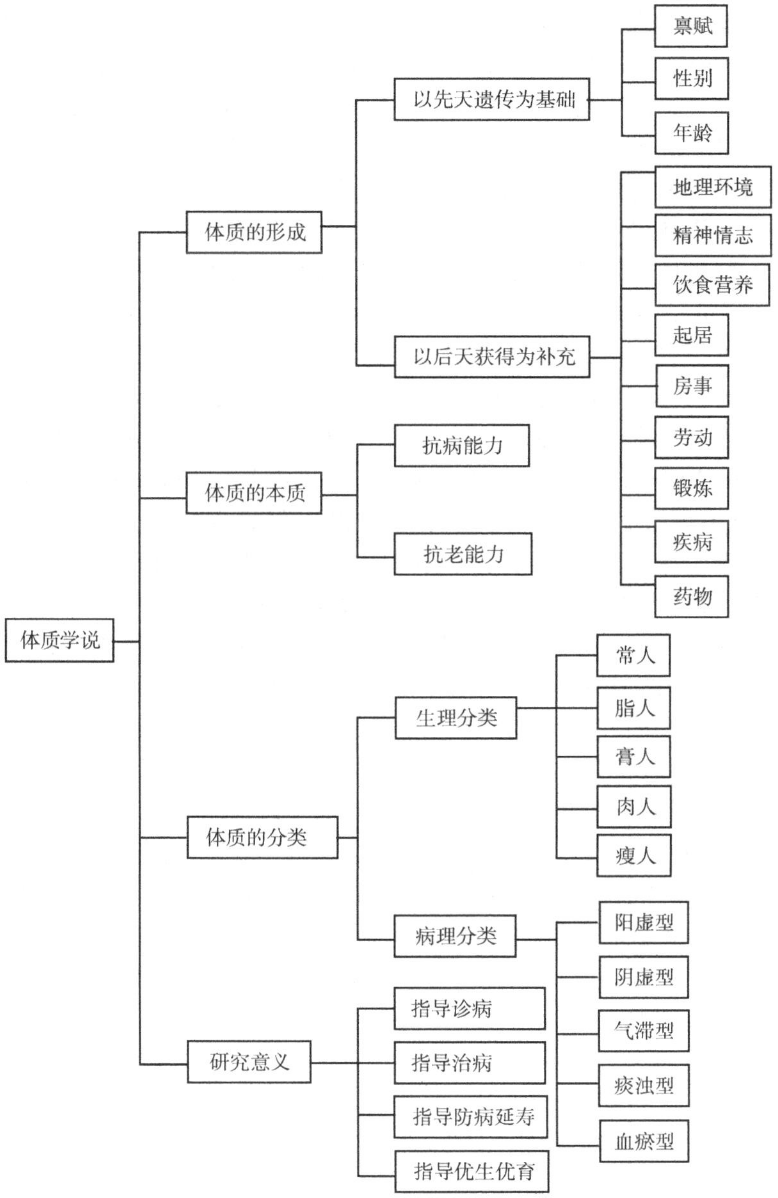

思考题

1. 试论体质差异形成的原因。
2. 简述中医学对体质的分类有哪些？
3. 简述体质研究的意义及应用价值？

第二节 形 神 学 说

一、形神学说的学术渊源

形与神，是人体生命活动过程中最基本的两个方面。“形”指形体，包括人体各脏腑、组织、器官及其各自的生理机能。“神”指内在的精神、意识、思维活动及其表现于外的征象，也即“五志（怒、喜、思、悲、恐）”和“七情（五志加忧、惊两种情志表现）”。先秦时期的思想家、教育家荀子，明确提出“形具而神生”[1]，指出形是神的物质基础，神依赖于形而存在。东汉时期的哲学家、思想家王充在荀子的基础上，又首次明确提出了形朽而神亡的观点。如其在《论衡·论死》中说：“人之所以生者，精气也，死而精气灭。能为精气者，血脉也。人死血脉竭，竭而精气灭，灭而形体朽，朽而成灰土，何用为鬼”，认为形体消亡时，其精神、意识也就不复存在，随着形体的消亡而消亡。

建立在古代朴素唯物主义思想基础之上的中医学，同样认为人的精神、意识、思维活动要以人体脏腑、气血功能的正常发挥为前提。如《灵枢·天年》说：“血气已和，荣卫已通，五脏已成，神气舍心，魂魄毕具，乃成为人”，说明只有在五脏气血荣卫相继生成之后，才能产生各种各样的情志活动。《素问·阴阳应象大论》云：“人有五脏化五气，以生喜怒悲忧恐。”《灵枢·本神》云：“血、脉、营、气、精神，此五藏之所藏也。至其淫泆，离藏则精失，魂魄飞扬，志意恍乱，智虑去身。”又云：“肝藏血，血舍魂，肝气虚则恐，实则怒。脾藏营，营舍意……心藏脉，脉舍神，心气虚则悲，实则笑不休。肺藏气，气舍魄……肾藏精，精舍志”，均说明人体精神、意识、思维活动与脏腑、气血功能密切相关。

形的存在决定了神的存在，但神对于形并非处于从属地位。在形、神两者的关系中，中国传统哲学强调“神制则形从”[2]，这一思想被后世运用到养生防病之中。如三国时期的文学家、思想家嵇康在《养生论》中说：“精神之于形骸，犹国之有君也。神躁于中，而形丧于外；犹君昏于上，国乱于下也。”这种思想也同样被中医学所采用，认为人体作为一个有机的整体，其脏腑、气血功能的正常发挥及相互之间的协调平衡，均离不开神的统帅和主宰。如果这种主宰机能减弱，将会造成脏腑功能紊乱，气血运行失常，甚则出现“神去则机息”[3]的严重结局。正如《灵枢·天年》所言：“失神者死，得神者生”，深刻说明神在人体生命活动过程中的重要作用。

《灵枢·本藏》有“志意和则精神专直，魂魄不散，悔怒不起，五脏不受邪矣”的记载，说明心平气和的精神状态是正常脏腑功能的前提。反之，若精神活动失常，则会给形体带来相应的损害，如《灵枢·本神》中言：“心怵惕思虑则伤神，神伤则恐惧自失。破䐃脱肉，毛悴色夭，死于冬。脾愁忧而不解则伤意，意伤则悗乱，四肢不举，毛悴色夭，死于春。肝悲哀动中则伤魂，魂伤则狂忘不精，不精则不正，当人阴缩而挛筋，两胁骨不举，毛悴色夭，死于秋。肺喜乐无极则伤魄，魄伤则狂，狂者意不存人，皮革焦，毛悴色夭，死于夏。肾盛怒而不止则伤志，志伤则喜忘其前言，腰脊不可以俛仰屈伸，毛悴色夭，死于季夏。恐惧而不解则伤精，精伤则骨酸痿厥，精时自下。”

二、形神学说的理论基础

中医学认为，形乃有形而属阴，神乃无形而属阳，在人体这个统一体中，形、神两者密不可分。形生神，神役形，形、神两者是人体生命活动中不可或缺的两个方面。形是神的物质基础，神是形的功能表现。“阴在内，阳之守也；阳在外，阴之使也”[4]，“阴平阳秘，精神乃治；阴阳离绝，精气乃绝”[5]，《内经》中有关阴、阳两者关系的论述同样可以用来描述形、神。明代医家张介宾在《类经·针刺类》中指出，人禀天地之灵气而生，借助血肉而成形体，气血运行而化生为神，形、神俱备才能成为一个有机的整体。从本原上讲，形生神；从作用上看，神役形。形神一体，才能确保生命的存在。

南宋医家陈无择在《三因极一病证方论·五脏传变病脉》中说：“人之五脏，配木火土金水，以养魂神意魄志，生怒喜思忧恐。故因怒则魂门弛张，木气奋激，肺金乘之，脉必弦涩。因喜则神廷融泄，火气赫羲，肾水乘之，脉必沉散。因思则意舍不宁，土气凝结，肝木乘之，脉必弦弱。因忧则魄户不闭，金气涩聚，心火乘之，脉必洪短。因恐则志室不遂，水气旋却，脾土乘之，脉必沉缓”，说明正常情志活动是人体脏腑功能正常的表现。若受到内外各种因素的刺激，人体便会产生相应的情绪变化。若这种情绪变化超过了一定限度，又会反作用于人体脏腑气血，进一步对脏腑气血造成损害，在形伤与神伤之间形成恶性循环。

1. 形神疾病的病因　由于形、神两者的关系，形伤可以导致神伤，神伤也可以导致形伤。中医病因学中所谈及的外感六淫、内伤七情、饮食劳倦、跌仆金刃、房室虫兽所伤等，似乎更强调造成形体损伤的一面，而于情志致病仅以“内伤七情”一语概括之。事实上，适度的情志变化，是人体对外界客观刺激的正常心理反映，不仅不会伤损人体，有时还能对人体的生理功能产生相应的调节作用。但如果情志过激，就会变成所谓的“内伤七情”而损伤人体，导致脏腑功能失常，形体发生病变。分析引起情志过激、精神失常的因素，不外以下几个方面。

（1）社会环境：是引起“七情内伤”最为重要的因素。社会秩序、社会伦理、经济状况、家庭关系、人际关系、事业得失等，都可能成为影响情绪变化的外在因素。当人的欲望、需求得不到满足，或遭遇生活中的种种不幸，或面临人生的大起大落，或受到各种突发事件的刺激时，人的精神状态就要受到严重影响。明代医家绮石在《理虚元鉴·虚症有六因》中云：“因境遇者，盖七情不损，则五劳不成，惟真正解脱，方能达观无损，外此鲜有不受病者。从来孤臣泣血，孽子坠心，远客有异乡之悲，闺妇有征人之怨，或富贵而骄佚滋甚，或贫贱而窘迫难堪。此皆能乱人情志，伤人气血。”可见，从古至今，社会环境一直是造成“七情内伤”的重要原因。

（2）自然环境：《素问·生气通天论》中云：“苍天之气，清净则志意治。”《素问·气交变大论》中云：“岁木太过，风气流行，脾土受邪……忽忽善怒，眩冒巅疾”“岁火太过，炎暑流行，肺金受邪……谵妄狂越”“岁土太过，雨湿流行，肾水受邪……意不乐”“岁金太过，燥气流行，肝木受邪……体重烦冤”“岁水太过，寒气流行，邪害心火……烦心，躁悸……谵妄”，说明不同自然环境、岁运气候对人体精神状态的影响。所谓“触景生情”“借景抒情”“情景交融”“触目惊心”等，均说明自然环境对于人体精神活动的影响至关重要。温暖的春风、明媚的阳光、潺潺的溪水、诱人的花香常使人心旷神怡、神清气爽，而满天的乌云、枯萎的花草、飘零的落叶、萧瑟的秋风则让人情绪低落、触目伤怀。

（3）个体差异：包括先天体质、后天习得及性别差异。如《灵枢·阴阳二十五人》载：木形之人，劳心，少力，多忧劳于事；火形之人，少信，多虑，见事明，好颜，急心；土形之人，安心，好利人，不喜权势，善附人；金形之人，身清廉，急心，静悍，善为吏……说明先天体质不同，情志特点也不一样。当然，后天学习条件、接受教育程度会对先天情志特征产生重要影响。从性别来看，男性多心胸豁达开朗，女性则常易情志不畅。唐代孙思邈在

《备急千金要方·求子》中说："女人嗜欲多于丈夫，感病倍于男子，加以慈恋、爱憎、嫉妒、忧恚，染着坚牢，情不自抑，所以为病根深，疗之难瘥。"验之于临床，许多妇科疾病的发生，都与内伤七情有关。

（4）饮食起居：《素问·生气通天论》中曰："味过于辛，筋脉沮弛，精神乃央"，说明饮食偏嗜，不仅伤神，而且损形。现代研究表明，饮食确实能够影响人体情志。如婴幼儿饮食不当，体内钙的含量缺乏，则易出现烦躁、夜啼等精神症状。至于起居处所对神志的影响，《灵枢·大惑论》云："目者，心使也，心者，神之舍也，故神精乱而不转。卒然见非常处，精神魂魄，散不相得，故曰惑也"，说明身处陌生环境，容易使人精神紧张、局促不安。《左传·昭公元年》记载春秋战国时期秦医医和之言："先王之乐，所以节百事也，故有五节，迟速、本末以相及。中声以降，五降之后，不容弹矣。于是有烦手淫声，慆堙心耳，乃忘平和，君子弗听也"，指出五降之后的"淫声"不能继续弹唱，否则会使人产生心理上的不适。

2. 形神疾病的病机 人体是一个有机的整体，体内脏腑、气血功能失调会表现出情志的异常，即由形伤而导致神伤。如脾胃不和可致失眠多梦，心脾两虚可致悲伤欲哭，痰蒙心窍可致神昏谵语，心胆虚怯可致惊惕不安等。反之，神伤亦可导致形伤，即由情志失常而引起形体病变，其病机大致包括以下几个方面。

（1）气机失调：情志失常，会直接影响脏腑气机。《素问·举痛论》云："怒则气上，喜则气缓，悲则气消，恐则气下……惊则气乱……思则气结。"怒为肝志，适度愤怒有助于体内气机的畅达。若突然暴怒，则易造成气机上逆，正如《素问·生气通天论》所言："大怒则形气绝，而血菀于上，使人薄厥"。喜为心志，适度喜乐可使气机调达、荣卫通利。过度喜乐则使心气耗散、神不守舍，出现嬉笑不休、狂笑、痴笑等"喜乐者，神惮散而不藏"[6]的表现。悲为肺志，悲哀太过可使营卫壅遏、心肺郁结、意志消沉。恐为肾志，过于恐惧可使肾精下陷，肾气失于升举而下行，正如《灵枢·本神》所言："恐惧者，神荡惮而不收……恐惧而不解则伤精，精伤则骨酸痿厥，精时自下"。

惊则气乱，指在毫无防备之时，受到突如其来的惊吓刺激，以致"心无所倚，神无所归，虑无所定"[7]，出现神志慌乱、不知所措，甚则卒然昏仆、不省人事等心气失于内守而动荡不宁之象。思为脾志，思考谋虑不解可使气机郁结、升降失常，出现脾失健运、生化乏源、心神失养的一系列表现，诸如食欲不振、脘闷太息、失眠多梦及羸瘦便溏等。除上述病机外，由于情志变动而引发的气机失调，如果得不到及时纠正，还可出现以下几种转归：或气郁日久而化火伤阴，或气机不运而瘀血停滞，或水湿停滞而聚湿生痰，又会导致热盛阴伤、瘀血阻滞、痰湿内结等病理变化。因此，《素问·举痛论》云："百病生于气也。"

（2）损伤脏腑：《灵枢·百病始生》云："喜怒不节则伤脏，脏伤则病起于阴。"《三因极一病证方论·五劳证治》云："五劳者，皆用意施为，过伤五脏，使五神不宁而为病，故曰五劳。以其尽力谋虑则肝劳，曲运神机则心劳，意外致思则脾劳，预事而忧则肺劳，矜持志节则肾劳。"《素问·阴阳应象大论》中"怒伤肝""喜伤心""思伤脾""忧伤肺""恐伤肾"，以及《儒门事亲·九气感疾更相为治衍》中"怒伤肝，肝属木，怒则气并于肝而脾土受邪。木太过，则肝亦自病。喜伤心，心属火，喜则气并于心而肺金受邪。火太过，则心亦自病。悲伤肺，肺属金，悲则气并于肺而肝木受邪。金太过，则肺亦自病。恐伤肾，肾属水，恐则气并于肾而心火受邪。水太过，则肾亦自病。思伤脾，脾属土，思则气并于脾而肾水受邪。土太过，则脾亦自病"等，均说明情志刺激可直接损伤脏腑。

情志刺激除损伤本脏及所胜之脏外，还可出现一脏受多种情志损伤的情况。《类经·疾病类》中指出“五志有互通为病者”，即心、肺两脏皆可病于喜，肝、胆、心、肾四脏皆可病于怒，心、脾两脏皆可病于思，心、肺、肝、脾四脏皆可病于忧，心、肾、肝、脾、胃五脏皆可病于恐，肝、肺、心三脏皆可病于悲，肝、胆、胃、心四脏皆可病于惊。此外，由于心为“君主之官，神明出焉”[8]，故而，情志之伤其实皆从损伤心神开始，也即《灵枢·口问》所言“心者，五脏六腑之主也……故悲哀忧愁则心动，心动则五脏六腑皆摇”。可见，若心神安定，则情志弗能为害。因此，调心养心就成为养生防病的重要原则。

（3）耗伤精血：激烈的情志变动，不仅可以扰乱气机，还可以直接或间接地耗损精血。《灵枢·本神》云：“怵惕思虑者则伤神，神伤则恐惧，流淫而不止。因悲哀动中者，竭绝而失生”，说明恐惧思虑过度，可使精气受损；悲伤哀痛太过，可使内脏精气衰竭而丧失生命。此外，暴怒气逆可引起呕血吐血，郁怒伤肝可导致阴血暗耗；喜乐过度可使心神涣散、气血暗伤；思虑太过可致脾失运化、气血乏源；忧愁过度可使气阴伤耗、精血受损。是故《素问·疏五过论》云：“暴乐暴苦，始乐后苦，皆伤精气，精气竭绝，形体毁沮。暴怒伤阴，暴喜伤阳，厥气上行，满脉去形。”可见，情志变动引发的精血伤耗在七情致病中不容忽视。

三、形神学说的临床应用

基于形、神两者的相互关系，临床治疗时，通过调形可以治神，通过调神亦可以治形。因此，调形以治神和调神以治形就成为中医治疗学的特色之一。通过服用药物，恢复体内气血阴阳及脏腑功能的协调平衡，可以改善人体的精神状态；而通过调整人体的精神状态亦能改善体内气血阴阳及脏腑功能的运行。因此，调形与调神在形神疾病的治疗中相辅相成、不容偏废。

1. 调形以治神　通过药物来治疗精神方面的疾患，在中医学中有着悠久的历史。《内经》中就已用“生铁洛饮”治“怒狂”[9]，用“左角发酒”治“尸厥”[10]，用“半夏秫米汤”治“不寐”[11]。《神农本草经》中已有牡蛎“主惊恚怒气”，合欢皮“主安五脏，和心志，令人欢乐无忧”，远志“益智慧，耳目聪明，不忘，强志”等记载。东汉张仲景《伤寒杂病论》中治疗“胸满、烦惊……谵语”的柴胡加龙骨牡蛎汤，治疗“妇人脏躁，喜悲伤欲哭”的甘麦大枣汤，治疗“热结膀胱，其人如狂”的桃核承气汤，治疗腑实内结、烦躁谵语的三承气汤（大承气汤、小承气汤、调胃承气汤）等，至今仍被广泛运用于临床。

其后，历代医家在治疗精神疾病方面均进行了不懈的探索。如孙思邈在《备急千金要方》中用温胆汤治疗痰热上扰的虚烦不寐，南宋严用和在《济生方》中用归脾汤治疗心脾两虚的健忘失眠，金代李杲在《医学发明》中用朱砂安神丸治疗心火亢盛的烦躁不安，明代王三才、饶景曜等在《医便》中用五磨饮子治疗肝气上逆的大怒暴厥，清代吴鞠通在《温病条辨》中用安宫牛黄丸治疗痰热阻窍的神昏谵语，清代王清任在《医林改错》中用癫狂梦醒汤治疗气血凝滞的哭笑癫狂，民国张锡纯在《医学衷中参西录》中用镇肝熄风汤治疗阴虚风动的昏仆晕厥……通过调整脏腑气血的功能来治疗精神疾患，成为中医临床的鲜明特色。

2. 调神以治形　基于形、神两者的统一性，异常情志变化可以引起脏腑气血功能紊乱，通过调整人体的精神状态同样可以恢复脏腑气血的协调平衡，从而达到治疗躯体和精神疾病的目的，具体方法有以下几种。

（1）以情胜情：《素问·阴阳应象大论》与《素问·五运行大论》均言“悲胜怒”“恐胜喜”“怒胜思”“喜胜忧”“思胜恐”。根据五行、五志之间的相克关系，通过激起病者某种情志变化，从而克制另一种病态情志，称为以情胜情法。金代张从正与元代朱震亨熟谙此法。

张从正曾治“一富家妇人，伤思虑过甚，二年不寐，无药可疗。其夫求戴人治之。戴人曰：两手脉俱缓，此脾受之也，脾主思故也。乃与其夫以怒而激之，多取其财，饮酒数日，不处一法而去。其人大怒汗出，是夜困眠。如此者，八、九日不寤。自是而食进，脉得其平”[12]。在运用以情胜情时，既要根据情志相克理论选择好恰当的情志，又要掌握刺激的强度。“太过”有可能引发其他情志疾病，“不及”则达不到治疗效果。

（2）移情易性：指通过转移人的注意力或情趣来消除不良精神状态的方法。如通过改换周围环境，或转移思想焦点至其他的人或物上，使其摆脱不良情绪的困扰。清代吴师机在《理瀹骈文·续增略言》中云：“七情之病也，看花解闷，听曲消愁，有胜于服药者矣。”金代张从正在《儒门事亲·九气感疾更相为治衍》中就曾记载移情易性法的使用：“昔闻山东杨先生，治府主洞泄不已。杨初未对病人，与众人谈日月星辰躔度，及风云雷雨之变，自辰至未，而病者听之，而忘其圊。杨尝曰：治洞泄不已之人，先问其所好之事，好棋者，与之棋；好乐者，与之笙笛，勿辍。”

（3）言语开导：指通过劝说、安慰等言语手段来调整患者情绪的方法。古之祝由即属言语开导法之一。祝，告也。由，病之所从出也。《素问·移精变气论》云：“古之治病，惟其移精变气，可祝由而已。”明代吴崑释此云：“古之治者，明见其情，为之祝说病由。言志有所偏，则气有所病，治以所胜，和以所生，移易精神，变化脏气，导引营卫，归之平调而已”[13]。说明古人已经运用言语开导来调治精神疾病。再如，《灵枢·师传》云：“且夫王公大人血食之君，骄恣从欲，轻人，而无能禁之。禁之则逆其志，顺之则加其病，便之奈何？治之何先？岐伯曰：人之情，莫不恶死而乐生，告之以其败，语之以其善，导之以其所便，开之以其所苦，虽有无道之人，恶有不听者乎”，说明在言语开导时，医者应耐心细致地说服患者，赢得患者的信任。

（4）激情刺激：指通过有目的地诱发患者的激情，使其产生强烈、短暂的情绪反应和行为反应以达到治疗目的的方法。使用本法时应把握患者的心理承受能力，避免因过度刺激引发不良反应。对于病态人格、精神分裂症及严重器质性疾病的患者，不适用本法。从文献记载看，本法主要有惊恐疗法、愤怒疗法及羞辱疗法等内容。如《灵枢·杂病》中有“哕，以草刺鼻嚏，嚏而已；无息而疾迎引之，立已；大惊之，亦可已”。其中的“大惊之”，就是通过“惊则气乱”，打乱原有的病理节律，从而起到抑制呃逆的作用。《杭州府志》中记载，宋代临安儿科名医李立之治一婴儿忽患瘖证，于是命人用被子裹儿身体，从高处投之于地，“小儿不觉大惊，遂发声能言”[14]。

愤怒疗法，如《辽史·列传》记载耶律敌鲁治疗“耶律斜轸妻有沉疴，易数医不能治”，认为病机属“心有蓄热”，非药石所及，当以意疗。遂令人大击钲鼓，激怒患者，令其发狂，其疾遂愈，说明愤怒情绪不仅可用于治疗因思虑过度引起的气机郁结、意志消沉，还可用于治疗“思则气结”之外的痰气郁阻、瘀血凝滞等证。而羞辱疗法，指故意制造某种场景或动作以“羞辱”患者，使其瞬间暴发出强烈的自我防卫意识和行为，从而达到治疗目的。该法常被用来治疗某些强迫症。如《浙江通志》记载，明代新昌医生俞用古治一女子因打呵欠、伸懒腰后致两手上举，不能放下。俞氏谓须灸丹田穴，遂灼艾诈解其裙带。“女子惊护之，两手遂下”。

（5）导引疗法：《灵枢·病传》篇中有“导引行气、乔摩”的记载。《素问·异法方宜论》云：“中央者，其地平以湿……其治宜导引按跷。”该书“上古天真论”又云：“上古有真人者……呼吸精气，独立守神，肌肉若一，故能寿敝天地，无有终时”，说明古人已经认识到通过自我控制意念、呼吸及身体姿势，可以起到修身养性、却病延年的作用。古之“导引”可谓今之“气功”疗法的前身。练习气功时强调“入静”“意守”，通过排除杂念，可以减轻或消除七情刺激对人体的损害。近些年流行的“放松疗法”，又称松弛疗法，也属于广义气功疗法的范畴。

四、形、神调理

基于形、神两者的关系，只有形、神健全，才能健康无病。因此，调神以养形和调形以养神的思路还被运用于养生防病之中，有效地指导着人们的养生实践。

1. 调神以养形　《淮南子·泰族训》中云：“太上养神，其次养形。”《吕祖全书·神化无为品》中亦云：“真道养神，伪道养形。”可见，神乃生命活动的主宰，统领脏腑，驾御精气，是生命存亡的根本。养生防病、保形祛疾，重在调神养神。古之儒家强调“君子以自强不息”，主张振奋精神，积极进取；道家则强调“致虚极，守静笃”，主张息心净念，清修无为；医家则于儒、道两者兼收并蓄，提出“恬淡虚无，真气从之，精神内守，病安从来”，追求“以恬愉为务，以自得为功”[15]的精神境界。意即不要轻易为外物所感，以保证心神之安静。正如明代万全于《万氏家传养生四要》中云：“人身之中，只有此心，便是一身之主。所谓视听言动者，此心也。故心常清静则神安，神安则七神皆安。以此养生则寿，殁世不殆。”

2. 调形以养神　明代张介宾于《景岳全书·传忠录》中云：“善养生者，可不先养此形以为神明之宅；善治病者，可不先治此形以为兴复之基乎”，强调养生必须重视养形，形旺则神旺，形衰则神衰。而调形养神之法，不离形体运动和生活调养两个方面。形体运动可使气血流畅，但运动要适度，不要精疲力竭。既锻炼了形体，又不会给形体带来伤害。同时，还能缓解紧张情绪，改善精神状态。而生活调养涉及的内容很多，包括法四时、节饮食、节色欲、不妄动等。法四时、慎起居，可使情志顺应生、长、收、藏的变化规律。食饮有节，均衡营养，可使气血旺盛而神志安定。

节色欲，《素问·上古天真论》强调养生宜“积精全神”，若“醉以入房，以欲竭其精，以耗散其真，不知持满，不时御神，务快其心”，则不免“逆于生乐”。适度节制的两性生活有益健康。若房事过多，则为养生大忌。朱震亨于《格致余论》中专列“色欲箴”，示人要远房帷、节色欲，不使相火妄动，勿令阴精耗伤。他在该书“阳有余阴不足论”中云：“古人必近三十、二十而后嫁娶，可见阴气之难于成，而古人之善于摄养也”，提倡未婚者宜晚婚，已婚者宜节欲。如果不知自持，不知珍重，结果只能是“夫当壮年便有老态，仰事俯育一切隳坏”。

不妄动，如孙思邈于《备急千金要方·道林养性》中云：“善摄生者，常少思、少念、少欲、少事、少语、少笑、少愁、少乐、少喜、少怒、少好、少恶行。此十二少者，养性之都契也”。其核心思想是“撙节”，即节用气力，以保长生。如其所云：“人之寿夭，在于撙节。若消息得所，则长生不死，恣其情欲，则命同朝露也”[16]。孙氏特别强调“耳无妄听，口无妄言，身无妄动，心无妄念……无作博戏，强用气力，无举重，无疾行”。从形、神两方面慎动、撙节，以达养生防病之目的。

［注］

［1］《荀子·天论》
［2］《淮南子·诠言训》
［3］《素问·五常政大论》
［4］《素问·阴阳应象大论》
［5］《素问·生气通天论》
［6］《灵枢·本神》
［7］《素问·举痛论》
［8］《素问·灵兰秘典论》

[9]《素问·病能论》
[10]《素问·缪刺论》
[11]《灵枢·邪客》
[12]《儒门事亲·内伤形》
[13]《内经素问吴注》
[14]《古今图书集成医部全录·医术名流列传》
[15]《素问·上古天真论》
[16]《备急千金要方·养性序》

思维导图

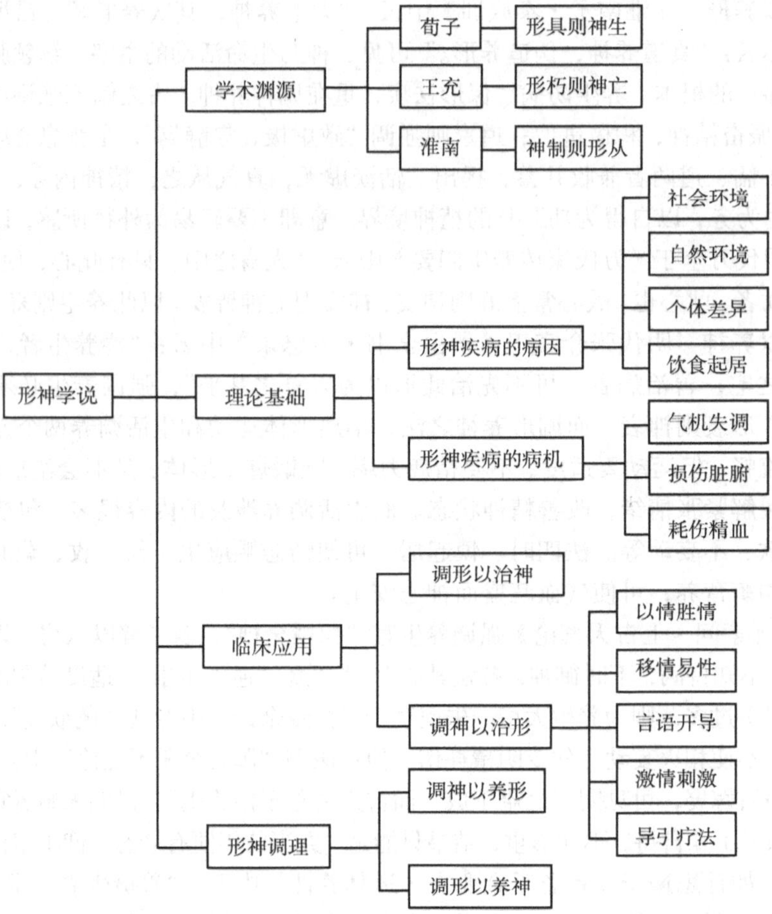

思考题

1.试论形神疾病的病因及病机。
2.简述形神学说在临床应用中的体现?

第三节 升降学说

一、升降学说的思想渊源

升降学说是中医学理论体系的重要组成部分。在《内经》以气为本的唯物观和天人相应的整体观思想的影响下，中医学认为宇宙万物都是“气”运动变化的结果，而这种运动变化不离升、降、出、入四个字。当然，人的生命活动也不例外，同样不离气机的升降出入。故《素问·六微旨大论》云：“出入废则神机化灭，升降息则气立孤危。故非出入，则无以生长壮老已；非升降，则无以生长化收藏。是以升降出入，无器不有。故器者，生化之宇，器散则分之，生化息矣。故无不出入，无不升降。化有大小，期有远近，四时之有，而贵常守。”《内经》中的气机升降理论是在天人相应的思想指导下提出来的。气机就是气的运动，而升降出入则是气运动的基本形式。

《内经》中曾多次使用升降出入来阐发自然界的运动变化和人体的生理、病理过程。如《素问·阴阳应象大论》云：“地气上为云，天气下为雨。雨出地气，云出天气。”此言天地之气的升降。《素问·阴阳离合论》云：“生因春，长因夏，收因秋，藏因冬，失常则天地四塞。”此言四时之气的升降。推及于人体，又云：“清阳出上窍，浊阴出下窍；清阳发腠理，浊阴走五脏；清阳实四支，浊阴归六府。”此言人体之气的升降出入。《素问·经脉别论》云：“饮入于胃，游溢精气，上输于脾，脾气散精，上归于肺，通调水道，下输膀胱。”此言饮食水谷消化吸收之升降出入。《素问·刺禁论》云：“肝生于左，肺藏于右，心部于表，肾治于里，脾为之使，胃为之市。”此言正常脏腑之气的升降出入。《素问·阴阳离合论》云：“是故三阳之离合也，太阳主开，阳明为阖，少阳为枢……是故三阴之离合也，太阴为开，厥阴为阖，少阴为枢。”此言经脉中三阴三阳的升降出入。

此外，《内经》中亦注意到疾病的发生也常常与升降失常有关。《素问·阴阳应象大论》云：“清气在下，则生飧泄；浊气在上，则生䐜胀”，即是用升降出入失常来解释病机。《素问·举痛论》云：“怒则气上，喜则气缓，悲则气消，恐则气下，寒则气收，炅则气泄，惊则气乱，劳则气耗，思则气结”，深刻地揭示了气机升降出入失常与疾病发生的关系。《素问·至真要大论》所言：“结者散之……散者收之……上之下之”；《素问·气交变大论》所言：“高者抑之……下者举之”，又是升降出入理论在治则治法上的应用。可见，在《内经》中，虽然没有明确提出升降学说，但从其散在于各篇章之文字来看，确实存在着升降出入的学术思想。

二、升降学说的理论基础

《内经》中虽有升降学说的理论端倪，但在其后很长一段时间内，这种思想并未得到广泛认识与应用。而从理论方面对升降学说进行系统深入的研究，当从金元时期开始。

1. **玄府水火升降**　金代刘完素在《内经》的“玄府”理论基础上，进一步阐明了“玄府”对人体的作用：“然皮肤之汗孔者，谓泄气液之孔窍也，一名气门，谓泄气之门也。一名腠理者，谓气液出行之腠道纹理也；一名鬼神门者，谓幽冥之门也；一名玄府者，谓玄微府也。然玄府者，无物不有，人之脏腑、皮毛、肌肉、筋膜、骨髓、爪牙，至于世之万物，尽皆有之，乃气出入升降之道路门户也。”视“玄府”为人体气机升降出入之门户，认为“玄府”包括一身组织腠理。只要“玄府”通畅，则一身气液通行无阻，全身脏腑组织才能得以滋养而发挥其正常功能。刘氏已将“玄府”引申为人体气机升降出入之门户，较《素问·水热穴论》“玄府者，汗空也”的概念向前迈进了一步。

在《素问玄机原病式》中，刘氏结合临床从理论角度阐发升降学说，认为升降出入是人体气机运行的基本形式，玄府气机的升降出入正常与否对人体生命活动至关重要。只有气机运行通达，升降出入维持正常，人体生命活动才能正常发挥。反之，气机闭郁，升降出入失常，则会表现出多种病证。正如《素问玄机原病式》所列举云："目无所见，耳无所闻，鼻不闻臭，舌不知味，筋痿骨痹，齿腐，毛发堕落，皮肤不仁，肠不能渗泄者，悉由热气怫郁，玄府闭密而致，气液、血脉、荣卫、精神，不能升降出入故也。各随郁结微甚，而察病之轻重也。"因此，刘完素非常注重热郁于表的开郁散结，显然以升降学说为理论基础。

此外，刘氏还特别重视心肾水火之升降。他说："心为君主之官，得所养则血脉之气旺而不衰，生之本无得而摇也，神之变无得而测也。肾为作强之官，得所养则骨髓之气荣而不枯，蛰封藏之本无得而倾也，精之处无得而夺也。夫一身之间，心居上而守正，肾居下而立始，精神之居，此宫不可太劳，亦不可太竭。"因此，坎离相交，水升火降，即为既济，是健康之本；坎离不交，水不制火，火上水下，则为未济，是疾病之重要原因。刘氏行医之时，火热为病盛行，既然"一水不胜五火"[1]，则急需以"寒养水而泻火"。因此，刘氏用药多从寒凉入手，治疗火热善用汗、下两法及双解之剂，其对心肾水火升降理论结合临床加以发挥，寓意之中包含玄府得通、水升火降之理。

2. 药性升降 《素问·六微旨大论》指出气机升降出入失常是引发疾病的重要原因，因此，纠正气机紊乱，使之当升则升、当降则降，成为临床用药的重要指导思想。《素问·至真要大论》中"辛甘发散为阳，酸苦涌泄为阴，咸味涌泄为阴，淡味渗泄为阳"的记载，以及《本草纲目·序例》中"酸咸无升，甘辛无降，寒无浮，热无沉"的论述，从气味角度探讨了药性升降的一般规律。《素问·阴阳应象大论》中"味厚者为阴，薄为阴之阳；气厚者为阳，薄为阳之阴。味厚则泄，薄则通；气薄则发泄，厚则发热"的阐述，为后世从气味厚薄角度探讨药性的升降浮沉奠定了理论基础。

金代张元素从升降出入角度阐发药物作用，独有创见。如《医学启源·用药备旨》中云："升降者，天地之气交也。茯苓淡，为天之阳也。阳当上行，何谓利水而泄下？经云：气之薄者，阳中之阴，所以茯苓利水而渗下，亦不离乎阳之体，故入手太阳也。麻黄苦，为地之阴也。阴当下行，何谓发汗而升上？经云：味之薄者，阴中之阳，所以麻黄发汗而升上，亦不离乎阴之体，故入手太阴也。附子，气之厚者，乃阳中之阳，故经云发热。大黄，味之厚者，乃阴中之阴，故经云泻下。竹淡，为阳中之阴，所以利小便也。茶苦，为阴中之阳，可以清头目也。"张氏通过举例分析药物的气味厚薄，深入探讨药物功效，使中药学的理论与其临床效用紧密结合，亦不离升降出入理论。

此外，张氏在《珍珠囊》一书中，阐发药物功效时，均首先介绍了每味药物的气味厚薄及阴阳升降等属性，足见其对药物升降浮沉理论的重视。以升降出入理论为指导，从药物气味厚薄来阐明药效，指导临床用药，张元素可谓杰出代表。张氏在《医学启源·药类法象》中将药物分为风升生、热浮长、湿化成、燥降收、寒沉藏五类，每贯以升降出入之理。所谓风升生，指味之薄者，味薄则通，能生发升举，如升麻、柴胡之属。所谓热浮长，指气之厚者，气厚则发热，能阳和长养，如附子、干姜之属。所谓湿化成，指阳生阴长，能补益脾胃，如人参、黄芪之属。所谓燥降收，指气之薄者，气薄则发泄，能渗泄沉降，如茯苓、猪苓之属。所谓寒沉藏，指味之厚者，味厚则泄，能泻热坚阴，如黄芩、黄连之属。

3. 脾胃升降 金代李杲独重脾胃，非常强调脾胃在人体一身精气升降运动方面的主导作用。他在《脾胃论·天地阴阳生杀之理在升降浮沉之间论》中首先提到"万物之中，人一也，呼吸升降，效象天地，准绳阴阳。盖胃为水谷之海，饮食入胃，而精气先输脾归肺，上行春夏之令，以滋养周身，乃清气为天者也；升已而下输膀胱，行秋冬之令，为传化糟粕，转味而出，乃浊阴为地者也"。精气的输布依赖于脾气之升，浊气的排出依赖于胃气之降。如果脾胃升降失常，就会出现多种病证，“或下泄而久不能升，是有秋冬而无春夏，乃生长之用，陷于殒杀之气，而百病皆起；或久升而不降，亦病焉”。李氏将内伤病归纳为两种病变，或升发不及而沉降太过，或久升而不降，其根本原因均在于脾胃升降失常。

基于脾胃在人体气机升降运动方面的重要作用，升则上输心肺，降则下归肝肾，因此只有脾胃健运，才能维持人体正常的生命运动。如果脾胃气虚，导致脾不升、胃不降，阴阳反作，升降失常，则内而五脏六腑，外而四肢九窍，都会发生种种病变。所以，李氏于《脾胃论·脾胃虚则九窍不通论》中说：“脾胃既为阴火所乘，谷气闭塞下流，即清气不升，九窍为之不利”，强调九窍病变均可源于脾胃气虚，升降失常。再如《兰室秘藏·内障眼论》论内障眼病时尝云：“元气不行，胃气下流，胸中三焦之火及心火乘于肺，上入脑灼髓，火主散溢，瞳子开大”，认为如果脾胃之气不升而下流，则阴火上乘，甚则上灼脑髓，影响清窍，而成内障之证。将九窍病证与脾胃升降失常密切联系，李氏可谓首创。

在《脾胃论》一书中，他还提出了肺之脾胃虚与肾之脾胃虚的病变，认为由于脾胃虚衰，元气不足，升降失常，上可影响于肺，下可影响于肾，甚至表现出上热如火、下寒如冰之象。《内外伤辨惑论·辨寒热》以恶寒一症为例云：“饮食入胃，其荣气上行，以输于心肺，以滋养上焦之皮毛腠理之元气也”，指出由于脾气之升，才能使荣卫之气上荣皮毛。如果荣气不升而反下流，就会出现“心肺无有禀受，皮肤间无阳，失其荣卫之外护，故阳分皮毛之间虚弱，但见风见寒，或居阴寒处，无日阳处，便恶之也”[2]。至于内伤发热，李氏认为由于“肾间受脾胃下流之湿气，闭塞其下，致阴火上冲”所致。因此，对于很多病证，李氏多从调理脾胃气机升降入手，形成独特的治疗风格。

4. 五脏气血升降　元代朱震亨十分重视人体气机的调畅及升降作用，《局方发挥》尝云：“夫周流于人之一身以为生者，气也。阳往则阴来，阴往则阳来，一升一降，无有穷已……气为阳，宜降；血为阴，宜升。一升一降，无有偏胜，是谓平人”，说明气血升降协调的重要意义；同时，强调天人相应，人体气机之升降与自然界息息相关：“天地以一元之气，化生万物。根于中者，曰神机；根于外者，曰气血。万物同此一气。人灵于物，形与天地参而为三者，以其得气之正而通也。故气升亦升，气浮亦浮，气降亦降，气沉亦沉。人与天地同一橐籥”[3]。因此，当人体气机“结聚而不得发越也，当升者不得升，当降者不得降，当变化者不得变化”，就会出现“六郁之病”[4]的病理表现。

至于五脏升降，朱氏在《格致余论·房中补益论》中云：“《传》曰吉凶悔吝生乎动，故人之疾病亦生于动，其动之极也，病而死矣。人之有生，心为火居上，肾为水居下，水能升而火能降，一升一降，无有穷已，故生意存焉。水之体静，火之体动，动易而静难，圣人于此未尝忘言也。儒者立教曰：正心、收心、养心，皆所以防此火之动于妄也。医者立教，恬淡虚无，精神内守，亦所以遏此火之动于妄也。”从水火升降以论心肾关系，说明火不宜亢，否则就会破坏阴升阳降的正常格局。因此，在治疗上朱氏注重滋阴降火，认为“阴虚则发热。夫阳在外，为阴之卫；阴在内，为阳之守。精神外驰，嗜欲无节，阴气耗散，阳无所附，遂致浮散于肌表之间而恶热也。实非有热，当作阴虚治之，而用补养之法可也”[5]。

此外，《格致余论·臌胀论》又云：“脾具坤静之德，而有乾健之运，故能使心肺之阳降，肾肝之阴升，而成天地交之泰，是为无病之人。”可见，朱氏十分重视中焦脾胃对于人体气机的枢转作用。尝云：“气血冲和，万病不生，一有怫郁，诸病生焉”[6]，创立越鞠丸以治气、血、痰、火、湿、食六郁，充分体现出从中焦治郁的思想。方中苍术配香附，苍术为阳明经药，气味雄壮辛烈，强胃健脾，开发水谷之气，其功最大。香附是阴血中气药，下气最速。两者相合，一升一降，可解散郁结之气血。川芎与香附相伍，川芎活血而升提，香附行气而主降，通过调节气机升降以疏通气血之郁结。

5. 治法中的升降 清代周学海，专论治法中的升降出入。对于气机逆乱诸般病机，一一列举治疗法则。尝云："气之亢于上者，抑而降之；陷于下者，升而举之；散于外者，敛而固之；结于内者，疏而散之。对证施法，岂不显然而易见者乎……气亢于上，不可径抑也，审其有余不足，有余者，先疏而散之，后清而降之；不足者，先敛而固之，后兜而托之。气郁于内，不可径散也，审其有余不足。有余者，攻其邪而汗自通，故承气可先于桂枝；不足者，升其阳而表自退，故益气有藉于升、柴。气散于外，不可径敛也，审其有余不足。有余者，自汗由于肠胃之实，下其实而阳气自收；不足者，表虚由于脾肺之亏，宜其阳而正气外固。此皆治法之要妙也"[7]。

接着，周氏指出不可直升直降、直散直敛地莽撞用药。他说："苟不达此，而直升直降，直敛直散，鲜不偾事矣。尝忆先哲有言，胸腹痞满，昧者以槟榔、枳、朴攻之，及其气下陷，泄利不止，复以参、芪、升、柴举之，于是气上下脱而死矣。此直升直降之祸也。况升降出入，交替为用者也，用之不可过。当升而过于升，不但下气虚，而里气亦不固。气喘者，当有汗脱之虞矣。当降而过于降，不但上气陷，而表气亦不通。下利者，每有恶寒之证矣。当敛而过于敛，不但里气郁，而下气亦不能上朝。当散而过于散，不但表气疏，而上气亦不能下济矣……升、柴、参、芪，气之直升者也。硝、黄、枳、朴，气之直降者也。五味、山萸、金樱、复盆，气之内敛者也。麻黄、桂枝、荆芥、防风，气之外散者也。"

此外，清代顾靖远在《顾松园医镜·论治大纲》中，从多种病证治疗以论升降治法之重要："阳气下陷，泄痢不止，宜升阳益气；因湿洞泻，宜升阳除湿；滞下不休，宜升阳解毒，开胃除热；郁火内伏，宜升阳散火；肝木郁于地中，以致少腹作胀作痛，宜升阳调气，此病之宜升之类也。阴虚则火无制，火因上炎。其为症也，为咳为嗽，为多痰，为吐血衄血，为头痛齿疼，为眩晕眼花，为恶心呕吐，为口苦舌干，是为上盛下虚之候。宜用苏子、贝母、麦冬、白芍、竹茹、枇杷叶之属以降气，气降则火自降，而又益滋水添精之药，以救其本，则诸症自瘳，此病之宜降之类也。"从升降角度论述病机及用药，确属经验之谈。

三、升降学说的临床应用

1. 六经辨证中的应用 早在东汉张仲景的《伤寒杂病论》中，已将升降出入理论用于指导临床实践。如太阳表实之证，为寒邪袭表，卫气不得宣布，表气不通，出入失常所致，治当宣通卫气、驱散表邪。用麻黄汤者，取其散邪于表，使营卫之气宣通如常。方中用麻黄、桂枝、杏仁、甘草，既宣散于外，又降气于内，升降出入相合，通调人体气机。太阳中风之证，风邪袭表，荣弱卫强，卫气不共荣气和谐，此亦表里出入失常，故用桂枝汤调和营卫、解肌发汗。方中桂枝、甘草、生姜，辛甘以化阳；芍药、甘草、大枣酸甘以化阴。辛甘化阳可使卫气得助，宣散于外以驱表邪；酸甘化阴，可助营阴内敛以和谐卫气，一开一合，一散一收，使邪去正复。

又如小青龙汤证，外有寒邪，内停水饮，水寒相搏，肺气上逆。方中既有麻黄、桂枝、甘草之辛甘发散于外，又有细辛、半夏、干姜之辛温行水于内，同时配伍白芍、五味子之酸收，辛甘酸敛相互为用，一开一合，一散一敛，即可散邪，又可安肺；既宣畅肺气，又护及肺阴，可谓相反相成。又如半夏泻心汤之治疗心下痞，此证乃胃脘之气不得升降，虚气留滞，故满而不痛，按之濡软。方中既用辛热之半夏、干姜散结祛寒，又用苦寒之黄芩、黄连以泻其热，辛开苦降，升降结合。又如和解少阳之小柴胡汤，将柴胡之升散与黄芩之苦降相伍，以疏利少阳、三焦气机；治疗少阴病心中烦而不得卧的黄连阿胶汤，用黄芩、黄连泻心火，用阿胶滋肾水，一降一升，交通心肾。张氏可谓升降学说临床应用的开创者。

2. 脏腑辨证中的应用　以五脏而言，心主血脉而藏神，肺主宣发与肃降，脾主升清、运化而统血，肝主疏泄而藏血，肾主气化而藏精，五脏的生理功能特点，有开有合，有升有降，符合《内经》"升降出入，无器不有"的认识。而且，无论从单一脏器的功能来讲，还是从相关脏腑的关系来看，五脏中都存在着升中有降，降中寓升的相对平衡。

心为君主之官，主神明与通行血脉，内寄君火，与手太阳小肠相表里，与肾则存在着阴阳水火的互济关系。正常情况下，肾水上济则心火不燔，气机调畅则心血不瘀，心阳振奋则阴霾自散。否则，肾水不足则心火上炎，气机失调则血脉瘀阻，心阳不振则浊阴上泛，临床可见惊悸、怔忡、胸闷、气短、癫狂、不寐、虚烦等病症，均可谓心脏升降功能失常而出现的病理反映。

肺为相傅之官，主气而司呼吸，主宣发与肃降。因此，临床治疗肺脏疾患往往根据肺脏的生理病理特点，采用宣降并施，开合并举的方法。又因肺主通调水道，为水之上源，通过经脉络属，与大肠相表里，故临床治疗大便秘结、小便淋涩之证，亦可从宣降肺气的角度着手用药；而荡涤肠腑、攻下热结亦有助于肺脏宣降功能的发挥。

肝为将军之官，谋虑出焉。从生理而言，肝藏血而为血脏，肝属木而主疏泄。藏血则阴柔性偏沉降，疏泄则豁达性宜升散，故有肝脏"体阴而用阳"之说。肝阴亏于下，则肝阳（火）亢于上；肝血虚于内，则肝风动于中；肝木失于疏泄，则肝气郁于中土。所谓平肝、镇肝、敛肝、散肝、疏肝、泻肝等诸多肝病治法，同样可以划分出属阴属阳、属升属降两大类别。

脾与胃居于中焦，互为表里，为气血生化之源，气机升降之枢纽。单就脾脏自身来讲，脾主升清阳与其降浊阴、运化水湿的功能相辅相成，一升一降；而其升清运化又与其统摄血液的生理功能相互呼应，一开一合。从脾与胃的关系来看，脾主升清阳、运化水湿而统摄血液，胃主降浊阴、受纳水谷而腐熟下行，共同形成"脾升胃降"的生理格局。升降理论对于指导脾胃病证的辨治至关重要。

肾主藏精，为封藏之本；又主气化，为一身生命活动的原动力。肾又为水火之脏，内蕴肾阴肾阳，其治疗不离升降肾之阴阳水火。同时，心火下温肾水则肾水不寒，肾水上济心火则心火不亢，所谓水火既济也。《难经·四难》所言"呼出心与肺，吸入肾与肝"，又说明了肺与肾在调节呼吸方面存在着升降出入的协调关系。

3. 温病辨证中的应用　清代叶桂所创卫气营血辨证作为温热病的辨证纲领一直为后世医家所遵循。其卫气营血各阶段治法，亦不离升降出入理论。例如，"在卫汗之可也"，即指通过辛凉清解的治法，使外来的温热之邪，通过从皮毛汗出而解。"到气才可清气"，寓意清气法的使用一定要审慎。由于卫分证与气分证有时很易混淆，因此，如果盲目使用清热泻火之品，就容易造成邪气凝涩、闭阻，从而给治疗增加难度。因此，在温病的治疗过程中，要时刻注意给邪气以出路。例如，叶氏所提"透热转气"之法，不仅适用于温病营分证，其实也提示在温病治疗过程中，要注意"透热"，即给邪气以出路，保持邪气外透的畅通。叶氏卫气营血的治疗思想，显然与升降出入理论有着密切的联系。

湿热病是温病中的常见病证，发病率高，病程较长，缠绵难愈，治疗棘手。因湿热两种邪气的性质相反，湿为阴邪，治宜芳化；热为阳邪，治宜清解。因此，治湿容易碍热，治热容易碍湿，这也是造成湿热病缠绵难愈的原因之一。因此，治疗此类疾病，既不能一味使用温燥之品以祛湿，又不能单纯使用寒凉之品以清热，寒温升降的用药配伍至关重要。很多情况下，湿热病的误治多由于误服寒凉、恣食冷饮，导致湿邪被寒凉凝涩阻遏，造成“寒则涩而不流”，出现邪气深伏，呕恶腹痛、舌謇肢厥等诸般变证。救治之法，应视其寒凉凝涩之微甚，投以辛开、温通、芳化、透达之品，解散寒凝，温化寒湿，透邪外出。可见，湿热病的治疗用药思路亦不离升降出入理论。

4. 遣药制方中的应用 清代李宗源在《医纲提要》中云：“当升者不可兼用降药，恐其助下陷之势，而升药之力亦不济也。故内伤虚人，不但麻、葛、承气不可用，即栀子、苓、泻亦勿轻加。盖虚寒人，因忌发表攻里，而稍用降药，则阴气随之下脱，较之阳极而上脱者，其危尤其甚也。故外感实热之邪，惟苏叶、前胡最为降火散邪之妙用。用之以佐归、地、硝、黄，得效殊多。犹以脾胃虚人，阳气不升者，一切葛根、柴胡，以佐参、芪升提之力，如补中益气、清暑益气之类，皆补中升发阳气之要药也。至于火郁发之，亦用柴、葛顺其性而升之；土郁夺之，则用硝、黄攻其邪而降之。”通过阐发补中升阳、火郁发之、土郁夺之等用药升降法度，充分说明升降出入理论在遣药制方中的作用。

清代杨璿在《伤寒温疫条辨》中创立“升降散”一方云：“取僵蚕、蝉蜕升阳中之清阳，姜黄、大黄降阴中之浊阴，一升一降，内外通和，而杂气之流毒顿消矣。”杨氏称该方为其所创15方之“总方”，意在使人体清阳得升，浊阴得降，气机条畅，正气调和，自能抵御瘟疫邪气，正复体安。

民国张锡纯所创立之镇肝熄风汤（怀牛膝、生赭石、生龙骨、生牡蛎、生龟板、生杭芍、玄参、天冬、川楝子、生麦芽、茵陈、甘草），为治疗肝阳上亢、肝风内动的代表方剂。方中除养血平肝、息风镇肝的潜降性药物外，还配伍了极具升发条达之性的生麦芽及茵陈，以顺应肝木曲直舒展的生理机能，“木郁达之”，降中有升，共同起到平肝潜阳、镇肝息风的治疗作用。

施今墨善用药对，注重配伍，常常将两个药性相反的药物组合在一起使用，以增强其临床疗效。如晚蚕沙味辛性温，祛风除湿，和胃化浊，药性以升清为主；皂荚子味辛性温，散结消肿，润燥通便，药性以降浊为要。两药相伍，升降结合，上可治头晕头痛，中能消胃脘胀满，下可通大便燥结。又如，麻黄辛温，体轻而浮，宣肺解表，利水消肿；石膏辛寒，体重而降，清热解肌，生津止渴。两药相合，升降互济，宣肺平喘，发越水气，清热降火，利水消肿之力增强。又如，大黄苦寒，重浊沉降，为攻下之要药；荆芥穗味辛性温，长于升散，发表祛邪。大黄以降为主，荆芥穗以升为要。两药相伍，升降结合，相辅相成，共奏清热通便之效。

总之，历代医家于临床应用方面，对升降学说广泛应用，不断充实其学说内容。再加上不少医家在理论方面亦加以阐发，使升降学说的内容不断丰富，时至今日，仍有效地指导着中医临床实践。

［注］

［1］《素问玄机原病式》
［2］《内外伤辨惑论·辨寒热》
［3］《格致余论·夏月伏阴在内论》
［4］《丹溪心法·六郁》
［5］《格致余论·恶寒非寒病恶热非热病论》
［6］《丹溪心法·六郁》
［7］《读医随笔·升降出入论》

思维导图

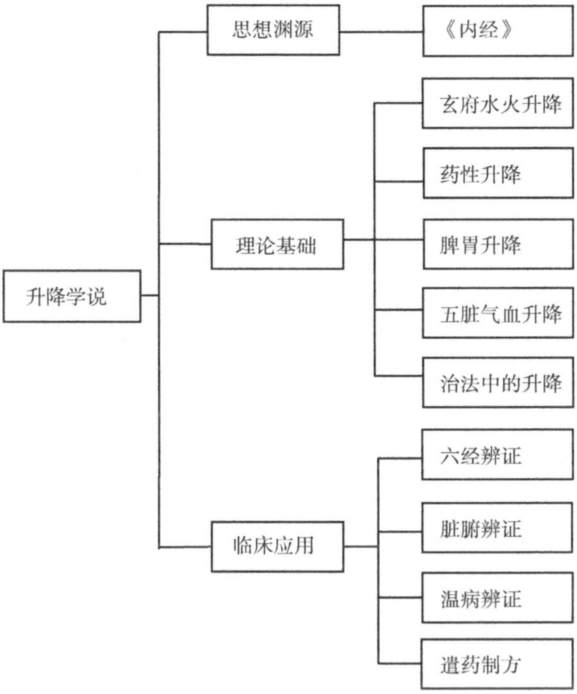

思考题

1.简述刘完素玄府水火升降的主要内容。
2.张元素将药物分为哪五类？每类举例说明。
3.李杲如何认识脾胃的生理病理？
4.朱丹溪如何认识五脏气血的升降？
5.举例说明升降学说的临床应用。

第四节　脾胃学说

脾胃学说是中医藏象学说的重要组成部分，是研究脾胃的生理病理，以及脾胃病与相关脏腑疾病的诊断、治疗和预防的理论体系。

一、脾胃学说的理论探讨

中医学认为脾胃为后天之本，是人体十分重要的脏腑，共营受纳与运化的功能，胃主受纳水谷，有“水谷之海”之称，是津液、宗气、糟粕所出之处，是气血的根源，又称“气血之海”；有津液气血才能灌溉五脏六腑而生荣卫，故又称“十二经之海”“五脏六腑之海”；但水谷入胃，其精微之气全靠脾的运化，故胃腑同属于脾脏。脏腑学说中有关脾胃的论述内容丰富，是祖国医学的重要遗产之一。

（一）脾胃学说的形成和发展

脾胃学说是在长期的医疗实践中逐渐形成和发展起来的，其过程大致可分以下四个阶段：

1. 渊源于《内经》 《内经》除对脾胃的解剖有粗略的记述外，对于脾胃的生理功能、病因病机、证候诊断、治疗均作了多方面的论述，从而奠定了脾胃学说的基础。

生理功能：《内经》的论述散见于各篇，但从总体上肯定了脾胃在人体中的重要性，在整体上强调脾胃是一个功能系统，主肌肉与四肢，开窍于口，其荣在唇，在志为思，连接的经络为足太阴与足阳明；同时通过脾胃的气、味、声、畜等建立与外界的联系。脾与胃分属一脏一腑，共营受纳与运化的功能。

病因病机：《内经》对于气候与脾胃病的发病非常重视。而在六淫病因中特别突出风湿二邪伤脾而致病，如《素问·气交变大论》说："岁木太过，风气流行，脾土受邪，民病飧泄，食减，体重烦冤，肠鸣，腹支满。"又如"湿伤脾，脾恶湿""湿胜则濡泄""诸湿肿满，皆属于脾"等。七情方面，特别突出"思伤脾""怒伤肝"致伤脾胃的病变。饮食方面，特别指出"饮食自倍，肠胃乃伤""甘伤脾""多食酸则肉胝䐢而唇揭"；又说："有病口甘者，名曰脾瘅，此肥甘所发也""膏粱之变，足生大丁"；主张饮食有节，甘淡茹养。劳逸方面，指出"劳则气耗""烦劳则张""有所劳倦，形气衰少，谷气不成，起居不节，用力过度"，可致"肠胃之络伤则血溢于肠外"。外伤方面，击仆造成"恶血留内"，也能伤脾。

证候诊断：脾胃病变的寒热虚实，包括有脾病色黄，口味变化，唇舌异常，腹胀、腹痛，肠鸣腹泄，呕吐，呃逆，噫哕，痰涎等。脾胃病的脉象也有不少记载，认为辨别脉象之有无胃气，是诊脉的关键。

治疗：《内经》以五行学说为指导，根据药物的气味制胜来指导治疗。如云："脾欲缓，急食甘以缓之，用苦泻之，用甘补之""甘入脾""淡入胃""欲令脾实……宜甘宜淡""脾苦湿，急食苦以燥之"。《灵枢·邪气藏府病形》指出"诸小（脉）者，阴阳形气俱不足，勿取以针而调以甘药也"；同时又用针灸进行治疗，提出"治藏者，治其俞；治府者，治其合"的针刺原则。

2. 孕育于仲景 张仲景在治疗上提出了温补脾胃、滋养胃阴、顾护胃气的治法，并且都创立了相应的方药。温补脾胃方如附子粳米汤、大建中汤等，滋养胃阴方如白虎加人参汤、竹叶石膏汤等，顾护胃气方如十枣汤中之大枣即是。此外，健胃和营之桂枝汤、健中补虚之小建中汤、温脾理中之理中汤、润脾泻胃之麻子仁丸等，均体现了张仲景治疗脾胃病的学术思想。有学者研究《伤寒论》中 113 方，发现 93 味用药中，有四分之三涉及脾胃，用甘草 70 方，大枣 40 方，人参 22 方，茯苓 15 方，白术 10 方；而《金匮要略》方中则用甘草 88 方，大枣 43 方，茯苓 30 方，人参 29 方，白术 25 方。仲景一系列的辨证纲要和论治方药，奠定了临床论治的基础。

张仲景在《金匮要略》提出"四季脾旺不受邪"的观点，含有预防思想。根据传统的五脏相互关系，强调了"见肝之病，知肝传脾，当先实脾"的治疗原则，重申了《难经·七十七难》治未病的观点，又补充了未病防传的内容，这些观点对后世脾胃研究产生了深远的影响。

3. 形成于金元 《内经》、仲景之后，历代著名医家的临床实践丰富了这一学说。唐代孙思邈在《备急千金要方》卷十五、十六中提到脾脏与胃腑病证的诊断及分型并有相应处方治疗，如脾脏病有脾实热、脾胃俱实、脾虚冷、脾胃俱虚、脾劳；胃腑病有胃实热、胃虚冷等病证；涉方 300 余首，如治疗脾胃冷积不消的温脾汤、治疗脾胃俱虚的白术散、治疗胃热的地黄煎、治疗胃胀满的温胃汤等为后人所推崇。到了宋代，钱乙从小儿生理病理特点出发，指出辨小儿脾胃病证，以虚实为纲，统括寒热诸证，并对小儿望诊作了详细描述，对后世儿科五色诊的发展起了先导作用。他指出论治小儿脾胃病应从四个方面着眼：一是先攻下，后和胃；二是先补脾，后攻下；三是明“母子”，论补泻；四是随时令，择方药由此，奠定了小儿脾胃学说的基础。

金代张元素对于脾胃虚实病证的治疗有着比较系统、完整的方法。如他在《医学启源·下卷用药备旨》提出：土实泻之，方法有泻子、涌吐、攻下；土虚补之，方法有补母、补气、补血；本湿除之，方法有燥中宫、洁净府；标湿渗之，主要是开鬼门；胃实泻之，主要是泻湿热、饮食；胃虚补之，补胃气以胜湿热、寒湿；本热寒之，主要是降火；标热解之，主要是解肌；等等。这就可以清楚地看出，张氏根据脾喜温运，胃宜润降之特点，分别确定了治脾宜守、宜补、宜升；治胃宜和、宜攻、宜降等治则，这是深得治疗脾胃病之奥旨的。其弟子李杲，在《内经》理论指导下，在继承张元素学术思想的基础上，独对脾胃学说加以阐发，全面系统阐述了脾胃的生理、病理，提出脾胃为元气之本，为升降之枢，脾胃内伤则百病由生的观点；并把脾胃升降失常、气火失调作为内伤脾胃病的主要病机。在诊断方面，李杲提出内伤与外感病的主要鉴别诊断；在治疗方面，提出益气泻火、升清降浊是脾胃内伤病的治疗大法，并创立了补中益气汤、升阳益胃汤、升阳散火汤等著名方剂，使脾胃学说的内容大大丰富，故后人称其为补土派的宗师。可以认为，脾胃学说发展到李杲时，已经基本形成。

4. 发展于明清　金元以后诸家对脾胃学说的发挥，可谓百家争鸣，学术繁荣。在脾胃阴阳属性认识上，明清医家根据“万物负阴中抱阳”之理，进而分析脾胃各有阴阳，重点发挥了脾阴学说。如万全在《养生四要》中指出“受水谷之入而变化者，脾胃之阳也；散水谷之气成营卫者，脾之阴也”。简言之，是胃阳脾阳主运；胃阴脾阴主化。两者都以“体阴而用阳”，阴阳互相作用，才能使水谷腐化和运行。缪希雍认为脾主四肢，阴不足故病下体，世人徒知香燥温补为治脾虚之法，不知甘寒滋润益阴亦有益于脾也。

在脾胃与他脏关系认识上，明清医家多探讨他脏病变可影响脾胃，调理五脏也可以安脾胃。如张介宾《景岳全书·卷八·脾胃》曰：“如肝邪之犯脾者，肝脾俱实，单平肝气可也；肝强脾弱，舍肝而救脾可也。心邪之犯脾者，心火炽盛，清火可也；心火不足，补火以生脾可也。肺邪之犯脾者，肺气壅塞，当泄肺以苏脾之滞；肺气不足，当补肺以防脾之虚。肾邪之犯脾者，脾虚则水能反克，救脾为主；肾虚则启闭无权，壮肾为先。至若胃司受纳，脾主运化。若能纳而不化，此脾虚之兆易见，若既不能纳又不能运，此脾胃之气俱已大亏，即速用十全大补、六味回阳等剂犹恐不及，而尚欲以楂、苓、枳、术之类冀为脾胃之永赖乎？是以脾胃受伤，但使能去伤脾者，即俱是脾胃之药。”

在脾胃病的治疗上，明清医家既发展了补脾阳的方法，又补充了滋补脾阴胃阴的治法。在倡养胃阴上最著名的为叶桂，如其门人华岫云提炼叶氏治法为“脾宜升则健，胃宜降则和”“太阴脾土，得阳始运；阳明阳土，得阴自安。以脾喜刚燥，胃喜柔润也”“胃有燥火，则当遵叶氏养胃阴之法”“所谓胃宜降则和者，非用辛开苦降，亦非苦寒下夺，以损胃气。不过甘平或甘凉濡润以养胃阴，则津液来复，使之通降而已”[1]。因此叶桂从仲景炙甘草汤和麦门冬汤受到启发，制订了著名的“益胃汤”，以甘凉滋润为主治胃阴不足之证，症见舌红、咽干、口燥、肌热、不饥不纳、心烦不寐、大便干结等，效验神奇。其后吴瑭《温病条辨》中如益胃汤、沙参麦冬汤、五汁饮等方，发展了叶氏养胃阴之法。

随着温病学派的兴起，对脾胃实证热证从理论和实践上都有进一步发展。吴有性用大承气汤攻下法治瘟疫热结胃腑里证，吴瑭更是将承气汤化裁为新加黄龙、宣白承气、导赤承气、牛黄承气、增液承气五承气汤。关于脾胃湿热，温病学派总结了一系列方剂，如藿朴夏苓汤、三仁汤、黄芩滑石汤、甘露消毒丹、连朴饮、薏苡仁竹叶散、加减正气散诸方、宣痹汤等，丰富了热性病的治疗。

（二）脾胃学说理论内涵探析

1. 东垣脾胃论 脾胃学说的代表著作首推金代李杲的《内外伤辨惑论》与《脾胃论》两书，此两书既继承了前代学说，又提出了新的见解，有所发明，有所创造。直至今天，用这一学说指导临床，确有一定的效果，值得加以发掘提高。其学术可以概括为：内因脾胃为主论、升发脾阳说、相火为元气之贼说、内伤发热辨。

内因脾胃为主论：李氏认为内在的元气充足，则疾病无从发生。元气充足与否，关键在于脾胃是否健旺。《脾胃论·脾胃虚实传变论》说："历观诸篇而参考之，则元气之充足，皆由脾胃之气无所伤，而后能滋养元气。若胃气之本弱，饮食自倍，则脾胃之气既伤，而元气亦不能充，而诸病之所由生也。"元气与真气的关系，李氏认为真气又名元气，乃先身之精气也，非胃气不能滋之；真气者，所受于天，与谷气并而充身也。病从脾胃而生的原因是"至于经论天地之邪气，感则害人五脏六腑，及形气俱虚，乃受外邪，不因虚邪，贼邪不能独伤人，诸病从脾胃而生明矣"[2]。李氏此说是仲景"四季脾王（旺）不受邪"说的进一步发展。

升发脾阳说：升降浮沉是自然界一切事物的主要运动形式，同时也是人体生命活动的主要形式。风（春）升生，热（夏）浮长，湿（长夏）化成，燥（秋）降收，寒（冬）沉藏。一岁四时之气，终而复始，如环无端，天地阴阳生杀之理。长夏土气居于中央，为四时变化升降之枢纽。人与自然界相应，也有升降浮沉的运动，李氏认为脾胃是人身气机升降之枢纽。脾主升，把水谷精微之气，上输心肺，流布全身。胃主降，使糟粕秽浊从下而出。一升一降，使人体气机生生不息。脾胃受损，升降浮沉运动发生障碍，下泄而久不能升，殒杀之气，百病皆起；或久升而不降，亦百病焉。李氏据此主张升清降浊以调理脾胃，而升清降浊两者中，主要方面又在于升清。他认为许多疾病（包括五官疾病）的发生，与脾阳不升有密切的关系，故创立不少以升阳为主的方剂，如补中益气汤、升阳益胃汤、升阳除湿汤、升阳散火汤、升阳补气汤等，都以升发脾阳为宗旨。

相火为元气之贼说：李氏认为，饮食不节，寒温不适，足以损伤脾胃。喜怒忧恐，劳累过度，便耗损元气。当脾胃受伤、元气不足时，心火可能独盛。但这种独盛的心火，不是真正的阳火，而实在是阴火，是代替心火的相火，这种相火是下焦包络之火，为元气之贼。这种火与元气不两立，一胜则一负。考其用方，又往往于升阳药中加入黄芩、黄连，并制订"补脾胃泻阴火升阳汤"。

内伤发热辨：李氏对阴证、阳证、脉象、寒热、手心手背热、头痛、四肢等详论内伤与外感的鉴别之后认为，脾胃之证"与外感风寒所得之证颇同而理异。内伤脾胃乃伤其气，外感风寒乃伤其形。伤外为有余，有余者泻之；伤内为不足，不足者补之。汗之、下之、吐之、克之皆泻也；温之、和之、调之、养之皆补也。内伤不足之病，苟误认作外感有余之病而反泻之，则虚其虚也……惟当以甘温之剂补其中，升其阳，甘寒以泻其火则愈……劳者温之，损者温之。盖温能除大热，大忌苦寒之药泻胃土耳，今立补中益气汤"[3]。用甘温药以治发高热的患者，虽然这种治法的适应证不算多，但的确是值得我们注意的一项理论与经验。临床所见脾胃虚损容易诱发疑难病症发热，与李氏有“内伤热中证”的说法颇有相似，是对中医发热病学的贡献。

2. 脾阴学说　“脾阴”一说，《内经》虽无提及，但后世学者认为书中提到的“脾藏营”及营阴的概念蕴含脾阴的雏形；关于《伤寒杂病论》中“脾约”一证，程郊倩《伤寒论后条辨》云：“脾约者，脾阴外渗，无液以滋，脾家先自干槁”，可见脾约为脾阴损伤所致；朱震亨提出脾土之阴的概念：“血伤则脾土之阴亦伤，胃虽受谷，不能以转输，故阳升阴降而否矣”[4]。

生理上：万全认为脾阴是水谷精微转化为营卫的关键，受水谷之入而变化者，脾胃之阳也；散水谷之气成营卫者，脾之阴也。曹庭栋《老老恒言》中云：“胃阳弱而百病生，脾阴足则万邪息”，认为脾阴与人体抗邪能力强弱相关。唐容川则认为脾阴与精微的化生、脏腑的濡养、血脉的滋养等功能有关，“脾阳不足，水谷固不化；脾阴不足，水谷仍不化，譬如釜中煮饭，釜底无火固不熟，釜中无水亦不熟也”“脾为阴中至阴，盖五脏俱属阴经，而脾独名太阴，以其能统主五脏，而为阴之守也”“经云脾统血，血之运行上下，全赖乎脾，脾阳虚则不能统血，脾阴虚又不能滋生血脉”[5]。

证候：脾阴不足常为脾胃病证与阴虚证同时并见的证候群。缪仲淳认为如饮食不进、食不能消、腹胀、肢痿等不能只责脾胃气虚，而往往是“脾阴不足之候”，其在《神农本草经疏·治法纲》有云：“若脾虚，渐成腹胀，夜剧昼静，病属于阴，当补脾阴。”吴澄亦在《不居集·理脾阴之法》指出“虚损之人多为阴火所烁，津液不足，筋脉皮骨无所养，而精神亦渐羸弱，百症丛生矣”。《续名医类案·面》亦云：“面热者，足阳明病，此脾阴不足，而胃火有余也。”温病医家也在温病过程中观察出脾阴虚的症状，如薛雪云：“久病后，吐泻后，食不消化，脉涩或弦，重取无力，属脾阴血少，津液不能濡润，以致转运失常”[6]。吴瑭言：“哕，脾阴病也……泻而腹满甚，脾阴病重也”[7]。

治疗：首推缪仲淳、吴澄、胡慎柔三位医家，分别代表着脾阴治疗之甘凉益阴、芳香甘平及甘淡实脾三法。缪仲淳曰：“世人徒知香燥温补为治脾虚之法，而不知甘寒滋润益阴之有益于脾也”[8]，以“甘凉滋润”，酸甘化阴，为治脾阴虚之大法。常用药为石斛、木瓜、牛膝、白芍、酸枣仁、枸杞子、生地黄等甘寒益阴之品，并创立滋脾名方资生丸，药用山药、芡实、莲米、扁豆、薏苡仁、茯苓等甘淡理脾之品，配以人参、白术、甘草益气健脾，佐加陈皮、神曲、山楂、麦芽、砂仁、蔻仁、桔梗、藿香行气消导以运脾，黄连清热以健胃，诸药合用，通补得当。吴澄倡导治脾阴当在甘淡平的基础上参与芳香醒脾之品，“芳香甘平之品，培补中宫而不燥其津液”[9]，其选药多以人参、山药、玉竹、扁豆、莲肉、茯苓、甘草、荷叶、玫瑰花、香豉、广皮、白芍、紫河车、陈米等为主，并自制中和理阴汤、补脾阴正方、资成汤、理脾益营汤等 9 个治疗脾阴的效方。胡慎柔倡导甘淡法，“四君加黄芪、山药、莲子肉、白芍、五味子、麦冬，煎去头煎不用，止服第二煎、第三煎，此为养脾阴秘法也”[10]。胡氏对脾阴虚治疗方剂、药物的选用有重要的指导作用。

3. 脾胃当分析而论　脾胃是一个功能整体，但在具体作用方面又各有侧重，存在一阴一阳、一表一里的不同，生理作用上有一纳一运的区别、气机方向上是一升一降的相异、治疗基调有一燥一润的分别，故有医家认为脾胃当分析而论，此说始见于《临证指南医案·脾胃》文后华岫云的评语中，他在熟悉叶桂脾胃治法的基础上，将之与东垣《脾胃论》加以比较，得出的结论是“脾胃之论，莫详于东垣，其所著补中益气、调中益气、升阳益胃等汤。诚补前人之未备。察其立方之意，因以内伤劳倦为主，又因脾乃太阴湿土，且世人胃阳衰者居多，故用参芪以补中，二术以温燥，升柴升下陷之清阳，陈皮木香理中宫之滞气，脾胃合治，若用之得宜，诚效如桴鼓，盖东垣之法不过详于治脾而略于治胃耳……今观叶氏之书，始知脾胃当分析而论。盖胃属戊土，脾属己土，戊阳己阴，阴阳之性有别也。脏宜藏腑宜通，脏腑之体用各殊也……观其立论云纳食主胃，运化主脾，脾宜升则健，胃宜降则和。又云太阴湿土得阳始运，阳明阳土得阴自安，以脾喜刚燥，胃喜柔润也”。

关于脾胃不同的生理基础，叶桂之前的医家医著多有论述。《内经》从胃纳食、脾行津的功能上区分脾胃，如《素问·太阴阳明论》曰：“四肢皆禀气于胃，而不得至经，必因于脾乃得禀也。今脾病不能为胃行其津液，四肢不得禀水谷气，气日以衰，脉道不利，筋骨肌肉，皆无气以生，故不用焉。”脾胃关系是脾为胃行津液。《伤寒论》中阳明、太阴各有专篇进行论治，且侧重于治胃。后人研究，一部《伤寒论》，保胃气，存津液是其精微所在。《脾胃论》发扬《内经》学说认为脾胃职能不同：“胃乃脾之刚，脾乃胃之柔，表里之谓也。饮食不节，则胃先病，脾无所禀而后病。劳倦则脾先病，不能为胃行气而后病。其所生病之先后虽异，所受邪则一也。”王纶在《明医杂著·枳术丸》中说：“人之一身，脾胃为主。胃阳主气，脾阴主血，胃司受纳，脾司运化，一纳一运，化生精气，津液上升，糟粕下降，斯无病矣。”

二、脾胃学说的临证发挥

（一）脾胃学说的临床应用

脾胃学说的临床应用非常广泛，历代医家都积累了丰富的经验，并取得了卓越的成就。

1. 调脾胃以安他脏 脾胃为后天之本，在人体正常机能活动中，脾胃健运是关键，生理上脾胃的纳运情况直接决定五脏精气的荣亏，如李杲云：“食气入胃，散精于肝，淫气于筋；食气入胃，浊气归心，淫精于脉；脉气流经，经气归于肺；肺朝百脉，输精于皮毛；毛脉合精；行气于腑；腑精神明，留于四脏，气归于权衡，权衡以平，气口成寸，已决生死”[2]，他“重视脾胃虚弱，随时为病，随病制方”。

调脾治（护）心：心主血脉，脾胃为气血生化之源且脾统血，同为气血生化的重要脏器，心藏神，心神赖阴血以滋养，故心脾的关系主要体现为气血的生成和运行，和心神有关。《血证论·脏腑病机论》云：“血之运行上下，全赖于脾。”病理上如素有心系疾患，加之脾胃受损，运化失健，从而产生水湿、痰浊、血瘀等病理产物，使血运失畅，心脉痹阻，胸阳不展，可出现各种心脏功能失常的病理表现，如胸闷、胸痛、心悸气急、口唇青紫等症。心之所病，有气虚、血虚、阴虚、阳虚、心火炽盛、痰火扰心、痰浊乘心、心脉瘀阻等证型，其中心血虚、心气虚弱、痰浊乘心、心脉瘀阻证型常从脾论治。如《名医类案·怔忡》有“丹溪治一人，形质俱实，因大怒，患心不自安，如人将捕之，夜卧亦不安，耳后常见火光炎上，食虽进而不知味，口干而不欲饮。以人参、白术、归身为君，陈皮为佐，少加盐炒黄柏、元参，煎服，半月而安”。

实脾治肝：脾胃与肝的关系早在《金匮要略》中就奠定了基调，“夫治未病者，见肝之病，知肝传脾，当先实脾”。肝病在病理上容易传脾，故治脾可防肝传，另肝主疏泄，脾胃升降，两者在气机上相互影响，正常时疏发与升降相因，异常时肝木太过易横逆犯脾胃或疏泄不及土壅木郁，故临床上针对肝胆脾胃同治的法则多为和胃疏肝、和胃利胆、养胃疏肝、健脾平肝等法，代表方剂有逍遥丸、四逆散、柴胡疏肝散、痛泻要方等。

补脾治肺：亦称培土生金。脾胃与肺的关系，生理上体现为气的生成和水液代谢的关系。肺主一身之气，而气血皆源于脾胃，故前人有“脾为生气之源”“肺为主气之枢”之论，《续名医类案·虚损》载：“一妇人内热口干，头晕吐痰，带下体倦，饮食少思。此脾气虚弱不能生肺金，用补中益气汤加茯苓、半夏，脾气渐强，饮食渐进，诸症渐退”，印证了脾气生养肺气这一过程。有学者根据肺脾在气、水、痰三个层面的关系总结出肺病从脾胃施治的临床应用方法：健脾化痰法、芳香醒脾法、健脾利水法、通腑降气法、健脾益肺法（培土生金法）、养胃益肺法、补益脾肾法七法，代表方分别为二陈汤合三子养亲汤、平胃散合藿朴夏苓汤加减、五苓散合实脾饮加减、桑白皮汤合礞石滚痰丸加减、六君子汤加减、沙参麦冬汤加减、参蛤散合金匮肾气丸加减。

健脾治（补）肾：肾为先天之本，阴阳水火之宅，脾胃为后天之本，先后天相互资生，后天以先天为主宰，先天赖后天以滋养，在病理上互为因果，肾病治脾，常用培土滋水、健脾温肾等法。《嵩崖尊生书》脾肾丸一方，用于老人因虚衰而致喘，药用熟地黄、山药、山茱肉、茯苓、牡丹皮、泽泻、附子、肉桂、牛膝、砂仁、车前子、补骨脂、益智仁，可以看出肾气不纳则喘作，治喘脾肾同补，补脾以补肾。

2. 治脾胃以消痰湿水饮 痰饮水湿形异而性同，从形质而言，饮为稀涎，痰多厚浊，水属清液，湿性黏滞不同的特点，病邪性质上均为津液不归正化，停滞而成。脾是人体津液代谢的主要脏器之一，脾主运化水谷、水湿，是水液代谢的起点，是津液生成、输布的重要环节。若脾伤气虚，运化输布不及，则可聚液成水湿痰饮，多数医家持水湿痰饮的生成多责之脾胃的观点，如朱震亨曰：“治痰用利药过多，致脾气虚，则痰易生而多”[11]。故治疗上也多从温阳健脾入手以消痰、化湿、温饮、利水。

从治法言，饮证温化水饮常用茯苓、泽泻、白术、苍术等；痰证化痰除痰，常用半夏、胆南星、陈皮等；水湿宜利水渗湿，而诊治湿证又有芳香化湿、苦温燥湿、淡渗利湿之分。如《金匮要略》中治疗痰饮在心下，用苓桂术甘汤，温阳健脾以利水。朱震亨治痰也重视健运脾胃，补脾气，清中气以运痰降下，二陈汤加白术之类，兼用升麻提气。李士材治湿痰用二陈汤、白术丸，挟虚者用六君子汤。

历代治痰名方在配伍上也多将运脾作为主法，如外台茯苓饮，以健脾益气之人参、茯苓、白术为主药。《脾胃论》半夏白术天麻汤，健脾化痰部分为六君子汤合黄芪、苍术。

3. 理脾胃以复升降出入 脾与胃居于中焦，互为表里，为人身气血生化之源，气机升降之枢纽。从生理功能而言，单就脾脏自身来讲，脾主升清阳与其降浊阴、运化水湿的功能相辅相成，一升一降；而其升清运化又与其统摄血液的生理功能相互呼应，一开一合。从脾脏与胃腑的关系来看，脾主升清阳、运化水湿而统摄血液，胃主降浊阴、受纳水谷而腐熟下行，共同形成“脾升胃降”的生理格局。因此，升降理论在脾胃病证的辨治领域亦受到历代医家的普遍重视，得以广泛应用。从脏腑气机的整体效应上看，脾升胃降对脏腑升降起调节作用。脾胃位居中央，通上彻下，斡旋阴阳，升清降浊，为升降之枢纽，出入之要道。如《四圣心源·卷三》提到“脾为己土，以太阴而主升，胃为戊土，以阳明而主降，升降之权则在阳明之交，是谓中气……脾升则肾肝亦升，故水木不郁；胃降则心肺亦降，故金火不滞”。《医学求是》中高度概括了脾胃升降对五脏的调控作用：“脾为阴土而升于阳，胃为阳土而降于阴，土位中而火上水下，左金右木，左主于升，右主于降，五行之升降，以气不以质，而升降的权衡又在中气，升则赖脾气之左旋，降则赖胃气之右转，故中气旺则脾升而胃降，四象得以轮转，中气收则脾郁而胃逆，四象失其逆。”

李杲创立的补脾胃泻阴火升阳汤、补中益气汤、升阳益胃汤、益气聪明汤等都是从这一指导思想着手遣方用药。此外，《太平惠民和剂局方》之参苓白术散，益气健脾，渗湿止泻，既有茯苓、薏苡仁之渗湿于下，又有桔梗升其清阳，载药上行，升降相因，使脾气自健。《景岳全书》之举元煎，药用人参、黄芪、炙甘草、升麻、白术，若兼滑脱者，加乌梅，或文蛤，其功效在益气升阳，主治气虚下陷血脱诸症。此方用升阳药载诸补气药以益脾胃之气使清阳得升，然又佐以乌梅之酸收。这又是升举与收敛共用的调补脾胃之法。

4. 甘温除大热法 甘温除大热乃东垣先生一大发明。《内外伤辨惑论·辨寒热》说："是热也，非表伤寒邪皮毛间发热也，乃肾间受脾胃下流之湿气，闭塞其下，致阴火上冲，作蒸蒸而躁热，上彻头顶，旁彻皮毛，浑身躁热作，须待坦衣露居，近寒凉处即已，或热极而汗出亦解。"从李氏这段文字来看，其所指之发热，是高热，不是低热，更不是自觉之发热明矣。至于此种发热之论治，《内外伤辨惑论·饮食劳倦论》说："劳者温之，损者温之，盖温能除大热，大忌苦寒之药泻胃土耳。今立补中益气汤。"

对于虚实夹杂证，除采用补中益气汤为基本方剂以外，还应根据中气虚弱之轻重、累及脏腑之多寡、兼挟症之有无等而辨证加减。对于气虚与实邪兼挟之发热，并非单纯虚热者，治疗除了甘温益气以外，并不排除配合苦寒药，这也符合东垣补中益气加减黄芩之类法。因此甘温除大热法，其用方并不拘泥于补中益气汤，不少专家还选用了升阳散火、升阳益胃、黄芪人参汤、归脾汤、四君子汤及桂附八味丸引火归原法等进行治疗，取得效验。东垣在补中益气汤方后加减多达 25 条，足以示人辨证加减之重要。《中医大辞典》甘温除热条，除了气虚发热宜用补中益气汤之外，又补充了产后劳倦内伤之发热用当归补血汤之证。这是后世发展了东垣的理论与经验。

5. 脾胃攻下法 攻下法早见于《伤寒论》和《金匮要略》。叶桂指出"仲景急下存津，其治在胃"。可见，其养胃阴之说是受到仲景的启发。宋金元时期，张从正善用攻下："下之攻病，人亦所恶闻也。然积聚陈莝于中，留结寒热于内，留之则是耶？逐之则是耶？《内经》一书，惟以气血通流为贵。世俗庸工，惟以闭塞为贵，又止知下之为泻，又岂知《内经》之所谓下者，乃所谓补也。"[12]，指出下法能使"陈莝去而肠胃洁，癥瘕尽而营卫昌""不补之中，有真补存焉"。

吴有性用大承气汤攻下法治瘟疫热结胃腑里证，指出阳明温病下之不通，其证有五：对于"应下失下"提出新加黄龙汤，对兼见"肺气不降"提出了宣白承气汤，对兼见"小便赤痛"提出了导赤承气汤，对兼见"邪闭心包"提出了牛黄承气汤，对兼见"津液不足"提出增液承气汤。增液承气汤既发挥了攻下的治疗作用，又注意保存阴液不致伤耗，发展了"急下存阴"的思想。

（二）脾胃治法方药的研究

（1）益气升阳法：多用于食减乏力，兼见脱肛、内脏下垂、眼睑下垂而腹部有坠胀感，属于脾气虚陷者，补中益气汤为基本方。

（2）益气补脾法：多用于乏力、食少、气短懒言、面白、舌淡脉弱，属于脾胃气虚者，常选用四君子汤、六君子汤加减。若兼见心悸怔忡，不寐多梦，或兼见各种出血者，又常以归脾汤为基本方。

（3）温运脾胃法：多用于脘腹冷痛、呕吐清水、四肢不温、泄泻清冷、舌白润、脉沉缓，属于脾阳虚或脾胃虚寒者，常以理中汤等加减。

（4）健脾渗湿法：多用于脾湿泄泻，症见食入即泄，食少便溏，苔白滑或白厚腻，脉濡缓者，常用参苓白术散，寒湿盛者加用理中汤增减。

（5）补火生土法：多用于朝食暮吐、五更泄泻、乏力、畏寒、腰痛、舌淡白、脉沉缓，属于命火亏虚不能生脾土者，常用桂附理中汤加减治疗。一些久延不愈的慢性腹泻证，往往因命火亏虚，脾肾阳衰而致，多选用此法治疗。

（6）疏表和胃法：用于外感寒湿，内伤生冷，引起吐泻交作，脘腹疼痛，或兼寒热之证，常用藿香正气散加减治疗。如无外感，以生冷内伤为主，即所谓寒性呕吐者，常用砂半理中汤治疗。

（7）滋润胃阴法：用于胃脘灼热干痛，纳少，或饥不欲食，口咽干燥，干呕便秘，舌红少苔，脉细数无力，属于火盛灼津，胃阴不足者，常用益胃汤加味。如属土薄力弱，难以生津者，常加山药、石斛、荷叶之类。此法多用于热病过程中胃津损伤之患。

（8）滋养脾阴法：用于经常便秘、口舌生疮、食少腹胀之脾阴虚证，常用甘露饮加当归、麻子仁。如脾阴虚极，食少体弱，唇红口干者，可用吴澄的理脾阴正方。

（9）消食和中法：用于伤食腹胀、嗳气泛酸之饮食积滞，脾胃不和者，常用保和丸或平胃散治疗，以消食导滞，宽中和胃。

（10）清利湿热法：适于胸脘痞闷，发热口苦，大便秽臭，小便短黄或面目身黄，苔黄腻，脉濡之中焦湿热证。因脾为湿困，气机不展，遏郁化热所致，常用黄芩滑石汤、甘露消毒丹、茵陈蒿汤之类。

（11）通里攻下法：用于胃腑实积、痞满燥坚或高热神昏、苔黄燥、脉实有力者，常选三一承气汤加减治疗。

（12）收敛温补法：脱肛久痢，久治不愈、形体消瘦者，用真人养脏汤加减。

结　语

脾胃学说是中医关于脾胃生理、病理及其证治规律的学说，是中医理论体系的重要组成部分，有重大的理论价值和应用价值。从其发展的历史和现状来看，虽然起步很早，而且一直紧密结合临床实际，但由于历史条件的限制，发展缓慢。近百年来，尤其是新中国成立以来，由于大力应用现代科学的思维和方法，投入了大量的人力、物力，对脾胃的实质和证治规律进行了生理、生化、病理的实验研究，并获得了可喜的成就，从而开创了我国脾胃学说发展的新阶段。目前，在整个中医理论研究中，脾胃学说研究居于前列，这不仅是脾胃学说的新发展，而且对中医学术的发展也起了强大的促进作用。

[注]

[1]《临证指南医案·卷三》
[2]《脾胃论·脾胃虚实传变论》
[3]《内外伤辨惑论卷中·饮食劳倦论》
[4]《丹溪心法·丹溪翁传》
[5]《血证论·卷一·男女异同论》
[6]《证治汇补·脾胃》
[7]《温病条辨·原病篇》
[8]《先醒斋医学广笔记·导读》
[9]《不居集·理脾阴之法》
[10]《慎柔五书·虚损秘诀》
[11]《丹溪心法·痰十三》
[12]《儒门事亲·凡在下者皆可下二十六》

思维导图

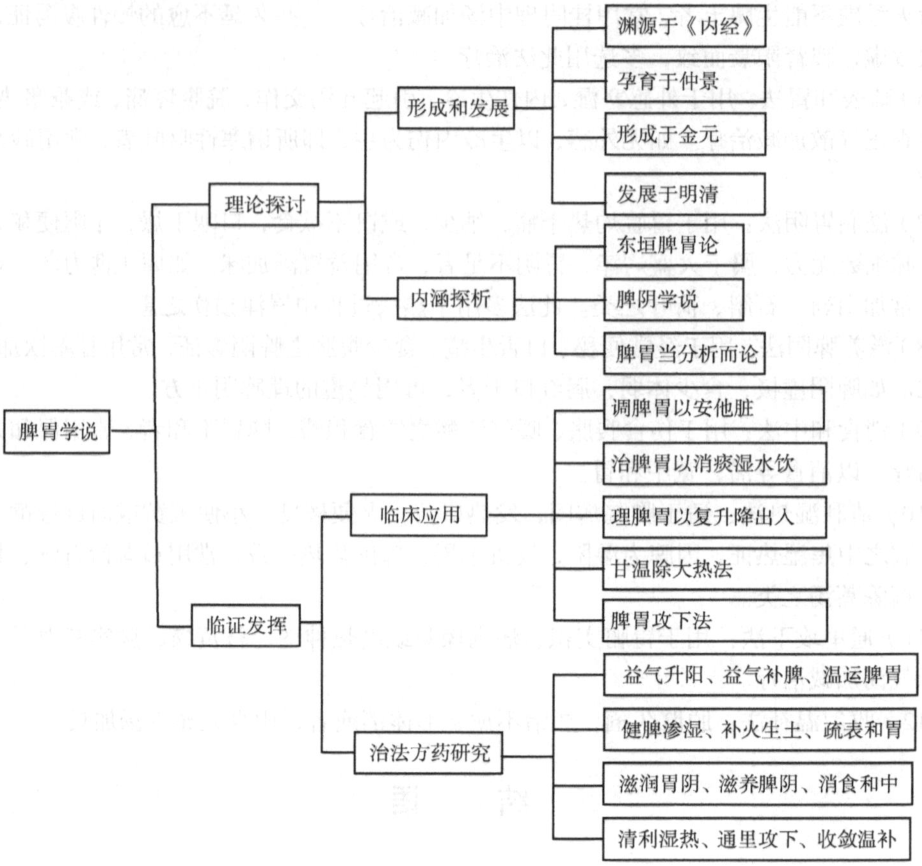

思考题

1. 简述脾胃学说的形成和发展的四个阶段。
2. 试举例论证调理脾胃在慢性病治疗上的重要性。

第五节　肾命学说

肾命学说是在中医经典理论肾与命门的基础上，经过历代医家临证经验总结与发挥，并引入哲学太极图说理方法而逐渐形成的学说理论。

一、肾命学说的理论探讨

中医学关于肾主藏精、主水、主纳气、主生殖、主骨、与膀胱相表里、其华在发、开窍于耳及前后二阴等，是后人对《内经》理论的整理与总结，着重其生理功能阐述；而肾命学说则是研究人体生命起源，研究人体生理病理的特点，研究中医病证尤其是对慢性虚损性疾病的诊治。

（一）肾命学说的形成与发展

肾命学说以太极命门为立论根据，探讨人体阴阳水火气血，强调天人同构一体，临证有其独特理法方药，发展至今已成为中医学理论的组成部分。其历史发展过程大致可分为三个阶段。

1. 奠基于先秦　先秦典籍对“肾”有记载。《书·盘庚》曰：“今予其敷心腹肾肠，历告尔百姓于朕志。”《礼·月令》云：“孟冬之月，祭先肾。”肾四季应于冬，其位在北。古人认为，肾为牝脏，其数偶，北方玄武，有龟蛇二物。龟为阴中之阴，蛇为阴中之阳，即是道也。老子《道德经》曰：“谷神不死，是谓玄牝。玄牝之门，是谓天地根。”玄，幽远微妙。牝，女生殖器。道家著作《黄庭经》载：“前有幽阙，后有命门。”幽阙，亦神阙，即脐中。命门位置在脐中之后，神阙穴属任脉，命门穴属督脉。

《内经》论述命门凡三处。《灵枢·根结》云：“太阳根于至阴，结于命门，命门者目也。”《灵枢·卫气》云：“足太阳之本，在根以上五寸中，标在两络命门。命门者，目也。”《素问·阴阳离合论》亦有：“太阳根于至阴，结于命门，名曰阴中之阳。”这里的“命门”指的是足太阳膀胱经的睛明穴，虽与肾命学说的“命门”概念不同，但反映了《内经》及秦汉时期道家重视心神眼目的思想。

《难经》对肾命生理功能提出两个要点：一是左肾右命门说：“肾两者，非皆肾也，其左者为肾，右者为命门。命门者，诸精神之所舍，原气之所系也，故男子以藏精，女子以系胞”[1]。二是肾间动气说：“十二经脉者，皆系于生气之原，所谓生气之原者，谓十二经之根本也，谓肾间动气也。此五脏六腑之本，十二经脉之根，呼吸之门，三焦之原”[2]。其中关于命门的“神精之所舍”“原气之所系”“肾间动气”等论述，实际上已为后世的肾命学说在命门的位置、功能及在人体中的重要功用都作了原则性论述，为命门学说奠定了最基本的理论基础。

其后，王叔和承《难经》，有左尺候肾，右尺候命门之说，谓：“肾与命门，俱出尺部”[3]。根据阴阳气血五行相生原理，左手肾（水）生肝（木），肝木生心火（君火）；右手肾（相火命门）生脾（土），脾土生肺（金）。故左手尺部脉候肾水，右手尺部脉候肾命。

皇甫谧记述命门穴位有两处：“命门，一名属累，在第十四椎节下间，督脉气所发”[4]。这里说命门属督脉穴位。另有一处说：“石门，三焦募也，一名利机，一名精露，一名丹田，一名命门”[4]。命门的别名称石门。

王冰注释《内经》条文：“大热而甚，寒之不寒，是无水也；大寒而甚，热之不热，是无火也。无火者不必去水，宜益火之源，以消阴翳；无水者不必去火，宜壮水之主，以镇阳光。”《四库全书总目提要》认为，王冰此说开明代薛己诸人探本命门之一法，可谓有功医学。

周敦颐《太极图说》提出一个简单而有系统的宇宙构成论，即无极而太极，太极一动一静，产生阴阳万物，万物生而变化无穷焉，唯人也得其秀而最灵。太极作为中国古代哲学宇宙生成论和本体论的终极本原及其无限性的哲学范畴，用以说明太极-阴阳-五行-万物的宇宙演化模式。中医学受其影响，推原人体生命发生发育之本，而提出肾命为人体太极之说；而且太极无形生有形的思想，给予肾命学说发展形成以原动力。

2. 发展于金元　肾命学说的发展与金元时期医界学术气氛活跃、学术争鸣密切相关，受理学影响。金元时期一些医家兴起了学术研究之风，而且敢于据己意发挥经旨，不泥旧说。

（1）命门相火说：刘完素将命门与相火联系起来，在《素问玄机原病式》中曰："仙经（古代道家经典）曰，心为君火，肾为相火，是言右肾属火不属水也。"在《素问病机气宜保命集》又曰："左肾属水，男子以藏精，女子以系胞；右肾属火，游行三焦，兴衰之道由于此。故七节之旁，中有小心，是言命门相火也。"即相火为命门所属与包络、三焦相联系，命门之功用是通过相火来实现的。

张元素也大率如此，《脏腑标本寒热虚实用药式》曰："命门为相火之原，天地之始，藏精生血……主三焦元气，三焦为相火之用，分布命门元气，主升降出入，游行天地之间，总领五脏六腑，营卫，经络，内外，上下，左右元气。"此论明确指出，命门是相火之原，三焦是相火之用，把相火与命门、三焦联系起来。所以，刘、张之论，既是对"命门原气论""肾间动气"说的疏释，也是发挥和发展。

（2）相火与阴火说：李杲对内伤热病独有研究，提出了"火与元气不两立"的观点，在《脾胃论·饮食劳倦所伤始为热中病》中认为"元气不足而心火独盛，心火者，阴火也，起于下焦，其系系于心，心不主令，相火代之。相火，下焦包络之火，元气之贼也，火与元气不两立，一胜则一负"。在《内外伤辨惑论·辨劳役受病表虚不作表实治之》又曰："或因劳役动作，肾间阴火沸腾。"显然李氏的观点，为《难经》与刘、张二家所未提及。李氏所指的"阴火"，包括"心火""肾火""相火"，显然指病理性火邪，是对《内经》"壮火食气，气食少火。少火生气，壮火散气"的运用与发挥。李杲认为火邪，除外火外，还有一种内伤性的内生火热之邪，可由"劳役动作"或"心君不宁"，或"脾胃气虚"等化而为火，至此，命门元气、相火问题开始进入病理分析阶段。

（3）相火妄常说：朱震亨凭其理学方面的造诣，对相火问题继续深入研究，明确提出相火有"常"与"变"之别，"相火之常，为人身动气"似生理性相火，认为"天主生物，故恒于动，人有此生，亦恒于动，其所以恒于动，皆相火之为也"[5]，指出"天非此火，不能生物；人非此火，不能有生"。然而这种相火、动气其"动"必皆中节（无过无不及），如果相火妄动，则成为亢烈之火，而耗散人体正气，故相火过妄一变而成贼邪。故在该篇又说："火起于妄，煎熬真阴，阴虚则病，阴绝则死""以其暴悍酷烈，故曰相火元气之贼"，从而把相火进行病理与生理的区别。另外，他倡阳常有余，阴常不足之论，倡言补阴抑阳，对妄动之相火多言抑之，滋阴以降之。

3. 成熟于明清　明清时期孙一奎、赵献可、薛己、李中梓、张景岳等医家形成温补学派，肾命学说理论成为他们学术探讨的重要内容。

（1）肾命即阴阳水火说：薛己在学术思想中既重视脾胃又重视肾命，而且对肾之阴阳均以重视，指出"两尺各有阴阳，水火互相生化，当于二脏中各分阴阳虚实，求其所属以平之"[6]。在辨证方面对肾命阳亏、阳衰之证，遥承王冰之说，认为大寒而甚，热之不热，是无火也；大热而甚，寒之不寒，是无水也。倏忽往来，时动时止，是无水也。对肾命诸证的治疗，重视肾中阴阳水火的调补，对肾之阴精不足，阳无所化，而致虚火妄动者，用六味地黄丸补之，使阴旺阳化，若阳不生阴，阴亏而致虚火内动者，用八味地黄丸补之，使阳旺阴生。

（2）命门为动气说：孙一奎将《周易》太极学说的思想引入肾命学说，认为世界万物皆由太极和阴阳二气动静变化而成，所以物物都有太极，而人体命门之原气就是人体之太极，并从胚胎发育来加以证明，人身这种原气禀于有生之初，从无而有，从而指出了命门元气的先天性质和生命的本原精神，在《医旨绪余·太极图说》中指出"命门乃两肾中动气，非水非火，乃造化之枢纽，阴阳之根蒂，即先天之太极，五行由此而生，脏腑以继而成”。由于孙氏认为命门乃原气、动气，气属阳，若谓之阳则可，谓之火则不可，故反对命门相火等说法。孙一奎对生命本源问题的研究，见解独到，其以太极图示生命之本源，以命门学说论生命之本源，并详细说明了人之生命形成的重要过程，形成了系统、完善的生命本源论，为中医学术发展作出了重要贡献。

（3）命门为真君主说：赵献可论肾命善于《周易》，故仍从太极之说来论肾命。首先他认为命门就是人体之太极，由于命门是人身先天之太极，所以命门没有具体形态，因而命门先天之水火也是一种无形之水火。无形之火即元气，无形之水即元精，水火之总根就是两肾间动气。赵献可肾命观的一个特点是把命门提到人体主宰地位，位于心君之上，谓命门为真君真主，其既有主宰先天的作用，又有流行后天的功能，命门之火是十二官功能活动的原动力，为生命之根本。

（4）命门阴阳一体说：张介宾论命门与赵献可所见大体略同，重视阴阳平衡，强调阴阳互根，持阴阳一体观，把命门比作人身之太极，认为命门元阴元阳，是先天无形之阴阳，元阳的生化作用代表生命的机能，元阴有“长”和“立”的作用，也就是“天癸”。“命门居两肾之中，即人身之太极，由太极以生两仪，而水火具焉，消长系焉，故为受生之初，为性命之本。命门为元气之根，为水火之宅。五藏之阴气，非此不能滋。五藏之阳气，非此不能发”“命门与肾本同一气”“命门总主乎两肾，而两肾皆用于命门”“故命门者，为水火之腑，为阴阳之宅，为精气之海，为生死之窦。若命门亏损，则五脏六腑皆失所恃，而阴阳病变，无所不至”[7]。

（二）肾命学说的理论内涵探析

1. 命门位置及其与肾关系　命门与肾分为左右：肾命学说首先要讨论肾与命门的位置及其关系，古人认为，心主在上，上者为君；命门在下，下者为相。相火即下焦之火，肾位在下，下焦之火由肾主。藏各有一，肾独二，其左者为肾，右者为命门。

命门位于两肾之中：赵献可关于命门的位置还作以下阐述：“两肾皆属水，左为阴水，右为阳水，以右为命门非也。命门在两肾中”“命门在人身之中，自脐附脊骨，自上数下，则为十四椎。自下数上，则为七椎。内经曰，七节之旁，中有小心，此处两肾所寄。左边一肾，属阴水。右边一肾，属阳水。各开一寸五分，中间是命门所居之宫”“两肾之中，是其安宅也。其右旁有一小窍，即三焦”[8]，并描绘图像表示。

命门无形：命门乃先天之太极，生命之门源于肾，故曰“肾命”。孙一奎曰：“生生子曰：天人一致之理，不外乎阴阳五行。盖人以气化而成形者，即阴阳而言之”[9]。他认为，人身生生不息之机，命曰动气，又曰原气。此太极之体所以立也。动静无间，阳变阴合，而生水火木金土也，其斯命门之谓欤。孙氏提出命门原气动气是无形的，如同太极是无形一样。

2. 肾与命门生理功能　肾为先天本、水火之本：李中梓有“肾为先天本脾为后天本论”“治病必求于本。本之为言，根也，源也。世未有无源之流，无根之本。澄其源而流自清，灌其根而枝乃茂，自然之经也。故善为医者，必责根本。而本有先天后天之辨”。又提出“肾何以为先天之本？盖婴儿未成，先结胞胎，其象中空，一茎透起，形如莲蕊。一茎即脐带，莲蕊即两肾也，而命寓焉。水生木而后肝成，木生火而后心成，火生土而后脾成，土生金而后肺成。五脏既成，六腑随之，四肢乃具，百骸乃全。《仙经》曰：借问如何是玄牝？婴儿初生先两肾，未有此身，先有两肾。故肾为脏腑之本，十二经脉之根，呼吸之门，三焦之源，而人资之以为始者也。故曰先天之本在肾”[10]。赵献可曰：“人之初生受胎，始于妊之兆，惟命门先具。有命门，然后生心，心生血；有心然后生肺，肺主皮毛；有肺然后生肾，肾生骨髓，有肾则与命门合，二数备，是以肾有两歧也。可见命门为十二经之主”[8]。

命门为生命之门：命门在人体生命发生学上占据主导地位，其与肾本为一体。孙一奎将《周易》之太极学说思想引入肾命学说，以太极图示生命之起源，以命门学说解释人体生命起源：“夫二五之精，妙合而凝，男女未判，而先生此二肾，如豆子果实，出土时两瓣分开，而中间所生之根蒂，内含一点真气，以为生生不息之机，命曰动气，又曰原气，禀于有生之初，从无而有。此原气者，即太极之本体也。名动气者，盖动则生，亦阳之动也，此太极之用所以行也。两肾，静物也，静则化，亦阴之静也，此太极之体所以立也。动静无间，阳变阴合，而生水火木金土也，其斯命门之谓欤”[9]。

肾（命门）主藏精：肾命的功能，重要的是肾主藏精的功能。命门的作用：“为元气之根，为水火之宅，为精气之海，五脏之阴气非此不能滋，五脏之阳气非此不能发”[11]。“命门之火，谓之元气；命门之水，谓之元精。五液充，则形体赖而强壮；五气治，则营卫赖以和调。此命门之水火，即十二脏之化源”[7]。肾主藏精，受五脏六腑之精而藏之，五液皆归乎精，而五精皆统乎肾：“肾有精室，是曰命门，为天一所居，即真阴之府。精藏于此，精即阴中之水也；气化于此，气即阴中之火也”[7]。肾主藏精，还指肾藏骨髓之气，脑者髓之海，肾窍贯脊通脑，命门者，诸神精之所舍，男子以藏精，女子以系胞，其气与肾通，故曰“肾命”。

命门为真君主：肾命功能甚至具有超越于心脏功能的作用，为人身之“真君主”。赵献可认为心虽为君主之官，而命门是为真君主，命门就是人体之太极，生命之根本。他考究《素问·灵兰秘典论》“心者，君主之官也……主不明则十二官危”语，分析心脏既然在十二官之内，人身应当另有一主：“名曰命门，是为真君主，乃一身之太极，无形可见”[8]，提出命门是人体起源及演化的发生学概念，是对肾为先天之本说的一种补充。孙一奎亦有“小心者，真心神灵之宫室也”[12]之论。

二、肾命学说的临证发挥

（一）肾命学说的临床应用

1. 命门水亏证、命门火衰证与“真阴之病” 命门水火为脏腑之化源，命门元阴元阳亏损是脏腑阴阳病变的根本，张介宾认为无水无火，皆在命门，总曰真阴之病。《类经附翼·求正录》云：“所谓真阴之病者，凡阴气本无有余，阴病惟皆不足。即如阴胜于下者，原非阴盛，以命门之火衰也；阳胜于标者，原非阳盛，以命门之水亏也。水亏其源，则阴虚之病叠出；火衰其本，则阳虚之证迭生。”据此将错综复杂的虚损病证划分为水亏、火衰两大类。

此外还有五脏之阳虚证，张介宾认为都属命门之火衰证：“又或畏寒洒洒者，以火脏之阳虚，不能御寒也；或肌肉膨胀者，以土脏之阳虚，不能制水也；或拘挛痛痹者，以木脏之阳虚，不能营筋也；或寒嗽虚喘，身凉自汗者，以金脏之阳虚，不能保肺也；或遗精血泄，二便失禁，腰脊如折，骨痛之极者，以水脏之阳虚，精髓内竭也。凡此之类，或以阴强之反克，或由元气之被伤，皆阳不足以胜阴，病在阴中之火也”[7]。

2. 肾命病变多属慢性虚损病证，由虚至损逐渐形成 损病之说源于《难经·十四难》“一损损于皮毛，皮聚而毛落；二损损于血脉，血脉虚少，不能荣于五脏六腑；三损损于肌肉，肌肉消瘦，饮食不能为肌肤；四损损于筋，筋缓不能自收持；五损损于骨，骨萎不能起于床”。肺主皮毛，心主血脉，脾主肌肉，肝主筋脉，肾主骨髓，表示病变从上向下由轻至重，即由肺病变传变心病、脾病、肝病、肾病过程。张介宾总结“虚邪之至，害必归阴；五脏之伤，穷必及肾”[13]。古人认为虚损病属危候，疑难危重病可以出现虚损证候，“穷必及肾”是中医对虚损病及各种慢性疾病发展终极阶段脏腑病位的精辟总结。

3. 肾命病变与“火”邪致病关系　刘完素、张元素主张“命门相火说”，即把肾与相火，把相火与命门、三焦联系起来，阐述肾命水火为人体重要的生理功能及病理变化之一。两位大家认为，人之阳火有一，丙丁君火；人之阴火有二，命门相火，游行三焦，寄位肝肾二部，其系系于心。

张从正则把“火”变为“邪”，主张汗吐下三法攻之。

李杲主张“相火阴火说”“阴火为元气之贼说”。阴火是“因劳役动作，肾间阴火沸腾”，指的病理性火邪。

朱震亨曰：“天主生物，故恒于动，人有此生，亦恒于动，其所以恒于动，皆相火之为也……天非此火，不能生物，人非此火，不能有生”“火起于妄，煎熬真阴，阴虚则病，阴绝则死”“以其暴悍酷烈，故曰相火元气之贼”[5]。相火之常，为人身动气；而相火妄动，则成为亢烈之火，而耗散人体正气，从而把相火进行病理与生理的区别。

由此观之，肾命有火候，即元阳之谓也，即生物之火也；肾命病变有火候，缘自邪火之偏胜，真水之不足也。临床所见，肾命病变，可出现虚实夹杂之证，或本虚标实之证。肾命虚损，往往易招致外邪或火邪自内生。

4. 肾命（水）与脾土、肝木、心火、肺金五脏关系

（1）先后天根本论：脾肾之间先后天关系，李中梓曰：“先天之本在肾，肾应北方之水，水为天一之源；后天之本在脾，脾为中宫之土，土为万物之母”[10]。《傅青主女科·妊娠》曰：“脾非先天之气不能化，肾非后天之气不能生。”后世常用“先天生后天，后天济先天”的理论来说明脾肾两脏相互资生的关系。人始生靠先天，人既生靠后天，先天与后天常密切联系，相辅相成，相互为用，共同完成人体复杂的生命活动。肾精赖脾的运化水谷精微以滋养，而脾之运化又赖肾阳以温煦。两者相互资生，相互促进，先天生后天，后天养先天；先天济后天，后天助先天；先天赖后天为之资，后天赖先天为之主；先天靠后天以养，而后天赖先天以生。故在临床治疗上，常可补先天而实后天，或假后天而济先天，也可脾肾双补、先后天并重。

（2）乙癸同源论：李中梓曰：“古称乙癸同源，肾肝同治，其说为何？盖火分君相，君火者居乎上而主静，相火者处乎下而主动。君火惟一，心主是也；相火有二，乃肾与肝。肾应北方壬癸，肝应东方甲乙，故曰乙癸同源。东方之木，无虚不可补，补肾即所以补肝；北方之水，无实不可泻，泻肝即所以泻肾。故曰肾肝同治，余于是申其说焉……故肝木宜养，言补肝者，当以养血。肾不宜泻，恐而泻之，将怯而有颠仆之虞；寒而泻之，将空而有涸竭之害矣。水既无实，又言泻肾者，当以壮水。血不足者濡之，壮水之属，木赖以荣，水赖以安，一补一泻，气血攸分，即泻即补，水木同府，……愈知乙癸同源之说矣”[10]。

（3）水火既济论：即心肾相交，心火必须下降于肾，使肾水不寒；肾水亦必上济于心。李中梓曰：“天地造化之机，水火而已矣。宜平不宜偏，宜交不宜分。火性炎上故宜使之下，水性就下故宜使之上。水上火下，名之曰交。交则为既济，不交则为未济。交者生之象，不交者死之象也。人身之水火，即阴阳也，即气血也。无阳则阴无以生，无阴则阳无以化。然物不生于阴而生于阳，譬如春夏生而秋冬杀也。又如向日之草本易荣，潜阴之花卉善萎也。故气血俱要，而补气在补血之先；阴阳并需，而养阳在滋阴之上”[10]。

（4）肺肾同源论：肾主水，肺主通调水道，肺与肾的关系表现在水与气方面。如果肺宣降功能失职，或肾主水气化作用减弱，可以引起人体水液代谢异常。肺肾同源更多是指肺司呼吸、肾主纳气的生理功能及其病理变化。肺为气之主，肾为气之根。肾精气不足，摄纳无权，则气浮于上，或肺气久虚，伤及肾气，导致肾不纳气，出现呼吸气短，动则尤甚等病症。

（二）命门与肾的证治方药

1. **脾肾同治** 薛己《内科摘要》卷上有脾肾虚寒阳气脱陷等症四、命门火衰不能生土等症五、肾虚火不归经发热等症六；卷下有脾肾亏损头眩痰气等症一、脾肾亏损小便不利肚腹膨胀等症三、肝脾肾亏损头目耳鼻等症五、脾肺肾亏损小便自遗淋涩等症六、脾肺肾亏损虚劳怯弱等症七、脾肺肾亏损遗精吐血便血等症八、肝脾肾亏损下部疮肿等症九、脾肺肾亏损大便秘结等症十诸医案。可见，薛己重视脾肾两脏及其与他脏的关系，认为临床以脾肾同病最多，或因脾土久虚而致肾亏，或因肾亏不能生土而致脾虚；治疗上脾肾并重，脾肾同治，而补肾中阴阳并重，或可肾病治脾、脾病治肾。病程较短而阳气不足者，脾弱为主，应予补脾；病程较长而阳气衰微者，肾虚为主，急宜补肾；病浅在脾，当予补脾，病深入肾，当予补肾，脾肾两虚者宜双补之。临床常用的温补脾肾的方子有六味丸、八味丸、归脾汤、加味四物汤、四君子汤、异功散、六君子汤、香砂六君子汤、人参理中汤、附子理中汤、八珍汤、十全大补汤、人参养荣汤、当归补血汤、当归六黄汤、独参汤、归脾汤、加味归脾汤、加减八味丸等。

2. **真阴之治** 张介宾认为无水无火，皆责之命门，故真阴之治即应补命门之水火。时医不识真阴面目，不辨火之虚实，多以苦寒为补阴，非其治也。王太仆说的“壮水之主，以制阳光；益火之源，以消阴翳”，以及薛己常用仲景八味丸、钱乙六味丸益火、壮水，多收奇效，这才是真阴之治的根本方法。用六味之意，而不用六味之方，自制左归丸、右归丸，用甘温益火之品补阳以配阴，用纯甘壮水之剂补阴以配阳，作为治疗真阴肾水不足和元阳虚衰的主方。左归丸以滋阴补肾为主，方中熟地黄、山药、山萸肉、枸杞子、龟板、牛膝以滋阴益精；鹿角胶、菟丝子以补阳，是“阳中求阴，阴得阳升而泉源不绝”之意。右归丸以温补肾阳为主，方中肉桂、附子、菟丝子、杜仲、鹿角胶以温补肾阳；熟地黄、山萸肉、枸杞子、当归以滋阴，即“阴中求阳，阳得阴助而生化无穷”之义。

3. **水火之治** 赵献可认为，命门水火无有余之证，水火之中以火为重，火乃人身之至宝。凡养生治病必须注意命门真君真主的作用，火不可水灭，药不可寒攻。《医贯·内经十二官论》发挥阴阳互根思想，指出“取之阴者，火中求水，其精不竭；取之阳者，水中寻火，其明不熄，斯大寒大热之病得以平矣”。总结曰：“世之养身者、治病者，的以命门为君主，而加意于‘火’之一字。”具体用药，壮水用六味丸加减，益火用八味丸加减。

李中梓认为脾有阴阳，肾分水火，宜平不宜偏，宜交不宜分。关于脾肾两脏关系，“独举脾肾者，水为万物之元，土为万物之母，两脏安和，一身皆治，百病不生”[14]。一统前人之争，临证补肾补脾处方：救肾者，必本于阴血，六味丸是也；救脾者，必本于阳气，补中益气汤是也。

三、肾命学说学术争鸣

（一）先天之本是肾还是命门

“肾为先天之本”是中医学约定俗成的概念，源出自《医宗必读·卷之一》“肾为先天本脾为后天本论”。当代有学者认为无论从中医学理论体系框架的构建来讲，还是从人体发生学及生命本源的角度来看，“肾为先天之本”立论本身存在着许多其自身无法解决的相悖之处，同时也给中医学理论研究带来了诸多不可回避的矛盾和问题。

首先，“肾为先天之本”一语，寓意着肾既属五脏之一，又似乎地位高于五脏之上，强调先天之本“肾”对后天脏腑的化生作用。而中医藏象学说以“四时五脏阴阳”为核心内容，以五脏为中心的人体五大功能活动系统间的相互关系及其变化规律，遵循着正常的五行生克制化法则，各脏腑阴阳之间的地位相互平等而无尊卑之分。肾既属五脏之一，就应与肝心脾肺处于同等地位，而不应地位高于五脏之上而唯肾独尊。

其次，从人体发生学及生命本源的角度来看，形成胚胎发育的原始物质基础为先天之精，此先天之精在胚胎未离胞宫之前于母体内逐渐发育成熟而为脏腑形体。既离母体，则脏腑功能启动汲取天地之精华，荣养五脏六腑，维持人体的生命活动，使形体日趋壮大，各项生理功能日臻完善。现今中医学关于“肾为先天之本”的认识，大都局限于生命发生过程的原始物质基础——先天之精在人体脏腑形体尚未形成之前的寄存之处。

有学者认为，从中医学基础理论研究的角度来讲，与其称“肾”为“先天之本”，似不如称“命门”为“先天之本”较为合理而准确。

（二）命门学说属不属于中医理论范畴

有学者认为，命门学说起源于或兴盛于“宋明理学”当道之时，与“气一元论”同属“宋明理学”，不是中医固有的理论；甚至认为心包、膻中、三焦、命门均为理论模型的多余构件，完全可以舍弃。

也有学者认为，历代医家对“命门”的位置功能虽不尽统一，但都能为临床辨证论治提供空间和思路。肾命学说能为有关虚证提供了病因依据和论治体系。如虚劳之命门火衰可温补命门，元气虚损的喘证，可以补益命门来调理动气。据此理论又发展了很多治则，如补火生土、回阳救逆、阴阳双补、气阴并补、壮水治阳、益火治水、引火归元等。此其一。肾命学说还能为发热病辨证提供理论依据和治疗思路。赵献可就曾以地黄汤治伤寒，元气不足之发热，显然可以从补命门元气论治。此其二。对一些老年病、内分泌和自主神经机能低下病、泌尿生殖系统疾患，也多有元气不足或命门火衰的因素，也可从补命门益元气论治。如上海颜德馨教授用通阳补命门火治疗慢性前列腺炎，以附子温阳，加小茴香、泽泻、沉香、琥珀治疗有效。此其三。

再从中医理论发展的角度而言，肾命理论一方面对人体生命发生发育的认识不断深化，提出了命门主宰人体发生发育的功能，确立了命门是人体起源及演化的发生学概念，是对肾为先天之本说的一种互补；另一方面，从中医学对人体脏腑机能调节控制的认识而言，命门作为独立或高于五行脏腑系统的调节枢纽的认识，进一步完善了中医学有关人体生命机能调节的理论，丰富了中医对成人慢性消耗性疾病诊治的理法方药。

（三）“肾”究竟有无实证

宋代钱乙《小儿药证直诀·五脏所主》曰：“肾主虚，无实也。”肾究竟有无实证？当代有学者认为“肾无实证”值得商榷。《内经》中有很多具体肾实证的记载，如《素问·玉机真藏论》云：“脉盛、皮热、腹胀、前后不能，闷瞀，此谓五实。”李念莪《内经知要》注云：“实者，邪气实也。心受邪则脉盛，肺受邪则皮热，脾受邪则腹胀，肾受邪则前后不通，肝受邪则闷瞀”，明确地阐述了肾受邪而造成的实证。参阅古今文献，其中不乏肾实证的论述，且活血化瘀、清热利湿等法在肾病中广泛应用，因此“肾无实证”的观点值得深入探究。

有学者把肾实病证可归纳为四类：一为肾主水、司二便功能失常所致的水肿、癃闭、淋证（石淋、血淋、热淋、膏淋等），如许多医籍中所载“肾满”“肾风”等病证；一为肾藏精、主生殖功能失常所致的遗精、阳痿、早泄、不育、带下及崩漏等，如孙思邈所曰：“肾邪实则精血留滞而不通”，《河间六书》曰：“肾实精不运，利肾汤主之”；一为耳及腰部病变，因为腰为肾之外府，肾开窍于耳，肾实证可见于耳聋、腰痛、肾着等，明代章潢云：“人之耳痛者，肾气壅也”；此外还可见于积聚、肥胖等证，如从肾实证论治皮质醇增多症，收效显著。因此上述病证当属肾实证。

但补肾治虚仍然是学术的主流，命门学说在临床各科都有广泛的实用价值。

结　语

肾命学说奠基于秦汉，发展于金元，并逐步成熟于明清，时至今日，仍有效地指导着中医临床。在中医学理论研究、临床应用及人体生命本源的探讨方面具有非常重要的意义。该学说的萌芽及成熟，使中医学基础理论体系和逻辑思维框架得以进一步完善。元阴元阳立论的提出，又为从整体上把握人体脏腑的机能活动及阴阳气血的相互转化及其病症分析，找到了理论基础。现代对于肾命学说的应用及发展，一方面用以指导临床实践，采用温补命门的方法治疗一些慢性病、疑难病，在确切印证肾命学说实践价值的同时，扩大了肾命学说的临床应用范围；另一方面，借助现代实验学手段，采用中西医结合的实验室研究方法，探索命门的实质，研究命门与内分泌、免疫、物质代谢及自主神经系统功能之间的内在联系，业已取得了一定的成绩。相信在不远的将来，随着医学科学的飞速发展，肾命学说所蕴含的生理意义及病理规律，将会得到更好的阐明及发扬；而肾命学说本身的理论价值及实践意义，亦相应会得到更加完美的印证及体现。

[注]

[1]《难经·三十六难》
[2]《难经·八难》
[3]《脉经·卷第一》
[4]《针灸甲乙经·卷三》
[5]《格致余论·相火论》
[6]《明医杂著·或问东垣、丹溪治病之法》
[7]《类经附翼·求正录》
[8]《医贯·玄元肤论》
[9]《医旨绪余·命门图说》
[10]《医宗必读·卷之一》
[11]《景岳全书·命门余义》
[12]《医旨绪余·七节之傍中有小心》
[13]《景岳全书·卷七虚损》
[14]《医宗必读·虚劳》

思维导图

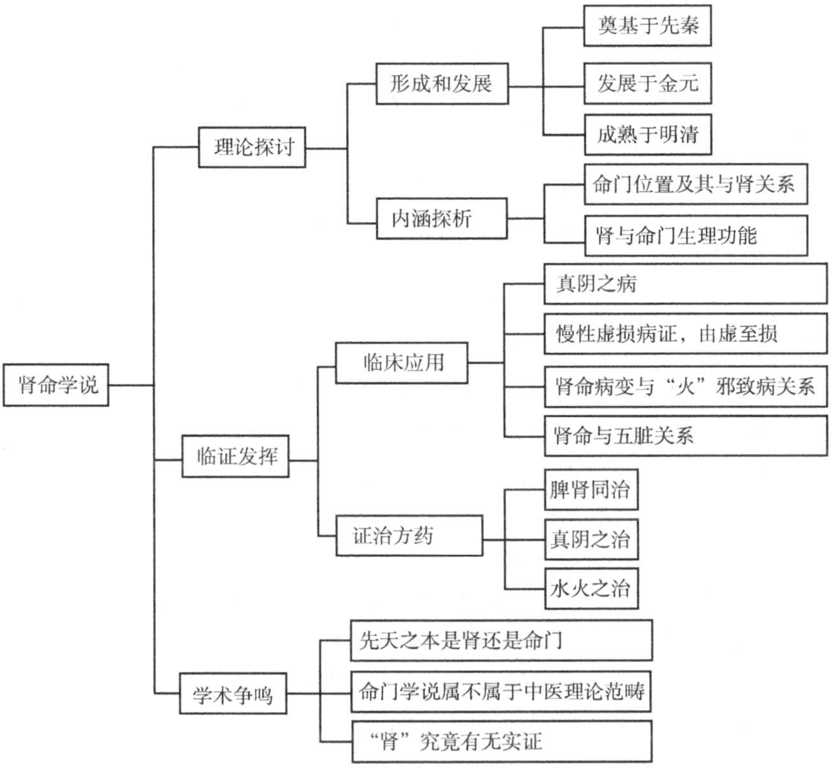

思考题

1. 简述肾命学说的发展过程。
2. 温补学派论治肾命有什么共同点？
3. 现代肾命实质的探讨对临床有何指导意义？

第六节　痰饮学说

痰饮是体内津液结聚的病理性产物，其质稠浊者为痰，其质清稀者为饮。由于痰和饮的性质相同而又常合而为病，所以常痰饮并称。痰饮既是病理性产物，又是引起病变的致病因素。痰饮学说是阐述痰饮产生的原因、致病机理及其辨证论治的学说。

这一学说经过历代医家的实践和总结，在理论上和临床治疗上都不断地得到了充实和提高，其内容十分广泛，涉及基础理论和临床各科的众多方面，并逐渐形成比较系统的理论，成为中医理论中有特点的组成部分。

“饮”之说始于《内经》。如《素问·五常政大论》说：“温气变物，水饮内蓄。”《素问·六元正纪大论》说：“太阴所致，为积饮痞隔。”“痰饮”一词，则最早见于汉代张仲景《金匮要略》一书，该书有“痰饮咳嗽病脉证并治”，其中把饮证分为痰饮、悬饮、溢饮、支饮四类，论有 41 条，治有 4 法 19 方，而以苓桂术甘汤作为治疗痰饮的代表方剂，为痰饮学说奠定了基础。

隋唐时代，巢元方在《诸病源候论·痰饮病诸候》中把痰证与饮证分别归类，痰分热痰、冷痰、膈痰诸痰、痰癖、痰结等；饮分悬饮、溢饮、癖饮、留饮、流饮等，认为“痰饮者，由气脉闭塞，津液不通，水饮气停在胸府，结而成痰也”[1]。《千金方》《外台秘要》虽都收载了治疗痰饮的方论，但却没有明确指出痰与饮的区别。

痰饮学说在宋代得到进一步发展。《圣济总录》谈到痰饮形成的主要原因，是“三焦气涩，脉道闭塞，则水饮停滞，不得宣行，聚成痰饮，为病多端”。陈无择在《三因极一病证方论》中对此阐发得更为深入，他说：“内则七情泊乱，脏气不行，郁而生涎……外有六淫侵冒，玄府不通，当汗不泄，蓄而为饮……或饮食过伤，嗜欲无度……运动失宜，津液不行，聚为痰饮”[2]。

金元时期，张从正对痰证作了较详细的分类和论述。他认为痰证有五种，即风痰、热痰、湿痰、酒痰和食痰，多采用吐下两法治之。朱震亨在此基础上提出痰病有十：风痰、湿痰、热痰、寒痰、郁痰、食痰、气痰、酒痰、惊痰、虚痰，其源不一，“痰之为物，随气升降，无处不到”[3]，“百病中多有兼痰者”[4]。所以要根据痰所在的不同部位和性质予以治疗。如“脾虚者，宜清中气以运痰降下，二陈汤加白术之类，兼用升麻提起……凡风痰病，必用风痰药……痰在胁下，非白芥子不能达；痰在皮里膜外，非姜汁、竹沥不可导达；痰在四肢，非竹沥不开”[3]。

明清时期，经许多医家不断总结，痰饮学说便日趋系统和完善。王肯堂把六淫诸因与脏腑经络相联系来确定其属性，使痰饮病的辨证大大深入一步。王氏在《证治准绳·痰饮》中指出“痰皆动于脾湿，寒少而热多。湿在肝经谓之风痰……风痰，脉弦面青，四肢满闷，便溺秘涩，心多躁怒”。张景岳不仅指出痰饮的性状和发病部位均有不同，而且还指出痰饮与五脏的关系。张氏在《景岳全书·痰饮》中说：“痰有不同于饮者，饮清澈而痰稠浊；饮惟停积肠胃，而痰则无处不到。水谷不化而停为饮者，其病全由脾胃；无处不到而化为痰者，凡五脏之伤，皆能致之。”至于治疗，张氏既认为“当求其本”，又指出“必当温脾、强肾以治痰之本”[5]。叶、薛、吴、王等温病学家着重对温热逗留气分，郁而生痰，以及痰热浊邪上蒙清窍等病证进行阐述，创立清热涤痰、开窍辟秽之法，给痰饮学说又增添了新的内容。

一、痰饮的产生

痰饮系体内的水湿、津液停聚而成。在正常情况下，水液的输布排泄有赖于脾、肺、肾三脏的正常气化，与膀胱、小肠、三焦等的紧密配合。肺主气而通调水道，下输膀胱；脾为胃行其津液，以灌内外四旁；肾者主水，主蒸腾气化，司开阖。所以《素问·经脉别论》说：“饮入于胃，游溢精气，上输于脾，脾气散精，上归于肺，通调水道，下输膀胱，水精四布，五经并行。”可见水液运行和肺、脾、肾关系密切。水谷精微之精专者，入于脉中而为营气；其剽悍者，行于脉外而为卫气。营卫和调，上输下注，内营外充，润滑筋骨关节，濡润孔窍。肺、脾、肾三脏正常，体内无用的浊液废津随汗、尿等排出体外。若肺、脾、肾三脏气化失常，水液之输布、通调紊乱，痰饮便因之而生。所以《医学入门》中说：“痰源于肾，动于脾，客于肺”[6]。

1. 痰的发生 对于痰的发生，历代医家作了如下阐述：巢氏在《诸病源候论》中指出“劳伤之人，脾胃虚弱，不能克消水浆，故为痰也”[7]。杨仁斋在《仁斋直指方》中说：“痰之所以发动者，岂无自而然哉?风搏寒凝，暑烦湿滞，以致诸热蒸郁，啖食生冷煎煿，腥膻咸藏，动风发气等辈，皆能致痰也”[8]。明代王纶则从脾、肾去考虑，他说：“痰之本，水也，原于肾；痰之动，湿也，主于脾”[9]。清代医家吴澄在《不居集》中将痰的发生归结到肺、脾、肾三脏，他说：“盖痰之生也，多由于脾”“痰之来也，多由于肺”“痰之本也，多在于肾”。《临证指南医案》中，华岫云集前人的不同见解，作了比较全面的归纳，他说：“余详考之，夫痰乃饮食所化。有因外感六气之邪，则脾、肺、肾升降之机失度，致饮食输化不清而生者；有因多食甘腻肥腥茶酒而生者；有因本质脾胃阳虚，湿浊凝滞而生者；有因郁则气火不舒而蒸变者；又有肾虚水泛为痰者……其余一切诸痰，初起皆由湿而生，虽有风、火、燥痰之名，亦皆因气而化，非风、火、燥自能生痰也”[10]。

从以上引述，可以看出痰的发生是由肺、脾、肾三脏功能失常，津液结聚而成；或因六淫诸邪外袭，七情、饮食失节导致津液结聚而成。其中以湿邪为主，以脾为源，以肾为本。

2. 饮的发生　《素问·气交变大论》说：“岁土太过，雨湿流行，肾水受邪……饮发中满。”宋代陈言在此基础上作了进一步归纳，他在《三因极一病证方论·痰饮叙论》中说：“内则七情泊乱，脏气不行，郁而生涎，涎结为饮，为内所因；外有六淫侵冒，玄府不通，当汗不泄，蓄而为饮，为外所因；或饮食过伤，嗜欲无度，叫呼疲极，运动失宜，津液不行，聚为痰饮，属不内外因。”明代张景岳认为，其病全由脾胃。清代周学海则认为，饮的发生是“由于命火之不足”[11]而使三焦失运所致。由此可见，饮的发生是由于外受寒湿，内伤水饮，导致肺、脾、肾功能失常，以致水液聚积而成。

痰与饮虽然均为外受六淫或饮食失节，内则脾、肺、肾三脏失常，水液结聚而成，但痰与饮有许多明显的区别。如明代张景岳在《景岳全书·痰饮》中说：“痰之与饮，虽曰同类，而实有不同也。盖饮为水液之属，凡呕吐清水及胸腹膨满、吞酸嗳腐、渥渥有声等证，此皆水谷之余，停积不行，是即所谓饮也。若痰有不同于饮者，饮清澈而痰稠浊，饮惟停积肠胃，而痰则无处不到。水谷不化而停为饮者，其病全由脾胃；无处不到而化为痰者，凡五脏之伤皆能致之。”清代林佩琴在《类证治裁》中指出“痰饮皆津液所化，痰浊饮清，痰因于火，饮因于湿也。痰生于脾，湿胜则精微不运，从而凝结，或壅肺窍，或流经隧；饮聚于胃，寒留则水液不行，从而泛滥，或停心下，或渍肠间”[12]。李用粹则从外内、始终谈痰饮的区别和联系。李氏说：“饮者，蓄水之名，自外而入；痰者，肠胃之液，自内而生。其初各别，其后同归，故积饮不散，亦能变痰，是饮为痰之渐，痰为饮之化”[13]。周学海则从痰饮的不同性质和与体液的关系进行了总结，认为“饮者，水也，清而不黏，化汗、化小便而未成者；痰者，稠而极黏，化液、化血而未成者也”。

综上所述，饮为水湿之属，其质清稀；痰为津液凝聚而成，其质稠黏。饮多因于寒湿，全由脾胃不能运化，或停于胃肠，或泛于胃肠，或泛溢于胸胁、四肢、肌肤；痰多因于火热或五脏之伤而形成，在人体随气升降，无处不到。

二、痰饮的机理

在病因的作用下引起津液发生病变而形成痰的机理，首先是由于脏腑气化失调，进而导致气血浊逆，熏蒸凝聚，水谷津液皆化为痰浊，随气升降，流行于人体各处而造成种种病变。如《景岳全书·痰饮》中说：“痰，即人之津液，无非水谷之所化……但化得其正，则形体强，营卫充……若化失其正，则脏腑病，津液败，而血气即成痰涎。”然而津液之所以成痰，又和肺、脾、肾三脏功能失调密切相关。《景岳全书·痰饮》谈及与脾肾的关系时说：“五脏之病，虽俱能生痰，然无不由乎脾肾。盖脾主湿，湿动则为痰；肾主水，水泛亦为痰。故痰之化无不在脾，而痰之本无不在肾，所以凡是痰证非此则彼，必与二脏有涉。”《寓意草》遥承许叔微“窠囊”之说，具体阐述了“肺为贮痰之器”的机理。如说：“脾之湿热，胃之壮火，交煽而互蒸，结为浊痰，溢入上窍，久久不散，透开肺膜，结为窠囊”[14]。李用粹进而指出“脾肺二家，往往病则俱病者，因脾为生痰之源，肺为贮痰之器，脏气恒相通也”[13]。至于痰形成之后，其活动可随气升降，全身无处不到。《丹溪心法·痰饮》说：“人之一身，无非血气周流，痰亦随之……大抵气滞则痰滞，气行则痰行”，所以“痰之为物，随气升降，无处不到”。汪昂以“百病皆由痰作祟”作了总结。

饮的停积与脾、三焦关系密切。三焦主持全身气化，是水液的通路，气化则水行，为气、为汗、为小便等。若三焦气化失职，水液不运，必致停聚为饮。《圣济总录》说：“三焦者，水谷之道路，气之所终始也。三焦调适，气脉平匀，则能宣通水液，行入于经，化而为血，灌溉周身。三焦气涩，脉道闭塞，则水饮停积，不得宣行，聚成痰饮”[2]。从三焦所属的有关脏器来说，肺居上焦，有通调水道的作用；脾处中焦，有健运水液的作用；肾处下焦，有蒸腾、泌别水液的作用。通过肺的通调宣降，脾的转输运行，肾的蒸化开阖，共同完成水液的吸收、输布、运化、排泄的新陈代谢过程。无论肺的通调失司、脾的转输无权、肾的蒸化失职，或失调的三脏相互影响，都可导致水液停积而成饮。但在三脏之中，以脾的运化失司最为关键。由于脾上不能“散精”于肺，下不能助肾制水，致使水液内停中焦，流溢各处，波及五脏而成病。喻嘉言在《医门法律·痰饮论》中分析了《金匮要略》所载饮病的病机，认为“痰饮者，水走肠间，沥沥有声；悬饮者，水流胁下，咳唾引痛；溢饮者，水流行于四肢，汗不出而身重；支饮者，咳逆倚息短气，其形如肿。一由胃而下流于肠，一由胃而傍流于胁，一由胃而外出于四肢，一由胃而上入于胸膈，始先不觉，日积月累，水之精华，转为混浊，于是遂成痰饮”。

在生理上津血同源，在病理变化中，痰来自津，瘀本乎血，津聚液停形成痰饮，血滞血留而为瘀，痰瘀多同时出现，常相互影响，因此痰瘀相关的机理也是痰饮致病机理中的一个组成部分。

痰瘀相关说始于《内经》，如《灵枢·邪客》中说：“营气者，泌其津液，注之于脉，化以为血。”这从生理上说明了津液可以转化为血，津血同源的观点。又如《灵枢·百病始生》中说：“若内伤于忧怒，则气上逆，气上逆则六输不通，温气不行，凝血蕴里而不散，津液涩渗，着而不去，而积皆成矣。”这从病理上说明气滞生痰的机理，然痰饮为患，又最易阻滞气机，如何梦瑶《医碥》说：“痰能滞气，勿谓不能作胀”[15]。气既被痰阻，势必影响其帅血之能，血行为之瘀滞，形成痰瘀同病。《诸病源候论》中提出“诸痰者，此由血脉壅塞，饮水积聚而不消散”[16]的观点，说明血滞又促进了痰饮形成的机理。瘀血停滞，脉络不通，而脉道不通，气不往来，可使津液不布，聚为痰涎，与瘀血相并，形成同病。《丹溪心法·痰饮》提出“痰挟瘀血，遂成窠囊”，把许叔微的痰成窠囊之说与瘀血联系，首次明确提出了“痰挟瘀血”的观点。明代医家罗赤诚在《医学粹言》中也进行了同样的阐述，他说：“如先因伤血，血逆则气滞，气滞则生痰，与血相聚，名日瘀血挟痰。”清代唐容川说理最为通彻。他在《血证论·咳嗽篇》中指出“痰水之壅，由瘀血使然，但去瘀血，则痰水自消”。

总的来说，痰饮形成以后，影响气机升降、气血津液的流通和脏腑功能的正常发挥而为病。痰随气升降，无处不到，所以其停滞的部位不同而表现各别，如痰阻心包，则神明失主；饮留胁下，则升降失枢；痰瘀互结，则闭阻脉络；等等。这便是痰饮致病的机理。

三、痰饮的辨证

1. 痰病辨证 由于痰之为物，随气升降，无处不到，所以痰病的表现复杂多样。历代医家从不同角度对此进行了归类和总结。如隋代巢元方把痰病大致归纳成热痰、冷痰、膈痰、痰癖和诸痰五候。元代朱震亨发展了这种方法，提出痰病有风痰、湿痰、热痰、寒痰、郁痰、食痰、气痰、酒痰、惊痰、虚痰等，并认为“百病多有兼此者”“病人诸药不效，关脉伏而大者，痰也；眼胞、眼下如烟熏黑者，亦痰也”[17]。后世多从丹溪的归类和总结出发，结合呼吸道分泌物及其他渗出物、排泄物等来判断痰病的属性，进行辨证。如明代李梴在《医学入门》中说："寒痰者清，湿痰白，火痰黑，热痰黄，老痰胶。"明代著名医家王肯堂把六淫等病因与脏腑经络相结合归纳痰病，使痰病辨证向系统化迈进了一大步。清代汪必昌对痰的病证进行了更为系统的归纳，这是自震亨以降，继王肯堂之后，比较完整的归纳之一，他说："痰因风而生者，病在肝，其面青，四肢满闷，便溺秘涩，心多躁怒；变生病为瘫痪，为㖞僻，为掉眩、呕吐，为暗风、闷乱，为风痫、搐搦"[18]。虽然历代医家从不同角度进行总结，但总不离脏腑、经络和六淫等为纲。现分述如下：

（1）辨痰的六淫属性

1）风痰：表现为眩晕，恶心欲吐，咳出的痰量多，呈泡沫状，有时喉中痰声漉漉，四肢麻木，舌苔白腻或黄腻，脉弦滑或浮弦。本证以体胖者居多，有时发生癫痫、抽搐、中风及瘫痪等证。古代医家认为风痰多见奇证。

2）热痰：表现为咯痰黄而黏稠，有痰块，面赤烦热，口干舌燥，大便干结，小便色黄，舌质红，舌苔黄或黄腻，脉洪滑或滑数。另外，痰火一证是因痰火扰乱神明，而导致患者狂躁或神昏、谵语。

3）湿痰：痰色白而稀黏，量多易于咯出，可伴有胸脘闷，食欲不振，疲乏嗜卧，大便稀溏等，舌苔厚腻，脉缓滑。

4）寒痰：痰色白而清稀，形寒怕冷，背冷，小便清长，舌质淡，舌苔薄白或白滑，脉沉迟。

5）燥痰：痰量极少，黏稠而不易咯出，痰唾如线或如小珠或如胶漆，间带血丝，口干咽燥而痒，或表现为干咳无痰。有的伴有低热，尿黄或短赤；舌苔干燥少津，脉滑数或细而涩。另外，还有气（郁）痰，其常结于咽喉，而有异物感，咯吐不出，咽吞不下，伴有胸膈痞满，此即"梅核气"；食痰，其表现为痰多而黏，如桃胶、蚬肉之状，伴有胸腹胀闷不安，苔腻脉滑；酒痰，则因酒积而生痰，表现为痰量多而黏腻，痰唾呕恶，清晨多咳嗽，苔腻或黄腻，脉滑。

（2）辨痰的五脏所属

1）痰在肺的主要证候：咯痰，痰色白或黄，清稀或黏稠，易咯出或不易咯出；或痰中带血，或吐浊唾涎沫，或稠而带绿，或如煤炱、桃胶、破絮（蚬肉）等不同。引起的病有咳嗽、哮喘、喉风、梅核气、肺痈、肺痿、肺痨等。

2）痰在心的主要证候：心悸、神昏、狂乱、谵语、痴呆、胸背彻痛、梦幻怪异等。引起的病有心悸、心痛、癫痫、癫狂、胸痹和温病痰热蒙蔽心包等。

3）痰在脾的主要证候：吞酸、嘈杂、痞满、心下如停冰雪，或吐冷涎绿水，背冷如掌大等。引起的病有呕吐、噎膈、疟疾、肥胖等。

4）痰在肝的主要证候：胁肋胀满，头昏眼花，口眼㖞斜或颤动，肢体麻木或瘫痪，或痰涎挟肝气上冲，或自觉胸腹间有二气交扭，时时如烟上熏，顿觉头面烘热等。引起的病有中风、癫痫、痰厥、眩晕等。

5）痰在肾的主要证候：腰痛冷重，或脊中一点冷冰而痛，眼眶发黑，男子精冷，女子宫寒等。引起的病有遗精、阳痿、经闭、不孕、带下等。

（3）痰阻经络

1）痰阻肌腠：遍身皮下可触及大小不等的颗粒或绵软肿块，不红肿、不痛痒、不化脓，甚则肌肤顽麻，经久不消。

2）痰流肢体：初起局部麻木冷痛，渐则痛不可忍，可腰膝或腿胯不能转侧屈伸，重着不移，甚则成为"贴骨流痰"（附骨疽）。

3）痰逆巅顶：头目眩晕、偏正头痛、口眼㖞斜、头发脱落等。若胆胃郁热生痰，随经上逆，干扰清阳，则见眩晕，口苦耳鸣，虚烦不眠，惊悸多梦；若风痰上冲头则偏头痛，或一侧面瘫，或口眼抽动，且反复发作；若寒痰上攻，头脑冷痛，虽炎夏也喜重棉包裹，喜温而恶寒，痛剧时常欲敲击。

4）痰结胸胁：有结在胸膈者，有旁积季胁者，有阻滞乳房者。如结胸、痃癖、乳核（乳疬或痰核）等。

5）痰伏筋骨：痰涎内注筋骨，或腰酸重。逐渐漫肿，皮色不变，甚则游走肿痛；若下肢局部麻木冷痛，日久不已，亦不化脓（贴骨流痰）；或关节冷痛肿大，腿胫肌肉消瘦（鹤膝风）；或下肢厥冷，皮肤黯黑，痛如火烙（脱疽）。

2. 饮病辨证

（1）饮留胃肠（痰饮）：患者由体胖逐渐消瘦，胸腹胀满，饮食减少，水走肠间沥沥有声，呕吐清水，痰涎，口渴不欲饮，脘腹寒冷，背心一片常为冰凉，头昏目眩，大便多溏薄，或兼有咳嗽、心悸。舌苔白腻或灰腻，脉弦或弦滑。

（2）饮聚胸胁（悬饮）：胸胁疼痛，咳嗽，呼吸时疼痛加剧，翻身时牵引作痛，肋间饱满，呼吸气促，喜侧卧，舌苔白滑，脉沉弦。

（3）饮溢四肢（溢饮）：身体疼痛且重，四肢浮肿，恶寒，当出汗时不出汗，口不渴，有时伴有咳喘，痰多白沫，干呕。舌苔白，脉弦紧。

（4）饮聚膈上（支饮）：咳逆喘息，面浮肢肿，眩晕，痰多色白。遇寒即发，历年不愈。舌苔白腻，脉弦滑。

（5）水气凌心：心中悸动，心下坚满，胸中痞闷，背部恶寒，短气不得卧，舌白滑，脉沉弦。

3. 痰瘀互结 即痰饮、瘀血证同时出现，如神志失常、癥积包块、久痛不已、肌肤麻木、肢体偏废、痈疽疮疡等。前人对许多疑难病的辨证提出“怪病多痰”“怪病多瘀”“百病皆生于痰”“百病皆生于瘀”的观点，是对痰瘀相关辨证的概括。

四、痰饮的论治

1. 论治原则 叶桂《临证指南医案》指出“痰乃病之标，非病之本也。善治者，治其所以生痰之源，则不消痰而痰自无矣”[10]。这是对前人治痰之总结，实际指出了治痰三原则。

（1）治痰饮先治气：痰饮为津液所化，盖行则为津液，聚则为痰饮；流则为津，止则为涎。其所以流行聚止，都是气作用的结果。宋代庞安时曾说过：“人身无倒上之痰，天下无逆流之水。故善治痰者，不治痰而治气，气顺则一身之津液亦随气而顺矣”[19]。对于痰饮亦不例外，朱震亨引述严氏之语说：“人之气道贵乎顺，顺则津液流通，决无痰饮之患。古方治痰饮用汗、吐、下、温之法，愚见不若以顺气为先，分导次之”[3]。清代医家赵晴初在《存存斋医话稿》对这一观点予以高度评价，他说：“余谓‘不治痰而治气’一语，为治痰妙谛。盖痰之患，由于液不化，液之结由于气不化，气之为病不一，故痰之为病亦不一，必本其所因之气而后可治其所结之痰。”

（2）治痰当知求本：由于痰多因热邪熬灼津液而成，属阳；饮多因寒邪凝聚津液而成，属阴。故治疗多以清火为主治痰，实者利之，虚者化之；以燥湿为主治饮。实者逐之，虚者以温药和之。但是由于生痰之因不一，所以治痰当求其本。张景岳在《景岳全书·痰饮》中对此作了独到的发挥，他说：“治痰当知求本，则痰无不清。若但知治痰，其谬甚矣。”因此痰因火动者，宜治火为先；痰因寒生者，宜温中为主；风痰宜散之，非辛温不可；湿痰宜燥之，非渗利不除；郁痰有虚有实，郁兼怒者宜抑肝，郁兼忧者宜培肝、肺。总之审证求因，就是求其本。

（3）温脾、强肾为治痰之源：由于脾主运化，肾主水，所以在明清之际诸如赵献可、张介宾、柯琴、吴澄等医家对于“脾为生痰之本”“肾为生痰之源”的观点进行了阐发与论证。如张介宾说：“夫痰即水也，其本在肾，其标在脾。在肾者，以水不归源，水泛为痰也；在脾者，以食饮不化，土不制水也……故治痰者，必当温脾、强肾以治痰之本，使根本渐充，则痰将不治而自去矣”[5]。这就是如能健脾益肾，则水湿津液决不致内停而成痰饮之患，且肾阳可温煦脾土，脾的运化有赖于肾阳的资助，所以温脾益肾是治痰饮的根本大法。

2. 痰病治法　对于痰病的治疗，以理气祛痰、清火燥湿、健脾温肾为基本大法，可使气机条达，水津四布，痰浊消散。但是由于病因不同、所发部位各异，因此便衍生出许多丰富多彩的治法和方剂。如喻昌在《医门法律》中总结出驱、导、涤、化、涌、理脾、降火、行气八法，张介宾在《景岳全书·痰饮》中提出以健脾、益肾为主，并拟出 20 首方剂，清代刘一仁对朱震亨的经验进行归纳，总结了以二陈汤为主治疗痰病的经验。痰病的常用治法与方剂大致有以下十六种：

（1）燥湿化痰法：用于治疗湿痰。因脾虚运化失职，水湿内停，聚而生痰，痰色白而带黏腻，量多易于咳出者。代表方为二陈汤。本法常与健脾法合用。

（2）清热化痰法：用于治疗热痰。代表方剂如清气化痰丸（法半夏、陈皮、茯苓、黄芩、瓜蒌仁、枳实、杏仁、胆星）。若痰火扰心，引起惊痫、癫狂，则用清热降火化痰之法，方如礞石滚痰丸。

（3）温阳化痰法：用于治疗寒痰。代表方剂如青州白丸子（生南星、生半夏、生白附子、生川乌），或用小青龙汤温阳发散、祛寒痰。

（4）息风化痰法：用于治疗风痰。代表方剂如三生饮（生南星、生附子、生川乌）息风散寒祛痰，透用于中风寒痰上涌之候；涤痰汤（姜半夏、胆星、橘红、枳实、茯苓、人参、石菖蒲、竹茹、甘草、生姜）适用于中风痰迷、舌强不语之证；半夏白术天麻汤治痰饮上逆之眩晕证。

（5）润燥化痰法：用于肺阴虚损，内热灼津而成的燥痰，其痰量少而难咯出，或干咳无痰、咽干、喉痒者。代表方剂如清燥救肺汤（桑叶、生石膏、阿胶、人参、麦冬、芝麻、杏仁、甘草、蜜枇杷叶）。

（6）理气化痰法：用于七情郁结、气郁不畅而生成的气痰，一名郁痰。代表方剂如砂枳二陈汤、四七汤（半夏、厚朴、茯苓、紫苏）、越鞠丸。

（7）消食化痰法：用于饮食不节、食滞不化而生成的食痰。多见痰多而黏、脘腹胀闷不舒。代表方剂如三子养亲汤（苏子、白芥子、莱菔子）。若见酒积生痰，宜用顺气消食化痰丸（胆星、姜半夏、青皮、陈皮、生莱菔子、炒苏子、炒神曲、炒麦芽、炒山楂、葛根、杏仁、制香附）。

（8）通络化痰法：用于痰阻经络，所致肢体麻木、疼痛，甚至瘫痪者。代表方如指迷茯苓丸（半夏、茯苓、炒枳壳、风化硝、姜汁）。

（9）宣散化痰法：用于兼有外感的痰证。代表方剂如杏苏二陈汤、杏苏散（紫苏叶、半夏、茯苓、炙甘草、前胡、苦桔梗、枳壳、生姜、橘皮、杏仁、大枣）。

（10）涤痰开窍法：痰热蒙蔽心窍，宜清热涤痰开窍。痰浊蒙蔽心窍用泄浊化湿涤痰开窍。代表方剂如白金丸（白矾、郁金、薄荷）、涤痰开窍汤（石菖蒲、炙远志、郁金、胆星、法夏、贝母、天竺黄、全瓜蒌、陈皮、白芍、生甘草）。

（11）软坚消痰法：用于痰凝结成核，发为瘰疬、瘿瘤、皮下肿块等。代表方剂如海藻玉壶汤（海藻、昆布、海带、半夏、陈皮、青皮、连翘、贝母、当归、川芎、独活、甘草）。

（12）攻下祛痰法：用于痰在体内经久不化或成为老痰、顽痰，以常法不能消除者。

代表方如十枣汤、控涎丹、葶苈大枣泻肺汤、苏葶定喘丸（苦葶苈子、南苏子、枣肉）。由于攻下荡涤之剂，药性多峻利，必须注意选例适当、用药配伍和剂量掌握适宜。若非实证老痰不应轻投，以防损伤正气。

（13）涌吐痰涎法：用于膈上病痰，痰涎壅盛，而体质尚实者。代表方如瓜蒂散。涌吐之剂多有不良反应，宜慎用。

（14）补气化痰法：用于内伤痰生，久病气虚者，或阳虚气弱的痰证病患。代表方剂如六君子汤。

（15）健脾化痰法：此为治痰的基本法则，有减少或杜绝痰证发生发展之功，一般用于脾虚湿困而生痰的病患。代表方剂如平胃二陈汤、半夏白术天麻汤、外台茯苓饮（茯苓、人参、白术、枳实、橘皮、生姜）。

（16）补肾化痰法：用于肾阴虚，内热熬灼津液为痰；肾阳虚水湿上泛为痰。如咳逆气短、咳唾痰沫、腰酸足肿、面黑、脉沉等症。代表方剂如济生肾气丸（熟地黄、牡丹皮、茯苓、泽泻、淮山药、山萸肉、附子、肉桂、牛膝、车前子）、金水六君煎（二陈汤加当归、熟地黄）。

以上十六法与代表方剂并非一成不变，有些治法还可联合应用，如健脾与燥湿化痰法同用；息风化痰、清热化痰或温化寒痰，与涤痰开窍配合应用等。

此外，还有泻肺化痰法、清肺化痰法、调理肝脾化痰法、和胃逐痰法等，多与上述诸法雷同。

3. 饮病治法　仲景《金匮要略》对痰饮"当以温药和之"的立法，对痰饮的分类和拟定的大小青龙汤、小半夏汤、苓桂术甘汤、肾气丸等，一直为历代医家所奉行。《临证指南医案》在列举了叶氏治痰饮案后指出"历考先生治痰饮之法，则又有不止于此者（指仲景治饮十六方），然而病变有不同，治法亦有异。如脾肾阳虚，膀胱气化不通者，取仲景之苓桂术甘汤、茯苓饮、肾气、真武等法，以理阳、通阳，乃固下益肾、转旋运脾为主；如外寒引动宿饮上逆，及膀胱气化不通，饮逆肺气不降者，以小青龙合越婢等法，开太阳膀胱为主；如饮邪伏于经络，及中虚湿热成痰者，则有川乌、蜀漆之温经通络，外台茯苓饮去甘草，少佐苦辛清渗理湿之法；其饮邪上冲膻中，及悬饮流入胃中而为病者，又有姜、附、南星、菖蒲、旋覆、川椒等驱饮开浊、辛通阳气等法。丝丝入扣，一以贯之，病情治法，胸有成竹矣"。综上所述，治饮之法可概括为以下三种：

（1）温阳化饮法：凡脾阳虚、肾阳虚、肺气虚的饮证皆可用之。饮留胃肠者，用苓桂白术合小半夏汤加味；肾阳虚，水湿上泛而成痰饮者，用肾气丸；寒饮伏肺，宜用小青龙温肺化饮；久病体虚之饮证，用木防己汤补虚散饮。

（2）发汗祛饮法：饮邪在表者，可用大小青龙汤治之。

（3）攻逐水饮法：悬饮、痰饮、支饮属实者均可用此法。常用方剂有十枣汤、控涎丹、葶苈大枣泻肺汤和厚朴大黄汤等。

4. 痰瘀互结　治法痰瘀互结，治当涤痰化瘀，双管齐下，但应审度痰瘀互结的主次先后、性质及轻重程度而选择相应的方药。前述通络化瘀法、软坚消痰法配合活血化瘀方药，即是痰瘀同治之法的运用。方剂如小活络丹、癫狂梦醒汤（桃仁、柴胡、香附、木通、赤芍、半夏、陈皮、大腹皮、青皮、桑白皮、苏子、甘草）等。至于法名，或称活血化痰法、化痰祛瘀法、涤痰化瘀法不等。

结　语

综上所说，经过历代医家的探索和总结，痰饮学说具有系统的理论和十分丰富的治疗方法。大量的临床实践证明，中医痰饮学说的形成与完善，不仅充实了中医学术理论体系，而且为当前存在的许多疑难杂病提供了行之有效的治疗方法。

[注]

[1]《诸病源候论·痰饮病诸候》
[2]《圣济总录·痰饮门》
[3]《丹溪心法·痰》
[4]《丹溪心法·痰》附录
[5]《景岳全书·非风》
[6]《医学入门·杂病提纲·痰》
[7]《诸病源候论·虚劳痰饮候》
[8]《直指方·痰涎方论》
[9]《明医杂著·化痰丸论》
[10]《临证指南医案·痰饮》华岫云按
[11]《读医随笔·痰饮分治说》
[12]《类证治裁·痰饮论治》
[13]《证治汇补》
[14]《寓意草·论浦君艺喘病症治之法》
[15]《医碥·肿胀》
[16]《诸病源候论·诸痰候》
[17]《丹溪治法心要·痰》
[18]《医阶辨证》
[19]《伤寒总病论》

思维导图

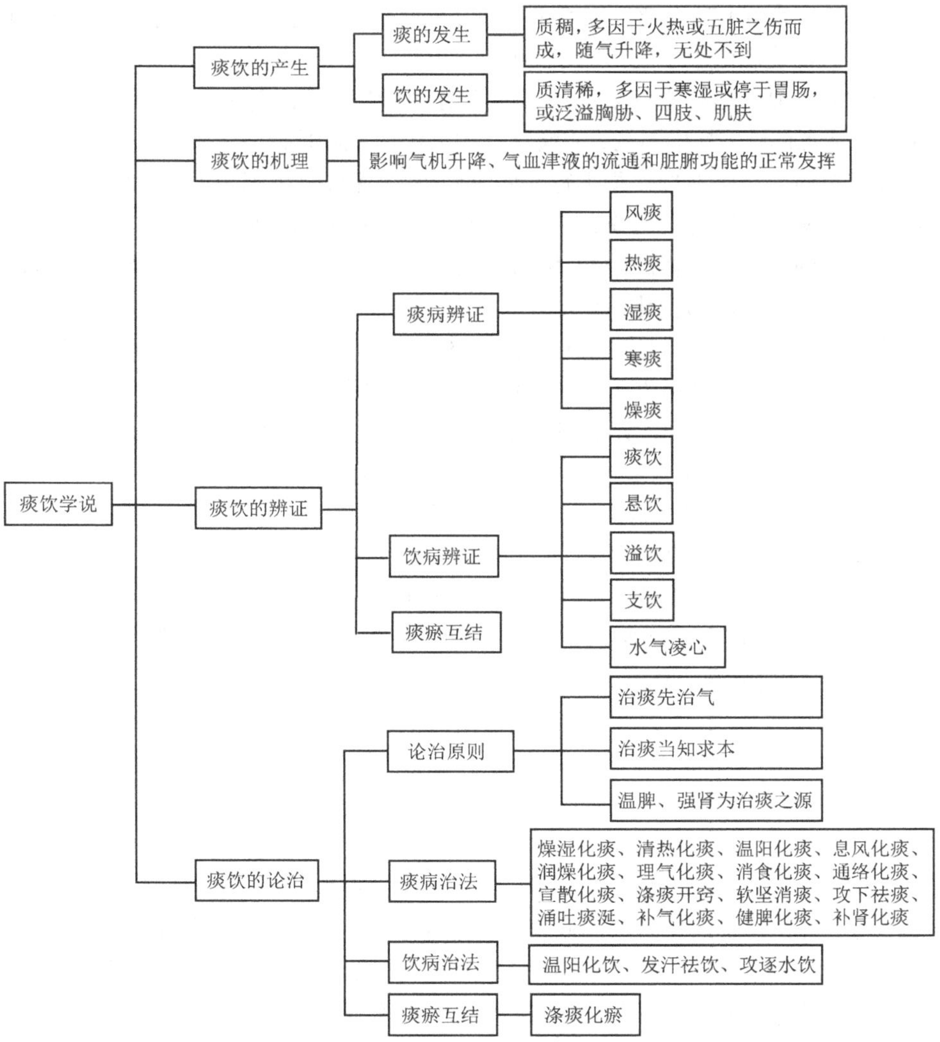

思考题

1. 试论痰饮产生的原因及机理。
2. 简述痰病的证候类型有哪些？
3. 简述饮病的证候类型有哪些？
4. 试述痰病、饮病的治则及治法。

第七节　瘀血学说

瘀血学说是以研究瘀血证的病因、病机、证型及辨证论治规律的一门学说。瘀血学说是中医学重要的理论之一，也是中医和中西医结合研究中最活跃的学术领域之一，引起了基础医学、药学、临床医学等学科的极大兴趣与关注，对于瘀血证的实质探讨及活血化瘀的药理研究发展迅速，活血化瘀法的临床应用范围更加广泛。

一、瘀血的病因病机

瘀血是多种因素互相作用产生的病理结果，同时瘀血作为病因又参与了多种疾病的形成过程。这在中医传统理论中早已形成了共识。

1. 气滞致瘀　血的运行靠气来推动，即所谓“血随气行，气为血帅”，气行则血行，气滞则血瘀。若情志郁结，气机不畅，或痰饮等积滞体内，阻遏脉络，都会造成血液运行不畅，进而导致血液在体内某些部位瘀积不行，形成瘀血。《沈氏尊生书》说：“气运乎血，血本随气以周流，气凝则血亦凝也。”《奇效良方》指出“气塞不通，血壅不流”。同时气机失调往往成为各种病理因素导致瘀血的中间环节，《素问·调经论》说：“五脏之道皆出于经隧，以行血气，血气不和，百病乃变化而生。”

2. 因虚致瘀　气分阴阳，是推动和调控血液运行的动力，气虚则运血无力，阳虚则脉道失于温通而滞涩，阴虚则脉道失于柔润而僵化。津血同源互化，津液亏虚，无以充血则血脉不利。因此，气与津液的亏损，亦能引起血液运行不畅，导致血液在体内某些部位停积而成瘀血。如王清任言：“元气既虚，必不能达于血管，血管无气，必停留而瘀。”

3. 血寒致瘀　寒为阴邪，其性凝滞。若外感寒邪，入于血脉，或阴寒内盛，血脉挛缩，则血液凝涩而运行不畅，导致血液在体内某些部位瘀积不散，形成瘀血。如《灵枢·痈疽》说：“寒邪客于经络之中则血泣（同涩），血泣则不通。”《诸病源候论·月水不调候》说：“有风冷乘之，邪搏于血……寒则血结。”《诸病源候论·月水不利候》说：“风冷客于经络，搏于血气，血得冷则壅滞，故令月水来不宣利也。”其他尚有月水不通、月水来腹痛、带下诸候，也可由风冷所致。《医林改错·积块论》总结为“血受寒则凝结成块”。外寒可以致瘀，阳虚所生之寒也可形成血瘀，即所谓阳虚血必滞。

4. 血热致瘀　热为阳邪，入血后可煎耗血中津液，凝聚致瘀，或是迫血妄行，引起出血，致离经之血不散而成瘀。《金匮要略·肺痿肺痈咳嗽上气病脉证并治》曰：“热之所过，血为之凝结。”《伤寒论》中的“阳明证其人善忘者，必有蓄血也”“发热七八日至六七日不大便，有瘀血也”等，亦论述了热邪致瘀的病变。蓄血证，为热入血室，热与血结，因热而致瘀的病理变化。何廉臣《重订广温热论》称：“因伏火郁蒸血液，血被煎熬成瘀。”王清任《医林改错·论痉非胎毒》言：“受温疫至重，瘟毒在内烧炼其血，血受烧烁，其血必凝，血凝色必紫，血死色必黑。”《医林改错·积块论》总结为“血受热则煎熬成块”。此外，阴虚内热亦可致瘀，《医学衷中参西录》中指出“因痨瘵而成瘀血者……流通于周身者必然迟缓，血即因之而瘀，其瘀多在经络”。

5. 因伤致瘀　《灵枢·贼风》说：“若有所堕坠，恶血在内而不去……则血气凝结”，说明跌打损伤可致脉络受损，血不循经溢出脉外而造成瘀血。《诸病源候说·小儿杂病诸候》有“血之在身，随气而行，常无停积。若因堕落损伤，即血行失度……皆成瘀血”。《诸病源候论》卷三十六有“卒被损瘀血候”“压迮坠堕内损候”“被损久失瘀血候”等篇，皆言伤后瘀血内结之症。缪希雍在《神农本草经疏·杂症门》说：“蓄血俗名内伤，或积劳，或多怒，或饱后行房，或负重努力，或登高坠下，或奔逐过急，皆致蓄血。”《正体类要》中有“肢体损于外，则气血伤于内”之说。以上指出各种外伤，包括从高处堕下、骑马跌伤、负重过度、饱后行房等，虽当时不见有外部出血，而内已有瘀血，至一定时日可以发病。

6. 出血致瘀　后世医家认为“离经之血”便是“瘀”，如妇科病中认为月经行时因某种原因而中止，产后恶露不尽，皆可成瘀。《血证论·瘀血》中言：“凡系离经之血与营养周身之血已睽绝不合……此血在身不能加于好血，而反阻新血之化机……世谓血块为瘀，清血非瘀，黑色为瘀，鲜血非瘀，此论不确。盖血初离经，清血也，鲜血也，既然是离经之血，虽清血、鲜血亦是瘀血。”凡是离开血管的血，应该排出而未排出的血，都属于瘀血。

7. 劳逸致瘀　劳逸失度可致瘀血，如长期某一种姿态的劳作或过于安逸，常静卧而不喜体力活动也常致血脉运行不畅，血瘀络阻，如肥胖者尤易发生此类瘀血证。

8. 饮食致瘀　饮食失节亦可致瘀，比如生冷过度会损伤脾阳，脾失健运，寒气凝结，进一步导致经脉瘀阻；膏粱厚味肥甘油腻之品会生湿生热生痰，痰热阻于经脉亦可致血行不畅。故王肯堂在《证治准绳·瘀血篇》言：“夫人饮食起居，一失其宜，皆能使血瘀滞不行，故百病由污血者多。”

9. 久病致瘀　久病必有瘀，怪病必瘀，或由于治疗不彻，或吐衄不尽，或病后等皆可形成瘀血。陈言《三因极一病证方论·病余瘀血证治》说：“病者或因发汗不彻，及吐衄不尽，瘀蓄在内。”《医林改错·头发脱落》说：“伤寒、温病因高热致血瘀阻塞血络，而致血液不能供养头发，导致脱发。”一些久治不愈的慢性病与诊断不明的复杂之疾病都具有瘀血指征，经过活血化瘀疗法的治疗，取得了较好的疗效。故叶桂有久病入络，久病必瘀之说，提出“凡大寒大热病后，脉络之中必有推荡不尽之瘀血”。

二、瘀血的本质

“瘀”最早记载于《楚辞》。汉《说文解字》谓：“瘀，积血也。”“瘀血”二字，始见于《金匮要略·惊悸吐衄下血胸满瘀血病脉证治》篇中，但有关瘀血的记载实起源于《内经》，如《灵枢》中之“恶血”即为瘀血的最早记载。历代医家根据各自的经验，给予瘀血提出了不同名称，如张仲景称之为“蓄血”“干血”，巢元方称之为“留血”“积血”，朱震亨称之为“死血”，张介宾称之为“衃”，王肯堂称之为“污秽之血”，尤在泾称之为“血积”，唐宗海称之为“离经之血”等，这些名称提示了瘀血包括血管内瘀血、血管外瘀血及血液成分异常等几种不同性质和状况，从而丰富了瘀血学说的理论和治疗方法。

1. 瘀、瘀血和瘀血证的认识　在中医学文献中，除有“瘀血”和“瘀血证”的提法外，尚有“血瘀”和“血瘀证”，以及“瘀”和“瘀证”的提法。对于“血瘀”“瘀血”和“瘀”这三个提法是否反映不同含义和具有不同的概念，至今是一个争论的问题，大致可分为两种意见：一种为“因果”说，认为“血瘀”是指因瘀致病，如产后气滞血凝，经脉阻塞，致恶露不下的血瘀证，为因；而“瘀血”系因病致瘀，如跌倒损伤、月经闭止等所致之血液离开经脉或经脉中停滞，为果。另一种为“层次”说，如王瑞林认为，“瘀”有三重含义，即“瘀”“血瘀”“瘀血”。“瘀”的范围最广，“血瘀”次之，“瘀血”最小。陈可冀等认为，“瘀”的概念中，不仅包括血的“瘀”，尚涵盖了气的“瘀”，即所谓的“瘀血”或“血瘀”，“气瘀”或“气滞”。但是考虑到西医中亦有“淤血”的概念，其一般多指静脉血循环障碍，进而导致全身或局部的某些病理改变，而中医学中的“瘀血”较之西医中的“淤血”概念的含义要广泛得多，因此，为了避免中医学的“瘀血”或“血瘀”概念与西医中的“淤血”概念混淆起来，陈氏认为中医学的“瘀血”和“血瘀”这两个提法中，统一采用“血瘀”这一种提法，是较为妥当的。

2. 瘀血本质的认识 关于中医瘀血的本质，至今尚无统一的看法。对这个问题的真正了解，尚不能仅限于中医对瘀血的病理变化和临床表现的描述，还必须深入了解中医对血的正常解剖形态和生理功能的阐述，这是因为中医关于瘀血的病理认识是建立在对血的正常解剖形态和生理功能认识的基础之上的。

中医学认为在正常的生理条件下，血是在脉中不断循行流动的，而且其循行流动的状态又是保持在一定的正常范围之内，即所谓“正常之度”。在正常的生理条件下，血在脉中的循行流动状态应是“如水之流”。在这一认知中，包含了“脉”与“血流”的内容，一旦血在脉中的循行流动状态在某些病理因素的影响下，不是如水之流，而是“血凝而不流”“血瘀滞而不行”“血泣则不通”，从而造成全身或局部的“血脉不通”“血脉瘀滞不畅”“血液的瘀滞或留滞”“血液停滞或瘀结不散”等，均可导致血在脉中循行流动偏离正常的范围，即“血行失度”，即造成全身或局部的血脉不通，瘀滞不畅，瘀结不散。中医文献中所记载的“内结为血瘀”“污秽之血为血瘀”“久病入络为血瘀”等，均属于此类的“血行失度”的具体表现。另外，中医学尚认为，在正常生理条件下，体内之血是在脉中循行的，而且是“行有经纪”。一旦经脉因受到某种因素影响而损伤，以至破裂，使血液循行离开经脉，造成血外溢，或渗流或停滞于体内，亦可形成血瘀，正所谓“离经之血为血瘀”“血不归经为血瘀”。从中医对于瘀血的论述，这种由血和脉共同构成的血行之度，一旦发生异常便可能成为瘀血，并由此产生一系列相关的临床综合病症，即瘀血证。

在历代中医文献中，涉及瘀血本质的内容广泛但缺乏系统，概括起来大致可分为凝滞内结之血、离经之血、污秽之血等。凝滞内结之血，是指血液在脉管中运行迟缓、阻滞、凝聚。《内经》曰：“血滞则不通”“血凝而不流”。《金匮要略》亦云：“内结为瘀血。”离经之血，是指血离经脉，不能及时排出体外，丧失正常血液功能，停留体内成为病理产物之血。唐容川在《血证论》中指出“离经之血，与好血不相合，是谓瘀血”。污秽之血，是指已丧失正常血液的功能，并停留体内致瘀之血。《内经》称之为“恶血”“衃血”，王肯堂之《证治准绳》称：“污秽之血为瘀血”“百病由污血者多”。

三、瘀血证的辨证

由瘀血所导致的疾病及其证候，称为瘀血病证。瘀血产生的一系列有内在联系的证候群，则称为瘀血证型，它广泛存在于临床各科。瘀血的诊断，以四诊为基础，以体征和症状为重点，以既往史为参考，故对瘀血证的诊断依据，须从病史、症状与体征来综合分析评判。

1. **病史**　瘀血的病证多数具有致病史。如外伤史、手术史、癫痫史、月经异常史（包括色紫量少、血块、腹痛、不孕症）、精神病史（包括神经衰弱、神经官能症）、小儿惊吓史、胃脘痛史、产后恶露不尽史等，都应考虑有瘀血内潜的可能，作为瘀血证诊断之参考。

2. 症状与体征

（1）疼痛：瘀血为有形之邪，一旦形成，多固定不移，故其痛多部位固定，拒按，按之痛甚，或如锥刺，或如刀割，或痛甚于胀，不走不窜，夜间痛甚。临床大凡头痛、胸痛、腹痛、腰痛、肢体关节疼痛等症，凡有上述特征性病状者，皆应注意是否有瘀血的存在。如《医林改错·膈下逐瘀汤所治之症目》说："凡肚腹疼痛，总不移动，是血瘀。"《证治准绳》说："发热如伤寒，而其人从高坠下，跌打损伤，或盛怒呼叫，或强力负重，无病而何，小便自利，口不甚渴，按胸腹肋脐间有痛处……蓄血也。"因瘀血停滞的部位不同，则可引起相应部位的疼痛。如《血证论·瘀血》说："瘀血在经络脏腑之间，则周身作痛……瘀血在上焦……或骨膊胸膈顽硬刺痛……在中焦则腹痛、胁痛、腰脐间刺痛……在下焦则季胁少腹胀满刺痛。"总之，瘀血致痛多以刺痛、痛处固定不移、拒按、夜间尤甚为特征。

（2）出血：瘀血所致出血其血色多紫黯不鲜，或呈紫黑色，甚或全黑如柏油样，或出血以血块为主。瘀血阻滞，血不循经，溢于脉外，则致各种出血。此血均为离经之血，离经之血难以完全排出，继留为瘀血，瘀血内阻，加重出血。另外瘀血久留则色黯，或凝聚成块。如《温疫论·蓄血》说："不论伤寒时疫，尽因失下，邪热久羁，无由以泄，血为热搏，留于经络，败为紫血，溢于肠胃，腐为黑血，便色如漆。"又如《血证论·血臌》说："血臌之证，胁满少腹胀，满身上有血丝缕，烦躁漱水，小便赤，大便黑，腹上青筋是也……气热则结，而血不流矣。"以上二论，对蓄血、血臌因瘀血致出血的机制进行了论述。

（3）肿块：古人称"积块""痃癖""痞块""结块"等。虽然瘀血不是形成肿块的唯一原因，但绝大多数肿块与瘀血有关。瘀血引起的肿块多固定不移，在体表局部青紫肿胀，在体内多为积块，触之有形，质地坚硬，部位固定不移，且多伴有疼痛。对瘀血成积的原因，《医林改错·膈下逐瘀汤所治之症目》说："结块者，必有形之血也。血受寒则凝结成块，血受热则煎熬成块。"此外，《金匮要略·妇人杂病脉证并治》说："妇人少腹满如敦状，小便微难而不渴，此为水与血俱结在血室也，大黄甘遂汤主之。"这里的"少腹满如敦状"，是指医者触诊时患者少腹部胀满，而中部肥大膨隆，四周低平，如丘状。此乃"水与血俱结在血室"所形成的少腹瘀血证。

（4）紫绀、瘀点、瘀斑：紫绀主要指面色紫黯，甚至黧黑，口唇、爪甲青紫等。人身气血充盈，畅流上荣，布达四肢，则面色红润有神，口唇、爪中淡红充润；若气血虚馁，不能上承润面，布达四肢，则面色、口唇及四肢苍白无华或萎黄不润；而瘀血为污秽之血，其色紫黑，随血蓄于颜面、口唇或爪甲，则见面色紫黯、口唇、爪甲青紫。严重者灰滞霉黑，晦黯不泽，即所谓面色黧黑，是为瘀血的典型见症。《难经·二十四难》所说"脉不通，则血不流，血不流，则色泽去，故面黑如黧，此血先死"，说明了瘀血阻滞是形成面色黧黑的主要原因。《灵枢・经脉》也说:“血不流,则髦色不泽,故其面黑如漆柴者,血先死。”对爪甲青紫,《医学正传》说:“血活则红,血瘀则黑,爪甲黑者,血瘀而不散也”,说明瘀血阻滞,气血不能达于四肢末端是造成爪甲青紫的病理机制。口唇、牙龈紫黑,多是由于久病不愈,瘀血阻络,气血不能上荣所致。如《血证论・瘀血》说:“瘀血乘肺,咳逆喘促,鼻起烟煤,口目黑色。”《医林改错・通窍逐瘀汤所治之症目》说:“血瘀,牙床紫,血死,牙床黑。”血液离经溢于肌肤之初,皮肤表面出现紫红色皮疹,其点大成片,有触目之形,而无碍手之质,压之不褪色,是谓血斑。血液离经而不散,即为瘀血,日久则色黯,形成瘀点、瘀斑,可见于多种疾病过程中,为血瘀病证重要的体征之一。

(5)舌质:舌质青紫或舌体有瘀点、瘀斑、舌脉粗张及舌下瘀血丝,是临床上诊断瘀血的重要依据。急性瘀血多见于整个舌面,慢性者多见于舌之边缘。舌质青紫有全舌青紫与部分青紫的区别。全舌青紫即全舌呈均匀的淡紫、深紫或绛紫色;部分青紫指,或在舌的一侧,或为两侧,在舌边与舌中央沟之间,有一条或两条纵行之青紫带,有时舌边、舌尖或舌体出现瘀斑、瘀点,而舌质的其他部分则仍可为正常的淡红色,但一般较正常为暗。因而青紫舌已成为临床诊断瘀血证的主要客观指标之一,有时单凭青紫舌即可诊断有“瘀”。

(6)脉象:瘀血所现脉象涩、紧、沉迟居多,可兼弦脉。气滞而影响血脉流通着,脉多见涩、紧、弦、结代,亦可见无脉。无脉者,古医籍无载,但近代发现患有大动脉炎、上臂动脉栓塞等可造成无脉,用针刺或活血化瘀疗法有效,故证明属瘀血。

此外,瘀血病证临床还常出现善忘、怔忡、口渴、脱发、发热、肌肤甲错等症状。肌肤甲错乃皮肤干燥粗糙,触之棘手,状似鱼鳞、蟾皮,触之可脱屑,多发于双下肢胫部。因瘀血阻滞,气血不能外荣肌肤所致。如《金匮要略・血痹虚劳病脉证并治》说:“五劳极伤,羸瘦腹满……内有干血,肌肤甲错,两目黯黑,缓中补虚,大黄䗪虫丸主之。”

四、瘀血的论治

瘀血病证表现的复杂性,决定了瘀血治疗的多样性。因此历代医家在瘀血治疗的研究中不断地进行探索,制订了多项瘀血治则,并创制了许多行之有效的著名活血化瘀方。

1. 瘀血的治则 凡是具有“瘀血”的病理特征,或兼有“瘀血”症状的,都可运用活血化瘀的原则进行治疗。循此原则,活血化瘀法的运用可归纳为以活血化瘀药为主适当配合其他辨证用药,或以综合辨证为主适当配合活血化瘀药的两大运用思路。前者一般以行气活血法为基本方法,结合部位、病性、病种的辨证,主治以血瘀为主症的病证;后者则在其他综合治法的基础上加用活血化瘀的药物。

2. 瘀血的治法 对瘀血证的治则治法,《内经》强调对于血滞、血涩者要和血,即疏通经络,调节气血,如《素问・至真要大论》说:“疏其血气,令其条达,而致和平。”对于恶血则主张清除之,如《素问・针解》说:“菀陈则除之者,出恶血也。”《灵枢・五邪》说:“取血脉以散恶血。”其他如《素问・阴阳应象大论》所说之“血实宜决之”,《素问・至真要大论》之“结者散之”“留者攻之”,《素问・三部九候论》之“实则泻之,虚则补之,必先去其血脉而后调之”等,均寓有去除恶血、通络活血之意。此外,《内经》认为消除瘀血当用温法,如《素问・调经论》说:“血气者,喜温而恶寒,寒则泣不能流,温则消而去之。”

张仲景在《伤寒杂病论》中对热邪瘀血相结所致下焦蓄血证采用攻逐瘀血的方法,并在

《金匮要略·惊悸吐衄下血胸满瘀血病脉证治》中首次将瘀血作为一种独立病证加以论述，总结了瘀血证的辨证论治规律，把活血化瘀这一治则运用到虚劳、黑疸、肠痈及妇科等病证中，并创制了一批疗效可靠的活血化瘀方剂，如大黄䗪虫丸、鳖甲煎丸、大黄牡丹皮汤、温经汤、桂枝茯苓丸等。

李杲在其诸多著作中创制具有活血化瘀功效的方剂 80 余首，应用甚为广泛，大体可归纳为 12 法：其一，养血活血法，用于血虚血瘀之“血枯经绝”“妇人血积”等，常以四物汤加三棱、莪术、干漆，攻补兼施，养血不留瘀，消瘀不伤正，如增味四物汤等；其二，益气升阳活血法，用于脾胃气虚，气不摄血，气虚血瘀之痞积、吐衄、肠痈下血及妇人经水不止、半产漏下诸证，如柴胡调经汤；其三，滋阴活血法，用于津伤血燥，瘀血内结之噎膈、便秘、消渴等证，如通幽汤、润肠汤、活血益气汤、生津甘露饮等；其四，温经活血法，用于寒凝血瘀之妇人经闭、血积、经水不畅、小儿“明堂青脉，额上青黑，脑后络脉高起”等证，如水府丹、补阳汤、酒煮当归丸等；其五，行气活血法，凡气滞血瘀之心膈、腹、胁下及胃脘疼痛、妇人痛经，均以当归、全蝎、红花活血化瘀，伍以木香、香附、乌药、陈皮、半夏行气导滞，如神保丸、乌药汤、散滞气汤等；其六，化积消瘀法，用于脾运失健，饮食内停，积而不化，日久成瘀之积聚、痞证、中满腹胀及下利脓血等，如三棱消积丸、消痞汤、消积滞集香丸等；其七，活血化痰法，凡痰瘀互结，凝于经络之马刀瘿、瘰疬等，如散肿溃坚汤、龙泉散、救苦化坚汤、消肿汤；其八，化瘀止血法，用于瘀血阻滞，血不归经之崩漏、痔疮、打仆堕坠等出血证，如立效散、丁香胶艾汤、当归活血散等；其九，活血祛风法，用于络虚邪中之口㖞、历风，如清阳汤、泻荣汤等；其十，活血通络法，用于络脉瘀久之腰痛、口㖞、痿、厥、腹痛等证，如泻血汤、地龙散、复元活血汤；其十一，凉血活血法，凡郁火邪毒内结，损伤血络，“或阴火上冲，旺于血脉之中”，瘀热内结之头痛、牙痛、疮痈、目赤肿痛及妇人崩漏诸证，用清上泻火汤、散肿溃坚汤等；其十二，破血祛瘀法，对于打仆堕坠，瘀血内留胁下者，多用当归尾、苏木、穿山甲、地龙、红花、乳香、没药破血祛瘀、通络止痛，佐以木香、乌药行气导滞，如复元活血汤、破血散瘀汤、乳香神应丸等。

朱震亨以滋阴著称于世，同时注重气、血、湿、痰、食、热六郁致病。其中以气郁、血郁为基本，所言“血郁”即为早期或轻症之瘀血，故创立解郁散结以活血的治法，且主张对“有瘀血留滞”之疾病，“当用破血行气药，留尖桃仁、香附之类”。

张介宾在治疗瘀血方面亦颇有心得。《景岳全书·杂证谟·血证》称：“血有蓄而结者，宜破之逐之，以桃仁、红花、苏木、元胡、三棱、莪术、五灵脂、大黄、芒硝之属”“血有涩者，宜利之，以牛膝、车前……木通……益母草之属”“血有虚而滞者，宜补之活之，以当归、牛膝、川芎、熟地、醇酒之属”；并认为“补血行血无如当归”“行血散血无如川芎”。凡“气逆而血留”“气虚而血滞”“气弱而血不行”者，“因血必由气，气行则血行，故凡欲治血，或攻或补，皆当以调气为先”。

傅山善治妇科之瘀血证。他认为“补气以生血，新血生而瘀自散”“气旺上升，而瘀浊自降”。其治疗瘀血证的处方多是在益气养血的基础上佐以行血活血之品。他还认为“新血既生，则旧血难存”“新血生而瘀难留”。故治疗产后瘀血证多以养血为主，辅以活血之剂，如送胞汤、安心汤、生化汤等。对肝郁血瘀之证，他认为“肝主藏血，气结而血亦结”，治疗并不专事行气活血，而重在养血柔肝，稍佐以疏肝解郁，达到不治瘀而瘀自消之目的。如治经水忽来或断时疼时止之加味四物汤、经水未来腹先痛之宣郁通经汤、郁结血崩之平肝开郁止血汤等，多以广白芍、当归、牡丹皮为主补肝血，柔肝木，佐以少量柴胡或香附疏肝解郁顺气，使“血无积住之虞”。

叶桂认为外感热病至热入血分阶段易致血热血瘀，治当用凉血活血解毒法。另外，他倡导“病久入络”“久病多瘀”之说，并运用通络法治疗各种络脉瘀滞之病证，确有其独到之处，其通络法可归纳为以下四点：其一，辛润通络法，此为叶桂运用最广泛的一种通络法，以辛香、辛咸之味与活血柔润之品相伍，药选旋覆花、当归尾、桃仁、新绛、青葱管、柏子仁等，用以治疗“肝络凝瘀胁痛”、“左胁有宿痞，失血咳嗽”、“瘀血在络”之便血、“久病已入血络”之“胁肋脘痛”、“血络瘀痹”之发黄、“久病在络”之癥瘕、“久病入络”之胸痹等众多络瘀病证；其二，辛温通络法，以辛香、温络、活血之药相合，多选高良姜、官桂、桂枝、荜茇、川楝子、延胡索、当归尾、蒲黄、五灵脂等药，治疗“阴邪入络”“着而不移”之积聚、“寒入络脉”之“右胁中有形攻心”、“病在络脉”之“脾厥心痛”、“瘀血积于胃络”之胃痛等；其三，清络宣通法，多选生地黄、牡丹皮、泽兰、桃仁、郁金等凉血活血之剂，治疗热邪燔灼络脉，致络瘀气逆、吐血咳血者，也以此法治疗“少阳络脉阳气燔灼”之“左乳傍胁中常似针刺”、络瘀气逆之“咳嗽胃旁作酸，腹膜胀”等病证；其四，降气通络法，此法为叶桂运用甚广的一种通络方法，如《临证指南医案·积聚》说：“其通络方法，每取虫蚁迅速飞走诸灵，俾飞者升，走者降，血无凝着，气可宣通。”多用蜣螂、䗪虫、虻虫、全蝎、穿山甲、地龙、露蜂房等虫类药与当归尾、桃仁、五灵脂、川芎等活血化瘀药相配伍，用以治疗疟母、癥瘕、积聚、痹痛、久痛等多种病程冗长、络瘀较重之病证。

王清任极为重视气血理论，认为气血是人体最重要的生命物质，诊治疾病首先要辨清气血之虚实。他认为气虚是造成血瘀的重要因素。如《医林改错·论小儿抽风不是风》中说：“元气既虚，必不能达于血管。血管无气，必停留而瘀。”故治疗这种血瘀病证必以补气为主兼以活血，方“能使周身之气通而无滞，血活而不瘀，气通血活，何患疾病不除”。若“专用补气者，气愈补而血愈瘀”；单用活血药，只能气愈耗而血愈枯；并创立了以补阳还五汤为代表的补气活血方，为治疗气虚血瘀证开辟了新的有效途径。除此之外，他的方剂所使用的尚有活血行气法、通窍活血法、温经活血法、活血祛风除湿法、活血解毒法、活血通腑法、活血化痰解郁法、回阳救逆活血法、养阴活血法等诸多方法，由这些方法所确立之方剂绝大部分临床效果显著，一直为后代医家所推崇，至今仍在临床广泛应用。

唐宗海在其所著《血证论》中对气与血、气滞与血瘀、瘀血与新血、祛瘀与止血之关系进行了精辟的论述，对瘀血证的治疗也多有独到见解。他强调按血瘀之部位选方用药，如《血证论·吐血》中说：“瘀血着留在身，上下内外又各有部分不同，分别部居，直探巢穴，治法尤百不失一。审系血瘀上焦，则见胸背肩膊疼痛麻木逆满等证，宜用血府逐瘀汤或人参泻肺汤加三七、郁金、荆芥，使上焦之瘀一并廓清；血瘀中焦，则腹中胀满，腰胁着痛……宜用甲己化土汤加桃仁、当归、姜黄主之……血瘀下焦，腰以下痛、小腹季胁等处胀痛……宜归芎失笑散主之。”《血证论·瘀血》亦说：“瘀血在里……四物汤加枣仁、丹皮、蒲黄、三七、花粉、云苓、枳壳、甘草……瘀血在腠理……柴胡汤加桃仁、红花、当归、荆芥治之；瘀血在肌肉……犀角地黄汤加桃仁、红花治之，血府逐瘀汤加醋炒大黄亦可治之也”“瘀血攻心，心痛头晕，神气昏迷，不省人事……用归芎失笑散加琥珀、朱砂、麝香治之……瘀血乘肺，咳逆喘促，鼻起烟煤，口目色黑，用参苏饮”。此外，唐宗海十分推崇以大黄治疗实证吐血，谓：“大黄一味，既是气药，亦是血药，止血而不留瘀，尤为妙药”；同时认为，大黄为活血化瘀之良品，谓：“大黄一味，能推陈致新，以损阳和阴，非徒下胃中之气也，即外而经脉肌肤躯壳，凡属气逆于血分之中，致血有不和之处，大黄之性，亦无不达”。治疗瘀血病证总以活血化瘀为基本治法，临证应根据具体病情遵循正确的治疗原则，选择适当治法，以促进血脉通利，血行流畅。

结　语

总的来说，中医瘀血学说经历代医家的发展、创新，尤其是中西医结合开展对瘀血的病因病机与活血化瘀疗法研究，使该理论不断完善，在临床应用上积累了更丰富的经验，并成为中医理论体系的重要组成部分。

思维导图

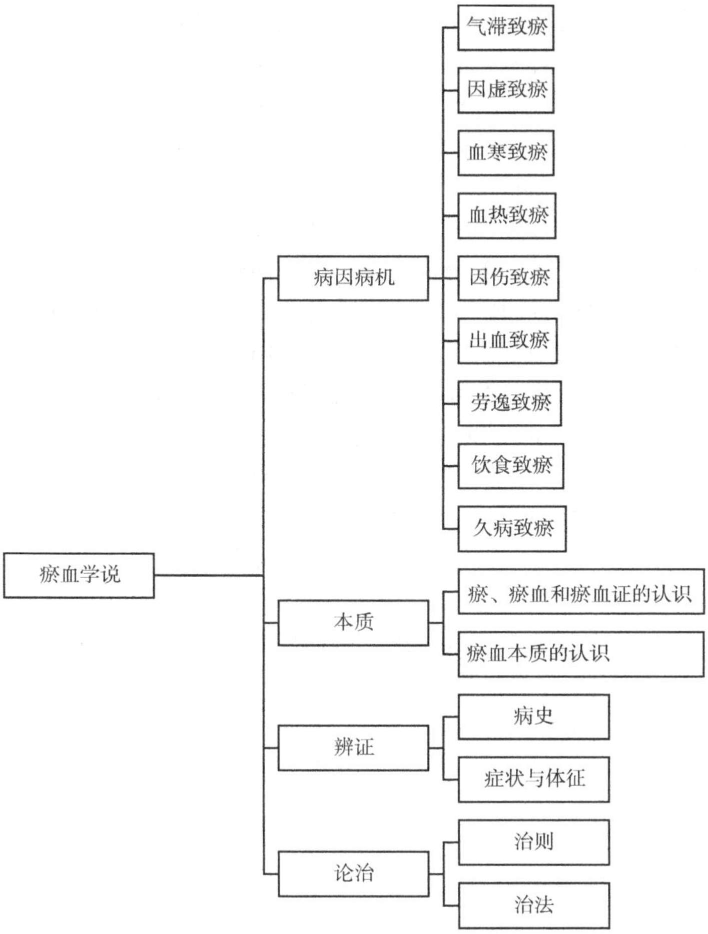

思考题

1. 简述导致瘀血的原因？
2. 简述血瘀证的临床症状及体征。
3. 简述瘀血的治则。
4. 试述瘀血的治法？
5. 试述对于瘀血本质的认识。

第八节 郁证学说

郁证泛指结滞不得发越所致的病证。《内经》五郁之发与五郁之治的论述，奠定了郁证学说的理论基础。“郁证”病名首见于《医学正传》，中医学的郁证主要是指由于情志不舒，气机郁滞，脏腑功能失调所致，临床以心情抑郁，情绪不宁，胸胁胀痛，或易怒善哭，以及咽中如物梗塞，失眠等为主要表现。郁证既可以是独立的病证，又可以是多种疾病中气机阻滞，气血津液运行紊乱，脏腑机能失衡的病机概念，同时包含现代医学之抑郁症、神经官能症、更年期综合征、癔症等多种疾病[1]。

一、五郁之说

1.《内经》论五郁 《素问·六元正纪大论》在论述运气变化规律、胜复郁发的情况时谓：“郁极乃发，待时而作也”，说明五运之气，若被胜气抑郁太甚，就会发生复气，到了一定的时候即可发作；同时具体提出五郁所发疾病及五郁的治疗法则。

（1）五郁之发：《素问·六元正纪大论》曰：“五常之气，太过不及，其发异也，太过者暴，不及者徐，暴者为病甚，徐者为病持。”由于五运之气有太过不及，因此复气的发作也不一样。气太过的发作急剧而病重，气不及的发作徐缓而病程长。具体情况如下：

土郁之发则湿气上腾，“故民病心腹胀，肠鸣而为数后，甚则心痛胁䐜，呕吐霍乱，饮发注下，胕肿身重”[2]。金郁之发当秋凉之季，燥气盛行，“故民病咳逆，心胁满，引少腹，善暴痛，不可反侧，嗌干面尘色恶”[2]。水郁之发则阳气退避，阴气突然发动，当极寒盛行之令，“故民病寒客心痛，腰脽痛，大关节不利，屈伸不便，善厥逆，痞坚腹满”[2]。木郁之发则风气盛行，“故民病胃脘当心而痛，上支两胁，膈咽不通，食饮不下，甚则耳鸣眩转，目不识人，善暴僵仆”[2]。火郁之发则炎火流行，暑热气至，“故民病少气，疮疡痈肿，胁腹胸背，面首四支䐜愤胪胀，疡痱呕逆，瘛疭骨痛，节乃有动，注下温疟，腹中暴痛，血溢流注，精液乃少，目赤心热，甚则瞀闷懊侬，善暴死”[2]。

上述可见，五郁之发，是湿、燥、寒、风、火等不同的气候条件所引发的脏腑功能失调的病变。因为五郁之发均有先兆，所以注意观察并掌握其变化的规律，是防治疾病的关键。如《素问·六元正纪大论》所总结的“谨候其时，病可与期，失时反岁，五气不行，生化收藏，政无恒也”。

（2）五郁之治：五运郁极，必然导致偏胜偏衰的现象出现，从而变生多种疾患。因此“必折其郁气，先资其化源，抑其运气，扶其不胜，无使暴过而生其疾，食岁谷以全其真，避虚邪以安其正，适气同异，多少制之……故同者多之，异者少之，用寒远寒，用凉远凉，用温远温，用热远热，食宜同法。有假者反常，反是者病，所谓时也”[2]。总的原则是泻其有余而补其不足，根据气运的同异，来确定用药的多少及饮食的宜忌，还应注意按四时气候变化的规律，酌情选用寒热温凉的药物，否则就会生病。其特别强调因时制宜。

至于五郁之治，《素问·六元正纪大论》说：“木郁达之，火郁发之，土郁夺之，金郁泄之，水郁折之，然调其气，过者折之，以其畏也，所谓泻之。”此达、发、夺、泄、折之用，以去其郁也，郁去则气自调。对于郁极为病者，当用相制的药物泻之，以折其太过之势，这是治郁的关键。

2. 后世医家论五郁 《内经》论五郁必然引起后世医家的重视，他们各从不同的角度解释发挥，大大丰富了《内经》的学说。

（1）五郁之发的解说：《内经》论五郁之发，历代解说者不乏其人，唯张介宾的解释最得《内经》之旨。例如，土郁之发，多在湿土当令，其病为湿滞，土应脾胃，主肌肉四肢，其伤在胸腹。因湿在上中二焦，故见心腹胀。湿在下焦，为数后下利。心为湿乘，而见心痛。肝为湿侮，症见胁膜。湿气伤肉，则见跗肿身重。呕吐霍乱，饮发注下，均为土发湿邪之证。金郁之发，多在燥金当令，其病为敛、为闭、为燥、为塞，金应肺与大肠，主皮毛声息，其伤在气分。咳逆嗌干，为肺病而燥之征。金气胜则伤肝，故见心胁满引少腹，善暴痛而不可反侧。金主肃杀，故面色尘而恶。水郁之发，多在寒水当令，其病为寒、为水，"水之本在肾，水之标在肺，其伤在阳分，其反克在脾胃"[3]。寒化大行，则阳气避，阴气暴举，火畏水故心痛，寒伤肾则腰脽痛。寒盛则气血凝滞，筋脉拘急，故关节不利，屈伸不便。阴气盛而阳气不行，故厥逆痞坚腹满。木郁之发，多在风木当令，其病为风，木应肝胆，其经在胁肋，主筋爪，其伤在脾胃、在血分。厥阴之脉，挟胃贯膈，故病胃脘当心而痛，膈咽不通，食饮不下。肝经连目系、上会于巅，故见耳鸣眩转、目不识人等症。上支两胁，为肝气自逆，风木盛而伤胃气，故令人善暴僵仆。火郁之发，多在炎暑之令，其病为阳为热，火应心主、小肠、三焦，主脉络，其伤在阴分。壮火食气，故病少气。火能腐物，故见疮痈。阳邪有余，则见膜塞愤闷，胪腔胀满，疡痱疮毒等患。火气上冲，故为呕逆。火伤筋则见瘛疭抽掣，火伤骨则骨痛难支。火伏于节则节乃有动。火在肠胃则注下。火在少阳则温疟。火实于腹则腹暴痛。火入血分则血溢流注。火烁阴分则精液乃少。火入肝则目赤。火入心则心热。火炎上焦则瞀闷，火郁膻中则懊侬。火性急速，败绝真阴则暴死。综上所述，"天地有五运之郁，人身有五脏之应，郁则结聚不行，乃致当升不升，当降不降，当化不化，而郁病作矣。故或郁于气，或郁于血，或郁于表，或郁于里，或因郁而生病，或因病而生郁"[3]。

（2）五郁之治的发挥：《内经》明确提出五郁之治的原则，因其所论过于简略，历代医家纷纷作注以阐明大义。王冰率先为之作解："达，谓吐之，令其条达也。发，谓汗之，令其疏散也。夺，谓下之，令无拥碍也。泄，谓渗泄之，解表利小便也。折，谓抑之，制其冲逆也。通是五法，乃气可平调，后乃观其虚盛而调理之也。过，太过也。太过者，以其味泻之，以咸泻肾，酸泻肝，辛泻肺，甘泻脾，苦泻心。过者畏泻，故谓泻为畏也"[4]。对于王氏之注，后世医家多有不同看法。其中王履与张介宾的阐发最有特色，他们不仅扩充了五郁治法的范围，而且和临床实际更紧密地结合起来。

王履指出"凡病之起也多由乎郁，郁者滞而不通之义，或因所乘而为郁，或不因所乘而本气自郁，皆郁也。岂惟五运之变能使然哉？郁既非五运之变可拘，则达之、发之、夺之、泄之、折之之法，固可扩焉而充之矣，可扩而充其应变不穷之理也欤"[5]。他认为，凡用升发之药或轻扬升举之剂而疏肝、散肝，使木得舒畅则郁结去，皆为木郁达之之法。凡解表发汗以散腠理外闭邪热怫郁，或用升浮甘温之药以治火郁甚于内者，皆为火郁发之之法。凡用咸寒攻下之剂去其胃中邪热，或以攻下劫夺之势，去除中满实甚或湿热为痢者，皆为土郁夺之之法。凡用肃肺清金滋化利水之剂以治火烁肺金，郁闭而不行治节之令，或以疏利肺气之品治疗肺金壅滞者，皆为金郁泄之之法。凡用实脾制水之剂，或泄水利水之药，或去菀陈莝、开鬼门、洁净府之法，而治水气淫溢肿胀之病，皆为水郁折之之法。他说："五郁之病固有法以治之矣，然邪气久客，正气必损，今邪气虽去，正气岂能遂平哉？苟不平调正气，使各安其位，复其常，于治郁之余则犹未足以尽治法之妙"[6]。

张介宾在总结诸家所论的基础上，结合自己的临床经验，更加具体地阐述了五郁治疗法则，他说；"郁而太过者，宜裁之抑之；郁而不及者，宜培之助之。大抵诸病多有兼郁，此所以治有不同也"[3]。凡木郁之病，在表者当疏其经，在里者当疏其脏，但使气得通行皆谓之达。

火郁之病，多有结聚敛伏者，不宜蔽遏，当因其势而解之、散之、升之、扬之，皆谓之发。土郁之病，最畏壅滞，凡滞在上者吐而夺其上，滞在中者伐而夺其中，滞在下者泻而夺其下，皆谓之夺。金郁之病，或解其表，或破其气，或通其便，皆谓之泄。水郁之病，“养气可以化水，治在肺也；实土可以制水，治在脾也；壮火可以胜水，治在命门也；自强可以帅水，治在肾也；分利可以泄水，治在膀胱也。凡此皆谓之折”[3]。以此五法去其郁，郁去则气自调。

（3）治郁一法通五法：赵献可联系脏腑阐发《内经》五郁之旨，并结合临床多种病证予以论述。

赵氏认为郁证范围相当广泛，诸如伤风、伤寒、伤湿（除直中外）、血证、喘咳、黄疸、呕吐、腹满、腹痛、疝痛、飧泄等外感、内伤之病，均可作为郁证论述。他还根据“五行相因”之理，提出了五郁相因为病的问题，即五脏之郁往往相因为病，木郁则火亦郁于木中，火郁则土自郁，土郁则金亦郁，金郁则水亦郁。其中尤以木郁引起诸郁最为普遍，如胆木少阳之气被郁而不伸，则下克脾土，“而金水并病矣”[6]。因此，赵氏提出“凡郁皆肝病也”[7]。

由于木郁是导致诸郁的关键，因此对郁证的治疗，赵氏提出了“以一法代五法”的主张，治其木郁而使肝胆之气舒展，则诸郁因之而愈。逍遥散则是他治疗木郁的主方，常合左金丸与六味地黄丸同用。“此法一立，木火之郁既舒，木不下克脾土，且土亦滋润，无燥槁之病，金水自相生。予谓一法可通五法者如此”[8]。

赵献可以逍遥散配合左金丸、六味地黄丸治郁，积累了不少临床经验，如血证，他指出“世人因郁而致血病者多，凡郁皆肝病也，木中有火，郁甚则火不得舒，血不得藏而妄行，但郁之一字，不但怒为郁，忧为郁，怒与忧固其一也。若其人素有阴虚火证，外为风寒暑湿所感，皮毛闭塞即为郁。郁则火不得泄，血随火而妄行，郁于经络，则从鼻而出；郁于胃脘，则从吐而出。凡系郁者，其脉必涩，其人必恶风寒，不知者便以为虚而温补之，误矣！须视其面色必滞，必喜呕，或口苦，或口酸，审有如是证，必当舒散其郁为主，木郁则达之，火郁则发之是也。其方惟逍遥散为的药，外加丹皮、茱、连，随手而应。血止后，若不用六味地黄以滋其阴，翌日必发”[7]。又如其治火郁之喘仍以此法而获效，他说：“又有一等火郁之证，六脉微涩，甚至沉伏，四肢悉寒，甚至厥逆，拂拂气促而喘，却似有余，而脉不紧数，欲作阴虚，而按尺鼓指，此为蓄郁已久，阳气拂遏，不能营运于表，以致身冷脉微而闷乱喘急，当此之时，不可以寒药下之，又不可以热药投之，惟逍遥散加茱、连之类，宣散蓄热，得汗而愈。愈后仍以六味地黄，养阴和阳方佳。此谓火郁则发之，木郁则达之，即《金匮》所云：六脉沉伏，宜发散，则热退而喘定是也”[8]。

逍遥散虽然能治疗多种郁证，但是也有其一定的适应范围，切不可以一定之方，侥获万全之利。

（4）五脏本气自郁说：孙一奎在详分缕析《内经》五郁之论后，提出“五脏一有不平则郁”[9]。其引震亨之语谓：“病有因别脏所乘而为郁者，有不因别脏所乘而本气自郁者，此五郁也”[10]；并列出五脏本气自郁证的临床表现：心郁，神气昏昧，心胸微闷，主事健忘；肝郁，两胁微膨，嗳气连连有声；脾郁，中脘微满，生涎，少食，四肢无力；肺郁，皮毛燥而不润，欲嗽而无痰；肾郁，小腹微硬，精髓乏少，或浊或淋，不能久立；又有胆郁，口苦，身微潮热往来，惕惕然如人将捕之。具体治疗用药为：心郁者，治宜肉桂、黄连、石菖蒲；肝郁者，治宜青皮、川芎、吴茱萸；脾郁者，治宜陈皮、半夏、苍术；肺郁者，治宜桔梗、麻黄、豆豉；肾郁者，治宜肉桂、茯苓、小茴香；胆郁者，治宜柴胡、竹茹、干姜。他还指出，某些素虚之人，“一旦事不如意，头目眩晕，精神短少，筋痿，气急，有似虚证。先当开郁顺气，其病自愈。宜交感丹，不效用归脾汤”[11]。

李用粹在《内经》五郁及震亨六郁的认识基础上，提出了既非七情之抑遏，又非寒暑交侵而为九气怫郁之候的五脏本气自郁证。他将其临床表现概括为“心郁昏昧健忘，肝郁胁胀嗳气，脾郁中满不食，肺郁干咳无痰，肾郁腰胀淋浊，不能久立，胆郁口苦晡热，怔忡不宁”[11]。由于心肺在上，肝肾处下，脾胃居中，“四脏所受之邪，过于中者，中气常先受之”[11]，所以中焦致郁较为常见，治宜“开发运动，鼓舞中州”[11]。则各脏之郁，不攻自解。另外，郁病多因气不周流而致，故“法当顺气为先，开提为次，至于降火化痰消积，犹当分多少治之”[11]。

二、六郁之说

1. **朱震亨创论六郁**　朱震亨经过多年临床观察，发现七情内伤、寒暑交侵、饮食失节、劳役过度等因素，均可使人体气血怫郁而产生郁证，并具体提出六郁学说加以阐发。

（1）六郁的病机与脉证：朱氏指出“气血冲和，万病不生，一有怫郁，诸病生焉，故人身诸病，多生于郁”[12]。可见导致郁证的关键是气血怫郁，并因此而产生多种病证。他还明确提出了气郁、湿郁、热郁、痰郁、血郁、食郁六郁病证。至于诸郁的主证与脉象，诚如其入室弟子戴思恭所云：“气郁者，胸胁痛，脉沉涩；湿郁者，周身走痛，或关节痛，遇阴寒则发，脉沉细；痰郁者，动则即喘，寸口脉沉滑；热郁者，瞀闷，小便赤，脉沉数；血郁者，四肢无力，能食，便红，脉沉；食郁者，嗳酸，腹饱不能食，人迎脉平和，气口脉紧盛”[12]。气、湿、热、痰、血、食之郁，不是孤立存在的，而是互相联系的，“气郁而湿滞，湿滞而成热，热郁而成痰，痰滞而血不行，血滞而食不消化，此六者相因为病者也”[13]。气血以流通为贵，通则气血冲和，病安从来？“一有怫郁，诸病生焉”。六郁相因为病的关键是气郁，因此治疗皆当以顺气为先。六郁不仅可以相因为病，而且也能变生其他疾病，如张介宾引震亨之说云：“或七情之邪郁，或寒热之交侵，或九气之怫郁，或雨湿之侵凌，或酒浆之积聚，故为留饮湿郁之疾，又如热郁而成痰，痰郁而成癖，血郁而成瘕，食郁而成痞满，此必然之理也”[14]。

（2）六郁的治法与方药：朱震亨提出“凡郁皆在中焦，以苍术、抚芎开提其气以升之，假如食在气上，提其气则食自降矣，余皆仿此”[15]。其以苍术、川芎总解诸郁，随证加入不同药物，并据此创制了越鞠丸、六郁汤等名方。兹以六郁汤为例，亦可窥震亨治郁之一斑。

六郁汤：震亨立此方以分别治疗气、湿、痰、热、血、食之郁。

气郁：香附、苍术、川芎；湿郁：白芷、苍术、川芎、茯苓；痰郁：海石、香附、南星、瓜蒌（一本无南星、瓜蒌，有苍术、川芎、栀子）；热郁：山栀、青黛、香附、苍术、川芎；血郁：桃仁、红花、青黛、川芎、香附；食郁：苍术、香附、山楂、神曲、针砂。诸方之用，还应因四时而加用相宜的药物，即春加川芎，夏加苦参，秋冬加吴茱萸。

上述可见，朱震亨论六郁，已经初步形成理、法、方、药论治体系。

2. **后世医家论六郁**　朱震亨创立六郁学说之后，其门人及私淑者相继发挥他的学说。其中戴思恭阐发郁在中焦、王纶论郁与气血痰的相互关系，进一步丰富和完善了六郁学说。

（1）戴思恭的郁在中焦说：戴思恭少时随父从学于朱震亨，最得其传。其在朱氏学术思想指导下，往往能结合临床而加以发明。震亨创论六郁，戴氏则在这一理论基础上，结合自己的临证经验，作了更深刻的阐发。他说：“郁者，结聚而不得发越也，当升者不得升，当降者不得降，当变化者不得变化也。此为传化失常，六郁之病见矣”[15]。其认为气机不畅，传化失常，升降无权，是导致郁滞不通的关键。至于郁证的病机与治疗，戴氏发挥得更为深透。他指出“郁病多在中焦，六郁例药，诚得其要。中焦者，脾胃也，胃为水谷之海，法天地生万物，体乾坤健顺，备中和之气，五脏六腑皆禀之以为主，荣卫天真皆有谷气以充之。东垣谓：人身之清气、荣气、运气、卫气、春升之气，皆胃气之别称。然岂尽胃气，乃因胃气以资其生，故脾胃居中，心肺在上，肾肝在下，凡有六淫、七情、劳役、妄动，故上下所属之脏气致有虚实克胜之变，而过于中者，其中气则常先四脏，一有不平，则中气不得其和而先郁，更因饮食失节、停积痰饮、寒湿不通，而脾胃自受者，所以中焦致郁多也。今药兼升降而用者，苍术，阳明药也，气味雄壮辛烈，强胃健脾，开发水谷气，其功最大；香附子，阴血中快气药也，下气最速，一升一降，以散其郁；抚芎，手足厥阴药也，直达三焦，俾生发之气，上至目头，下抵血海，疏通阴阳，气血之使也。然此不专开中焦而已，且胃主行气于三阳，脾主行气于三阴，脾胃既有水谷之气行，从是三阴、三阳各脏腑自受，其燥金之郁者，亦必用胃气可得而通矣，天真等气之不达者，亦可得而伸矣。况苍术能径入诸经，疏泄阳明之湿，此六郁药之凡例。升降消导，皆自《内经》变而致之，殆于受病未深者设也。下郁乃燥之别名，属肺金之化。治郁之法，有中外四气之异，在表者汗之，在内者下之，兼风者散之，热微者寒以和之，热甚者泻阳救水，养液润燥，补其已衰之阴，兼湿者审其湿之太过不及，犹土之旱涝也。寒湿之胜则以苦燥之，以辛温之；不及而燥热者，则以辛温之，以寒调之，大抵须得仲景治法之要，各守其经气而勿违”[15]。对郁病的辨证论治，能够像他这样进行详细推求，深得震亨之旨者，在历代医家中确不多见。

（2）王纶的气血痰郁关系论：明代医家王纶私淑震亨之学，尤其对朱氏杂病证治心法，体会最深。他说：“丹溪先生治病，不出乎气、血、痰，故用药之要有三：气用四君子汤，血用四物汤，痰用二陈汤。久病属郁，立治郁之方，曰越鞠丸。盖气、血、痰三病多有兼郁者，或郁久而生病，或病久而生郁，或误药杂乱而成郁，故余每用此方治病时，以郁法参之，气病兼郁则用四君子加开郁药，血病痰病皆然，故四法者治病用药之大要也”[16]。气、血、痰、郁皆能相因为病，郁病能引致气病、血病、痰病，而气病、血病、痰病又能引发郁病，故曰“郁久而生病，或病久而生郁”。由于气、血、痰三病多有兼郁者，故治疗上必须“以郁法参之”。如痰证论治，王氏谓：“痰因火上，肺气不清，咳嗽时作，及老痰、郁痰结成粘块，凝滞喉间，吐咯难出。此等之痰皆因火邪炎上，熏于上焦，肺气被郁，故其津液之随气而升者，为火熏蒸凝浊，郁结而成”[16]。本证治疗“惟在开其郁，降其火，清润肺金而消凝结之痰，缓以治之，庶可效耳”[16]。其自制化痰丸软坚开郁，化痰降火，药如天冬、黄芩、海粉、橘红、桔梗、连翘、香附、青黛、芒硝、瓜蒌仁、姜汁等。本方特点：除用一般清热化痰药之外，尚有行气开郁的香附及清降郁火的青黛，故王氏说：“脾土太过，气滞郁热而生痰者，用之得宜”[16]。上述可见，王纶是在继承了丹溪学说的基础上，而有所创新，并发展了震亨的治郁之法。

三、情志之郁说

（1）巢元方认识到忧思可以导致“气留而不行”[17]而结于内，故将忧思致郁称为结气病，其中由忧所致者又谓之忧气，由愁所致者谓之愁气，皆归属于情志致郁的范畴。史堪对情志致郁的临床表现作了描述，“肝心脉涩而迟，来迟去速，肝脉无力，主思虑喜怒，忽忧淤思忆，其状心胸满闷，隔塞不快，饮食难下，两胁胀满，忽时气痛冲心不可忍，面色青黄”[18]。从这些症状分析本证实为情志不舒所致肝气郁结证。陈言认为七情可以致郁，“七情，人之常性，动之则先自脏腑郁发，外形于肢体，为内所因”[19]。七情即喜、怒、忧、思、悲、恐、惊，陈言提出七情所伤关键在人体气机郁滞，并开始将七情作为郁证发生的重要内因之一，从此情志作为郁证的致病因素完全独立出来。总之，在继承《内经》理论的基础上，晋唐宋医家开始重视情志因素对郁证的影响，说明此期医家开始对情志致郁有了深入的认识。

（2）叶桂论情志之郁治法：《临证指南医案》所载治郁诸案，"七情之郁居多，如思伤脾，怒伤肝之类是也，其原总由于心。因情志不遂，则郁而成病矣，其症心脾肝胆为多，案中治法，有清泄上焦郁火，或宣畅少阳，或开降肺气，通补肝胃，泄胆补脾，宣通脉络，若热郁至阴，则用咸补苦泄"[20]。可见叶桂论郁重在脏腑，其治亦不离于脏腑。他认为情志之郁，是患者因忿怒或隐情曲意不伸，而致气之升降开阖枢机不利。始病在肝，及于心脾，久则化火，或成痰瘀，郁损成劳，为难治之症。诚如华岫云所说："郁则气滞，气滞久则必化热，热郁则津液耗而不流，升降之机失度。初伤气分，久延血分，延及郁劳沉痾"[20]。至于郁证的临床特点，纵观叶案可概括为脾胃受损、气滞痰凝血瘀及"神耗如懊，诸窍失司"[21]。即常有明显的脾胃系统、经络部郁结不通、心神失常及九窍失司的症状。

叶氏认为《内经》虽有达发夺泄折五郁之治，但犹虑难获全功。所以《素问·疏五过论》就有始富后贫，故贵脱势，总属难治之阙。对郁证治疗全在病者移情易性，医生构思灵巧，而不重在攻补。其治郁，可谓灵巧。郁在气分，气机不畅者，主以条达宣畅；窍闭不利者，主以利窍。脉络不通者，主以宣通脉络。肝郁化火者，主以清泄。虚实夹杂者，主以咸补苦泄、宣补或通补胃心。郁久成劳者，当柔缓以濡之，或补太阴气血，或养肝阴。他的用药宗旨，贯穿了宣通的原则。故华氏总结为"先生用药大旨，每以苦辛凉润宣通，不投燥热敛涩呆补，此其治疗之大法也"[21]，其"用苦泄热，而不损胃；用辛理气，而不破气；用滑润濡燥涩，而不滋腻气机；用宣通，而不揠苗助长"[20]。

他还特别批判了那种不注意辨证，而妄攻呆补的不良倾向。如谓："郁则气滞，其滞或在形躯，或在脏腑，必有不舒之现症。盖气本无形，郁则气聚，聚则似有形而实无质，如胸膈似阻，心下虚痞，胁胀背胀，脘闷不食，气瘕攻冲，筋脉不舒，医家不察，误认有形之滞，放胆用破气攻削，迨至愈治愈剧，转方又属呆补，此不死于病，而死于药矣"[21]。

叶桂主张"苦辛凉润宣通，不投燥热敛涩呆补"的治疗情志之郁的用药原则，实发前人所未发，为郁证的治疗开辟了新的途径。

中医学历代对郁证类型的认识有五[21]：①脏气郁：脏气郁的提出将脏腑辨证引入到郁证治疗中，将五郁分属五脏，十分明确地提出五脏郁，并把木郁、土郁作为其核心。②病气郁：从仲景郁证体系至震亨六郁形成了相对完整的理论和治疗方法，从而羽翼五郁辨证，形成了郁证辨证论治两大体系。③情志郁：即七情致郁，其中以怒、思、忧为主。情志郁的提出是明清时期郁证学说发展的鲜明特点。明清医家初步认识到忧郁类情志如怒、忧、思等可致郁，研究了引起这些精神情志变化的社会因素、个体因素，并对相关精神症状作了详细描述，就其发病特点、治疗大法作了阐述。④客气郁：即外感之郁，指六气感人为郁，体现了郁证学说对外感病的指导作用。⑤药郁：指因治疗失误而致郁。明清医家对药郁的认识仅局限于服药杂乱而成，因药不合症，郁上加郁等初步认识，实则为提示后人不可妄药致郁。

结　语

郁证学说肇端于《内经》，发展于朱震亨，而完善于明清诸大医家，使该学说从理论上到临证治疗方药上形成了一套完整的体系，现代研究则以肝郁证为突破口，通过大量临床观察以探讨其发病的规律性，同时运用多学科综合优势力图认识其病变本质，从而提高辨证论治水平，古今研究，可谓学说纷呈。不仅使人们对郁证的病因、病机、病位与分类有了比较清晰的认识，而且为后人积累了丰富的治疗经验。郁证既是一个独立的病证，也是导致其他各种疾病的重要原因。因此，历代医家都非常重视对本证的研究。随着现代科学技术的进步，以及人们对精神因素致病的广泛性与严重性的认识日益深入，在治疗上又趋于返璞归真，注重天然疗法，这些必将推动郁证研究向纵深发展。

［注］

［1］张玉倩，曲红. 中医郁证的发展源流及现代文献研究质量评价［J］.西部中医药，2012，（3）：34-36

［2］《素问·六元正纪大论》

［3］《类经·运气类·五郁之发之治》

［4］《素问·六元正纪大论》王冰注

［5］《医经溯洄集·五郁论》

［6］《医贯·郁病论》

［7］《医贯·血症论》

［8］《医贯·喘论》

［9］《医旨绪余·论五郁》

［10］《赤水玄珠·郁证门》

［11］《证治汇补·郁症》

［12］《丹溪心法·六郁》

［13］《丹溪先生金匮钩玄·六郁》

［14］《景岳全书·杂证谟·郁证》

［15］《推求师意·郁》

［16］《明医杂著·卷一》

［17］《诸病源候论》

［18］《史载之方》

［19］《三因极一病证方论·三因论》

［20］《三因极一病证方论·七气证治》

［21］《临证指南医案·郁》

思维导图

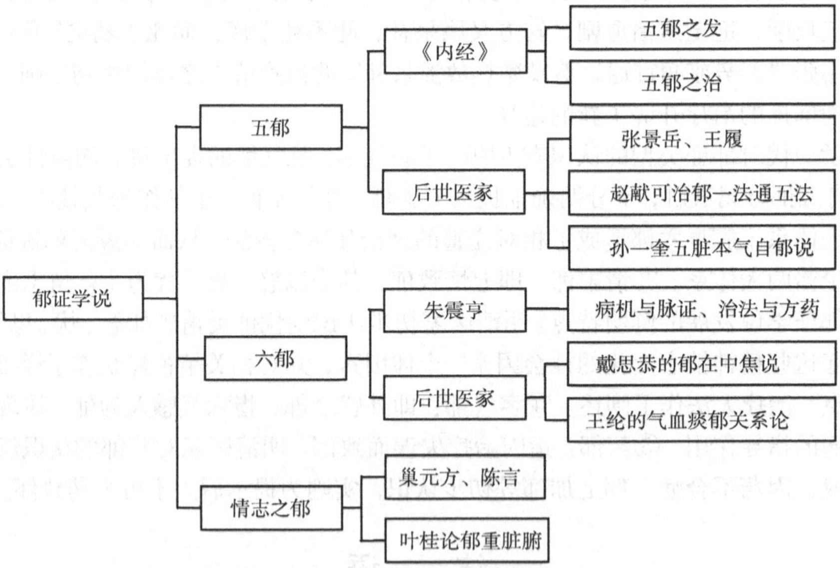

思考题

1. 简述《黄帝内经》五郁之说。
2. 简述赵献可对郁证的认识。
3. 何为五脏本气自郁说？
4. 简述朱丹溪的六郁之说。戴思恭与王纶是如何发展朱氏学说的？
5. 叶桂治郁的原则是什么？

第三章　中医主要学术流派

中医学术流派是中医学发展过程中形成的具有系统、独特的学术理论或学术主张，具有清晰的学术传承和一定历史影响的学术派别。学术流派是中医学发展到一定阶段和水平的产物，是在长期的学术传承过程中逐渐形成的。学术流派的产生有力地推动了中医学术的发展与进步，使中医理论体系得以不断补充和完善，临床疗效得到不断提高。目前学术流派众多，本书仅介绍伤寒学派、河间学派、易水学派、温病学派及汇通学派等主要学术流派。

第一节　伤寒学派

伤寒学派是以研究和阐发张仲景《伤寒论》的辨证论治、理法方药为主要研究内容的学术流派。东汉末年医学家张仲景著《伤寒杂病论》，将基础理论和临床经验有机地结合起来，融理法方药为一体，确立了中医临床医学辨证论治的体系，为临床医学发展奠定了坚实的基础。

由于东汉末年战乱频仍，该书曾一度散失不全，未能广泛流传。直到西晋太医令王叔和通过收集整理，将该书中伤寒部分的内容重新加以编次，名曰《伤寒论》，成为流传后世的重要传本。之后许多著名医家，从不同的角度，用不同的方法，致力于《伤寒论》研究，取得了显著的成果，逐渐形成伤寒学派。该派始于晋唐，盛于明清，其学术研究历千余年而不衰，对中医理论和临床医学的发展，特别是对外感热病的辨证论治体系的发展，有着深远的影响。根据伤寒学派在不同时期的学术研究特点，一般习惯上将其分为宋金以前伤寒八家和明清伤寒三派。

一、宋金以前伤寒八家

张仲景《伤寒论》自王叔和重新编次而流传后世，受到历代医家的普遍重视。从晋至宋金，研究伤寒之学的医家众多，仅王焘《外台秘要》就汇集了唐以前的 21 家的经验。然而这一时期研究伤寒最有成就者，约有八大家。他们是西晋王叔和、唐代孙思邈、北宋韩祇和、北宋朱肱、北宋庞安时、南宋许叔微、南宋郭雍、金代成无己。下面对这八位医家分述如下：

王叔和，西晋太医令，他与张仲景几乎前后同时代。他对已经散失不全的《伤寒杂病论》进行收集，并进一步进行重新编次整理，使《伤寒论》得以保存并流传后世。王氏所整理的《伤寒论》传本为 10 卷 22 篇。一般认为，前 3 篇“辨脉法”“平脉法”“伤寒例”和后八篇汗、吐、下、可与不可诸篇，均为王叔和所增，中 10 篇即从“辨太阳病脉证并治上”到“辨阴阳易差后劳复病脉证并治”，保留了张仲景辨治伤寒的基本内容。王叔和所增加诸篇内容，反映了他研究《伤寒论》的成果，可知其研究思路是从病、脉、证、治入手，尤其重视对脉诊的辨析和治法的宜忌，这在伤寒研究中是有其独到之处的。另外，他在“伤寒例”中对一些理论问题进行了探讨，如寒毒发病，引《内经》以例伤寒三阴三阳，重申风伤卫、寒伤营等，皆为首倡而对后世学术研究起到了导向作用，产生了深远影响。对于王叔和整理编次《伤寒论》，历来褒贬不一。褒扬者认为，王叔和整理编次《伤寒论》，阐明再现了张仲景辨证论治的规律，为《伤寒论》的传承做出了不可磨灭的贡献。贬低者认为，王叔和“编次伤寒全书，苟简粗率，仍非作者本意”“妄入已见，碎剪美锦，缀以败絮，盲瞽后世”，主要是批评王叔和编次粗率，又加入了不少自己的研究内容。

孙思邈，唐代著名医学家，著有《备急千金要方》《千金翼方》各30卷。孙氏晚年研究伤寒的内容，见于《千金翼方》的第九、十两卷中。他指出“伤寒热病，自古有之，名贤濬哲，多所防御，至于仲景，特有神功，寻思旨趣，莫测其致，所以医人未能钻仰”。他创用了“方证同条，比类相附”的研究方法，以方为法，归类相从，以揭示伤寒六经辨治的规律。例如，太阳病分为桂枝汤法、麻黄汤法、青龙汤法、柴胡汤法、承气汤法、陷胸汤法等。这种以方为纲比附归类的研究方法，开后世以方类证研究之先河，也为其他多种分类研究方法提供了借鉴。孙氏研究伤寒的另一重要观点，推崇太阳病桂枝、麻黄、青龙三法的运用，他说：“寻方大意，不过三种：一则桂枝，二则麻黄，三则青龙，凡疗伤寒，此之三方，不出之也。”这一观点对后世医家产生了深远影响，明代方有执、喻昌宗其说而发挥为“三纲鼎立”之说，成为错简重订派的主要观点之一。

韩祗和，北宋医家，著《伤寒微旨论》，惜原本已佚。今有传本，系后人自《永乐大典》中辑出。韩氏分析伤寒之病机为阳气内郁，治伤寒杂病于一炉，强调从脉证入手分辨。他主张杂病应以证为先，脉为后；伤寒则以脉为先，证为后。只师仲景之心法，而不必拘泥于《伤寒论》中之方药，故其临证多用自拟方。尤以依时令用药为特色，大致分立春以后至清明以前、清明以后至芒种以前、芒种以后至立秋以前三个阶段，在诸家中为独到之处。

朱肱，北宋医家，曾任奉仪郎，故后人又多尊称为朱奉仪，著有《南阳活人书》。朱氏治疗伤寒，重视经络的作用，曾谓“治伤寒须先识经络，不识经络，触途冥行，不知邪气之所在”。他认为伤寒三阴三阳病即是人足六经为病，主张从经络辨识病位，伤寒六经经络之辨自此倡言。其又注重病与证的鉴别诊断，主张“因名识病，因病识证”，可谓是病与证结合辨析的首倡者。诊断上强调脉与证合参以辨阴阳表里。方药研究则承袭孙思邈之法，以方汇证，颇切实用。

庞安时，北宋医家，以善治伤寒闻名于江淮间，著《伤寒总病论》。庞氏阐发广义伤寒的病因，为冬伤于寒毒杀厉之气，即病者为伤寒，不即病者寒毒藏于肌肤，至春发为温病，至夏发为暑病，至长夏发为湿病，于八节可为中风。这种说法系承袭《伤寒例》并发挥而来。他又强调人的体质强弱、宿病之寒热、地域之南北高下、季节气候对伤寒发病与转归的影响，颇具有临床指导意义。他讨论天行温病为感受四时乖戾之气而发，具有流行性、传染性。天行温病的辨治与伤寒大异，也不同于一般温病。他结合发病时节与证候，将天行温病按孙思邈的命名分为五种，曰青筋牵、赤脉攒、黄肉随、白气狸、黑骨温，各系以主治方药，大率以清热解毒为法，重用石膏组方。虽其证治方药均取材于孙思邈的《备急千金要方》，但其汇集成篇，以示有别于伤寒，亦属有先见之明。庞氏使用石膏对后世余师愚治疫重用石膏不无影响。

许叔微，南宋医家，著《伤寒百证歌》《伤寒发微论》《伤寒九十论》等。许氏于《伤寒论》的八纲辨证最有研究，主张以阴阳为纲，统领表里寒热虚实，并把六经分证和八纲辨证紧密地结合起来。其著作《伤寒百证歌》《伤寒发微论》均体现了这一思想。许氏对伤寒方证的临床应用十分娴熟，其《伤寒九十论》就是他临床应用仲景方验案汇编而成，共收集其伤寒医案 90 例，其辨证、方治及论说皆本于《伤寒论》，颇具启发性。

郭雍，南宋医家，著有《伤寒补亡论》。郭氏因《伤寒论》中方药多有缺失，遂摭取后世方以弥补之。他所取以朱肱、庞安时、常器之三家为多，兼擅其长。朱、庞之书，世有传本，而常器之论著已佚，赖《伤寒补亡论》存其一二。常氏善守仲景方而活用之，对原论中未出方治诸条，常氏每取经方补之，而颇切当。如“疮家身疼痛不可发汗”条，常氏谓可予小柴胡汤；“太阳病吐之，反不恶寒，不欲近衣”，予竹叶石膏汤等，郭氏收采世说以补亡，确有意义。

成无己，金代医家，著《注解伤寒论》《伤寒明理论》。他是注解《伤寒论》的第一家，有首创之功。金氏注释的特点可概括为以经释论，即以《内经》《难经》的理论来解释《伤寒论》条文中蕴含的机理，注释水平较高。例如，他曾引用《灵枢·邪气藏府病形》中“形寒饮冷则伤肺”来解释《伤寒论》中小青龙汤证外寒内饮的病机。他还特别重视对伤寒症状的鉴别，其所著《伤寒明理论》就是一部关于伤寒临床症状鉴别诊断的专著。书中列举《伤寒论》中 50 个常见的主要症状进行类症鉴别，如发热、寒热、潮热、烦躁四者的异同，四逆和厥冷的鉴别等，其于定体、分形、析证、明理，颇有独到见解。

从晋唐至宋金，研治伤寒者不下数十家，举以上八家为其代表，各从不同角度阐发《伤寒论》的辨证论治精神，他们的学术成就对后世治伤寒诸家有很大影响。至此，伤寒学派已初具规模，成为我国医学史上众所公认的一个学术流派。

二、明清伤寒三派

宋金以前，伤寒诸家治伤寒各擅其长，主要是对《伤寒论》原著进行搜集、整理、注释、阐发。对王叔和编次《伤寒论》没有异议。但是自从明代方有执倡言错简重订，开启了后世伤寒学术争鸣之端，至清代诸家各张其说，围绕着《伤寒论》的编次注释、研究方法及六经本质等问题，展开了热烈的论争。进而由学术争鸣渐次形成伤寒内部不同的学术派别，即错简重订派、维护旧论派和辨证论治派。不同学术观点争鸣反映了伤寒学术研究的兴旺，也推动了伤寒学术研究的发展。

1. 错简重订派　该派认为世传本《伤寒论》有错简，主张考订重辑。此观点为明末方有执所首先提出，清初喻嘉言大力倡导之，而后从其说者甚众，最终形成错简重订一派。

方有执，明代医家，著《伤寒论条辨》。其云：“曰伤寒论者，仲景之遗书也；条辨者，正叔和故方位而条还之之谓也。”方氏所重订，削去“伤寒例”；合“辨脉”“平脉”改置篇末；对六经证治诸篇大加改订：把太阳病三篇分别更名为“卫中风”“营伤寒”“营卫俱中伤风寒”，将桂枝汤证及其相关条文共 66 条 20 方列入“卫中风”，麻黄汤证及相关条文 57 条 32 方列入“营伤寒”，青龙汤证及相关条文 38 条 18 方列入“营卫俱中伤风寒”。六经之外，另增“辨温病风温杂病脉证并治篇”，计 20 条 3 方。以为如此便基本恢复了《伤寒论》原貌。

喻昌，清初医家，著《尚论张仲景伤寒论重编三百九十七法》。喻昌赞赏方有执错简重订的观点，并发挥为三纲鼎立之说，即四时外感以冬月伤寒为大纲，伤寒六经以太阳经为大纲，太阳经以风伤卫、寒伤营、风寒两伤营卫为大纲。以此三纲订正仲景《伤寒论》为397法，113方。其"尚论篇"虽保留叔和之"伤寒例"，但其意在驳之，对成无己之校注亦大加批评，与方有执尊重王叔和，含蓄地批评后世注家的做法不同。以致后来从其说者无不攻击王叔和，批驳成无己，喻氏可谓始作俑者。

错简重订派的医家还包括以下几位：

张璐，清初医家，著《伤寒缵论》《伤寒绪论》。张氏观点悉从方有执、喻昌两位医家，尤以喻昌之说为法。吴仪洛，清代医家，著《伤寒分经》。吴氏推崇喻昌"尚论篇"，附和其397法之说。吴谦，清初医家，乾隆时任太医院院判。吴氏奉敕编著《医宗金鉴》，内有《订正仲景全书》。其中《订正伤寒论注》，其编次悉以方有执《伤寒论条辨》为蓝本，取方有执、喻昌的注释亦复不少。因其为御赐书名且颁行天下，故其影响甚大。其后从方有执、喻昌之说者甚众，与此不无关系。程应旄，清代医家，著《伤寒论后条辨直解》。程氏倡伤寒六经统赅百病之旨。章楠，清代医家，著《伤寒论本旨》。《伤寒论本旨》系章氏依方有执风伤卫、寒伤营、风寒两伤营卫之例编定而成。周扬俊，清代医家，著《伤寒论三注》。周氏兼采方有执、喻昌两家之说，合参己见，故其著作名为《伤寒论三注》，但每篇首揭经脉环周之说为其独创。黄元御，清代医家，著《伤寒悬解》。黄氏侈言错简尤甚，兼采方有执、喻昌之说。其著作以阐发五运六气见长。

总之，错简重订派，自方有执倡导，后世医家和者甚众，故尔成派。诸医家以错简为由，行重订之实。其所重订，大多围绕风寒中伤营卫之说为辨。这在一定程度上揭示了张仲景伤寒六经辨证论治的规律性。该派医家思想活跃，不囿于旧说，有一定创新精神，为伤寒研究注入新风，固为可嘉。然而，该派医家过分强调恢复《伤寒论》旧貌为目的，则不免有强加于古人之嫌。

2. 维护旧论派 维护旧论派是由主张维护世传《伤寒论》旧本内容的完整性和权威性的众多医家组成。同讥讽王叔和、批评成无己的错简重订派诸家相反，维护旧论派诸家对王叔和编次《伤寒论》和成无己首注《伤寒论》持基本肯定和褒扬的态度。他们认为王叔和编次《伤寒论》使之流传后世有功于仲景；成无己首注《伤寒论》，引经析奥，为后世诸注家所不及。因此，世传旧本《伤寒论》的内容不能随便改动。尤其是《伤寒论》中十篇即六经证治部分并无错简，无需重订。只可依照原文研究阐发，才能明其大意。该派主张仿照治经学的章句法进行注释，故称维护旧论派。该派代表医家有张遂辰、张志聪、张锡驹、陈念祖等。

张遂辰，明代医家，著《伤寒论参注》。张氏认为王叔和所编次的《伤寒论》虽卷数略有出入，但是其内容仍是长沙之旧；成无己依旧本全加注释，其"引经析义，诸家莫能胜之"。故张氏著作悉依成氏注本，篇卷次第及成氏注文一仍其旧，并选择地增列了后世医家如朱肱、庞安时、许叔微、张元素、李杲、朱震亨、王履、王肯堂诸家之说，故著作名曰《伤寒论参注》。在伤寒诸家中，张氏可谓是尊王赞成之最为旗帜鲜明者。

张志聪，清代医家，张遂辰之高徒，著《伤寒论宗印》和《伤寒论集注》。张氏承其师说，认为《伤寒论》传本之条文编次，不但没有错简，而且义理条贯，毫无阙漏。故就原本"汇节分章"然后"节解句释，阐幽发微"，如此则"理明义尽，至当不移"，此即所谓章句法，成为维护旧论的有力武器。但是张氏认为"伤寒例"确属王叔和所作，初稿于论末，后竟删之，并将"辨脉""平脉"置于论末，是与其师不同处。张氏对方有执、喻昌等的三纲鼎立说大加反对，对成无己的某些注释也有不同见解。张氏首倡六经气化说，主张以五运六气、标本中气之理来理解伤寒六经的生理病理，则伤寒三阴三阳之病，多是人体六气之化，而人体六气之化，“本于司天在泉五运六气之旨”。自此，六经气化说成为伤寒六经研究的一个重要内容。

张锡驹，清代医家，与张志聪同学于张遂辰，著《伤寒论直解》。张氏于三阴三阳诸篇悉依旧本次第，并依张志聪《伤寒论集注》所分之章节为之阐发。张氏对于六经，亦持气化之说，认为六经六气有正邪两个方面，正气之行，由一而三，始于厥阴，终于太阳，运行不息，周而复始；邪气之传，由三而一，初犯太阳，终传厥阴，唯其传变有不以次，当随其证而治之。此为辨析六经传变之要旨。

陈念祖，清代医家，著《伤寒论浅注》《伤寒真方歌括》《长沙方歌括》和《伤寒医诀串解》等。陈氏是继钱塘二张之后力主维护旧论，反对错简重订影响最大的医家，维护旧论派的中坚。陈氏依张志聪所分章节，定为397法。自“太阳篇”至“劳复篇”十篇皆本《伤寒论》，自此风行。陈氏对二张从运气角度阐发六经之理颇为赞赏。

总之，维护旧论一派，反对错简重订，驳斥三纲之说。该派注重义理贯通，阐发六经气化，又不乏新见。除张遂辰外，诸家一律删去“伤寒例”，并非贬低王叔和，而是为突出张仲景不得已而为之之举。其尊王赞成的倾向是非常明显的。

3. 辨证论治派 明清时期伤寒学派医家中，有一些医家着眼于对张仲景《伤寒论》辨证论治规律的探讨和发挥。他们对错简重订和维护旧论的观点均持反对意见，他们认为不必在孰为仲景原著，孰为叔和所增这一问题上争论不休，而应当在发扬仲景心法方面下功夫。他们从不同的角度用不同的方法研究《伤寒论》，形成了伤寒学术研究中的辨证论治派。根据医家研究方法的不同，又可将辨证论治派细分为以柯琴、徐大椿为代表的以方类证派，以尤怡、钱潢为代表的以法类证派，以陈念祖、包诚为代表的分经审证派。

（1）以方类证派：以方类证的研究方法发源于唐代孙思邈的“方证同条、比类相附”，宋代朱肱亦曾用此法进行方证研究。至清代，柯琴、徐大椿进行以方类证研究，卓有成就。

柯琴，清代医家，著《伤寒论注》《伤寒论翼》《伤寒附翼》，三书合称《伤寒来苏集》。柯氏根据《伤寒论》中原有桂枝证、柴胡证等语，提出了汤证的概念，即将某汤方的主治证称作某汤证，如桂枝汤证、麻黄汤证等；并采用以方类证的方法，汇集方证条文分属于六经篇中。如“太阳病篇”汇集了桂枝汤、麻黄汤、葛根汤、青龙汤、五苓散、十枣汤、陷胸汤、泻心汤、抵当汤、火逆、痉暑湿共十一证类。桂枝汤证类则汇集桂枝汤脉证16条，桂枝坏证18条，桂枝疑似证1条，与桂枝证相关的18方，如桂枝二麻黄一汤、桂枝加附子汤等。在六经研究上，以经界释六经，提出六经地面说，“凡风寒湿热，内伤外感，自表及里，有寒有热，或虚或实，无乎不包”；并据此而提出了六经为百病立法，指出“伤寒杂病，治无二理，咸归六经节制”。这对于扩大六经辨证论治范围是很有意义的。

徐大椿，清代医家，著《伤寒论类方》。徐氏穷研《伤寒论》数十年，结合其临床实践经验，悟出仲景辨证之心法，“不类经而类方”。于是徐大椿大胆突破六经的束缚，把论中113方分作桂枝、麻黄、葛根、柴胡、栀子、承气、泻心、白虎、五苓、四逆、理中、杂方十二类。除杂方外，十一类各有主方与其主治条文，次列与主方有关的加减方。如桂枝汤方类即以桂枝汤为主方，以桂枝为基础的加减方则列入桂枝加附子汤、桂枝加桂汤、桂枝去芍药汤、桂枝去芍药加附子汤、桂枝加厚朴杏子汤、小建中汤、桂枝新加汤、桂枝甘草汤、苓桂甘枣汤、桂枝麻黄各半汤、桂枝二麻黄一汤、桂枝二越婢一汤、桂枝去桂加茯苓白术汤、桂枝去芍药加蜀漆龙骨牡蛎救逆汤、桂枝甘草龙骨牡蛎汤、桂枝加葛根汤、桂枝加芍药汤、桂枝加大黄汤等共19方。这种类方研究更切于临床应用。其类方虽未分经，但徐氏仍将六经主要脉证汇列于后，以便观览，并要求学者“熟记于心”，是知徐氏并非轻视六经。

（2）以法类证派：该派的研究方法为以法类证，以证论治，将有关条文汇列于大法之下，并加以阐述。以法类证的研究方法充分揭示了伤寒治法的规律。该派代表性医家为尤怡、钱潢。

尤怡，清代医家，著《伤寒贯珠集》。尤氏治伤寒以突出治法研究为特点。三阳篇归纳为八法：正治法、权变法、斡旋法、救逆法、类病法、明辨法、杂治法和刺法。如太阳病以麻黄、桂枝为正治法；以大小青龙、小建中、炙甘草及桂枝二麻黄一为权变法；以真武、四逆为斡旋法；以大小陷胸及诸泻心汤为救逆法。可知其所立治法一以其主证病机为针对。此外，太阳还有类病法，阳明又有明辨、杂治二法，少阳则有刺法。三阴经亦有表里温清诸法可辨。如此则一部《伤寒贯珠集》，以治法提纲挈领，归于一贯，颇受后人好评。

钱潢，清代医家，著《伤寒论证治发明溯源集》。钱氏以研究六经分证治法为指导思想，所归纳治法较为详细。如太阳中风证治分作：中风正治、太阳坏病、中风失治、中风火劫、中风误吐、中风误汗、汗下颠倒、中风误下、中风蓄血九证。钱氏在以法类证研究中吸收了方、喻的风伤卫、寒伤营、风寒两伤营卫的观点。故其“太阳病上篇”为中风证治，“太阳病中篇”为伤寒证治，“太阳病下篇”为风寒两伤营卫证治，是承袭三纲学说而以法类证者。

尤怡与钱潢均注重《伤寒论》的治法研究，但钱潢墨守方有执、喻昌三纲之说，所立治法亦过细；尤怡则超脱方有执、喻昌之外，以治法为纲统领病证、病机与方药，别具一格。

（3）分经审证派：该派对《伤寒论》的研究采用分经审证的方法，由陈念祖创立，代表性医家还有包诚等。

陈念祖，清代医家，著有《伤寒医诀串解》等。陈氏虽为维护旧论派的中坚，但其晚年对《伤寒论》的临床研究，采用分经审证的研究方法。如太阳病分作经证、腑证和变证。经证有虚实之分，虚者桂枝汤，实者麻黄汤。腑证有蓄水蓄血之异，蓄水证用五苓散，蓄血证用桃仁承气汤。变证有从阳从阴之化：阳虚者多从少阴寒化，四逆汤、桂枝加附子汤；阴虚者多从阳明热化，白虎加人参汤、承气汤之类。阳明少阳亦分经腑，太阴有阴化阳化，少阴有水化火化，厥阴有寒化热化。如此分证深得六经六气之旨，这对于掌握六经病机、传变特点和证治规律极有帮助。

包诚，清代医家，著《伤寒审证表》。包氏亦主张从六经审证。包氏将太阳经分作本病中风、本病伤寒、兼病、阳盛入腑、阴盛入脏、坏病、不治病七证；阳明经分作腑病连经、腑病、虚证、不治病四证；少阳经分作经病、本病、入阳明病、入三阴病、坏病五证；三阴经均有脏病连经、脏病两证，少阴、厥阴各多出不治病一证。综其分证特点，经病主表，脏腑主里，腑病多实，脏病多虚而已。

陈念祖、包诚之分经审证俱从六经分证。唯陈氏融入六经气化之说，将深奥的理论落实到临床证治，实属难能可贵；包氏注重从经、腑、脏的传变上分辨表里虚实，亦切于临床实用。

纵观伤寒学派的形成和发展轨迹，可见其发端于晋唐，形成于宋金，兴盛于明清。由于历代医家通过整理、校勘、编次、注释等形式，将自己的临证经验与体悟，融汇其中，而使伤寒学说的内容不断丰富，应用范围不断扩大，学术水平不断提高。明清时期伤寒学派内部的论争，也成为伤寒学说不断发展的推动力。

思维导图

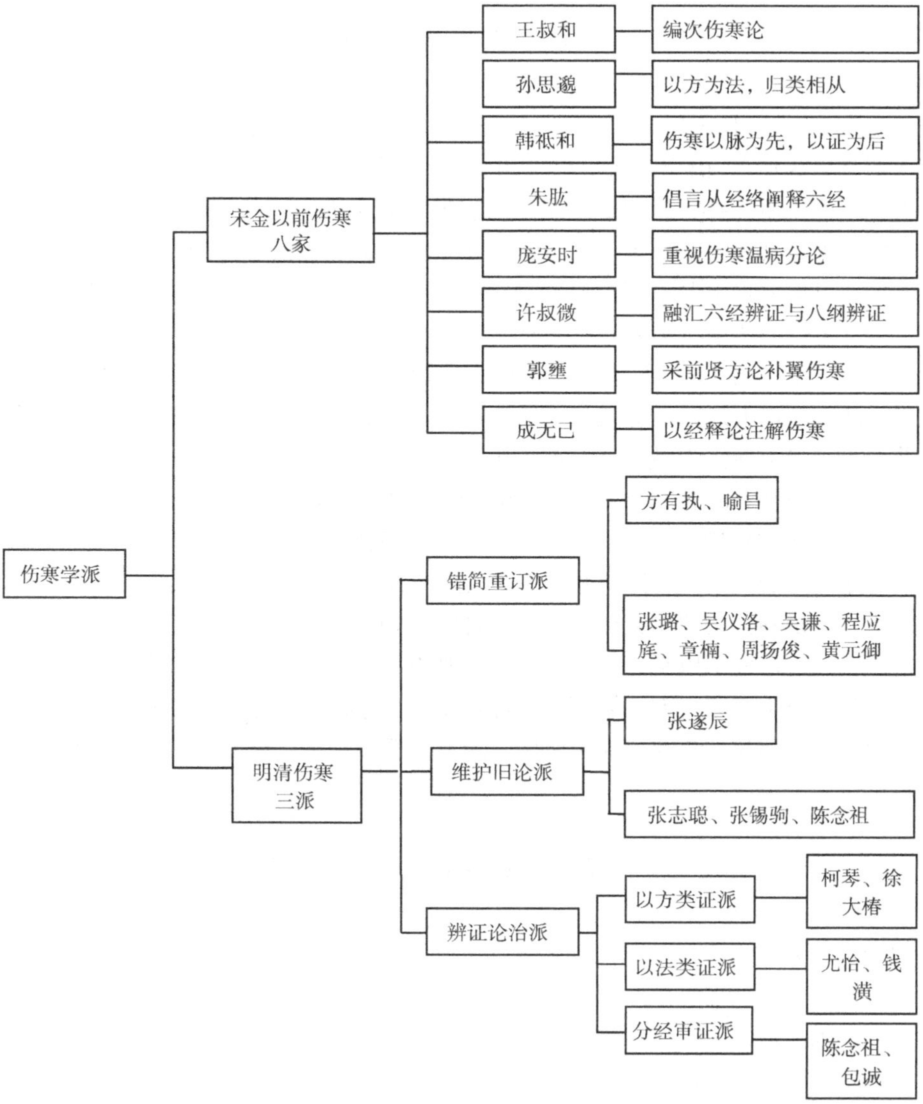

思考题

1. 试论宋以前伤寒八家的主要伤寒学术成就。
2. 试述明清伤寒三派的主要学术观点及代表性医家。

第二节　河间学派

河间学派是由宋金时期河北河间著名医家刘完素创立的医学流派。该学派以阐述火热病机、善治火热病证而著称于世。故医学史上有“热病用河间”之说。该学派创立之初，研究内容侧重于外感病的火热病机、病证。后来研究内容则渐及内伤杂病之火热病机、病证，或旁及各种外感、内伤之实证，而各成一派。故该派创立发展的过程，可划分为两个阶段。

一、河间学派的创立

宋代，《太平惠民和剂局方》盛行，“官府守之以为法，医门传之以为业，病者恃之以立命，世人习之以为俗”。由于《太平惠民和剂局方》用药多偏温燥，故对于温热患者或阳盛阴虚患者，不但于事无补，反因滥用温燥而成弊，造成热病丛生。此种现象在北方很明显，因北方气候干燥，其人“秉赋多强，兼以饮食醇酿，久而蕴热……人情淳朴，习于勤苦，大抵充实刚劲”。即使外感风寒亦往往容易化热生燥，不耐《太平惠民和剂局方》药物助热劫阴之苦，何况感受温热乎？另外，这一时期的医学界，因循守旧之风仍劲，一些人墨守张仲景《伤寒论》陈规，不问伤寒与温病，治辄投以辛温，每每贻误患者。除此之外，宋金之际，战乱频繁，北部的广大地区沦为战场，社会动荡，生活不定，加之天气炎热，致使瘟疫不断流行，非局方、经方所能奏效，众医亦束手无策。

面对这样的形势，河北医家刘完素，在当时社会革新思想的影响下，首先起而探讨解决这些疾病的新方法和新理论。他在《内经》运气学说的影响下，潜心钻研病机十九条的理论，发现六气之中，火居其二，病机十九条中，火热居其九，认识到火与热是导致人体多种病变的重要因素。于是刘完素便用火热来阐发各种疾病的机理，不仅扩大了《内经》火、热邪气致病的范围，而且形成了以火热为核心的学术观点。刘完素力倡“六气皆能化火”说、五志过极皆为热说，力主寒凉之剂抑阳泻火、解表攻里、降心火益肾水，其中尤殚心于六气化火说及外感热性病的治法。自此，刘完素始以局方、经方立异，形成对峙之势，而成为河间派的开山祖师。

二、河间学派的发展与演变

自刘完素创火热论独树一帜后，承袭其术者不乏其人。有亲炙其学者，有私淑其学者。在河间学派的发展演变过程中，其研究方向、治疗方法均发生了变化，从而分化出攻邪派、滋阴派两派，极大地促进了中医理论的发展。

亲炙其学者，据史料记载，有穆大黄、马宗素、荆山浮屠等。穆大黄，名字、里籍及著作俱无从考。唯锦溪野叟跋《三消论》云：“麻征君止取《三消论》即付友人穆子昭，子昭乃河间门人穆大黄之后也。”马宗素，著《伤寒医鉴》一书，从伤寒病的角度来宣扬刘完素的火热论，大张刘氏“人之伤寒则为热病，古今一同，通谓之伤寒”及“六经传受皆是热证”之说。荆山浮屠，姓氏、里籍与著作亦无从考，《明史·方技·戴思恭传》云：“震亨……学医于宋内侍钱塘罗知悌，知悌得之荆山浮屠，浮屠则河间刘守真门人也。”可知其学一传于罗知悌，再传于朱震亨，使河间之学由北方而传到南方。

罗知悌，著作不详。宋濂《丹溪先生墓表》云：“罗司徒知悌，宋宝佑中寺人，精于医，得金士刘完素之学，而旁参于李杲、张从正二家。尝言医学之要，必本于《素问》《难经》，而湿热相火，为病最多，人罕有知其秘者。兼之长沙之书详于外感，东垣之书详于内伤，必两尽之，治病方无所憾。区区陈、裴之学，泥之且杀人。”弟子朱震亨沿袭其说，尤重相火为病，大倡“阳有余阴不足论”，治疗强调滋阴降火，而开后世滋阴一派的先河，并擅长气、血、痰、郁等杂病的论治，是完素之学传至震亨已渐变矣。传朱震亨学说的门人，主要有赵道震、赵良仁、戴垚、戴思恭、王履、刘叔渊、刘纯等。最有成就者，当推戴思恭、王履。戴思恭，著有《推求师意》《证治要诀》等书，畅发其师的“阳有余阴不足论”及论治杂病的心法，他所发挥的气血盛衰论，发展了丹溪乃至河间研究火热的学术思想，对后来汪机的学术观点产生了很大的影响。王履，著有《医经溯洄集》等书。其学一本震亨“起度量，立规矩，称权衡，必也《素》《难》诸经”之说，于《内经》《难经》理论多有独到见解，并倡伤寒、温暑为治不同论，充实了河间火热论的观点。

私淑朱震亨，竞传其学者，则有汪机、王纶、虞抟、徐彦纯等，尤以汪机、王纶成就最著。汪机，明代安徽祁门人，著有《石山医案》等，其学源于朱震亨，并受到戴思恭的影响。但倡卫有余营不足论，谓卫有余而不待于补，营不足则以人参、黄芪补之，实与朱震亨泻火养阴之旨已大有不同。王纶，明代浙江慈溪人，著有《明医杂著》一书。其传震亨之学，尤对震亨论治杂病的心法体会深刻，强调“气、血、痰三病，多有兼郁者，有郁久而生病，或久病而生郁，或误药杂乱而成郁”。

略先于朱震亨而私淑刘完素之学的，有葛雍、镏洪、张从正及弟子麻九畴、常德等。葛雍，《医籍考》云：“编《河间刘守真伤寒直格》三卷，亦为传河间之学者。”镏洪，著《伤寒心要》一书，《伤寒辨注》云：“其论伤寒，大率以热病为主，此得河间之一偏。”以上二家，虽非刘完素门人，确是最守刘完素火热论的，其著作之内容，虽多寡悬殊，然立论之旨，与马宗素之《伤寒医鉴》几无二致。

张从正是私淑刘完素之学，非常有成就的医家。《金史》载：“其法宗刘守真，用药多寒凉。”张从正阐发河间六气病机之旨，尝有“风从火化，湿与燥兼”之论，并认为风、火、湿、燥，皆为邪气，邪留正伤，邪去正安，故治法以攻邪为宗，遂成为攻邪派的师祖。是河间之学传至张从正，又为之一变矣。张从正的入室第子有麻九畴、常德。麻九畴，易州人。长于经史，《归潜志》云；“晚更好医方，与名医张子和游，尽传其学。”子和所著书，多半出于麻九畴手。张颐斋序《儒门事亲》曰：“宛丘张子和，兴定中召补太医，居无何求去，盖非好也。于是退而与麻征君知几、常公仲明辈，日游灏上，相与讲明奥义，辨析至理，一法一论，其大义皆子和发之，至于博之于文，则征君所不辞焉。议者咸谓，非宛丘之术，不足以称征君之文，非征君之文，不足以弘宛丘之术，所以世称二绝。”常德，镇阳人。著有《张子和心镜》。首论刘河间双解散，以及从正增减之法，其余都属于刘、张二家的绪论。私淑从正之学的有李子范。《儒门事亲·后序》云：“有隐士林虑李君子范者，以其有老母在，刻意岐黄，及得是书，喜而不舍，遂尽得宛丘之传。”李子范为私淑从正之学而有心得者。

总之，河间学派是在特定的历史背景和社会环境下形成的，初期以发明火热病机、善用寒凉药物而名噪一时，在以后的发展过程中，又先后以攻邪、滋阴而闻名于世，从而分化出攻邪派、滋阴派。该派所研究的内容，在理论上有新的突破，在临证上有重要成果，促进了中医病机学和治疗学的发展，并为明清温病学派的产生奠定了基础，是中医学术史上最具影响的学派之一。

思维导图

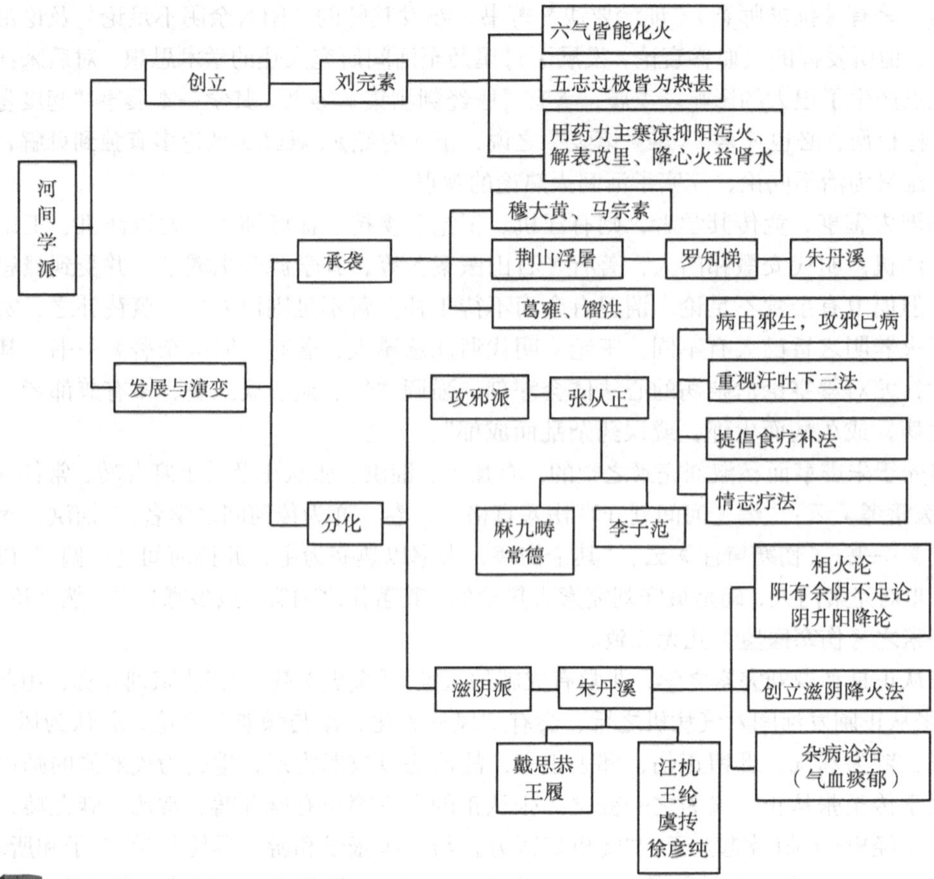

思考题

1. 试举出河间学派的代表性医家。
2. 试述河间学派研究的主要内容。
3. 河间学派是如何形成及发展起来的？其对中医学的发展有何影响？

第三节 易水学派

易水学派是指由易州医家张元素创立的，以脏腑病机及辨证治疗为研究方向的医学学派。张元素在总结前人经验和理论的基础上，结合自身的临床实践，探索脏腑辨证，创立了较为系统的脏腑寒热虚实辨证体系。在张元素学术的影响下，其弟子及再传弟子从不同角度对脏腑病机进行阐发，他们或重视脾胃对人体的重要作用，或强调阴证的病机证治，或进一步丰富发展脾胃学说，从而促使脏腑辨证日益完善。后世医家私淑易水学派者甚多，明代医家在脏腑病机的研究方面，突出探讨肾和命门病机，从阴阳水火不足的角度探讨脏腑虚损病证的辨证治疗，建立了以温养补虚为临床特色的系列方法，后世称之为温补学派。然而就温补学派的理论而言，实为易水学派思想的进一步发展。

一、易水学派的形成

魏晋至宋代，中医学的发展主要体现在经验方的积累和应用，而医学理论方面的研究非常少。金元时期，北方战火不断，人民饱受战乱、劳役、惊恐之苦，内伤病证发生较多，这为脏腑病机研究提供了临床基础。在这种背景下，张元素整理总结《内经》《难经》《金匮要略》《中藏经》有关脏腑辨证的医学理论，吸取《千金方》《小儿药证直诀》的脏腑辨证用药经验，结合临床实践经验，创立了以寒热虚实为纲的脏腑辨证体系，成为易水学派的开山。在张元素学术理论的影响下，其门人弟子李杲、王好古，再传弟子罗天益，逐步转向特定脏腑病机理论的研究，并各有建树，使脏腑辨证理论体系日臻完善，形成了著名的易水学派。

张元素，著有《医学启源》《脏腑标本寒热虚实用药式》《珍珠囊》等。张元素的脏腑辨证体系包括：依据《内经》概括了各脏腑的生理功能，对各脏腑病证按照虚实寒热脉证进行分类，各脏腑病证的演变预后，各脏腑病证的治疗方药。张元素的脏腑辨证体系，既有理论又有经验，在今日仍不失其临床应用价值。张元素在重视脏腑辨证的同时，把脏腑经络和药物的性味相结合，制订了药物法象，将其常用药物划分为风生升、热浮长、湿化成、燥降收、寒沉藏五类，提出了药物归经说和引经报使说，促进了中药理论的发展。

李杲，著有《脾胃论》《内外伤辨惑论》《兰室秘藏》等。李杲师从张元素，尽得其传。在其师脏腑辨证理论的启示下，李杲对脾胃的功能和病理变化做了深刻的论述。李杲指出脾胃为血气阴阳之根蒂，脾胃在人体气机的升降中起重要作用，脾胃损伤则百病由生。脾胃损伤多导致内伤热中病证，李杲将内伤热中的病机高度概括为“火与元气不两立，一胜则一负”。李杲进而制订了益气升阳、甘温除热等治法，创制了补中益气汤、升阳益胃汤、补脾胃泻阴火升阳汤、当归补血汤等千古名方，被后世称为补土派的代表、易水学派的中坚。

王好古，著有《阴证略例》《医垒元戎》《此事难知》等。王好古初师从张元素，后又从学于李杲，得张、李二家之传。王好古在脏腑辨证方面，重视脏腑内伤、阳气虚损的影响，发挥为阴证论，成为一家之言。在王好古的著作《阴证略例》中，王好古认为“阴证一节，害人为尤速”。阴证病因，王好古强调“内已伏阴”，即患者由于劳倦内伤、禀赋素弱、饮食生冷导致阳气损伤，进一步“感寒饮冷”或“误服凉药”而发为阴证。在阴证的辨证方面，王好古重视脉色合参，创立了“内伤三阴例”：面青或黑，脉弦而弱者，伤在厥阴肝之经；面红或赤、脉细而微者，为伤在少阴肾之经；面黄或洁、脉缓而迟者，为伤在太阴脾之经。在阴证的治疗上，王好古总结前人的经验，明确提出“三阴可补”治法。王好古治疗阴证所用方剂，除了张仲景的通脉四逆汤、当归四逆汤、理中汤外，又广泛收集后世温补脾肾的方剂如返阴丹、正阳散、附子散、白术散等作为补充。

罗天益，著《卫生宝鉴》。罗天益师从李杲十余年，得其真传。罗天益不仅全面继承了李杲的学术思想，而且又有了进一步的发挥。如罗天益论述脾胃所伤，将饮食所伤分作食伤和饮伤；将劳倦所伤，分为虚中有寒和虚中有热。罗天益的论点比李杲的更加详尽而又有条理。在脾胃病的治疗方面，罗天益主张以甘辛温补为法，慎用寒凉，反对滥用下法。例如，罗天益治疗气虚头痛所创立的顺气和中汤，即以补中益气汤为基础，加入川芎、蔓荆子、细辛、白芍而成。罗天益在脏腑辨证中，又重视三焦寒热辨治。罗天益认为三焦既包括五脏六腑，又为元气之别使，三焦元气条畅，则脾胃健运。罗天益的三焦辨治为后世三焦病机的研究奠定了坚实的基础。

二、易水学派的发展

元代以后，朱震亨的医学理论风行于世，时医学习震亨之学，不得要领，导致临床用药多偏执于苦寒泄火，常常损伤脾胃，克伐真阳，形成乱用苦寒药物的时弊。有鉴于此，明代的一些医家，以薛己为先导，在继承李杲重视脾胃的理论基础上，进一步重视肾和命门的病机，强调脾胃和肾中阳气对生命的主宰作用，在辨证论治方面或侧重于脾胃，或侧重于肾命，立足于先后天之本，善用甘温补养药物治疗内伤虚损病证。代表性医家除了薛己外，尚有孙一奎、赵献可、张介宾、李中梓等，后世称之为温补学派。温补学派重视脾肾的学术理论是易水学派脏腑辨证的进一步发展。

薛己，著有《内科摘要》《外科枢要》《正体类要》等。薛己幼承庭训，通晓各科，曾任太医院院使。薛己继承了李杲的脾胃理论，"胃为五脏本源，人身之根蒂""人之胃气受伤，则虚证蜂起"。在虚证的治疗上，薛己强调治病必求于本，强调治疗必滋其化源，即是重视脾胃作用的体现。选方上薛己多使用补中益气汤、四君子汤、六君子汤、十全大补汤等。薛己认为临床如果补脾不应，当求之于肾。若肾阴不足，用六味丸，壮水之主以镇阳光；若命门相火不足，用八味丸，益火之源以消阴翳。黄履素评价薛己"发前贤所未发，开千古之聋聩"。薛己在临床上崇尚温补，力戒苦寒，对明清以来的医学发展具有很大的影响，被誉为温补学派的先驱。

孙一奎，著《赤水玄珠》《医旨绪余》等。孙一奎治学，反对以方书为捷径，重视医学理论的研究。孙一奎对命门和三焦的阐发有独到之处，具有较高的临床价值。例如，孙一奎论述命门学说时，综合了《难经》的理论，也接受了《周易》中太极生万物的思想，从一"动"字着眼，提出命门动气说，即以命门为两肾间动气，为人身生生不息之根。孙一奎以此理论指导临床实践，自制壮元汤，配合东垣补中益气汤作为三焦元气不足之主方。对于肾虚不能纳气所致之喘证，孙一奎强调必须审识真阴、真阳的虚实，用安肾丸或六味地黄丸之类，纳气归元。在重视肾命的同时，孙一奎也重视保护脾胃。孙氏认为"治虚损之证，吃紧处功夫，只在保护脾胃为上"。

赵献可，著有《医贯》《邯郸遗稿》。其对《难经》命门学说提出异议，认为"命门即在两肾各一寸五分之间，当一身之中"，而非《难经》记载的左肾右命门。赵献可还指出命门为一身之主："命门为十二经之主，肾无此，则无以作强，而伎巧不出矣；膀胱无此，则三焦之气不化，而水道不行矣；脾胃无此，则不能蒸腐水谷，而五味不出矣；肝胆无此，则将军无决断，而谋虑不出矣；大小肠无此，则变化不行，而二便闭矣；心无此，则神明昏，而万事不能应矣"。在临床上，赵献可对内伤疾病的辨治，常从水火之气的盛衰入手，多使用六味地黄丸及八味肾气丸进行治疗。六味地黄丸治疗肾水虚而不足的阴虚火动证，即壮水之主，以镇阳光；八味地黄丸治疗命门火衰之阳虚证，即益火之源，以消阴翳。

张介宾，著有《景岳全书》《质疑录》《类经》等。张氏对命门的论述和赵献可略同。他认为命门"居两肾之中而不偏于右"，为人"立命之门户"。不同的是，张介宾又指出"命门与肾，本同一气""命门总主乎两肾，而两肾皆属于命门"，两者之间是一而二、二而一的关系。张介宾指出命门水火为脏腑之化源，火衰其本则阳虚之证迭出，水亏其源则阴虚之病迭出。治疗命门水火不足，张介宾创立了左归丸、右归丸，用甘温益火之品补阳以配阴，用纯甘壮水之剂补阴以配阳。阴阳之中，张介宾更重视阳气的作用。针对朱震亨提出的阳有余阴不足论，张介宾指出阳非有余阴本不足，在论述阳气的重要时，他认为"天之大宝，只此一丸红日，人之大宝，只此一息真阳""人是小乾坤，得阳则生，失阳则死"。张介宾的论述，为温补学说奠定了理论基础。

李中梓，著《医宗必读》《内经知要》《诊家正眼》《病机沙篆》等。李氏是明代既善于理论创新，又善于实践总结的医家。他重视先天，以薛己、赵献可、张景岳之法为宗，但补肾不拘于地黄；立意虽宗李杲，但治脾不泥于升、柴。对于脾肾二脏的关系，李中梓明确提出肾为先天之本，脾为后天之本。这对于中医理论发展中脾肾关系的争论，做出了较为客观平正的评价。李中梓论述阴阳水火关系，表现出明显的重阳倾向，曾说“气血俱要，而补气在补血之先；阴阳并需，而养阳在滋阴之上”。

明代医家发展了易水学派的脏腑病机学说。理论上，明代医家对于命门的部位和作用，提出了很多学术见解，积极地推动了中医理论的发展。在内伤杂病的治疗上，他们既重视调理脾胃，又重视调治命门水火，丰富了中医的治疗方法和手段。他们的学术思想和临床经验对清代医家尤在泾、张璐、高鼓峰等产生了深远的影响。易水学派也是现代中医研究的重要领域之一，许多专家致力于易水学派的研究，出版了大量有影响的专著。代表性的成果如李大钧、吴以岭主编的《易水学派研究》，白兆芝编纂的《易水学派宗师张元素》，赵艳、谷建军、于华芸编著的《易水四大家医案类编》，潘桂娟主编的《中医历代名家学术研究丛书——张元素》，郑洪新主编的《张元素医学全书》，张年顺等主编的《李东垣医学全书》，李志庸等主编的《张景岳医学全书》等。

思维导图

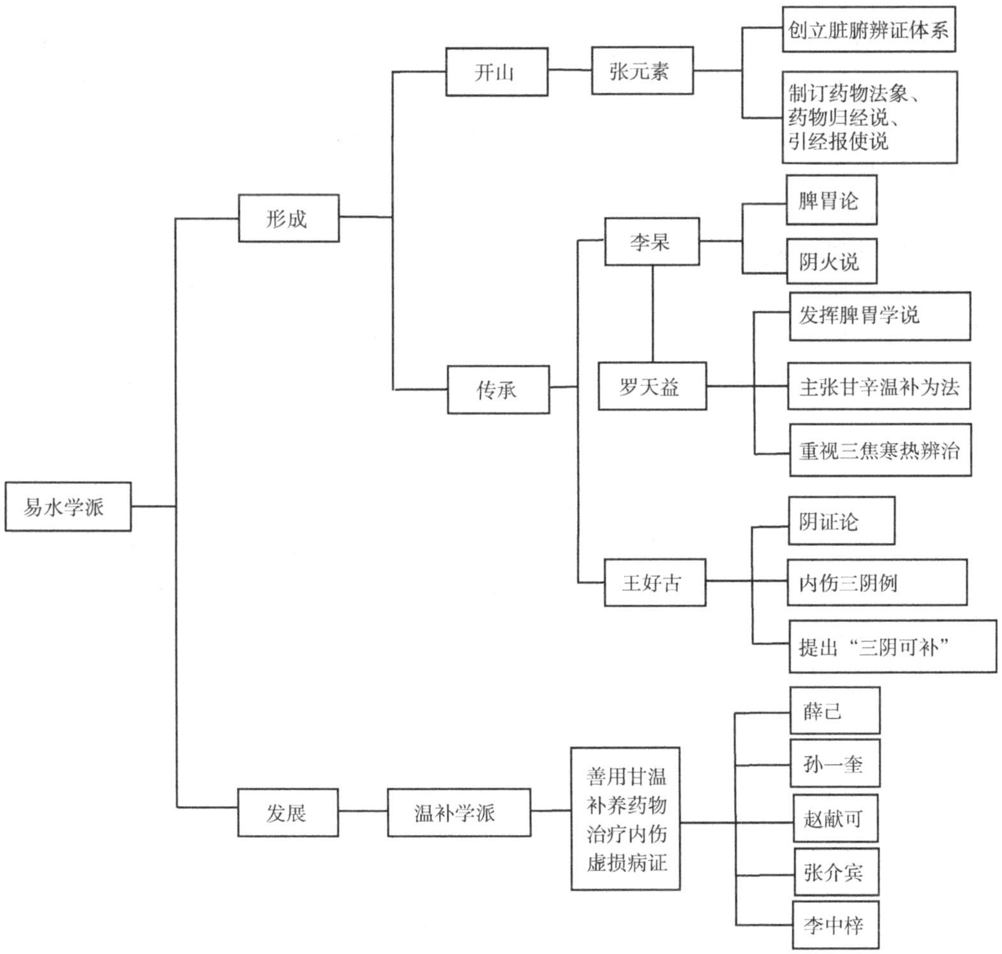

思考题

1. 试举出易水学派中四位代表医家及其代表著作。
2. 试述易水学派学术思想的发生与演变过程。
3. 易水学派学术思想的中心是什么？其对中医学的发展有何贡献？

第四节 温病学派

温病学派是以研究外感温热病的辨治规律为中心课题的医学流派。明清之际，温疫流行猖獗，尤以江浙一带为著，客观上促使江浙医家对温病进行研究，由此逐渐形成温病学派。温病学派对温热病的病因病机、辨治规律等方面的研究做出了巨大的贡献，推动了中医学的发展。

虽然温病学派形成于明清，但中医学对外感温热病的研究却早在春秋战国时期即已开始，而温病学说的确立又可追溯到金元时期。温病学派的奠基、形成、发展与整个中医学术发展密不可分。

一、奠基阶段

春秋战国时期中医学对温热病的探讨已经开始。在《内经》一书中有不少关于温病的记载。如《素问·生气通天论》曰："冬伤于寒，春必病温。"《素问·金匮真言论》曰："夫精者，身之本也，故藏于精者，春不病温。"《素问·热论》曰："凡病伤寒而成温者，先夏至日者为病温，后夏至日者为病暑。"《素问·刺法论》曰："五疫之至，皆相染易，无问大小，病状相似。"这些内容虽已涉及温病的各个方面，但均系散在的资料，不成系统。《难经》里亦载有一些论述温病的内容。"五十八难"曰："伤寒有五，有中风、有伤寒、有湿温、有热病，有温病……伤寒之脉，阴阳俱盛而紧涩；热病之脉，阴阳俱浮，浮之而滑，沉之散涩。"至汉代末年，张仲景的《伤寒杂病论》中也提到了对温病的认识。如"太阳病，发热而渴，不恶寒者为温病。若发汗已，身灼热者，名风温……太阳中热者，暍是也。其人汗出恶寒，身热而渴也"。

晋代王叔和、葛洪，隋代巢元方，唐代孙思邈，宋代庞安时、朱肱、郭雍等先后从不同侧面对温病作了程度不等的发挥。如王叔和在"伤寒例"中阐发《内经》伏气温病说云："冬令严寒，万类深藏，君子固密，则不伤于寒。触冒之者，乃名伤寒耳……中而即病者，名曰伤寒；不即病者，寒毒藏于肌肤，至春变为温病，至夏变为暑病。暑病者，热极重于温也……从立春节后，其中无暴大寒，又不冰雪，而有人壮热为病者，此属春时阳气，发于冬时伏寒，变为温病。"葛洪的《肘后备急方》收录了许多防治温病、温疫、温毒的简便药方，如太乙流金方、辟温病散等，并指出温病主要是感受厉气所引起的，他说："其年岁中有厉气，兼挟鬼毒相注，名曰温病。"巢元方在《诸病源候论》中列举了热病候 28 论、温病候 34 论、时气病候 43 论、疫疠病候 3 论，叙述了温热病的致病因素、病机原理及症状特点，提出温病、时气、疫疠皆"因岁时不和，温凉失节，人感乖戾之气而生病"，具有强烈的传染性，"病气转相染易，乃至灭门，延及外人"。孙思邈的《千金方》亦收载了不少治疗和预防温病的有效方剂及各名医论述温病的内容。如以葳蕤汤治风温、春温及春月中风伤寒而见发热、头痛、汗出、咽干、气喘、腰背强、骨肉疼等症者；以犀角地黄汤治"伤寒及温病应发汗而不汗之内蓄血者，及鼻衄、吐血不尽，内余瘀血、面黄、大便黑"者；以屠苏酒、雄黄散、粉身散等辟疫气，令人不染温病。庞安时在《伤寒总病论》里亦着意发明温病，将其分为一般温病及天行温病两类，强调寒温分治，并具体论述了天行温病的病因、发病、证治、预防，指出天行温病与异气有关，既可即时而发，又可伏而后发，季节不同则证型不同、治法有别，但总以清热解毒、重用石膏为主。朱肱的《南阳活人书》注重伤寒与温病的辨别，对多种温热病，如热病、中暑、温病、温疟、风温、温疫、湿温、温毒等进行了详细的阐述，在治疗上虽未跳出伤寒圈子，但也不墨守伤寒成方，而能灵活化裁，变动不拘。郭雍在《伤寒补亡论》中强调温病的病因不限于冬伤于寒，其云："冬伤于寒，至春发者，谓之温病；冬不伤寒，而春自感风寒温气而病者，亦谓之温。"以上诸家虽各有发挥，但多是零散的认识与经验，温病仍未形成独立的体系而隶属于广义伤寒病。

金元以降，对温热病的研究有了较大的进展和突破。刘完素据《素问·热论》"伤于寒也，则为病热"，而大倡"热病只能作热治，不能从寒医"之说，并创立六气皆从火化的病机学说及辛凉甘寒解表的治疗原则，同时还创制双解散、三一承气汤等寒凉发表攻里的治疗方法，标志着外感温热病在理法方药诸方面开始自成体系，温热学说初具规模。之后，马宗素、葛雍、镏洪、常德等门人和私淑者大张其说，指出温热病不单为伏邪自发，尚有外邪引发及新感发病的可能；此外，还提出温热病具有传染性。如葛雍云："或因他人传染皆能成之。"总之，从病因发病到病机传变，从临床表现到治疗方法，无不阐扬刘完素的学术思想，使之风靡一时，出现了金元明这段历史时期"热病用河间"的局面。其后，元代王履在《医经溯洄集》中进一步强调伤寒温病"自是两途，岂可同治？"温热病"非辛凉或苦寒或酸苦之剂不足以解之"。明代汪机提出新感温病的概念，他在《石山医案》中说："有不因冬月伤寒而病温者，此特春温之气，可名曰春温。如冬之伤寒、秋之伤湿、夏之中暑相同，此新感之温病也。"缪希雍在《先醒斋医学广笔记》里指出温疫邪气侵犯人体"必从口鼻"而入。而张凤逵则在《伤暑全书》中强调暑邪"从口鼻而入，直中心包络经，先烦闷，后身热"。凡此种种，充分说明明代以前祖国医学对温热病的认识虽尚不完善，但具备了相当的水平，为明清温热学说的深化及温病学派的崛起奠定了坚实的基础。其中伤寒学派、河间学派诸医家的贡献尤为突出，尤其是河间学派更是温病学派的先导，为温病学派的形成奠定了基础。

二、形成阶段

明代末年，山东、浙江、南北直隶，温疫流行，极为猖獗，诸医以伤寒法治之罔效，唯姑苏吴有性辨其为温疫而非伤寒，按疫施治，大获奇效。于是他对温疫的致病因素、感受途径、侵犯部位、传变方式、临床表现、治疗方法等，详加探究，著成《温疫论》。吴氏指出温疫乃感天地之异气所致，邪自口鼻而入，先伏于膜原，后分传表里，感之深者，中而即发，感之浅者，未能顿发，或由诱因，正气受伤，邪气始张。治疗总宜疏利膜原，表里分消，对温疫形成了一套比较完整的认识，自此温疫学说开始建立，并迅速得到发展。清代顺治、康熙年间，戴天章十分推崇吴有性的《温疫论》，特著《广瘟疫论》以推广吴氏之学。戴氏在吴有性论温疫的基础上，详尽论述了温疫的辨证与治法。在辨证方面，尤殚心于温疫早期的鉴别诊断，提出辨气、辨色、辨舌、辨神、辨脉是识别温疫之"大纲"；在治法方面，总结出汗、下、清、和、补是治疗温疫的五种大法，强调温疫汗不厌迟，下不厌早，清法贯穿始终，补法用于善后，表里寒热虚实并见或余邪未尽，则用和法，可谓充实了吴有性的辨证论治思想。温热病有流行性之说莫甚于此时，这是温热病学的一大变革。从吴有性开始，专门研究温病的著名医家不断涌现。

三、发展阶段

清代中叶，随着对温热病研究的日益兴盛，温热学说和温疫学说逐渐成熟起来。叶桂著《温热论》，主张以卫气营血为纲辨治温病。他认为“温邪上受，首先犯肺，逆传心包，肺主气属卫，心主血属营”“卫之后方言气，营之后方言血”，治疗宜“在卫汗之可也，到气才可清气，入营犹可透热转气，入血则恐耗血动血，直须凉血散血”。这些认识极大地提高了对温热病的认识，使温热病形成了更为独立完整的体系，彻底从伤寒病中摆脱出来。叶氏因之成为这一时期的代表人物、温热学派的中坚。与叶氏同期同郡的薛雪则著《湿热条辨》，详细论述了湿热病的病因病机、发病特点、传变规律、临床证型、遣方用药，弥补了叶氏详论温热、略论湿热的不足。薛氏指出“湿热之病，不独与伤寒不同，且与温病大异”。该病乃湿热相合为患，病情急暴而险恶，邪气往往在脾虚湿胜时感而发病，多由上受，直趋中道，或归于膜原，或波及三焦与肝脏，临床辨治须分清湿热偏胜、留滞部位及伤阴伤阳之不同。嗣后，桐城余霖著《疫疹一得》，就乾隆之际的温疫大流行阐发己见，认为该温疫乃运气之淫热入侵于胃、敷布于十二经脉所致，因而倡用石膏重剂泻诸经表里之热，实为补充了吴有性论温疫之未逮。之后，淮阴吴瑭又著《温病条辨》，强调以上、中、下三焦为纲统论温热、湿热与温疫。他认为，温病自口鼻而入，先病于肺，肺病逆传，即犯心包，上焦病不治，则传中焦脾与胃，中焦病不治，即传下焦肝与肾，始于上焦，终于下焦，“治上焦如羽，非轻不举；治中焦如衡，非平不安；治下焦如权，非重不沉”。同时，他还总结了叶氏等前人的治疗经验，提出清络、清营、清宫、育阴等治疗原则，并创制桑菊饮、银翘散、清络饮、清营汤、清宫汤、一甲复脉汤、二甲复脉汤、三甲复脉汤等著名方剂，充实了温病清热养阴的治疗大法。继之，钱塘王士雄著《温热经纬》，集前人之大成，对温病学进行了一次史无前例的大总结。另外，其对暑邪、伏气温病、顺传逆传及霍乱病等均作了深入的阐发，纠正了前人的谬误，补充了前人之未及。至此，温热学说与温疫学说均日臻完善，温病学派发展到鼎盛时期。

清代末年，南方诸医对温病的研究仍方兴未艾，浦城雷丰反对吴有性、吴瑭温瘟不分的模糊认识，撰《时病论》专论非疫性外感病，包括风热、伤暑、冒暑、中暑、暑温、疰夏、热病、湿热、湿温、秋燥、冬温、春温、风温、温毒、伏暑等十余种新感及伏气温病，对其病因、病理、证候特点、立法方药详加论述，颇为实用。此外，江阴柳宝诒针对重新感轻伏邪的时弊，撰《温热逢源》详论伏气温病，强调伏邪为病颇多，致病较重，治疗宜以清泄里热为主，兼顾温肾育阴，疏解新邪。

总之，温病学派是在历代医家研究外感温热病的基础上形成的，经过明清两代而逐渐发展成熟。在其形成发展过程中，又分为两个派系，一为温疫派，一为温热派。前者以探讨温疫病见长，后者以研究普通温热病（包括湿热病）为主；前者为温疫学说的创立与完善作出了巨大的贡献，后者为温热学说的成熟作出了卓越的贡献。两者皆在促使外感热性病脱离《伤寒论》的束缚而自成体系方面，发挥了重要的作用，对中医学的发展产生了极其深远的影响。

思维导图

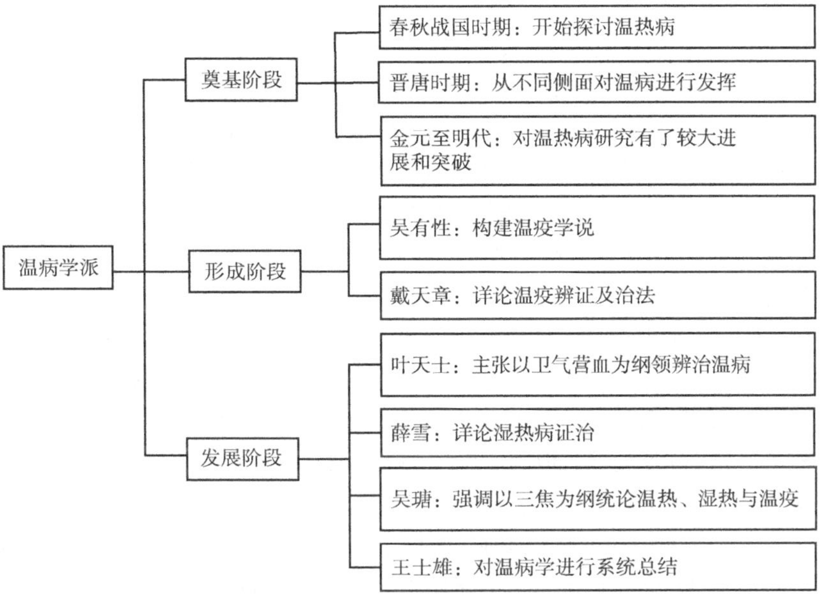

思考题

1. 试论温病学派奠基阶段的代表性医家及学术观点。
2. 试述温病学派形成阶段的代表性医家及其学术贡献。
3. 试述温病学派发展阶段的代表性医家及其学术贡献。

第五节　汇 通 学 派

汇通学派是指汇通中医与西医之理，以指导临床应用的众多医家形成的学术流派。晚清著名医家唐宗海著有《中西汇通医经精义》2卷，提出中西汇通概念。任应秋先生于《中医各家学说》四版教材，首列汇通学派一章，将汇通学派作为中医学术流派之一。虽然汇通学派形成于清末民国时期，但中医与西医汇通的历史却可上溯至明代。

明朝万历年间，意大利人利玛窦著《西国记法》传入中国，可称西医传入我国的第一部有关著作。之后，介绍西医的著作还有日耳曼人邓玉函著的《人身说概》，意大利人罗雅谷著的《人身图说》，艾儒略著的《性学觕述》，高一志著的《空际格致》，毕方济著的《灵言蠡勺》，汤若望著的《主制群征》等。在这一历史时期，西方医学渗入我国的内容属于欧洲上古时期的医学知识范围，与中医学相比较，颇见逊色，故影响不大。但从医学文献记载分析，仍可见一二。如明末清初医学家汪昂，著有《本草备要》。在《本草备要》辛夷条下说："吾乡金正希先生尝语余曰：人之记性，皆在脑中，小儿善忘者，脑未满也；老人健忘者，脑渐空也。凡人外见一物，必有一形影留于脑中。昂思今人每记忆往事，必闭目上瞪而思索之，此即凝神于脑之意也。未经先生道破，人皆习焉而不察矣。"此段文字提到金正希，据熊开元《金忠节传》言其精西学，率弟子奉泰西氏之教。泰西传入之学中有关医学多系神经、解剖、生理内容。汪氏引用其文，表明明代末期西方医学已开始传入并被中医所开始接受。医学家赵学敏，著《本草纲目拾遗》《串雅》诸书，接受外来医学，包括西方医学，并将其归纳于著述中。例如，《本草纲目拾遗》中收录了康熙时来华的石振铎所译著的《本草补》内容，如吸毒石、辟惊石、奇功石、保心石、日精油、香草、臭草、锻树皮、吕宋果等，均来自《本草补》。王士雄之曾祖父王学权，博览医学，所著《重庆堂随笔》2 卷，对已传入我国的西方医学著作《人身说概》《人身图说》加以评价，认为"《人身说概》《人身图说》等书，虽有发明，足补华人所未逮，然不免有穿凿之弊，信其可信，阙其可疑，是'皮里春秋'读法也"。其站在中医学的角度，看待西方医学，能认为西方医学之发明，"足补华人所未逮"，说明对西方医学已开始有所接受。更有医家王宏翰，不仅接受西说，更力图加以比较汇通，著成《医学原始》4 卷，以阐发其观点。西方倡导水、风（气）、火、土四元说，中医倡导五行说，王氏则用阴阳太极之说，欲使之汇通，虽汇而未通，但其探索中西方医学理论基础，精神可赞。

道光、咸丰年间，鸦片战争的结局使西方经济文化侵略更进一步，西方医学也加快了向中国的传播。英国医生合信氏于 1848 年在广州设立医院，并先后译著《全体新论》《博物新编》《西医略论》《妇婴新说》《内科新说》等书。书中内容，较明代传入诸书已大有进步，故其影响亦较大，流行很广，致使中医界的一些医家，亦开始想从汇通的角度发展中医学。

晚清医家朱沛文，在其学医期间，既读西方医书，又去医院亲见解剖与手术，对两种医学加以比较，认为"中华儒者，精于穷理，而拙于格物；西方智士，长于格物，而短于穷理"，因而两种医学各有利弊，"各有是非，不能偏主，有宜从华者，有宜从洋者"。朱氏著《华洋脏象约纂》4 卷，书中提出了自己的汇通观点。他强调中西医汇通应以临床验证为准则。如西医论脑甚详，然中医从肾论治多有效验，尽管从生理解剖角度西医优于中医，但从治疗学角度仍应保持中医之说。此外，对中西医不能汇通者，朱氏主张不必强合。朱氏汇通的观点有其客观、科学可取的一面。

汇通一词，宣扬于清末至民国初的著名医家唐宗海，其著《中西汇通医书五种》，亦力倡汇通之学。唐氏认为中西医虽然产生于不同地域，各有理论体系，然究其义理多是一致的。他从文字上比附，加以汇通，较为浅薄，故难为后人所接受，也正因如此，其汇通的另一观点，则强调汇通应以中医为主，重中轻西，而且又有厚古薄今之倾向，最后走上名义在汇通，实际汇而不通，故其学术思想对后世并无深远影响，反不及其血证的阐发，为后世所赞许。民国时期，执汇通思想的医家代表当推崇张锡纯、恽树珏、陆彭年诸人。张锡纯著《医学衷中参西录》，强调从理论到临床都应衷中参西。他认为中医包括西医之理，其理论上的衷中参西，亦如唐宗海，亦属于文字上的比附而已，故亦难深入。其临床上的衷中参西，在病理方面，能结合西医者，只要不与中医相悖逆，则附以己意结合之。论中风，则结合脑出血之病名，但治疗之法，仍以中医肝风论治，创立镇肝熄风汤等名方。但张氏对西药的应用，亦不反对，认为中西药不应互相抵牾，并亲自用于临床，将中西药配合使用，开中西药并用于临床之先河，至今仍有现实意义。恽树珏，鉴于余云岫等大肆反对中医，攻击《内经》理论，恽氏则从改进中医自身做起，主张以西医的解剖生理等知识，来深化中医。提高中医理论，应以中医《内经》理论为基础，加以发扬，不能废除《内经》。恽氏从维护中医角度倡导中西医汇通，有其积极意义。陆彭年，亦是在余云岫等的大肆反对中医形势下，为维护中医学术，提出了中医科学化的主张。他强调中医有很好的临床疗效，证明中医有其科学实理，要想发展中医，既要整理提高掌握中医知识，又要有现代科学知识与技术。但其科学化的具体方法，则强调以现代医学知识为主体，以阐发中医学术。但他认为能以西医解释者，则以西医代替之，不能解释者，利用现代医学以否定之。陆氏虽主张中西医汇通，其实际是以西医理论为主体来评价中医本身，通过近代大量实践证明，此方法并不可取。

中西医汇通工作，经过众多医家之努力，有接受西说以充实中医者，有以中西医相互比附以汇通者，有主张中医科学化者，有在临床上中西医并用者。鉴于当时的历史条件和西方医学的发展水平，汇而不通的结果是必然的。但是，中西医汇通学派的思想，对中医学术的发展起了积极的推动作用。

思维导图

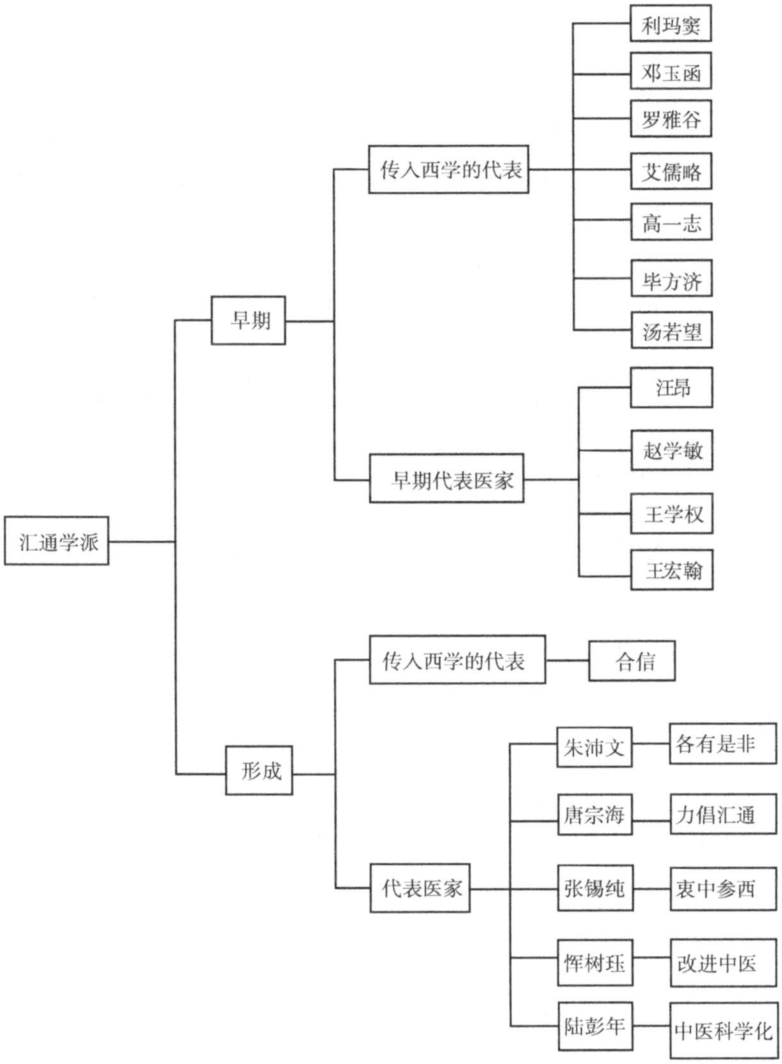

思考题

1. 汇通学派产生的背景是什么？
2. 汇通学派的代表人物及学术主张是什么？
3. 汇通学派的影响有哪些？
4. 汇通汇而不通的原因有哪些？
5. 汇通学派对后世的启示有哪些？

第四章 实 训 项 目

医案是历代医家诊疗过程的实录记载和学术经验的生动体现，也是课程教学的优势辅助资源。教师单纯式的讲解是医案教学通常采取的方式，虽然具有直接、简捷的特点，但对于调动学生自主学习兴趣和培养中医思维方面稍显不足，本章以实训形式，选取张从正、李杲、王士雄、张锡纯四位医家部分诊疗医案为代表，通过学生分组研读、组间讨论、教师点评相结合的方式，以学生为主体，教师作引导，指导学生利用医案强化课程知识学习，注重培养学生发现、解决问题的能力和中医思维的训练，为课堂教学提供必要的辅助。

第一节 张从正学术思想和临证经验实训

张从正，字子和，号戴人，金元时期著名医家。张从正治学以《内经》《难经》及仲景理论为宗，近私淑刘完素之学，提出“病由邪生，攻邪已病”的著名学术理论。张氏阐发攻邪学说，善用汗吐下三法治疗疾病。本节实训课通过对张氏病案进行分析，对张从正的攻邪学术思想进行实训。

【实训内容与原理】

1. 实训内容 通过分析张从正医案，学习掌握张氏的攻邪理论。

2. 实训原理 正邪力量的消长变化，是疾病发生发展演变过程中决定性影响因素。一般来说，邪气盛则实。张从正攻邪理论的价值在于充分重视邪气在疾病过程中的作用，并且阐发天地人三邪致病的不同。善于利用汗吐下三法祛除邪气。但需要指出的是，张从正并不是仅强调攻邪，汗吐下三法攻邪后，张从正还主张通过食疗等补虚的方法来扶助人体正气，以此作为治疗过程中的重要一环。

【实训目的与要求】

1. 实训目的 选择典型病案，使学生通过实训，了解医家张从正攻邪理论，并且掌握汗吐下三种治疗大法。

2. 实训要求 通过病案分析，要求学生理解张从正攻邪理论的内容、治疗疾病的汗吐下三大治疗法则，并掌握扶正与祛邪的关系。

【实训案例 1】

便秘案：戴人过曹南省亲，有姨表兄，病大便燥涩，无他证。常不敢饱食，饱则大便极难，结实如针石，或三五日一如圊，目前星飞，鼻中血出，肛门连广肠痛，痛极则发昏。服药则病转剧烈，巴豆、芫花、甘遂之类皆用之。过多则困，泻止则复燥。如此数年，遂畏药性暴急不服，但卧床待尽。戴人过诊，其两手脉息俱滑实有力，以大承气汤下之，继服神功丸、麻仁丸等药，使食菠菱葵菜及猪羊血作羹。百余日充肥，亲知见骇之。呜呼！粗工不知燥分四种：燥于外则皮肤皱揭，燥于中则精血枯涸，燥于上则咽鼻焦干，燥于下则便溺闭结。夫燥之为病，是阳明化也，水寒液少故如此。然可下之，当择之药之，如巴豆可以下寒，甘遂、芫花可以下湿，大黄、朴硝可以下燥。《内经》曰：辛以润之，咸以软之。《周礼》曰：以滑养窍（《儒门事亲·卷七》）。

1. 诊断 便秘。

2. 辨证分析 患者大便燥涩，三五日一如圊，目前星飞，鼻中血出，肛门连广肠痛，两手脉息俱滑实有力。可知为阳明燥热内结便秘之病。前医屡治不效者，概因辨证不准，只知一味攻邪之过。

3. 治疗方法 下法。

4. 治疗特色 本案是张从正运用下法的代表性医案。燥热内结导致便秘，当用下法，需选择合适的药物。巴豆大辛大热下寒积可用，甘遂、芫花下水湿可用。治疗燥热内结便秘，唯有辛苦咸寒的大承气汤可用。攻邪之后，张氏继用神功丸、麻仁丸等润肠通下。同时应用饮食，滑以养窍，注意善后。这是张氏见识精到之处，体现了他的“治病当用药攻，养生当用食补”的学术主张。

【实训案例 2】

小儿水肿案：郾之营兵秋家小儿，病风水。诸医用银粉、粉霜之治，小溲反涩，饮食不进，头肿如腹，四肢皆满，状若水晶。家人以为勉强，求治于戴人。戴人曰：此证不与壮年同。壮年病水者，或因留饮及房室。此小儿才七岁，乃风水证也，宜出汗。乃置燠室，以屏帐遍遮之，不令见火。若内火见外火，必昏愦也。使大服胃风汤而浴之。浴讫，以布单重复之，凡三五重，其汗如水，肿乃减五分。隔一二日，依前治之，汗出，肿减七分。乃二汗而全减。尚未能食，以槟榔丸调之，儿已喜笑如常日矣（《儒门事亲·卷六》）。

1. 诊断 小儿水肿。

2. 辨证分析 水气病的成因与肺脾肾三脏有密切的关系。本案张从正明确辨为风水，盖此小儿为风邪所袭，导致肺不能通调水道，下输膀胱，以致风遏水阻，风水相搏，外溢于肌肤，发为水肿。风水为水气在上，故患儿头面部肿甚，符合风水特征。诸医用银粉、粉霜治之，虽可下痰涎利水湿，但易伤正气。饮食不进，小溲涩是脾肾受伤的明证。四肢皆满是水气流溢四肢所致。

3. 治疗方法 汗法。

4. 治疗特色 张从正为攻邪派的代表医家，临证时善于运用汗、吐、下三法来治疗疾病。本病为风水之证。故“水气在上，汗之则愈”。然此儿才七岁，为稚阴稚阳之体，恐发汗太过损伤正气。所以先大服胃风汤补益气血，再施以水浴温覆取汗，两次汗后浮肿全消。本案是张从正使用汗法的验案。张氏的治法即可取汗，又易于掌握分寸，十分可取。

附 讨论医案

（1）古郾一讲僧，病泄泻数年，丁香、豆蔻、干姜、附子、官桂、乌梅等燥药，燔针、烧脐、焫腕，无有阙者。一日，发昏不省，檀那赠纸者盈门。戴人诊其两手脉，沉而有力。《脉诀》云：下利，脉微小者生，洪浮大者无瘥。以瓜蒂散涌之，出寒痰数升；又以无忧散，泄其虚中之积及燥粪，仅盈斗；次以白术、调中汤、五苓散、益元散，调理数日，僧已起矣。非术精识明，谁敢负荷如此（《儒门事亲·卷六》）。

（2）一女子年十五，两股间湿癣，长三四寸，下至膝。发痒，时爬搔，汤火俱不解，痒定，黄赤水流，痛不可忍。灸熏渫，硫黄、茼茹、白僵蚕、羊蹄根之药，皆不效。其人恣性妍巧，以此病不能出嫁。其父母求疗于戴人。戴人曰：能从余言则瘥。父母诺之。戴人以鲱针磨令尖快，当以痒时，于癣上各刺百余针，其血出尽，煎盐汤洗之，如此四次，大病方除。此方不书，以告后人，恐为癣药所误。湿淫于血，不可不砭者矣（《儒门事亲·卷六》）。

（3）一妇年三十四岁，经水不行，寒热往来，面色痿黄，唇焦颊赤，时咳三两声。向者所服之药，黑神散、乌金丸、四物汤、烧肝散、鳖甲散、建中汤、宁肺散，针艾百千，病转剧。家人意倦，不欲求治。戴人悯之，先涌痰五六升。午前涌毕，午后食进，余证悉除。后三日，复轻涌之，又去痰一二升，食益进。不数日，又下通经散，泻讫一二升。后数日，去死皮数重，小者如肤片，大者如苇膜。不一月，经水行，神气大康矣（《儒门事亲·卷六》）。

（4）柏亭王论夫，本因丧子忧抑，不思饮食。医者不察，以为胃冷，血燥之剂尽用之。病变呕逆而瘦，求治于戴人。一视涌泄而愈。愈后忘其禁忌，病复作，大小便俱秘，脐腹撮痛，呕吐不食一日，大小便不通十有三日，复问戴人。戴人曰：令先食葵羹、菠菱菜、血，以润燥开结；次与导饮丸二百余粒，大下结粪；又令恣意饮冰水数升，继搜风丸、桂苓白术散以调之；食后服导饮丸三十余粒。不数日，前后皆通，药止呕定食进。此人临别，又留润肠丸，以防复结；又留涤肠散，大闭则用之。凡服大黄、牵牛，四十余日方瘳。论夫自叹曰：向使又服向日热药，已非今日人矣（《儒门事亲·卷六》）。

第二节　李杲学术思想和临证经验实训

李杲，字明之，晚号东垣老人，金元时期著名医家。李杲师从易水名医张元素，重视脏腑辨证。李杲强调脾胃在人体中的作用，提出“脾胃为元气之源”“内伤脾胃百病由生”等著名学术主张，进而阐发脾胃内伤的病机和治法，创立补中益气汤、升阳益胃汤、当归补血汤、沉香温胃丸等名方，被誉为补土派的祖师。

【实训内容与原理】

1. 实训内容　通过分析李杲医案，掌握李杲重视脾胃的学术思想。

2. 实训原理　中医学认为，脾胃为人体后天之本，消化水谷形成气血，从而充养身体。同时脾胃还是人体气机升降的枢纽，升降气机正常，则人体康健。如果脾胃因为情志、饮食、劳役等因素受伤，导致脾胃不能运化水谷，产生气血，人就会气血亏虚；脾胃不能运化水湿，水湿将会内停；脾胃升降功能失常，清阳之气不能上升，浊阴之气不能下降，导致胀满和泄泻疾病的产生。

【实训目的与要求】

1. 实训目的　选择典型病案，使学生通过实训，了解医家李杲《脾胃论》的医学思想，并且掌握内伤脾胃导致有关疾病的治疗方法。

2. 实训要求　通过病案分析，要求学生掌握李杲脾胃内伤病证的病因病机、治疗方法及临床应用。

【实训案例 1】

麻木案：李正臣夫人病，诊得六脉俱中得弦洪缓相合，按之无力。弦在上，是风热下陷入阴中，阳道不行。其证闭目则浑身麻木，昼减而夜甚，觉而开目则麻木渐退，久则绝止。常开其目，此证不作。惧其麻木不敢合眼，致不得眠，身体皆重，时有痰嗽，觉胸中常似有痰而不利，时烦躁，气短促而喘，肌肤充盛，饮食不减，大小便如常，惟畏其麻木，不敢合眼为最苦，观其色脉，形病相应而不逆。《内经》曰：阳盛瞑目而动轻，阴病闭目而静重。又云：诸脉皆属于目。《灵枢》云：开目则阳道行，阳气遍布周身，闭目则阳道闭而不行。如昼夜之分，知其阳衰而阴旺也，且麻木为风，三尺之童皆以为然，细校之则有区别耳，久坐而起，亦有麻木，为如绳缚之久释之，觉麻作而不敢动，良久则自已，以此验之，非有风邪，乃气不行，主治之当补其肺中之气，则麻木自去矣。如经脉中阴火乘其阳分，火动于中，为麻木也，当兼去其阴火则愈矣。时痰嗽者，秋凉在外在上而作也，当以温剂实其皮毛，身重脉缓者，湿气伏匿而作也，时见躁作，当升阳助气，益血微泻阴火与湿，通行经脉，调其阴阳则已矣。非五脏六腑之本有邪也（《兰室秘藏·卷中》）。

1. 诊断　麻木。

2. 辨证分析　本案李正臣夫人浑身麻木，昼减夜甚，兼见身体沉重，时有痰嗽，烦躁，气短促而喘，不得眠，肌肤充盛等症，脉见六脉俱中得弦洪缓，重按无力。李杲脉证合参，认为麻木为风热陷入阴中，阳道不行导致。患者脾胃受损，元气不足而气不行，故而麻木。气火失调，阴火炽盛，故而烦躁。阴火上冲，故气短促而喘。脾不健运，痰湿内蕴，故肌肤充盛，时而痰嗽。

3. 治疗方法　益气健脾，升举阳气，潜降阴火。

4. 治疗特色　李杲在理论上非常重视升举阳气，但是他并未忽视潜降阴火的一面。本案虽以益气升阳为主，但是又根据不同的兼证而灵活施治。方中泻火药是在火与元气不两立的理论指导下使用。可以看出李杲用药在必要的情况下，也采用甘寒咸寒去阴火的药物。

【实训案例 2】

寒湿泄泻案：予病脾胃久衰，视听半失，此阴盛乘阳。加之气短，精神不足，此由脉弦令虚，多言之过。皆阳气衰弱，不能舒伸，伏匿于阴中耳。癸卯岁六七月间，淫雨阴寒，逾月不止，时人多病泄利，此湿多成五泄故也。一日予体重肢节痛，大便泄并下者三，而小便闭塞。思其治法，按《内经》云：大小便不利，无问标本，先利大小便。又云：在下者，引而竭之，亦是先利小便也。又云：诸泄利，小便不利，先分别之。又云：治湿不利小便，非其治也。皆当利其小便，多用淡味渗泄之剂利之，是其法也。噫！圣人之法，虽布在方册，其不尽者，可以求责耳。今客邪寒湿之淫，从外而入里，以暴加之。若从以上法度，用淡渗之剂以除之，病虽即已，是降之又降，是益其阴而重竭其阳气矣，是阳气愈削而精神愈短矣，是阴重强而阳重衰矣，反助其邪之谓也。故必用升阳风药即瘥，以羌活、独活、柴胡、升麻各一钱，防风根截半钱，炙甘草根截半钱煎服。大法云：寒湿之胜，助风以平之。又曰：下者举之，得阳气升腾而去矣。又云：客者除之，是因曲而为之直也。夫圣人之法，可以类推，举一而知百也。若不达升降浮沉之理，而一概施治，其愈者幸也（《脾胃论·卷下》）。

1. 诊断　寒湿泄泻。

2. 辨证分析 本案因脾胃久衰，元气不足，清阳之气无以上升，故而视听半失，气短，精神不足；加之六七月间，淫雨阴寒，困阻脾胃，影响脾胃升降之机，水湿之气下行，故见体重、肢节疼痛、大便泄泻，而小便闭塞的症状。

3. 治疗方法 升阳举陷。

4. 治疗特色 李杲认为脾胃为人体升降的枢纽。脾胃升降有序，则人体气机畅达，生机不已。如果升降失常，则气机逆乱，清浊相干，变证丛生。本案李杲使用羌活、独活、防风祛风散寒除湿；柴胡、升麻生发清阳之气；佐以炙甘草益气和中，调和药性。如此配伍，客者除之，风药以胜寒湿之邪；下者举之，清阳得以升腾。本案为李杲脾胃升降理论在临床上运用的代表性医案，值得我们学习。

附　讨论医案

（1）灵寿县董监军，癸卯冬大雪时，因事到真定。忽觉有风气暴至。诊候得六脉俱弦甚，按之洪实有力，其症手挛急，大便秘涩，面赤热，此风寒始至加于身也。四肢者，脾也，风寒之邪伤之，则搐急而挛痹，乃风淫末疾而寒在外也。《内经》曰：寒则筋挛，正谓此也。本人素饮酒，内有实热乘于肠胃之间，故大便秘涩而面赤热。内则手足阳明受邪，外则足太阴脾经受风寒之邪，用桂枝、甘草以却寒邪而缓其急搐；又以黄柏之苦寒以泻实而润燥，急救肾水；用升麻、葛根以升阳气，行手足阳明经，不令遏绝；更以桂枝辛热，入手阳明经为引用润燥。复以芍药，甘草专补脾气，使不受风寒之邪而退木邪，专益肺金也；加人参以补元气，为之辅佐。加归身去里急而和血润燥。此药主之。白芍五分，升麻、葛根、人参、当归、炙甘草各一钱，酒黄柏、桂枝各二钱，剉如麻豆大，都作一服，水二大盏，煎至一盏，热服，不拘时。令暖房中近火，摩搓其手（《兰室秘藏·卷下》）。

（2）东垣治一朝贵，年近四十，身体充肥，脚气始发，头面浑身支节微肿，皆赤色，足胫赤肿，痛不可忍，手近皮肤其痛转甚，起而复卧，卧而复起，日夕苦楚。春间，李为治之，其人以北土高寒，故多饮酒。积久伤脾，不能运化，饮食下流之所致。投以当归拈痛汤一两二钱，其痛减半。再服，肿悉除，只有右手指末微赤肿。以三棱针刺指爪甲端多出黑血，赤肿全去。数日后，因饮食湿面，肢体觉痛。再以枳实五分，大黄（酒煨）三钱，当归身一钱，羌活钱半，名曰枳实大黄汤。只作一服，水二盏，煎一盏，温服，空心食前。利下两行，痛止。夫脚气，水湿之为也。面滋其湿，血壅而不行，故肢节烦痛。《内经》云风能胜湿，羌活辛温，透关节去湿，故以为主；血留而不行则痛，当归之辛温，散壅止痛，枳实之苦寒，治痞消食，故以为臣；大黄苦寒，以导面之湿热，并治诸老血留结，取其峻快，故以为使也（《名医类案·卷六》）。

（3）中书粘合公，年四旬，躯干魁梧，丙辰春，从征至扬州北之东武，偶脚气忽作，遍身肢体微肿，其痛手不能近，足胫尤甚，履不任穿，跣以骑马控两镫，而以竹器盛之，以困急来告。予思《内经》有云：饮发于中，胕肿于外。又云：诸痛为实。血实者，宜决之。以三棱针数刺其肿上，血突出高二尺余，渐渐如线流于地，约半升许，其色紫黑，顷时肿消痛减，以当归拈痛汤重一两半服之，是夜得睡，明日再服而愈。《本草》十剂云：宣可去壅，通可去滞。《内经》云：湿淫于内，治以苦温。羌活苦辛，透关节而胜湿，防风、甘草温散经络中流湿，故以为主。水性润下，升麻、葛根苦辛平，味之薄者，阴中之阳，引而上行，以苦发之也。白术苦甘温，和中胜湿，苍术体轻浮，气力雄壮，能去皮肤腠理间湿，故以为臣。夫血壅而不流则痛，当归身辛温以散之，使血气各有所归。人参、甘草甘温，温脾胃，养正气，使苦剂不能伤胃。仲景云：湿热相合，肢节烦疼。苦参、黄芩、知母、茵陈苦寒，乃苦以泄之者也。凡皆制炒以为因用。治湿不利小便，非其治也。猪苓甘温平，泽泻咸平，淡以渗之，又能导其留饮，故以为佐。气味相合，上下分消其湿，使壅滞之气得宣通也（《卫生宝鉴·卷二十二》）。

（4）真定府张大年二十九，素好嗜酒，至元辛未五月间，病手指节肿痛，屈伸不利，膝膑亦然。心下痞满，身体沉重，不欲饮食，食即欲吐，面色痿黄，精神减少。至六月间来求予治之，诊其脉沉而缓，缓者脾也。《难经》云：腧主体重节痛。腧者，脾之所主，四肢属脾，盖其人素饮酒，加之时助湿气大胜，流于四肢，故为肿痛。《内经》云：诸湿肿痛，皆属脾土。仲景云：湿流关节，肢体烦痛。此之谓也。宜以大羌活汤主之。《内经》云：湿淫于内，治以苦温，以苦发之，以淡渗之。又云：风能胜湿。羌活、独活辛温，透关节而胜湿，故以为君。升麻苦平，威灵仙、防风、苍术苦辛温，发之者也，故以为臣。血壅而不流，则加当归辛温以散之；甘草甘温，益气暖中；泽泻咸平，茯苓甘平，导湿而利小便，以淡渗之也。使气味相合，上下分散其湿也（《卫生宝鉴·卷二十三》）。

第三节　王士雄学术思想和临证经验实训

王士雄，字孟英，号潜斋，浙江海宁人，晚清著名温病学家。王士雄在治疗温病、瘟疫、霍乱方面积累了丰富的经验。王氏精研经典著作和温病学说，融会贯通，结合自己丰富的临床实践，著成《温热经纬》一书，集温病学之大成。此外尚有《王氏医案》《潜斋医话》等著作。

【实训内容与原理】

1. 实训内容　通过分析王士雄医案，学习掌握其治疗疾病的理论和经验。

2. 实训原理　暑邪伤人，首先邪侵袭肌表，致使腠理疏松开泄，从而津液外泄而多汗。汗出过多则伤津，气随津泄则气耗。津伤则无以濡润，故口燥而舌干。气耗则功能减退，故气短、倦怠乏力、少气懒言。暑热伤人，也可导致气机升降紊乱，可出现头目昏晕、心烦闷乱、霍乱转筋之症。若暑热之邪内传脏腑，扰乱心神，或神明为之所蒙蔽，则会发生头晕猝然昏倒、不省人事等重证。

【实训目的与要求】

1. 实训目的　选择典型病案，使学生通过实训，了解医家王士雄关于暑热病证的医学主张，并且掌握暑热病证的相关治疗方法。

2. 实训要求　通过病案分析，要求学生掌握王士雄关于病证的病因病机、治疗方法。

【实训案例 1】

眩晕案：王雪山令媳患心悸眩晕，广服补剂，初若甚效，继乃日剧，时时出汗，肢冷息微，气逆欲脱，灌以参汤，稍有把握，延逾半载，大费不赀。庄芝阶舍人令延孟英诊视。脉沉弦且滑，舌绛而有黄腻之苔，口苦溲热，汛事仍行。病属痰热轇轕，误补则气机壅塞。与大剂清热涤痰药，吞当归龙荟丸，服之渐以向安。痰热体实者，此丸颇有殊功。仲夏即受孕，次年二月诞一子。惜其娠后停药，去疾未尽，娩后复患悸晕不眠，气短不饥，或作产后血虚治不效，仍请孟英视之。脉极滑数，曰：病根未刈也。与蠲痰清气法果应（《王氏医案续编·卷四》）。

1. 诊断　眩晕。

2. 辨证分析　本案王雪山令媳患有心悸眩晕，脉象沉弦且滑，外症见舌绛而苔黄腻，口苦，小便热。脉证合参，当为痰热互结。痰热扰心，故而心悸；痰阻气机，清阳不升，故而眩晕。患者时时汗出者，痰热内盛，阳加于阴，故而汗出。气逆欲脱者，痰浊阻肺，呼吸不畅。肢冷息微，痰浊内阻，阳气不能宣通。

3. 治疗方法 清热涤痰。

4. 治疗特色 心悸眩晕多因气血不足清阳不升导致。王士雄在前医按常理治疗无效的情况下，能够通过脉象，参以其他表现，准确抓住痰热内扰的病机，体现了王氏的理论功底深厚。尤其是在患者产后，王氏能够不拘于产后多虚的教条，通过滑数的脉象断定，病根未刈，体现了王氏高超的见识。

【实训案例 2】

暑热稽肺案：石诵羲，夏杪患感，多医广药，病势日增，延逾一月，始请孟英诊焉。脉至右寸关滑数上溢，左手弦数，耳聋口苦，热甚于夜，胸次迷闷，频吐粘沫，啜饮咽喉阻塞，便溏溺赤，间有谵语。曰：此暑热始终在肺，并不传经，一剂白虎汤可愈者，何以久延至此也？乃尊北涯，出前所服方见示，孟英一一阅之，惟初诊顾听泉用清解肺卫法为不谬。余则温散升提，滋阴凉血，各有来历，皆费心思，原是好方，惜未中病。而北涯因其溏泄，见孟英君石膏以为治，不敢与服。次日复诊，自陈昨药未投，惟求另施妥法。孟英曰：我法最妥，而君以为不妥者，为石膏之性寒耳。第药以对为妥，此病舍此法，别无再妥之方，若必以模棱迎合为妥，恐贤郎之病不妥矣。北涯闻而感悟，颇有姑且服之之意，而病者偶索方一看，见首列石膏，即曰我胸中但觉一团冷气，汤水皆必热呷，此药安可投乎？坚不肯服，然素仰孟英手眼，越日仍延过诊，且告之故。孟英曰：吾于是证，正欲发明，夫邪在肺经，清肃之令不行，津液凝滞，结成涎沫，盘踞胸中，升降之机亦窒，大气仅能旁趋而转旋，是一团涎沫之中，为气机所不能流行之地，其觉冷也，不亦宜乎？且予初诊时，即断为不传经之候，所以尚有今日。而能自觉胸中之冷，若传入心包，则舌黑神昏，方合古年之犀角地黄汤矣。然虽不传经，延已逾月，热愈久液愈涸，药愈乱病愈深，切勿以白虎为不妥，急急透之为妙。于是有敢服之心。疏方以白虎加西洋参、贝母、花粉、黄芩、紫菀、杏仁、冬瓜仁、枇杷叶、竹茹、竹黄，一剂甫投，咽喉即利。三服后各恙皆去，糜粥渐安，改甘润生津，调理而愈（《王氏医案·卷二》）。

1. 诊断 暑热稽肺。

2. 辨证分析 本案为伏暑迁延不治，暑热稽留在肺。王孟英作出这个诊断结论的依据在于对脉的准确把握，“脉至右寸关滑数上溢，左手弦数”。暑热稽留肺部，清肃之令不行，外而不能宣散，内而不能降下，遂使痰火结聚，出现“胸次迷闷，频吐粘沫，啜饮咽喉阻塞”的证候。

3. 治疗方法 清热化痰，养阴生津。

4. 治疗特色 暑热稽留肺部，导致气分热甚，耗伤气阴。故王孟英采用白虎汤加减，重用石膏清气分之暑热，同时佐以贝母、紫菀、枇杷叶、竹茹、冬瓜仁以清热化痰，以黄芩、竹叶以清热，杏仁以降气。诸药合用，暑热自解。肺热消除以后，使用甘润之品养阴生津，调理而愈。

附 讨论医案

（1）戚媪者，年六十余矣。自幼佣食于杭州黄莲泉家，忠勤敏干，老而弥甚，主仆之谊，胜于亲戚也。壬寅秋，患霍乱转筋。余视之，暑也。投蚕矢汤，两服而瘥。三日后，忽倦卧不能反侧，气少不能语言，不食不饮，莲泉惶惧。就近邀一老医诊之，以为霍乱皆属于寒，且昏沉欲脱，定附子理中汤一方。莲泉知药猛烈，不敢遽投，商之王君安伯。安伯云：且勿服也。若谓寒证，则前日之药，下咽即毙，吐泻安能渐止乎？莲泉大悟，仍着人飞刺招余往勘。余曰：此高年之体，元气随吐泻而虚，治宜用补。第余暑未清，热药在所禁耳？若在孟浪之家，必以前之凉药为未当，今日温补为极是。纵下咽不及救，亦惟归罪于前手寒凉之误也。设初起即误死于温补，而举世亦但知霍乱转筋是危险之病，从无一人知此证有阴阳之异，治法有寒热之殊，而一正其得失者。况一老年仆媪，非贤主人，亦焉肯如是之悉心访治乎，此病之所以不可为也。今莲泉见姜附而生疑，安伯察病机之已转，主人恺恻而心虚，客亦多才而有识。二美相济，遂使病者跳出鬼门关，医者卸脱无妄罪。幸矣！幸矣！乃以高丽参、麦冬、知母、葳蕤、木瓜、扁豆、石斛、白芍、苡仁、甘草、茯苓等，服六剂，始能言动，渐进饮食，调理月余而健。篁斋谓余云：此余热未清，正气大虚者之治法。更有不因虚而余焰复燃者，须用炼雄丹治之（《随息居霍乱论·卷下》）。

（2）栖流所司药陈芝田，于仲夏患感，诸医投以温散，延至旬日，神昏谵妄，肢搐耳聋，舌黑唇焦，囊缩溺滴，胸口隐隐微斑，一望而知其危矣。转邀孟英诊之，脉细数而促。曰：阴亏热炽，液将涸矣。遂用：西洋参、元参、生地、二冬、知（母）、（黄）柏、楝实、石斛、白芍、甘草梢、银花、木通、犀角、石菖蒲，大剂投之。次日复诊，其家人云：七八日来小溲不过涓滴，昨服药六七个时辰后，解得小溲半杯。孟英曰：此即转机也。然阴气枯竭，甘凉濡润不厌其多，于前方再加龟板、鳖甲、百合、花粉，大锅煎之，频灌勿歇。如是者八日，神气始清，诸恙悉退，纯用滋阴之药，调治匝月而瘳。予谓孟英学识过人，热肠独具，凡遇危险之候，从不轻弃，最肯出心任怨以图之。如此案八日后神气始清，若经别手，纵使治法不错，而一二帖不甚起色，必规避坚辞，致病家惑乱，谋及道旁，虽不死于病，亦必死于药矣。此在医者之识老心坚，又须病家之善于贤而任之专也，谈何易耶？又闻孟英尝云：温热液涸神昏，有投犀角地黄等药至十余剂始得神清液复者，因温热案最伙，不暇详录，姑识此以告司人之命者（《回春录·卷一》）。

（3）姚雪蕉孝廉之太夫人，年逾花甲，患感两月，医皆束手，始延孟英诊之。身已不能转侧，水饮难于下咽，声音不出，便溺不通。曰：此热邪逗留不去，津液剥削殆尽，计其受病之时，正当酷暑，岂即温补是投，但知其虚而不知其病耶？阅前服诸方，惟初手顾听泉从吸受暑邪，轻清开上立治，为合法耳，余方非不是起死回生之药，其如与病无涉何，而阮某小柴胡方，服之最多。盖医者执此和解之法，谓不犯汗、吐、下三者之险，岂不稳当？病家见其参、胡并用，谓补正祛邪具一举两全之美，最为上策。孰知和解足少阳传经伤寒之剂，不可以概和各经各气之各病，徒使参、胡提升热邪以上逆，致一身之治节，无以清肃下行；而姜、枣温腻湿浊于中焦，致运化之枢机，失其灌溉之布，气机愈窒，津液愈干，和解之汤愈进，而气愈不和，病愈不解，今则虽有良治，而咽喉仅容点滴，气结津枯，至于此极，英雄无用武之地矣。雪蕉昆季，力恳挽救。乃疏甘凉清润之方，嘱其不限时刻，不计多寡，频以水匙挑入，使其渐渗下喉。而一日之间，仅灌一小杯许，其病势之危，于此可想。直灌至旬余，气机始渐流行，药可服小半剂矣。人见转机之难，不无议论旁生，赖孟英静镇不摇，乃得日以向愈，粥食渐加，惟大解久不行，或以为忧。孟英曰：无恐也，水到渠成，谷食安而津液充，则自解矣。若欲速妄攻，则久不纳谷之胃，尚有何物以供其荡涤哉！至九月下旬，始有欲解之势，孟英连与补气益血之药，尚不能下，于前方加蜣螂一对，热服即解。凡不更衣者，计及五十日矣，闻者莫不惊异。继以平补善后而痊（《回春录·卷一》）。

（4）壬申八月，范蔚然患感旬余，诸医束手。乃弟丽门恳孟英治之。见其气促音微，呃忒自汗，饮水下咽，随即倾吐无余。曰：伏暑在肺，必由温散以致剧也。盖肺气受病，治节不行，一身之气，皆失其顺降之机，即水精四布，亦赖清肃之权以主之，气既逆而上奔，水亦泛而上溢矣。但清其肺，则诸恙自安。乃阅前服诸方，始则柴、葛、羌、防以升提之，火藉风威，吐逆不已，犹谓其胃中有寒也，改用桂枝、干姜以温燥之，火上添油，肺津欲绝，自然气促音微，疑其阳虚将脱也，径与参、归、蛤蚧、柿蒂、丁香以补而纳之，愈补愈逆，邪愈不出，欲其愈也难矣。亟屏前药，以泻白散合清燥救肺汤，数服而平（《回春录·卷一》）。

第四节　张锡纯学术思想和临证经验实训

张锡纯，字寿甫，河北盐山人，著有《医学衷中参西录》。张氏治学严谨，重视实践，主张衷中参西，是近代中西医汇通派的代表医家之一。张氏医术精湛，屡起沉疴，名震遐迩。与慈溪张生甫、嘉定张山雷并称名医三张。本节主要以病案举例的形式，进行张锡纯的学术思想实训。

【实训内容与原理】

1. 实训内容　通过张锡纯医案的分析，掌握张氏治病的理论和方法。

2. 实训原理　《内经》指出“升降出入，无器不有”。人体也存在着升降出入的气机运动。如果气机正常，则百病不生；反之升降失常，则诸疾生焉。正确处理气机的升降出入是中医临床中重要的课题。

【实训目的与要求】

1. 实训目的　通过实训医家张锡纯的典型病案，使学生理解并且掌握张锡纯的医学思想及相关治疗方法。

2. 实训要求　要求学生掌握张锡纯治疗气机升降失常的理论和方法。

【实训案例1】

脑充血头疼案：谈丹崖，北平大陆银行总理，年五十二岁，得脑充血头疼证。

病因：禀性强干精明，分行十余处多经其手设立，因劳心过度，遂得脑充血头疼证。

证候：脏腑之间恒觉有气上冲，头即作疼，甚或至于眩晕，其夜间头疼益甚，恒至疼不能寐。医治二年无效，寖至言语謇涩，肢体渐觉不利，饮食停滞胃口不下行，心中时常发热，大便干燥。其脉左右皆弦硬，关前有力，两尺重按不实。

诊断：弦为肝脉，至弦硬有力无论见于何部，皆系有肝火过升之弊。因肝火过升，恒引动冲气胃气相并上升，是以其脏腑之间恒觉有气上冲也。人之血随气行，气上升不已，血即随之上升不已，以致脑中血管充血过甚，是以作疼。其夜间疼益剧者，因其脉上盛下虚，阴分原不充足，是以夜则加剧，其偶作眩晕亦职此也。至其心常发热，肝火炽其心火亦炽也。其饮食不下行，大便多干燥者，又皆因其冲气挟胃气上升，胃即不能传送饮食以速达于大肠也。其言语、肢体謇涩不利者，因脑中血管充血过甚，有妨碍于司运动之神经也。此宜治以镇肝降胃安冲之剂，而以引血下行兼清热滋阴之药辅之。又须知肝为将军之官，中藏相火，强镇之恒起其反动力，又宜兼用舒肝之药，将顺其性之作引也。

处方：生赭石一两（轧细）、生怀地黄一两、怀牛膝六钱、大甘枸杞六钱、生龙骨六钱（捣碎）、生牡蛎六钱（捣碎）、净萸肉五钱、生杭芍五钱、茵陈二钱、甘草二钱；共煎汤一大盅，温服。

复诊：将药连服四剂，头疼已愈强半，夜间可睡四五点钟，诸病亦皆见愈，脉象之弦硬已减，两尺重诊有根，拟即原方略为加减，俾再服之。

处方：生赭石一两（轧细）、生怀地黄一两、生怀山药八钱、怀牛膝六钱、生龙骨六钱（捣碎）、生牡蛎六钱（捣碎）、净萸肉五钱、生杭芍五钱、生鸡内金钱半（黄色的捣）、茵陈钱半、甘草二钱；共煎汤一大盅，温服。

三诊：将药连服五剂，头已不疼，能彻夜安睡，诸病皆愈。惟经理行中事务，略觉操劳过度，头仍作疼，脉象犹微有弦硬之意，其心中仍间有觉热之时，拟再治以滋阴清热之剂。

处方：生怀山药一两、生怀地黄八钱、玄参四钱、北沙参四钱、生杭芍四钱、净萸肉四钱、生珍珠母四钱（捣碎）、生石决明四钱（捣碎）、生赭石四钱（轧细）、怀牛膝三钱、生鸡内金钱半（黄色的捣）、甘草二钱；共煎汤一大盅，温饮下。

效果：将药连服六剂，至经理事务时，头亦不疼，脉象已和平如常。遂停服汤药，俾日用生山药细末，煮作茶汤，调以白糖令适口，送服生赭石细末钱许，当点心服之，以善其后（《医学衷中参西录·脑充血门》）。

1. 诊断 脑充血头痛。

2. 辨证分析 本案患者，头痛，不寐，觉脏腑间有气上冲，言语謇涩，肢体不利，饮食停滞，大便干燥，脉象左右皆弦硬，关前有力，两尺重按不实。脉证合参，当为肝肾阴亏，肝气上逆而致上实下虚之证。

3. 治疗方法 镇肝息风，引血下行。

4. 治疗特色 本案是镇肝熄风汤加减应用的典型案例。方中代赭石降胃、平肝、镇冲、下行通便；牛膝补益肝肾，善引上部之血下行；生地、枸杞、萸肉、补肝肾之阴；芍药柔肝敛阴；龙骨、牡蛎重镇安神、平肝潜阳；茵陈顺肝木之性，又泄肝热。诸药合用，起到镇肝息风、引血下行的目的。张氏辨证准，用药精，值得效法。

【实训案例 2】

大气下陷案：李登高，山东恩县人，年三十二岁，寓天津河东瑞安街，拉洋车为业，得大气下陷证。

病因：腹中觉饥，未暇吃饭，枵腹奔走七八里，遂得此病。

证候：呼吸短气，心中发热，懒食，肢体酸懒无力，略有动作，即觉气短不足以息。其脉左部弦而兼硬，右部则寸关皆沉而无力。

诊断：此胸中大气下陷，其肝胆又蕴有郁热也。盖胸中大气，原为后天宗气，能代先天元气主持全身，然必赖水谷之气以养之。此证因忍饥劳力过度，是以大气下陷，右寸关之沉而无力其明征也。其举家数口生活皆赖一人劳力，因气陷不能劳力继将断炊，肝胆之中遂多起急火，其左脉之弦而兼硬是明征也。治之者当用拙拟之升陷汤在《衷中参西录》三期四卷，升补其胸中大气，而辅以凉润之品以清肝胆之热。

处方：生箭芪八钱、知母五钱、桔梗二钱、柴胡二钱、升麻钱半、生杭芍五钱、龙胆草二钱；共煎汤一大盅，温服。

效果：将药连服两剂，诸病脱然痊愈（《医学衷中参西录·气病门》）。

1. 诊断 大气下陷。

2. 辨证分析 本案患者忍饥劳力过度，大气失养，因而下陷，表现为呼吸短气，心中发热，肢体酸懒无力，略有动作，即觉气短不足以息。右部脉寸关皆沉而无力。同时，因其举家皆赖一人之力而生活，因气陷不能劳力即将断炊，故肝胆之气郁而化火，故其左脉见弦而兼硬。

3. 治疗方法　升阳举陷。

4. 治疗特色　本案之治，宜升补胸中大气，辅以清泄肝胆之火。张氏治以升陷汤加减。生黄芪升补大气，佐以知母凉润以制其温燥，柴胡引大气自左上升，升麻引大气自右上升，桔梗为药中舟楫，导诸药之力上达胸中。因患者兼有肝胆郁热，故用芍药、龙胆草清肝胆之火。因药与病机丝丝相扣，故药服两剂，诸病脱然痊愈。

附　讨论医案

（1）张耀华，年二十六岁，盐山人，寓居天津一区，业商，得肺病咳嗽吐血。

病因：经商劳心，又兼新婚，失于调摄遂患劳嗽。继延推拿者为推拿两日，咳嗽分毫未减，转添吐血之证。

证候：连声咳嗽不已，即继以吐血。或痰中带血，或纯血无痰，或有咳嗽兼喘。夜不能卧，心中发热，懒食，大便干燥，小便赤涩。脉搏五至强，其左部弦而无力，右部浮取似有力，而尺部重按豁然。

处方：生怀山药一两、大潞参三钱、生赭石（轧细）六钱、生怀地黄六钱、玄参六钱、广三七（轧细）二钱、天冬五钱、净萸肉五钱、生杭芍四钱、射干二钱、甘草二钱；药共十一味，将前十味煎汤一大盅，送服三七末一半，至煎渣重服时，再送服其余一半。

复诊：此药服两剂后，血已不吐，又服两剂，咳嗽亦大见愈，大小便已顺利，脉已有根，不若从前之浮弦。遂即原方略为加减，俾再服之。

处方：生怀山药一两、大潞参三钱、生赭石（轧细）六钱、生怀地黄六钱、大甘枸杞六钱、广三七（轧细）钱半、净萸肉五钱、沙参五钱、生杭芍三钱、射干二钱、甘草二钱；药共十一味，将前十味煎汤一大盅，送服三七末一半，至煎渣重服时，再送其余一半。

效果：将药连服五剂，诸病皆愈，脉已复常，而尺部重按仍欠实。遂于方中加熟怀地黄五钱、俾再服数剂，以善其后《医学衷中参西录·虚劳喘嗽门》。

（2）崔振之，天津东兴街永和甡木厂同事，年三十四岁。患眼干，间有时作疼。

病因：向因外感之热传入阳明之府，服药多甘寒之品，致外感之邪未净，痼闭胃中永不消散，其热上冲遂发为眼疾。

证候：两目干涩，有时目睛胀疼，渐至视物昏花，心中时常发热，二便皆不通顺，其脉左右皆有力，而右关重按有洪实之象，屡次服药已近二年，仍不少愈。

诊断：凡外感之热传里。最忌但用甘寒滞泥之药，痼闭其外感之邪不能尽去，是以陆九芝谓如此治法，其病当时虽愈，后恒变成痨瘵。此证因其禀赋强壮，是以未变痨瘵而发为眼疾，医者不知清其外感之余热，而泛以治眼疾之药治之，是以历久不愈也。愚有自制离中丹即益元散以生石膏代滑石，再佐以清热托表之品，以引久蕴之邪热外出，眼疾当愈。

处方：离中丹一两、鲜芦根五钱、鲜茅根五钱；药共三味，将后二味煎汤三杯，分三次温服，每次服离中丹三钱、强，为一日之量，若二种鲜根但有一种者，可倍作一两、用之。

效果：将药如法服之，至第三日因心中不发热，将离中丹减半，又服数日眼之干涩疼胀皆愈，二便亦顺利（《医学衷中参西录·头部病门》）。

（3）表兄赵文林之夫人，年近三旬，得不寐证，兼心中恒惊悸。

病因：文林为吾邑名孝廉，远出作教员，恒半载不归，家中诸事皆其夫人自理，劳心过度，因得不寐兼惊悸病。

证候：初苦不寐时，不过数日偶然，其过半夜犹能睡，继则常常如此，又继则彻夜不寐。一连七八日困顿已极，仿佛若睡，陡觉心中怦怦而动，即蓦然惊醒，醒后心犹怔忡，移时始定。心常发热，呼吸似觉短气，懒于饮食，大便燥结，四五日始一行。其脉左部弦硬，右部近滑，重诊不实，一息数近六至。

诊断：此因用心过度，心热耗血，更因热生痰之证也。为其血液因热暗耗，阴虚不能潜阳，是以不寐，痰停心下，火畏水刑心属火痰属水，是以惊悸。其呼吸觉短气者，上焦凝滞之痰碍气之升降也。其大便燥结者，火盛血虚，肠中津液短也。此宜治以利痰、滋阴、降胃、柔肝之剂，再以养心安神之品辅之。

处方：生赭石八钱（轧细）、大甘枸杞八钱、生怀地黄八钱、生怀山药六钱、瓜蒌仁六钱（炒捣）、天冬六钱、生杭芍五钱、清半夏四钱、枣仁四钱（炒捣）、生远志二钱、茵陈钱半、甘草钱半、朱砂二分（研细）；药共十三味，将前十二味煎汤一大盅，送服朱砂末。

复诊：将药连服四剂，心中已不觉热，夜间可睡两点钟，惊悸已愈十之七八，气息亦较前调顺，大便之燥结亦见愈，脉象左部稍见柔和，右部仍有滑象，至数稍缓，遂即原方略为加减俾再服之。

处方：生赭石八钱轧细、大甘枸杞八钱、生怀地黄八钱、生怀山药六钱、龙眼肉五钱、瓜蒌仁五钱（炒捣），玄参五钱、生杭芍五钱、枣仁四钱（炒捣），生远志二钱、甘草二钱；共煎汤一大盅，温服。

效果：将药连服六剂，彻夜安睡，诸病皆愈（《医学衷中参西录·不寐病门》)。

（4）高诚轩，邻村张马村人，年二十五岁，于仲夏得温病。

病因：仲夏上旬，麦秋将至，远出办事，又欲急回收麦，长途趋行于烈日之中，辛苦殊甚，因得温病。其叔父鲁轩与其表叔毛仙阁皆邑中名医，又皆善治温病。二人共治旬日无效，盖因其劳力过甚，体虚不能托病外出也。

证候：愚诊视时，其两目清白，竟无所见，两手循衣摸床，乱动不休，谵语无伦，分毫不省人事。其大便从前滑泻，此时虽不滑泻，每日仍溏便一两次，脉象浮而无力，右寸之浮尤甚，两尺按之即无，一分钟数至一百二十至。舌苔薄黄，中心干而微黑。

诊断：诊视甫毕，鲁轩与仙阁问曰：视此病脉何如，尚可救否？答曰：此证两目清白无火，而竟无所见者，肾阴将竭也。其两手乱动不休者，肝风已动也。病势至此，危险已至极点。幸喜脉浮为病还在太阳，右寸浮尤甚，又为将汗之兆。其所以将汗而不汗者，人身之有汗，如天地之有雨，天地阴阳和而后雨，人身亦阴阳和而后汗。此证两尺脉甚弱，阳升而阴不应，是以不能作汗。当用大滋真阴之品，济阴以应其阳必能自汗，汗出则病愈矣。然非强发其汗也，强发其汗则汗出必脱。调剂阴阳以听其自汗，是以汗出必愈也。鲁轩曰：余临证二十年，遇若此证者不知凡几，未尝救愈一人。今君英俊青年遇此等极险之证，慨然以为可救。若果救愈此子者，当更名再生矣，遂促急为立方。

处方：熟怀地黄二两、生怀山药一两、玄参一两、大甘枸杞一两、甘草三钱、真阿胶四钱，药共六味，将前五味煎汤一大碗去渣，入阿胶融化，徐徐分数次温饮下。

效果：时当上午十点钟将药煎服，至下午两点钟将药服完。形状较前安静，再诊其脉颇有起色。俾再用原方煎汤一大碗，陆续服之，至秉烛时遍身得透汗，其病霍然愈矣（《医学衷中参西录》）。

实训操作评分标准

姓名： 年级专业： 学号：

项目	操作程序	分值	得分	备注
素质要求	言语流利，表达清晰 层次分明，重点突出	4		
课件要求	资料翔实，内容丰富	3		
	界面活跃，图文并茂	2		
	字号适中，格式规范	3		
临床思维能力	掌握主症能力	2		
	概括病机能力	4		
	类证鉴别能力	4		
	方药的运用能力	4		
其他	综合表现	4		
总分		30		

测评人签名： 年 月 日